JN252819

看護教育学研究

発見・創造・証明の過程

第3版

実践・教育の質向上を目指す研究の方法論

舟島なをみ
千葉大学名誉教授，新潟県立看護大学教授

医学書院

■舟島なをみ　Funashima, Naomi

1973年順天堂高等看護学校卒業．以後1986年まで順天堂大学医学部附属順天堂医院に勤務．1986年法政大学文学部卒業．1988年聖路加看護大学大学院修士課程修了．同年，聖母女子短期大学講師．1990年埼玉医科大学短期大学助教授．1993年千葉大学助教授．1997年『看護教育学における質的帰納的研究方法論開発に関する基礎的研究』により看護学博士を取得．1999年から2017年，千葉大学教授(看護教育学専門領域，2006年から2009年普遍教育センター副センター長，2009年から2013年同センター長併任)，2009年から現在，哈爾浜医科大学客員教授．2017年から現在，千葉大学名誉教授，新潟県立看護大学教授．

主な著・訳書：ネェネェかんごふさん―小児外科看護7年の実践，看護の科学社，1980；看護学教育評価論，文光堂，2000；看護学教育における講義・演習・実習の評価，医学書院，2001；看護理論家とその業績(第3版)，医学書院，2004；質的研究への挑戦(第2版)，医学書院，2007；現代看護の探究者たち(増補第2版)，日本看護協会出版会，2009；看護実践・教育のための測定用具ファイル(第3版)，医学書院，2015；研究指導方法論，医学書院，2015；院内教育プログラムの立案・実施・評価(第2版)，医学書院，2015；看護のための人間発達学(第5版)，医学書院，2017；看護理論家の業績と理論評価(第2版)，医学書院，2020；看護学教育における授業展開(第2版)，医学書院，2020；看護教育学(第7版)，医学書院，2021．

看護教育学研究　発見・創造・証明の過程
―実践・教育の質向上を目指す研究の方法論

発　行　2002年 4月15日　第1版第1刷
　　　　2007年 6月 1日　第1版第4刷
　　　　2010年11月15日　第2版第1刷
　　　　2018年 9月 1日　第3版第1刷©
　　　　2021年 5月 1日　第3版第2刷

著　者　舟島なをみ(ふなしま)

発行者　株式会社　医学書院
　　　　代表取締役　金原　俊
　　　　〒113-8719　東京都文京区本郷1-28-23
　　　　電話　03-3817-5600(社内案内)

印刷・製本　大日本法令印刷

ISBN978-4-260-03664-1

第3版の序

本書の初版は，2002年4月であり，その8年後，2010年に第2版，そして，さらにその8年後の2018年に第3版の出版が実現した。初版が出版された2002年は，性差により看護婦，看護士と区別していた名称を看護師に統一した年であり，前年に引き続き，日本人研究者2名のノーベル賞受賞に喜びに沸いた年でもあった。そこから8年，2010年は，新人看護師の離職率の増加に対し，保助看法が改正され，新人看護職員研修が努力義務化とされた年である。また，臓器移植法の改正により新法に基づく臓器移植開始の年でもあった。このような中，看護師養成教育の高等教育化はさらに進み，2002年に98校(98課程)であった看護系大学は2010年には189校(193課程)，2018年には266校(276課程)となった。また，看護系大学の増加に伴い，博士後期課程を開設できた看護系大学は，2002年に16校であったが，2010年には61校，2018年には91校となった。

上記の変化を念頭に置きつつ，本書第3版には，今後，看護学教育の質向上に向け必要な研究成果を産出するために重要な要素，看護学の研究者として研究を継続するために必要不可欠な要素を新たに加えた。同時に，これらが加わったことにより不要となった部分を削除し，看護教育学研究第3版は誕生した。新たに加筆された内容は，すべて看護教育学研究の累積がもたらした知の体系である。本書が版を重ねても「研究成果に基づく知の体系でありたい」という初版から一貫した筆者の思いに変化はない。

本書は，「看護教育学研究の体系」「看護教育学研究を通して開発された研究方法論」「看護における理論検証とその実際」の3部構成からなる。細部にわたり，内容を加筆修正したが，主要な改訂は次の2点である。

第1は，第1部第2章「修士論文・博士論文に見る看護教育学研究の展開と課題」である。これは，千葉大学大学院看護学研究科に在籍し看護教育学を専攻した大学院生の博士論文と修士論文合計84論文を研究課題，研究方法の2側面から整理した結果である。日本において「看護教育学」の発祥は千葉大学大学院看護学研究科にあり，そこから誕生した論文は学問としての看護教育学の研究領域や研究領域の拡大に貢献する要因等を明瞭に語る資料となった。この結果は，今後，看護教育学のみならず看護学の研究に携わる研究者にとってそれぞれが現在どこに位置づく研究をしており，その発展に向けどこに進むべきかを示す道標になるに違いない。

第2は，第1部第5章「研究倫理行動自己評価尺度の活用による公正な研究の推進」である。本書はその初版から「研究対象者の人権擁護に向けた倫理的配慮」について論じ，研究対象者の人権を擁護するための具体的方法を提示してきた。それは，1989 年から 2003 年まで 5 年ごとに行ってきた看護学教育に関する先行研究分析の結果を背景とする。具体的には，特に 1989 年からの 5 年間に発表された研究のうち，90% 以上が倫理的に問題を持つ可能性があるという結果である。また，それらの研究対象者の殆どは，看護職養成教育機関に在籍する学生であった。しかし，それ以降，研究対象者の人権擁護への意識が高まり，その数値は急激に下降した。一方，社会では，多様な学問領域の研究不正に関する報道が頻出し，国民が研究者の倫理観に疑問を抱く事態が生じた。これらを背景として，第 4 章の研究対象者の人権擁護に加え，公正な研究の実施に向け第 5 章「研究倫理的行動自己評価尺度の活用による公正な研究の推進」を執筆した。第 5 章に紹介した看護職者のための研究倫理行動自己評価尺度は看護教育学を専門とする研究者金谷悦子氏の博士論文となった研究成果の一部である。

本書の改訂に向け，多くの方々にご助力いただいた。永野光子さん，亀岡智美さん，横山京子さん，中山登志子さん，鈴木美和さん，松田安弘さん，山下暢子さん，辰島美佐江さん，宮芝智子さん，服部美香さん，山澄直美さん，上國料美香さん，山品晴美さん，金谷悦子さん，鹿島嘉佐音さん，植田満美子さんには，各章を担当の上，精読をお願いし，たくさんの貴重な意見を頂いた。また，望月美知代さんには，本書完成に向け，多種多様な役割を担っていただいた。さらに，医学書院北原拓也氏，吉田拓也氏，増江二郎氏には本書第 3 版への改訂の機会を獲得していただくとともに，完成に向け的確な支援を賜った。

これら多くの方々に支えられつつ『看護教育学研究第 3 版』の出版が実現したことを再確認し，あらためて，支えて下さった皆様に心より感謝申し上げる。

2018 年夏

上越の地より　舟島なをみ

○初版の序

本書『看護教育学研究―発見・創造・証明の過程』は，その構想の起源が1998年にある。1999年3月に刊行された杉森みど里著『看護教育学(第3版)』と同時期の出版を目指し，構想を練り，著述を開始した。しかし，筆者の環境が大きく変化したことにより，この作業は一時中断を余儀なくされた。そして，再び，この作業を開始できたのは，2000年の8月である。この間，看護教育学研究は途絶えることなく進められ，1998年時点の構想は既に過去のものとなっていた。

再度，研究成果を整理しなおし，それをもとに新たな構想を作り，約2年の歳月をかけ，計画した作業を概ね終了できた。現在，国立大学は変化の時期にあり，筆者の所属する千葉大学も1国立大学としてそれに応えることを求められている。そのような中，国立大学の1教員である筆者も教育・研究に加え，それを支える多様な業務に追われ，大学の研究室において本書完成への作業をすることはほとんどなかったように記憶している。途切れ途切れの時間の中で，思考を切り替えながらの作業であった。そのため，校正の段階になり，何度も推敲を繰り返したはずの文章に多くの問題を発見し，再度，その部分を考え直すという作業の反復を要した。このような経緯を経て，本書は完成した。

本書の目的は，看護教育学研究を行う研究者が，看護教育学の理念を反映した研究についての理解を深め，看護教育学研究遂行に必要な知識と技術，態度を修得することである。

このような目的を掲げ第1章には，「看護教育学研究の体系」を論述した。体系とは一定の原理で組織された知識の統一的全体である。看護教育学研究の体系における一定の原理は2つの主要部分から構成され，それは看護教育学という学問の目的の達成と看護教育学理論の開発である。

看護教育学は，看護学各領域の教育に共通して存在する普遍的な要素を教育学的視座から研究する学問であり，この学問は看護学生を含む看護職者個々人の発達を支援し，それを通して人々への質の高い看護の提供を目指す。この目的を前提にした時，個々の看護教育学研究がどのように全体の中に位置づくのかを看護教育学研究の体系は示している。

また，上記の目的をもつ看護教育学は，ありのままの現実の中から本質を取り出し，それに基づく看護実践・教育を重視する。そのためにはありのままの現実から看護職者個々人が活用しやすい理論を開発する必要がある。その究極の形態が予測理論であり，予測理論としての看護教育学理論開発にたどり着くための道筋を看護教育学研究の体系は示している。

第2章には，「看護教育学における理論開発に必要な研究方法論」を論述した。ここで言う理論とは，前述したように予測理論を意味する。看護教育学の理念を反映し，目的を達成する予測理論を全て研究によって開発し，検証するために必要な方法として「看護概念創出法」，「看護教育学における測定用具の開発」，「看護における理論検証」を提示した。初期の構想は，これらに加え「文献研究のための方法論」を提示する計画であった。しかし，力及ばずこの計画を具現化することはできなかった。看護教育学においては既に10年以上，看護学教育研究を対象として文献研究を継続しており，その方法は確立されている。これを文字にすることは筆者の重要な課題であり，本書改訂の機会に恵まれた折には，この計画を実現したい，しなければと考えている。

第3章には，「看護教育学研究のための測定用具」を提示した。看護教育学においては，測定用具開発を予測理論開発に向け重要なステップとして位置づけているが，本書に提示した5種類の測定用具は看護学教員が教授活動の自己評価，他者評価に活用できる。研究への活用もさることながら，本書を手にした看護学教員個々が評価活動を反復し，教授活動を向上させるための1手段としてこれらの測定用具を活用していただくことが，開発に携わった研究者一同の悲願である。

本書は，多くの方々の協力と支援によって完成した。中でも千葉大学大学院看護学研究科に在学する看護教育学教育研究分野博士後期課程の大学院生の貢献は多大であった。また，第2章Ⅲ「看護における理論検証」の論述は修了生である国立看護大学校亀岡智美教授の協力なくしては実現できなかった。同様に修了生望月美知代さんは，本書の校正に誠実に取り組み，完成度の向上に絶大なる貢献をした。さらに，定廣和香子講師によってこれらの仕事が全面的にバックアップされた。

本書は，編集を医学書院野崎弘幸氏，制作を河野弘道氏に担当していただいた。両氏の忍耐とお力添えがなければ，本書がゴールにたどり着けなかったことはいうまでもない。

最後に岐路に立つ筆者の迷いを払拭し，研究が夢を実現することを気づかせ，常に筆者を原点に立ち返らせて下さり続けている群馬県立医療短期大学杉森みど里学長に深謝する。同時に筆者にこのような仕事の機会と動機を与えてくれた千葉大学看護学部に感謝の意を表する。

千葉大学看護学部看護教育学教育研究分野ではここに整理した知識を基に，またそれらをさらに充実し発展させるべく，今日も研究が続いている。本書に対する読者の皆様の忌憚のない意見がこの研究活動を支えるであろうことを確信している。

2002年3月

舟島なをみ

目次

第4章　研究対象者の人権擁護に向けた倫理的配慮　86

第5章　研究倫理行動自己評価尺度の活用による公正な研究の推進　98

第2部　看護教育学研究を通して開発された研究方法論　117

第6章　看護概念創出法―方法論と研究の実際　120

第7章　看護教育学における内容分析―方法論と研究の実際　199

第 3 部 看護における理論検証とその実際 333

第 10 章 看護における理論検証—方法論と研究の実際 334

看護教育学研究の体系

第1章 看護教育学の定義と理念

I 看護教育学の定義

看護教育学研究を論ずる以前に，看護教育学とはどのように定義できる学問なのか，これを明瞭にしておかなければならない。**看護教育学とは，看護学各領域の教育に共通して普遍的に存在する要素を研究対象として，看護学生を含む看護職者個々人の発達の支援を通して看護の対象に質の高い看護を提供することを目ざす学問である**[1)]。

この定義のうち，前半部分「**看護教育学とは，看護学各領域の教育に共通して普遍的に存在する要素を研究対象として**」は，看護教育学が何を研究する学問であるのかを示す。また，看護学各領域とは，基礎看護学，母性看護学，小児看護学，成人看護学，老年看護学，地域看護学，精神看護学などを意味する。さらに，看護学各領域の教育とは，これらの領域の目的を達成するための教育であり，看護基礎教育，看護卒後教育，看護継続教育のすべてを包含する。加えて，そこに存在する普遍的要素とは，看護教育制度，看護学教育カリキュラム，看護学教員，看護学生，看護学教授＝学習過程が包含する要素，看護学教育評価など多様である（図1-1）。

定義の後半部分「**看護学生を含む看護職者個々人の発達の支援を通して看護の対象に質の高い看護を提供することを目ざす学問である**」は，看護教育学という学問が何を目的としているかを示す。この定義は，20年以上の教育・研究活動の結果を統合し，確立された。

定義の確立に向け，20年以上の時間を要した最大の理由は，日本において看護教育学が看護学の中でもさらに後発の学問に位置することにある。1975年に開設された国立大学唯一の看護学部（千葉大学）に看護教育学講座が開設されたのは1979年のことである。それ以前，わが国に看護教育学を標榜する組織や研究者の存在を確認できず，これは，1979年がわが国における看護教育学の誕生の時期であることを示す。しかし，基礎看護学，成人看護学など各看護学はすでに存在し，先行する看護学が実施している看護学教育やその研究との関連なしに看護教育学を定義することはできなかった。定義を明文化する

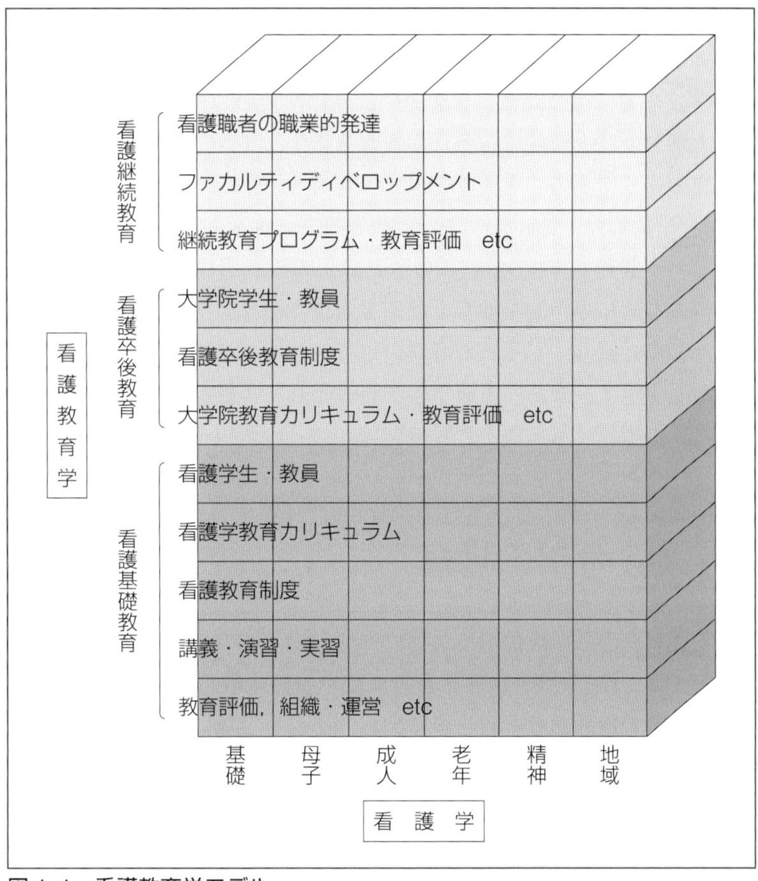

図 1-1　看護教育学モデル

にあたっては，それらとの関連を十分に吟味し，さらに看護教育学を継承する研究者の主張を洗練し，看護教育学と社会の関わりを加味する必要があった。

また，前述のように定義された看護教育学は，人間，教育を次のようにとらえる。「人間とは，社会的存在，感情を持つ存在，理性を持つ存在，知覚する存在，自律的存在，目的を持った存在である」。これは，カントの哲学を背景に持つキング看護理論[2)]からの引用であり，看護教育学の教育と研究において必要不可欠な視点である。また，人間を以上のようにとらえた上で，看護教育学は，教育を「目標の達成を目ざす学習者と教授者の相互行為のプロセスであり，このプロセスにおいて学習者と教授者を相互主体的な存在であり，役割の異なる対等な関係として位置づけている」。

これらは，看護教育学における必須の人間観，教育観に該当する。「観」とはものの見方を指し，人間に対しても教育に対しても多様な見方があって当然である。しかし，人間に対するさまざまな見方，とらえ方があるにもかかわらず，次に示す２つの理由によりこれを採用する。

その第１は，キングの看護理論が「感情的な側面もあるが，社会の中で各々が何のために何をすべきかということを正確に理解し，己を律しながら主体的にしかも理性的に目標を達成できる」という人間に対する深い信頼を大前提としていることによる。人間に対する深い信頼なくして看護も看護職養成教育も展開できない。

第2の理由は，看護職養成教育が青年期以上の発達段階にある成人学習者と呼ばれる人々を対象とし，初等中等教育とは異なる高等教育であることによる。高等教育とは，高等学校卒業以後の教育，具体的には専修学校の専門課程，高等専門学校，短期大学，4年制大学および大学院で行われる教育を指す。また，これらの機関は①入学基礎資格が中等教育の修了であること，②通常の入学年齢がほぼ18歳であること，③教育課程が所定の特典(学位称号，免許状，または高等研究に従事した資格証明書)の授与に通じるものであるという共通点を持つ[3)]。このことは，看護職養成教育が，看護学の学位や看護職の免許を得るために専門的な教育を展開する場であり，その教育の対象が人間として信頼に足る人々でない限り，限られた時間の中で，高等教育機関における専門的な教育は不可能であることを示す。また，看護学の学習者として多様な側面から信頼に足る人々を教育の対象とするために，あらゆる教育機関は入学者の選抜を行う。

II　看護教育学の理念

看護教育学は，次に示す3つの理念(表1-1)に基づき，教育と研究を行う。

第1は，「**あるべき状態を看護実践や看護学教育の中心に据えるのではなく，ありのままの看護の状態から本質を取り出し，それを主軸に据える教育のあり方，看護実践のあり方を追求する**」ことである。看護は学問としての歴史こそ浅いが，職業としては200年近くの歴史を持つ。この歴史の中で，私たちの先輩は経験的に多くの知識を産出してきた。また，看護職者が日々展開する看護実践の中には，問題もあるが経験に裏づけられた知識が山積している。それは，日本の医療が私たちの先輩である看護職者によって支えられてきたという紛れもない事実を根拠とする。このように考えてくると，ありのままの看護の状態から本質を取り出すための研究，取り出された本質を主軸に据える看護学教育，実践を追求することの価値が自ずと導かれる。

第2は，「**先人の知見に最大限学び，教育と研究を行う**」ことである。この理念も第1の理念と深く関係し，長い歴史を通して看護の先人が培ってきた知見，教育学をはじめとする他の学問領域の専門家が開発した知見を十分に，学習，吟味し，その結果を教育と研究に反映することを意味する。

看護教育学研究を遂行する研究者の多くは，その全過程を通し，文献検討を重要視する。それは，文献検討が探求のレベル，研究デザイン，研究方法などの決定に多大な影響力を持ち，研究の過程において「**先人の知見に最大限学ぶ**」活動そのものであることに起因する。

第3は，「**活用可能な研究成果を産出する**」ことである。研究により得た成果は，研究室の書棚に保存されているだけでは，十分とはいえない。特に看護は実践の科学であり，研究成果は，看護や教育の実践に活用できるものであってほしい。しかし，研究によっては，その成果を実践に直接，還元できない性質のものもある。「活用可能な研究成果を産出する」ということは，この表現が示す通り活用可能な研究成果を産出することに加え，「研究成果を実践に活用可能な形に変換する」，そして，「活用可能な研究成果に到達するまで，研究を積み重ねる」ことを含む。

表 1-1　看護教育学の理念

1. あるべき状態を看護実践や看護学教育の中心に据えるのではなく，ありのままの看護の状態から本質を取り出し，それを主軸に据える教育のあり方，看護実践のあり方を追求する
2. 先人の知見に最大限学び，教育と研究を行う
3. 活用可能な研究成果を産出する

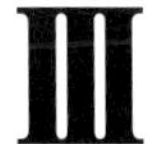

Ⅲ 看護教育学の定義・理念と看護教育学研究

看護教育学の定義，人間観，理念は，看護教育学研究に多様な影響をもたらす。その代表的な例は，第2部第6章に示した看護概念創出法と命名した研究方法論の存在である。看護概念創出法は，ありのままの看護実践や看護学教育の中から本質を看護学的視点から取り出すために看護教育学研究を通して産出された質的帰納的研究方法論である。これは，ありのままの状態には当然，問題もあるが，その本質を看護学的に取り出すことにより，長期間，日本の医療を支え続けた看護職が実践を通し築き上げた英知を学問として体系化できるに違いないと考えるためである。同時に，このようにして体系化された知識は，活用可能性と有用性が高いと確信するためである。

また，看護教育学研究が開発する測定用具(表 1-2)の多くは，質的帰納的研究の成果を基にしており，多様な側面の自己評価を目的としている。看護師や保健師が提供する看護の質や看護師としての職業経験の質，看護学教員が展開する教授活動の質，また，学生の学習活動の質を自己評価する尺度がその代表例である。自己評価とは，自分で自分の学業，行動，性格，態度などを査定し，それによって得た情報に基づき自分を確認し，自分の今後の学習や行動を改善するという一連の行動である。これは，看護学を学習する学生，看護を職とする人々が自分で自分を確認することにより，今後の方向性を模索し，発見できるという確信を表している。この確信は，これらの人々が理性的・自律的かつ目的的な存在であるという前提を根拠とする。

質的帰納的研究の成果，すなわち，ありのままの状態から取り出した本質を基盤とし，自己評価の手段を開発することにより，研究成果の活用可能性は高まる。さらにそのことにより，看護学を学習する学生，看護を職とする人々が自分で自分を確認するための適切な手段を獲得し，主体的にあるべき方向を模索し探求し始めてくれれば，それがこれらの人々への発達の支援につながる。

表1-2　看護教育学研究により開発された測定用具

看護実践の質などを測定する
・看護問題対応行動自己評価尺度*
・在宅看護の質自己評価尺度*
・看護実践の卓越性自己評価尺度―病棟看護師用―*
・患者安全のための看護実践自己評価尺度―病棟看護師用―*
・患者安全のための医療事故防止行動自己評価尺度―看護師長用―*
・医療安全行動自己評価尺度―助産師用―*
・患者教育力自己評価尺度―病棟看護師用―*
・研究成果活用力自己評価尺度―臨床看護師用―*

看護師としての職業経験や役割遂行の質などを測定する
・職業経験評価尺度―臨床看護師用―*
・看護師の問題解決行動自己評価尺度*
・プリセプター役割自己評価尺度*
・新人看護師指導者のための医療安全行動自己評価尺度*
・勤務帯リーダー役割自己評価尺度*
・看護師目標達成行動尺度
・Nursing Stress Scale(日本語版)
・職場の『働きやすさ』評価尺度―病院スタッフ看護師用―*
・問題診断尺度―スタッフ看護師用―*
・問題診断尺度―実習指導者用―*

看護学教員や実習指導者が展開する教授活動の質などを測定する
・教授活動自己評価尺度―看護学講義用―*
・教授活動自己評価尺度―看護技術演習用―*
・教授活動自己評価尺度―看護学実習用―*
・教授活動自己評価尺度―看護学実習カンファレンス用―*
・実習安全のための教授活動自己評価尺度―看護学教員用―*
・実習安全のための学生指導自己評価尺度―実習指導者用―*
・看護学教員ロールモデル行動自己評価尺度*
・看護学教員ロールモデル行動自己評価尺度(英語版)
・看護学教員ロールモデル行動自己評価尺度(中国語版)
・看護学教員ロールモデル行動自己評価尺度(タイ語版)

看護学生の学習活動や学習経験の質などを測定する
・学習活動自己評価尺度―看護学実習用―*
・看護学実習中の学習経験自己評価尺度*
・学習活動自己評価尺度―看護技術演習用―*
・看護学生のための問題自己診断尺度―看護学実習用―*

看護学の授業過程や研修過程の質などを測定する
・授業過程評価スケール―看護学講義用―*
・授業過程評価スケール―看護技術演習用―*
・授業過程評価スケール―看護学実習用―*
・授業過程評価スケール―看護系大学院修士課程用―*
・研修過程評価スケール―院内教育用―*
・研修デザイン評価スケール―院内教育用―*

看護学教育組織運営の質を測定する
・看護系大学組織運営評価インベントリ―大学版―
・看護系大学組織運営評価インベントリ―短期大学版―
・看護専門学校組織運営評価インベントリ

(つづく)

表 1-2　つづき

看護職者の倫理的行動の質を測定する
・看護師としての倫理的行動自己評価尺度*
・看護学教員としての倫理的行動自己評価尺度*
・看護職者のための研究倫理行動自己評価尺度*
看護職者や養護教諭の学習ニードをアセスメントする
・学習ニードアセスメントツール―臨床看護師用―*
・学習ニードアセスメントツール―訪問看護師用―*
・学習ニードアセスメントツール―保健師用―*
・学習ニードアセスメントツール―助産師用―*
・学習ニードアセスメントツール―看護部長用―*
・学習ニードアセスメントツール―看護師長用―*
・学習ニードアセスメントツール―教育担当者用―*
・学習ニードアセスメントツール―実習指導者用―*
・学習ニードアセスメントツール―看護学教員用―*
・学習ニードアセスメントツール―養護教諭用―*
看護職者や養護教諭の教育ニードをアセスメントする
・教育ニードアセスメントツール―臨床看護師用―*
・教育ニードアセスメントツール―訪問看護師用―*
・教育ニードアセスメントツール―保健師用―*
・教育ニードアセスメントツール―助産師用―*
・教育ニードアセスメントツール―看護師長用―*
・教育ニードアセスメントツール―教育担当者用―*
・教育ニードアセスメントツール―実習指導者用―*
・教育ニードアセスメントツール―看護学教員用―*
・教育ニードアセスメントツール―養護教諭用―*

*質的帰納的研究成果を基盤に開発された研究

引用文献（第１章）
1）杉森みど里，舟島なをみ：看護教育学第6版．1-2，医学書院，2016.
2）King, I. M.；杉森みど里訳：キング看護理論．医学書院，1985.
3）細谷俊夫他編：新教育学大事典3，高等教育の項．146-147，第一法規出版，1990.

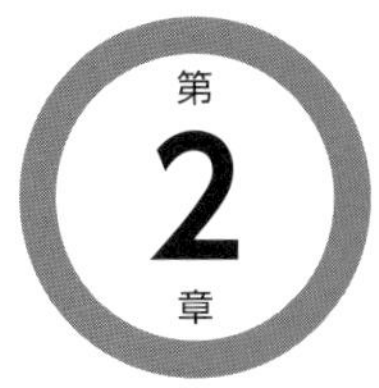

修士論文・博士論文に見る看護教育学研究の展開と課題

1984年から2017年3月までに千葉大学大学院看護学研究科に在籍し看護教育学専攻の大学院生が産出した博士論文，修士論文となった看護教育学研究は合計84論文となった。また，博士論文は副論文を必要とするため，博士論文の副論文を加えると，100を超える看護教育学研究が大学院生により産出されている。これらの論文個々は，看護学教育に活用可能な研究成果を包含し，その多くが既に看護実践・教育の場で活用されている。その代表的な研究は，看護継続教育の場で活用可能なスケール開発である。近年の研究として「『研修過程評価スケール－院内教育用－』の開発とスケールを用いた評価活動の有効性検証」[1]「看護職者のための研究倫理行動自己評価尺度の開発と有効性の検証」[2]などがあり，許諾依頼数が多くの看護職者による研究成果活用を裏付ける。

また，合計84の博士論文，修士論文は，研究課題，研究方法に着眼し整理してみると，論文個々の研究成果の重要性に勝るとも劣らない重要なメッセージを発信している。このメッセージは，看護基礎・卒後・継続教育に活用可能な看護教育学研究の展開に向け，必須の内容である。

I 5領域の研究課題から構成される看護教育学研究

1 看護教育学研究の課題―その5領域

博士論文，修士論文84は，5領域の研究課題から構成されていた。この5領域とは，**看護基礎教育領域，看護卒後教育領域，看護継続教育領域，看護実践領域の4領域，4領域すべてに関わる領域横断型**である（図2-1）。

このうち，**看護基礎教育領域**の研究課題とは，看護系大学，短期大学，専門学校等，看護師国家試験受験資格に関わる教育の多様な側面を明らかにした研究である。具体的には，実習中の学生の行動や経験，講義，演習，実習など授業形態別の教員の行動を解明した研究などがある（表2-1）。

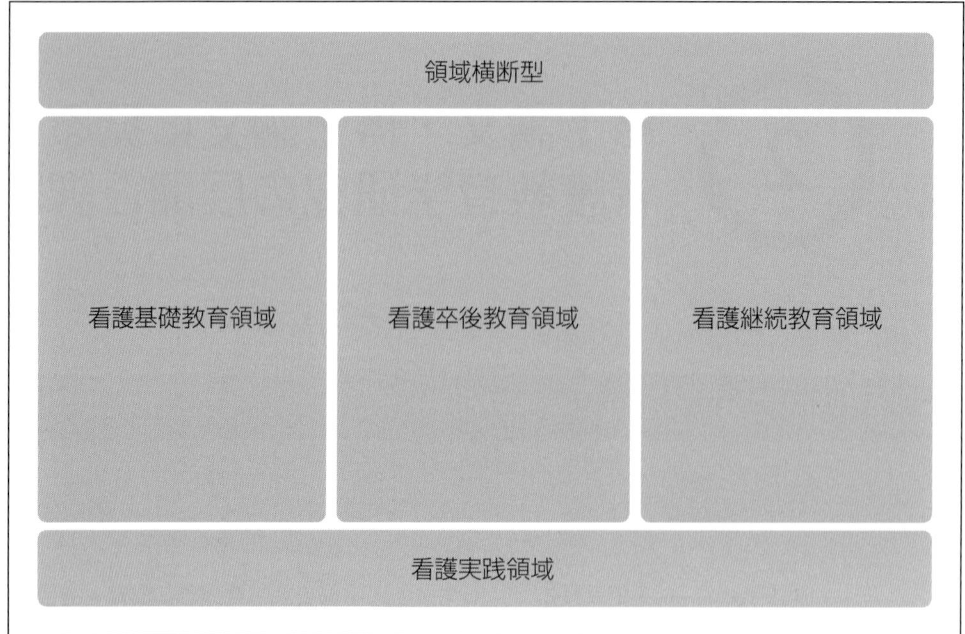

図2-1　看護教育学研究の5領域

看護卒後教育領域の研究課題とは，看護系大学院の教育に関わる研究である。具体的には，修士課程に在籍する大学院生の経験を解明した研究[3]である。

看護継続教育領域の研究課題とは，すでに看護職免許を取得した看護職者を対象とした看護継続教育機関，医療機関，教育機関が提供する教育に関わる研究である。具体的には，看護師長の教育的機能を解明した研究や新人看護師指導体制としてのプリセプターシップに必要な知識を産出した研究，看護師の学習ニードを解明しそれに基づき学習ニードアセスメントツールを開発した研究などである(表2-2)。

看護実践領域の研究課題とは，保健医療機関に就業する看護職者を対象とした研究であり，看護職者の展開する看護実践の普遍的な要素を解明している。具体的には，個別性のある看護を展開する看護師の行動，問題解決を支援する看護師の行動を解明した研究などがある(表2-3)。

領域横断型の研究課題とは，**看護基礎教育領域**，**看護卒後教育領域**，**看護継続教育領域**，**看護実践領域**，全領域に関連する研究である。具体的には，研究方法論の開発，看護理論の検証，研究倫理行動自己評価尺度の開発などである(表2-4)。

表 2-1　看護基礎教育領域の研究　　太字は博士論文

修士論文あるいは博士論文名(提出年)	研究の目的
・看護学実習における学生とクラエイントの相互行為に関する研究—学生の行動に焦点を当てて(2008) ・看護学実習における学生の行動に関する研究(2002) ・看護学実習における学生のケア行動に関する研究(1996) ・看護学実習においてケア対象者となる患者の行動に関する研究—学生との相互行為場面に焦点をあてて(1994) ・看護学実習の構成要因に関する研究(1990) ・看護学実習における教授＝学習過程成立に関する研究(1987)	看護学実習中の学生，教員，学生から援助を受ける患者行動の概念化
・五年一貫看護師養成教育課程に在籍する生徒の学習経験に関する研究(2012) **・短期大学卒業直後に看護学士課程へ編入学した学生の学習経験—短期大学を卒業した編入学生理解のための指標の探究(2001)** ・男子看護学生の学習経験に関する研究(1999) ・看護学士課程における編入学生の学習経験に関する研究—実務経験のある看護職者に焦点を当てて(1998)	少数者・特定状況下にある学生経験の概念化
・看護学実習における学生の「行動」と「経験」の関連—行動概念と経験概念のメタ統合を通して(2004)	実習中の学生の行動と経験の比較
・看護学教育における授業過程の評価に関する研究—講義に焦点を当てた学生による評価視点の明確化(1997)	学生の持つ授業の評価基準の解明
・看護基礎教育課程に在籍する学生の就職先選択に関する研究—病院に 1 年以上就業を継続できた看護師を対象として(2008)	学生の就職先選択理由の解明
・看護学の講義を展開する教員の教授活動の解明—看護実践の基盤となる講義に焦点を当てて(2009) ・学生間討議を中心としたグループ学習を支援する教授活動の解明—看護基礎教育において展開される授業に焦点を当てて(2006) ・看護学演習における教授活動に関する研究—援助技術の習得を目標とした演習に焦点を当てて(2004) ・実習目標達成を支える教員の行動に関する研究—学生との二者間相互行為場面に焦点を当てて(1999) ・看護学実習における現象の教材化に関する研究(2003) **・看護学実習カンファレンスにおける教授活動に関する研究(2002)** **・看護学実習における教授活動に関する研究—学生と患者との相互行為場面における教員行動の説明概念(1998)**	授業形態別の教員行動の概念化
・看護技術演習における学習の最適化に必要な教授活動の解明—目標達成場面・未達成場面の学生・教員間相互行為を構成する要素の比較(2007)	同一環境下で相反する状況を呈した教員の行動の概念化とその比較
・看護系大学・短期大学に所属する新人教員の職業経験に関する研究—5 年以上の看護実践経験を持つ教員に焦点を当てて(2004) ・看護専門学校に所属する教員の職業経験に関する研究(2002)	特定状況下にある教員経験の概念化
・看護学教員のロールモデル行動に関する研究(2002)	教員のロールモデル行動の解明
・看護学教員の倫理的行動に関する研究—倫理的行動指針の探求(2004)	教員の倫理的行動の解明
・看護学実習指導に携わる看護師の行動の解明—病院をフィールドとする実習に焦点を当てて(2016)	実習指導に携わる看護師行動の概念化

(つづく)

表 2-1　つづき

修士論文あるいは博士論文名(提出年)	研究の目的
・看護学教育における集中的グループ体験のもつ教育的機能に関する研究―集中的グループ体験後の臨地実習の経時的側面を追って(1988) ・エンカウンター・グループの看護教育における意義に関する研究―看護婦としての自己実現傾向の促進を中心として(1985) ・看護教育相談面接に関する研究(1985)	教育方法の適用とその効果の解明
・教育者の職業による学習者の望ましい変化に関する研究―教科書を用いて(1987)	教材の分析
・大学における授業評価に関する研究―レポートの内容分析を通して(1989)	学生レポートに見る学習成果の解明
・看護学実習における教員のロールモデル行動に関する研究(1998) ・看護学実習における教授活動に関する研究―教員の特性と教授活動の関係に焦点をあてて(1995) ・看護学実習における共感能力に関する研究―参加観察法による共感能力育成因子の分析(1989) ・看護学教育における同一性形成に関する研究―職業領域および価値意識領域に焦点を当てて(1989) ・異文化間における看護学生のストレスに関する研究―エチオピア・日本の比較(英文原著)(1987) ・看護基礎教育課程における専門職的自律性に関する研究(1986) ・看護基礎教育における Self-Esteem に関する研究(1986)	国内外の看護基礎教育の現状の解明

表 2-2　看護継続教育領域の研究　　太字は博士論文

修士論文あるいは博士論文名(提出年)	研究の目的
・看護単位別学習会の企画・運営に伴う困難とその克服法の解明―院内教育の質向上を目指して(2017) ・看護職者が直面する院内研究に関わる困難とその克服法(2012) ・スタッフ看護師と相互行為を展開する看護師長の行動に関する研究―看護師長が発揮する教育的機能の解明に向けて(2009)	OJT 提供に関わる行動，困難の解明
・新人看護師教育のためのプリセプターシップに関する研究―プリセプターの役割遂行に必要な知識の産出(2006)	OJT の提供者と対象者の相互行為の解明
・就職後早期に退職した新人看護師の経験―就業を継続できた看護師との比較を通して(2007) ・新人看護師の行動に関する研究(2003)	OJT の対象者の行動，経験の概念化
・病院に就業する看護職者の学習ニードアセスメントツールの開発―学習ニードに関係する看護職者特性とその教育のあり方(2004) ・看護職者の学習ニードに関する研究―病院に就業する看護職者に焦点を当てて(2001)	Off-JT の対象理解(測定用具開発)
・「研修過程評価スケール―院内教育用―」の開発とスケールを用いた評価活動の有効性検証―看護職者の教授活動改善に向けて(2012)	Off-JT の評価(測定用具開発)

表 2-3　看護実践領域の研究　　太字は博士論文

修士論文あるいは博士論文名（提出年）	研究の目的
・診療場面における看護師の行動に関する研究―看護師，患者，医師の三者間相互行為場面に焦点をあてて（2011） ・看護師が行うクライエントの意思決定支援に関する研究―意思決定支援に関わる看護師行動に着眼して（2012） ・看護師が展開する問題解決支援に関する研究―問題を予防・緩和・除去できた場面に焦点を当てて（2008） ・看護師が展開するベッドサイドの患者教育に関する研究―目標達成場面に焦点を当てて（2007） ・個別性のある看護に関する研究―看護実践場面における看護師行動に焦点を当てて（2007） ・病院においてリーダー役割を担う看護師の行動に関する研究―勤務帯リーダーに焦点を当てて（2005） **・在宅看護場面における看護職の行動に関する研究（2001）** **・看護場面における看護婦（士）行動に関する研究（1997）** ・看護基礎教育課程における看護技術教育に関する研究―臨床ケア場面における看護技術提供の概念化をめざして（1995） ・看護問題に焦点を当てた臨床看護婦の看護活動に関する研究―術後回復期にある患者への看護場面分析を通して（1992） ・患者体験と看護ケアに関する研究―血管造影検査を受ける過程に焦点をあてて（1992） ・GROUNDED　THEORY を用いた臨床看護婦の看護活動に関する研究―看護問題に焦点を当てて（1991） ・ケア場面における看護婦の行動に影響を与える因子に関する研究―排尿及び呼吸の援助場面の参加観察から（1990）	看護を提供する看護職の行動の概念化
・家庭訪問場面におけるクライエントの行動に関する研究―クライエントと保健婦の相互行為に焦点を当てて（1995） ・臨床場面における看護ケアの効果に関する研究―看護ケア場面における患者行動に焦点を当てて（1994）	看護を受ける患者行動の概念化
・臨床看護婦（士）の問題解決行動に関する研究―看護婦（士）特性と問題解決行動の質との関連検証に向けて（1999） ・臨床看護婦（士）の看護活動に関する研究―看護婦（士）の特性と問題解決行動の関連（1996）	看護師の行動と特性の関連の解明
・看護チームにおける看護師間相互行為に関する研究―病棟の勤務帯リーダーとメンバー二者間に着眼して（2016） **・身体侵襲を伴う診療場面における医師と看護師間相互行為の解明（2015）** **・ベッドサイドの患者教育における患者-看護師間相互行為の解明―目標達成に導く患者教育の実現に向けて（2012）** **・問題解決場面における看護師-クライエント間相互行為パターンの解明（2011）**	特定看護場面の相互行為の解明
・中堅看護師の職業経験に関する研究―大学院進学に至った看護師に着眼して（2013） **・男性看護師の職業経験の解明（2003）** **・看護実践場面における研究成果活用の概念化―病院に就業する看護師の経験を通して（2003）** ・看護職者の職業経験に関する研究―病院に勤務する看護婦に焦点を当てて（2000）	看護師の経験の概念化
・潜在看護師の経験に関する研究―看護職として再就職できた看護師に焦点を当てて（2016）	潜在看護師の経験の概念化
・看護職者の職業経験の質に関する研究（2003）	尺度開発と職業経験の質に関係する要因解明

（つづく）

表 2-3　つづき

修士論文あるいは博士論文名(提出年)	研究の目的
・看護の対象理解に関する自己評価尺度の開発に関する初期的研究一質問項目の作成と選定(1999) ・測定用具「患者特性に基づくケアの自己評価尺度(SES of NP)」の開発に関する研究(1996)	質的帰納的研究成果を基盤とした「看護の質自己評価尺度」の開発
・看護師が知覚する「働きやすさ」を決定づける基準一病院に就業するスタッフ看護師に焦点を当てて(2015)	看護師が知覚する働きやすさの解明
・モンゴル国の看護師に医師への転職を促す要因の解明(2015)	モンゴル国看護師の転職要因の解明
・看護実践場面における患者の安全保証に関する研究一病院に就業する看護師に焦点を当てて(2005)	看護師が講じる安全保証対策の解明
・病院に就業する看護師が展開する卓越した看護に関する研究(2004)	看護師が展開する卓越した看護の解明

表 2-4　領域横断型の研究

博士論文名(提出年)	研究の目的
・看護職者のための研究倫理行動自己評価尺度の開発と有効性の検証(2017)	研究倫理行動自己評価尺度の開発とその有効性の検証
・King, I. M. の目標達成理論の検証一患者との相互行為における看護婦・士の目標達成度と満足度の関連検証を通して(2000)	キング目標達成理論の検証
・看護教育学における質的帰納的研究方法論開発に関する基礎的研究(1997)	研究方法論「看護概念創出法」の開発

2　看護教育学研究としての看護実践領域の研究

2004 年に出版された看護教育学第 4 版看護教育学モデル(図 1-1, 3 頁参照)は，看護教育学が主に**看護基礎教育**，**看護卒後教育**，**看護継続教育**，3 領域の研究を行うことを明示した。しかし，1985 年の看護教育学専攻の学生による修士論文第 1 号から 1989 年まで，合計 11 の修士論文が誕生しており，これらはすべて看護基礎教育領域の研究である。それ以後，看護基礎教育領域の研究と看護実践領域の研究が並行して実施され，看護卒後教育領域の論文第 1 号の誕生は 1998 年，看護継続教育領域の論文第 1 号の誕生は 2001 年であった。

これらは，看護教育学が当初からこの 3 領域の研究を構想していたわけではなく，看護教育学研究は看護基礎教育領域から始まり，徐々にその領域を拡大し，確立したことを示す。現在，看護教育学を専攻する大学院生は，当然のことのように 3 研究領域を前提に研究の構想を練り，研究の意義や進むべき方向性を検討する。

さらに修士論文，博士論文を概観していくと，そこには，興味深い事実が存在していることに気づく。それは，1985年から1989年までに誕生した11の修士論文はすべて看護基礎教育領域の研究であったが，1990年，看護を提供する看護師を対象とした修士論文が出現したことである。それ以後，看護を提供する看護師を対象とした研究は途絶えることなく，**看護実践領域**の論文数は看護継続教育領域と看護卒後教育領域の論文数を超え，看護基礎教育領域の論文数に迫る。

なぜ，このような事態が発生したのであろうか。当時，状況は，次のように記述されている。「実際に研究を開始してみると研究者の研究興味，あるいは研究動機は，研究者本人の看護師養成教育におけるきわめて原初的な体験によって醸し出されたテーマをもたらすこととなった。さらにそれらのテーマに対応するさまざまな研究，調査，報告などの関連文献を吟味していく過程で，同じテーマを扱った文献数は，かなりの数に上るものの研究方法論の適用の不備，研究手順の省略などによって，活用できる研究論文が非常に少ないことがわかってきた。その上にそれらの研究動機は臨床看護に根ざしたものであって，今，臨床看護の現場において何が起こっているのかを明らかにすることから開始せざるを得ないテーマであった。その結果，これらのきわめて看護学的な研究が実施され，これが看護実践に関する研究領域を形成していった」[4]。

このように出発した看護実践領域の研究は，年月が経過し，看護学研究全体の状況が変化してもなお，途絶えることなく継続している。その理由は明白である。**看護教育学とは，看護学各領域の教育に共通して普遍的に存在する要素を研究対象として，看護学生を含む看護職者個々人の発達の支援を通して看護の対象に質の高い看護を提供することを目ざす学問である**[5]。看護実践領域の研究は教育には直結しないものの，看護が実践の科学であり，看護実践領域の研究「個別性のある看護を提供する看護師の行動」「問題解決を支援する看護師の行動」「看護師が講じる安全保証対策」「看護師が展開するベッドサイド患者教育」は看護学教育の内容として「**看護学各領域の教育に共通して普遍的に存在する要素**」に該当し，そこに看護教育学研究に看護実践領域が存在し，継続する理由がある。また，各論文は研究結果を看護基礎教育や継続教育との関連から考察し，看護教育学研究として成立させている。さらに，看護実践領域の研究を行った大学院生の多くは，大学院修了後も修士論文，博士論文の研究課題をライフワークに据え，研究を継続している。また，そのうちの数名は，看護実践領域の質的帰納的研究成果を活用し，自己評価尺度を開発した。研究を発展させる道筋には多様な可能性があるにもかかわらず，なぜ，自己評価尺度の開発へと進んだのか。その理由も明白である。

第1に，看護教育学の理念（表2-5）[6]が確立したことによる。看護教育学研究は，ありのままの状態から本質を取り出し，それを主軸に据えた教育，看護実践のあり方を追求し，しかも，活用可能な研究成果を産出することを理念としている。看護教育学研究としての質的帰納的研究は看護実践領域の研究も含めて，看護職者の行動の観察や面接により

表2-5　看護教育学の理念

1. あるべき状態を看護実践や看護学教育の中心に据えるのではなく，ありのままの看護の状態から本質を取り出し，それを主軸に据える教育のあり方，看護実践のあり方を追求する
2. 先人の知見に最大限学び，教育と研究を行う
3. 活用可能な研究成果を産出する

データを収集し，それらを分析しており，その成果はありのままの状態である。また，質的帰納的研究の成果は，概念やカテゴリシステムを創出し，それらを自己評価尺度としたとき，現実に看護職者が置かれた状況に適合する測定用具となる。そして，測定用具は，研究成果が概念やカテゴリとして存在するよりも活用可能性が高まる。すなわち，質的帰納的研究成果に基づく測定用具の開発は，看護教育学研究における理念の1と3に適合し，理念の存在が大学院修了後の研究者を測定用具開発へと導くことを助けている。

第2は，看護継続教育がすでに免許を持つ看護職者の自己学習を支援する[7]という意義を持つ教育であることによる。看護教育学研究としての看護実践領域の研究の多くは，看護実践に関わる事実を解明し，それを看護基礎教育，継続教育との関連から考察し，看護教育学研究として成立させている。しかし，研究の結果はあくまでも看護実践に直結する内容である。一方，その結果を基に開発された測定用具は，実践の場に就業する看護師が自身の看護を客観視し，その結果に基づき必要な内容を学習する，すなわち自己学習することに役立てられる。これらは，看護実践領域の質的帰納的研究を自己評価尺度の開発へと発展させたとき，看護実践領域の研究が看護継続教育へと移行できる可能性を持つことを示す(図2-2)。また，看護教育学研究として看護基礎教育，看護卒後教育，看護継続教育領域の研究に加え，第4の領域「看護実践領域」の研究にも迷うことなく着手できる。その際，その研究が看護学各領域に共通して普遍的に存在する要素を扱っているのか，また，その研究成果を，将来，どのように教育に直結する内容として発展させていけるのか，方向性の確認には慎重を期さなければならない。

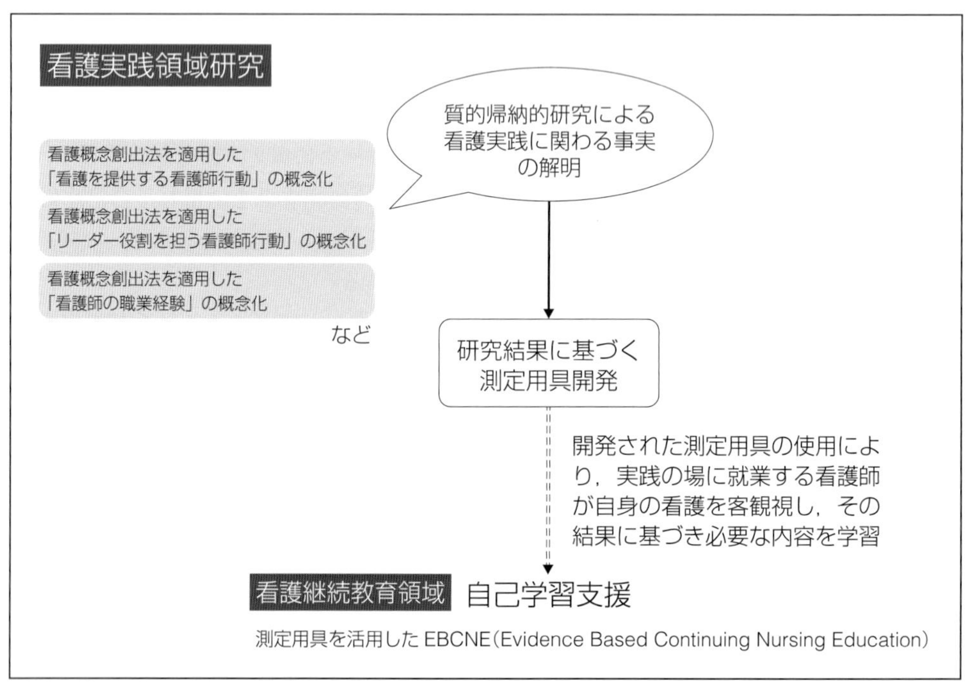

図2-2　看護実践領域研究の看護継続教育領域への移行

3 看護教育学研究としての研究領域横断型の研究

蓄積された博士論文，修士論文の中には，看護基礎教育領域，看護卒後教育領域，看護継続教育領域，看護実践領域，いずれにも属さない研究，領域横断型の研究が存在する。それらは「看護教育学における質的帰納的研究方法論開発に関する基礎的研究」[8)]，「King, I. M. の目標達成理論の検証」[9)]，「看護職者のための研究倫理行動自己評価尺度の開発と有効性の検証」[2)]であり，すべて博士論文である。

第1の論文「看護教育学における質的帰納的研究方法論開発に関する基礎的研究」[8)]は，質的帰納的研究方法論の開発を目的とした研究であり，この研究を通して開発された方法論は「看護概念創出法」と命名された。「看護概念創出法」は，多くの看護教育学研究に適用され，既に看護基礎教育領域，看護卒後教育領域，看護継続教育領域，看護実践領域の4領域すべてにこの方法論を適用した修士論文，博士論文が存在する。

第2の論文「King, I. M. の目標達成理論の検証」[9)]は，King, I. M. の開発した理論の検証を目指している。対象とした理論は看護師とクライエントの相互行為に焦点を当てており，看護実践領域の研究であるといっても誤りではない。しかし，看護教育学の博士論文，修士論文のほとんどが看護を King, I. M. の目標達成理論を引用し概念規定しており，この理論は看護教育学研究の領域の相違に影響を受けることなく，重要な位置づけにある。また，論文「King, I. M. の目標達成理論の検証」[9)]は，緻密な文献検討を通して，理論検証のための方法論を整理，統合し，理論検証の方法論を確立している。確立された方法は，看護教育学研究の領域の相違に影響を受けることなく，今後，開発されるであろう説明理論，予測理論の検証に活用できる。

第3の論文「看護職者のための研究倫理行動自己評価尺度の開発と有効性の検証」[2)]は，研究に従事する看護職者のための研究倫理行動自己評価尺度の開発を目的とした研究である。看護職者の場合，大学や研究所のみならず，医療機関や看護師養成所に就業する看護職者も研究を行う。その状況にも応じられるように，この尺度は，領域を特定せず，いずれの領域に所属する看護職者であっても研究に携わる看護職者すべての活用を想定し開発されている。

これらは，上述の3論文を領域を横断する研究，すなわち**領域横断型**の研究課題とした根拠である。

以上のように，看護教育学研究は看護基礎教育領域の研究から発し，看護卒後教育領域，看護継続教育領域へと拡大し，さらに看護実践領域の研究がこれと並進し，領域横断型研究の存在も確認できた(図2-3，表2-6)。また，看護教育学は看護実践領域の研究も看護教育学の定義との照合により「看護学各領域の教育に共通して存在する普遍的な要素」であれば研究課題として取り上げることはできる。

しかし，看護教育学はあくまでも看護基礎教育，看護継続教育，看護卒後教育をその研究領域とすることに変更はない。それは，看護実践領域を看護教育学研究の領域に加えたとき，成人看護学や基礎看護学などといった看護教育学以外の専門との間に混乱をきたす可能性があることに起因する。看護実践領域の研究は看護教育学研究として成立するが，成立の可否はその研究が将来，看護基礎教育，看護継続教育，看護卒後教育のいずれかの方向に向け発展の可能性を確認できたときのみとすべきであろう。以上は，看護実践領域

☆看護基礎教育領域の研究

看護基礎教育への心理学領域開発の教育方法の適用とその効果　1，2，8
教育方法の適用とその効果の解明

看護職養成教育に使用された教材の分析　5
教材の分析

看護基礎教育課程に在籍する学生のレポートに見る学習成果の解明　10
学生レポートに見る学習成果の解明

既存の尺度（ストレス）を用いた看護基礎教育課程に在籍する学生の異文化間比較　7
国内外の看護基礎教育の現状の解明

既存の概念・尺度（自尊感情，自立性，同一性形成など）を用いた看護基礎教育の現状解明　3，4，9，11，19，28

看護学実習の構造と機能の解明　6，12

実習において学生から援助を受ける患者行動の概念化　17
看護学実習中の学生，教員，学生から援助を受ける患者行動の概念化

実習中の学生行動の概念化　22，42，64
▶ 実習中の学生「行動」と「経験」の関連　55
実習中の学生の行動と経験の比較

看護基礎教育課程に在籍する学生の経験の概念化　30，33，39，73
少数者・特定状況下にある学生経験の概念化

実施未
・社会人経験を持つ学生
・進路変更（他領域から看護）経験を持つ学生の経験
・退学した学生の経験

看護基礎教育課程に在籍する学生の持つ授業への評価基準の解明　25
学生が持つ授業の評価基準の解明

看護基礎教育課程に在籍する学生の就職先選択理由の解明　66
学生の就職先選択理由の解明

看護基礎教育課程の学生に講義を行う教員行動の概念化　67
授業形態別の教員行動概念化

看護基礎教育課程の学生にグループワークを指導する教員行動の概念化　59

学生に実習を指導する教員行動の概念化　31，32，44，46

学生に技術演習を指導する教員行動の概念化　52
▶ 異なる状況を呈した教員行動の概念化と概念を用いた「両者の比較」　60
同一環境下で相反する状況を呈した教員行動の概念化とその比較

実習指導をする看護師の行動の解明　81
実習指導に携わる看護師行動の概念化

看護基礎教育に従事する教員の経験　43，51
特定状況下にある教員経験の概念化

教員のロールモデル行動の解明　41
教員のロールモデル行動の解明

教員の倫理的行動と倫理指針の解明　54
教員の倫理的行動の解明

☆看護実践領域の研究

既存の尺度（問題解決行動）を用いた看護師の行動と特性の関連　23，35
▶ 65へ

看護を提供する保健師行動の概念化　40
看護を提供する看護師行動の概念化　13，14，15，16，21，27，62，63，65，70，72
リーダー役割を担う看護師行動の概念化　57
看護職行動の概念化

看護師の職業経験の概念化　36，47，49，76
潜在看護師の経験の概念化　80
看護師経験の概念化
36 ▶ 48へ

看護を受ける患者行動の概念化　18，20
看護師が展開する卓越した看護の解明　50
看護師が講じる安全保証対策の解明　56
モンゴル国看護師の転職要因の解明　77
看護師が知覚する働きやすさの解明　78 ----▶ 測定用具開発 -----

＊図中の数値は，その分類に含まれる看護教育学の修士論文と博士論文（表2-6の番号に対応）を示す。

図2-3　研究課題別に見た看護教育学研究

☆看護卒後教育領域の研究

看護学研究科修士課程に在籍する学生経験の概念化　29 ― 大学院生の経験の概念化

☆看護継続教育領域の研究

医療機関における看護継続教育

- 看護実践場面でスタッフと相互行為する看護師長行動の概念化　68
- 看護師が直面する困難と克服法の解明　71，83

→ OJTの提供に関わる行動，困難の解明

→ チェックリスト作成

- 新人看護師行動の概念化　45
- 「異なる状況を呈した看護師経験の概念化」と概念を用いた「両者の比較」　61

→ OJTの対象者の行動，経験の概念化

- 「新人看護師指導を展開するプリセプターの行動」と「新人看護師とプリセプター二者間相互行為パターン」の解明　58

→ OJTの提供者と対象者の相互行為の解明

＊測定用具開発 → ◆測定用具を活用したEBCNE（Evidence Based Continuing Nursing Education）

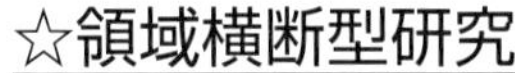

看護師の学習ニードの解明　38 ▶ 「学習ニードアセスメントツール」の開発と学習ニードに関係する要因の解明　53 → Off JTの対象理解　＊測定用具開発

「研修過程評価スケール」の開発とその有効性の検証　74 → Off JTの評価　＊測定用具開発

教育機関における看護継続教育

看護継続教育機関における看護継続教育

☆領域横断型研究

- 「研究倫理行動自己評価尺度」の開発とその有効性の検証　84
- 研究方法論「看護概念創出法」の開発　26
- キング目標達成理論の検証　37

◆理論開発と検証

質的研究の成果を基盤とした「看護実践場面に存在する二者間相互行為パターン」の解明　69，75，79，82 → 特定看護場面の相互行為の解明

質的研究の成果を基盤とした「看護師の職業経験の質評価尺度」の開発と職業経験の質に関係する要因の解明　48 → 看護師の職業経験の質　＊測定用具開発

測定用具開発

◆自己学習支援

「看護の質自己評価尺度」の開発　24，34

--▶ 職場環境の改善　----▶ 看護師個々の発達支援

表2-6　看護教育学の博士論文，修士論文一覧　　太字は博士論文

番号	年(提出年)	論文題名
1	1985	看護教育相談面接に関する研究
2	1985	エンカウンター・グループの看護教育における意義に関する研究―看護婦としての自己実現傾向の促進を中心として
3	1986	看護基礎教育課程における専門職的自律性に関する研究
4	1986	看護基礎教育における Self-Esteem に関する研究
5	1987	教育者の職業による学習者の望ましい変化に関する研究―教科書を用いて
6	1987	看護学実習における教授＝学習過程成立に関する研究
7	1987	異文化間における看護学生のストレスに関する研究―エチオピア・日本の比較(英文原著)
8	1988	看護学教育における集中的グループ体験のもつ教育的機能に関する研究―集中的グループ体験後の臨地実習の経時的側面を追って
9	1989	看護学実習における共感能力に関する研究―参加観察法による共感能力育成因子の分析
10	1989	大学における授業評価に関する研究―レポートの内容分析を通して
11	1989	看護学教育における同一性形成に関する研究―職業領域および価値意識領域に焦点を当てて
12	1990	看護学実習の構成要因に関する研究
13	1990	ケア場面における看護婦の行動に影響を与える因子に関する研究―排尿及び呼吸の援助場面の参加観察から
14	1991	GROUNDED THEORY を用いた臨床看護婦の看護活動に関する研究―看護問題に焦点を当てて
15	1992	看護問題に焦点を当てた臨床看護婦の看護活動に関する研究―術後回復期にある患者への看護場面分析を通して
16	1992	患者体験と看護ケアに関する研究―血管造影検査を受ける過程に焦点をあてて
17	1994	看護学実習においてケア対象者となる患者の行動に関する研究―学生との相互行為場面に焦点をあてて
18	1994	臨床場面における看護ケアの効果に関する研究―看護ケア場面における患者行動に焦点を当てて
19	1995	看護学実習における教授活動に関する研究―教員の特性と教授活動の関係に焦点をあてて
20	1995	家庭訪問場面におけるクライエントの行動に関する研究―クライエントと保健婦の相互行為に焦点を当てて
21	1995	看護基礎教育課程における看護技術教育に関する研究―臨床ケア場面における看護技術提供の概念化をめざして
22	1996	看護学実習における学生のケア行動に関する研究
23	1996	臨床看護婦(士)の看護活動に関する研究―看護婦(士)の特性と問題解決行動の関連
24	**1996**	**測定用具「患者特性に基づくケアの自己評価尺度(SES of NP)」の開発に関する研究**
25	1997	看護学教育における授業過程の評価に関する研究―講義に焦点を当てた学生による評価視点の明確化
26	**1997**	**看護教育学における質的帰納的研究方法論開発に関する基礎的研究**
27	**1997**	**看護場面における看護婦(士)行動に関する研究**
28	1998	看護学実習における教員のロールモデル行動に関する研究
29	1998	大学院看護学研究科修士課程における学生の学習経験に関する研究―修士論文作成過程に焦点を当てて―
30	1998	看護学士課程における編入学生の学習経験に関する研究―実務経験のある看護職者に焦点を当てて
31	**1998**	**看護学実習における教授活動に関する研究―学生と患者との相互行為場面における教員行動の説明概念**
32	1999	実習目標達成を支える教員の行動に関する研究―学生との二者間相互行為場面に焦点を当てて
33	1999	男子看護学生の学習経験に関する研究
34	1999	看護の対象理解に関する自己評価尺度の開発に関する初期的研究―質問項目の作成と選定
35	**1999**	**臨床看護婦(士)の問題解決行動に関する研究―看護婦(士)特性と問題解決行動の質との関連検証に向けて**
36	2000	看護職者の職業経験に関する研究―病院に勤務する看護婦に焦点を当てて
37	**2000**	**King, I. M. の目標達成理論の検証―患者との相互行為における看護婦・士の目標達成度と満足度の関連検証を通して**
38	2001	看護職者の学習ニードに関する研究―病院に就業する看護職者に焦点を当てて
39	**2001**	**短期大学卒業直後に看護学士課程へ編入学した学生の学習経験―短期大学を卒業した編入学生理解のための指標の探究**
40	**2001**	**在宅看護場面における看護職の行動に関する研究**
41	2002	看護学教員のロールモデル行動に関する研究
42	2002	看護学実習における学生の行動に関する研究
43	2002	看護専門学校に所属する教員の職業経験に関する研究

(つづく)

表 2-6　つづき

番号	年(提出年)	論文題名
44	2002	看護学実習カンファレンスにおける教授活動に関する研究
45	2003	新人看護師の行動に関する研究
46	2003	看護学実習における現象の教材化に関する研究
47	2003	男性看護師の職業経験の解明
48	2003	看護職者の職業経験の質に関する研究
49	2003	看護実践場面における研究成果活用の概念化―病院に就業する看護師の経験を通して
50	2004	病院に就業する看護師が展開する卓越した看護に関する研究
51	2004	看護系大学・短期大学に所属する新人教員の職業経験に関する研究―5 年以上の看護実践経験を持つ教員に焦点を当てて
52	2004	看護学演習における教授活動に関する研究―援助技術の習得を目標とした演習に焦点を当てて
53	2004	病院に就業する看護職者の学習ニードアセスメントツールの開発―学習ニードに関係する看護職者特性とその教育のあり方
54	2004	看護学教員の倫理的行動に関する研究―倫理的行動指針の探求
55	2004	看護学実習における学生の「行動」と「経験」の関連―行動概念と経験概念のメタ統合を通して
56	2005	看護実践場面における患者の安全保証に関する研究―病院に就業する看護師に焦点を当てて
57	2005	病院においてリーダー役割を担う看護師の行動に関する研究―勤務帯リーダーに焦点を当てて
58	2006	新人看護師教育のためのプリセプターシップに関する研究―プリセプターの役割遂行に必要な知識の産出
59	2006	学生間討議を中心としたグループ学習を支援する教授活動の解明―看護基礎教育において展開される授業に焦点を当てて
60	2007	看護技術演習における学習の最適化に必要な教授活動の解明―目標達成場面・未達成場面の学生・教員間相互行為を構成する要素の比較
61	2007	就職後早期に退職した新人看護師の経験―就業を継続できた看護師との比較を通して
62	2007	個別性のある看護に関する研究―看護実践場面における看護師行動に焦点を当てて
63	2007	看護師が展開するベッドサイドの患者教育に関する研究―目標達成場面に焦点を当てて
64	2008	看護学実習における学生とクラエイントの相互行為に関する研究―学生の行動に焦点を当てて
65	2008	看護師が展開する問題解決支援に関する研究―問題を予防・緩和・除去できた場面に焦点を当てて
66	2008	看護基礎教育課程に在籍する学生の就職先選択に関する研究―病院に 1 年以上就業を継続できた看護師を対象として
67	2009	看護学の講義を展開する教員の教授活動の解明―看護実践の基盤となる講義に焦点を当てて
68	2009	スタッフ看護師と相互行為を展開する看護師長の行動に関する研究―看護師長が発揮する教育的機能の解明に向けて
69	2011	問題解決場面における看護師-クライエント間相互行為パターンの解明
70	2011	診療場面における看護師の行動に関する研究―看護師，患者，医師の三者間相互行為場面に焦点をあてて
71	2012	看護職者が直面する院内研究に関わる困難とその克服法
72	2012	看護師が行うクライエントの意思決定支援に関する研究―意思決定支援に関わる看護師行動に着眼して
73	2012	五年一貫看護師養成教育課程に在籍する生徒の学習経験に関する研究
74	2012	「研修過程評価スケール―院内教育用―」の開発とスケールを用いた評価活動の有効性検証―看護職者の教授活動改善に向けて
75	2012	ベッドサイドの患者教育における患者-看護師間相互行為の解明―目標達成に導く患者教育の実現に向けて
76	2013	中堅看護師の職業経験に関する研究―大学院進学に至った看護師に着眼して
77	2015	モンゴル国の看護師に医師への転職を促す要因の解明
78	2015	看護師が知覚する「働きやすさ」を決定づける基準―病院に就業するスタッフ看護師に焦点を当てて
79	2015	身体侵襲を伴う診療場面における医師と看護師間相互行為の解明
80	2016	潜在看護師の経験に関する研究―看護職として再就職できた看護師に焦点を当てて
81	2016	看護学実習指導に携わる看護師の行動の解明―病院をフィールドとする実習に焦点を当てて
82	2016	看護チームにおける看護師間相互行為に関する研究―病棟の勤務帯リーダーとメンバー二者間に着眼して
83	2017	看護単位別学習会の企画・運営に伴う困難とその克服法の解明―院内教育の質向上を目指して
84	2017	看護職者のための研究倫理行動自己評価尺度の開発と有効性の検証

の研究がその成果を基盤に次のステップへと移行し，看護基礎教育，看護継続教育，看護卒後教育に資する研究成果の産出へと向かう必要があり，その一例が測定用具開発である。

さらに，この領域拡大の道筋が系統的に進展したり，進展を方向づけたりする背景には，看護教育学の定義の存在，看護教育学の理念の存在があることを忘れてはならない。

II 研究方法論と看護教育学研究の進展

蓄積された看護教育学の博士論文，修士論文を研究方法論に着眼し整理した結果は，看護教育学研究が研究方法論の開発と新たな方法論の導入を契機とし，徐々に看護教育学理論の開発に向け進展していることを示す(図2-4)。

1985年から1992年までに合計16の修士論文が誕生し，それらのほとんどは他学問領域が開発した教育方法，研究方法論を適用し研究を実施した。例えば，カウンセリングの方法を看護基礎教育に導入したことによる効果の解明，社会学の研究方法論である「グラウンデッド・セオリーアプローチ」を適用した看護学の現象の解明，社会学，図書館学を専門とする「Berelson, B.の内容分析」を適用したレポートの分析などである。また，その過程は看護教育学の関連概念の整理，そしてそれらを土台にした看護教育学の定義の成文化，さらに看護教育学研究の可能性が模索された過程でもあった。その結果として，1992年頃より看護学独自の視点からの質的データ分析の必要性が確認され，「グラウンデッド・セオリー」に工夫を加え，それを研究方法とした研究が蓄積された。この方法による研究の蓄積は，看護教育学独自の研究方法論開発を方向付け，1997年の博士論文「看護教育学における質的帰納的研究方法論開発に関する基礎的研究」[8]により看護教育学独自の研究方法論「**看護概念創出法**」が開発された。

「看護概念創出法」の誕生は，看護基礎教育領域，看護卒後教育領域，看護実践領域に存在する教育や実践の現象を表す概念の創出に大学院生を駆り立てることになり，この方法論を適用した修士論文，博士論文が次々と誕生した。

一方，「看護概念創出法」は観察もしくは面接により収集したデータを分析し，研究対象者の行動や経験を表す概念を創出する。大学院生の中には，教員や学生，看護師が実際に看護学の教育や学習，そして看護実践に用いている経験知をありのままの状態として明らかにすることを目的とした研究を構想する者も存在した。そのためにはその経験知を活用する対象に経験知の記述を求め，それをデータとして分析する必要があった。この必要性が研究方法論「Berelson, B.の内容分析」への関心を呼び起こした。先述したように，研究方法論「Berelson, B.の内容分析」は，初期の看護教育学研究が活用した社会学領域の研究方法論であり，その活用は極めて正確，かつ丁寧であった。

「Berelson, B.の内容分析」は賛美歌の分析や新聞記事の分析に適用されたという歴史的経緯を持ち，ある程度，専門的観点から既に整理，記述された文章の分析に活用された方法論である。しかし，看護教育学研究は，対象に経験知や知覚した事実の記述を求め，それをデータとする方法論を希求していた。そのため，「Berelson, B.の内容分析」が多様なレベルの記述データの分析にも耐えうるように工夫を加え，それを研究方法とした研究が

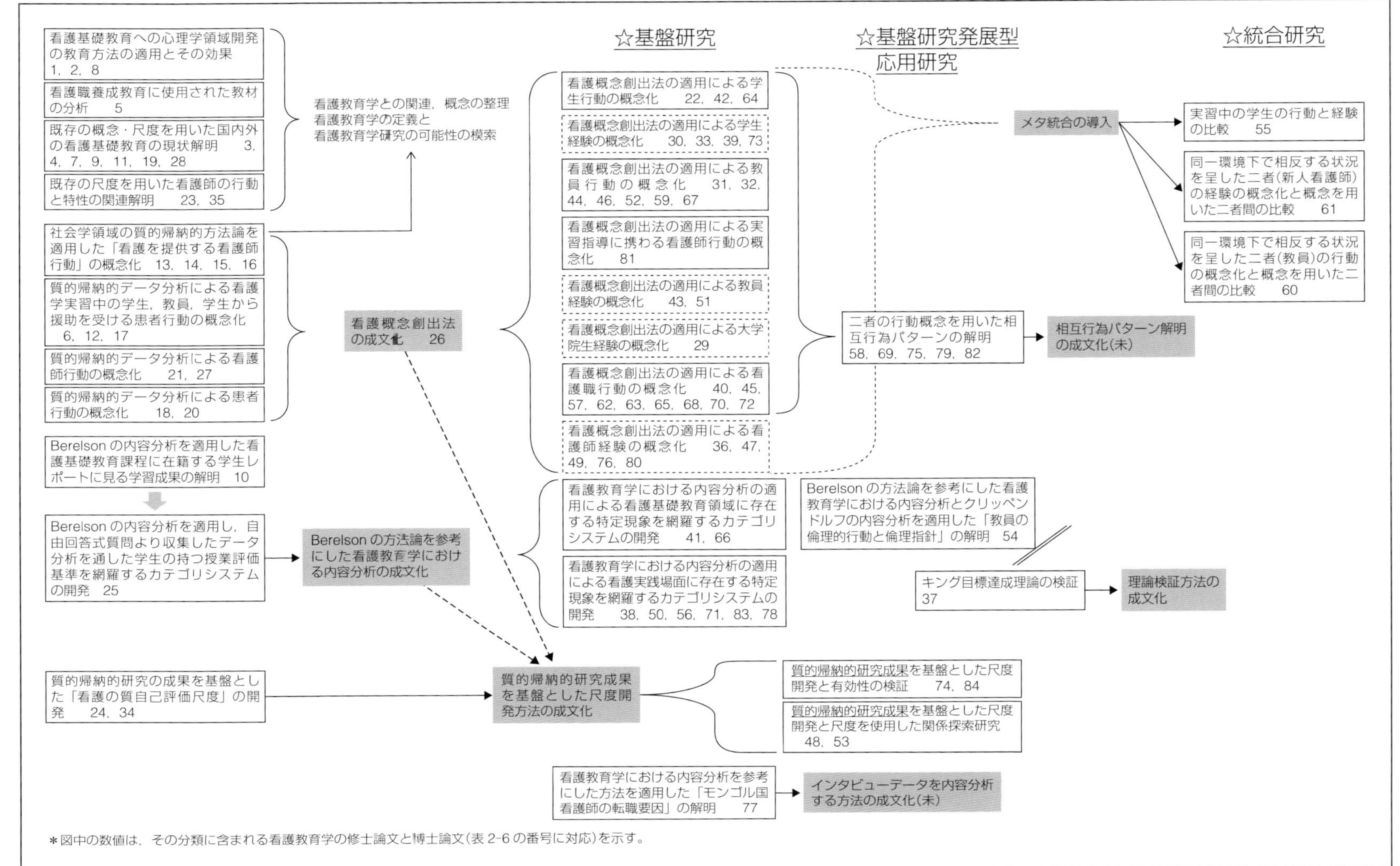

図 2-4　看護教育学研究の進展

蓄積された。この方法による研究の蓄積は，看護教育学独自の研究方法論開発を方向付け，2007年「**Berelson, B. の方法論を参考にした看護教育学における内容分析**」[10]として成文化された。成文化された「Berelson, B. の方法論を参考にした看護教育学における内容分析」は，看護基礎教育領域，看護継続教育領域，看護実践領域に存在する教育や実践の経験知の解明に大学院生を駆り立てることになり，この方法論を適用した修士論文，博士論文が次々と誕生した。

この時期，看護教育学研究モデルは既に構築され，図式化(図2-5)されており，「看護概念創出法」「Berelson, B. の方法論を参考にした看護教育学における内容分析」の成果は基盤研究に該当する。看護教育学研究モデルは，基盤研究が理論開発に向かい基盤研究発展型応用研究に移行することを明示している。基盤研究としての質的帰納的研究の成果を使用した尺度開発を目的とした研究は，基盤研究発展型応用研究の一例であり，大学院の修了生が次々に尺度開発研究を行った。また，その蓄積により「**看護教育学における測定用具開発方法**」[11]が成文化されると，博士前期課程において質的帰納的研究を行った大学院生が博士後期課程に進学し，質的帰納的研究の成果を活用した尺度開発を目的とする研究を行うようになった。

また，**メタ統合**とは，テーマに共通性のある一連の質的研究の成果を比較・統合し，そのテーマに関連する本質的な要素や概念，理論的な記述の発展と大理論や中範囲理論などの新たな発見を導くための研究デザイン[12〜16]である。博士前期課程において質的帰納的研究を行い博士後期課程に進学した大学院生が，複数の質的帰納的研究成果の比較・統合を目的とした研究にこのデザイン適用の可能性を見いだした。このデザインの適用は同一の環境下にあるにもかかわらず相反する状況を呈した2者間の比較を目的とした研究へと大学院生を導いた。以上は，看護教育学研究の発展が新たな研究方法論の活用と導入に

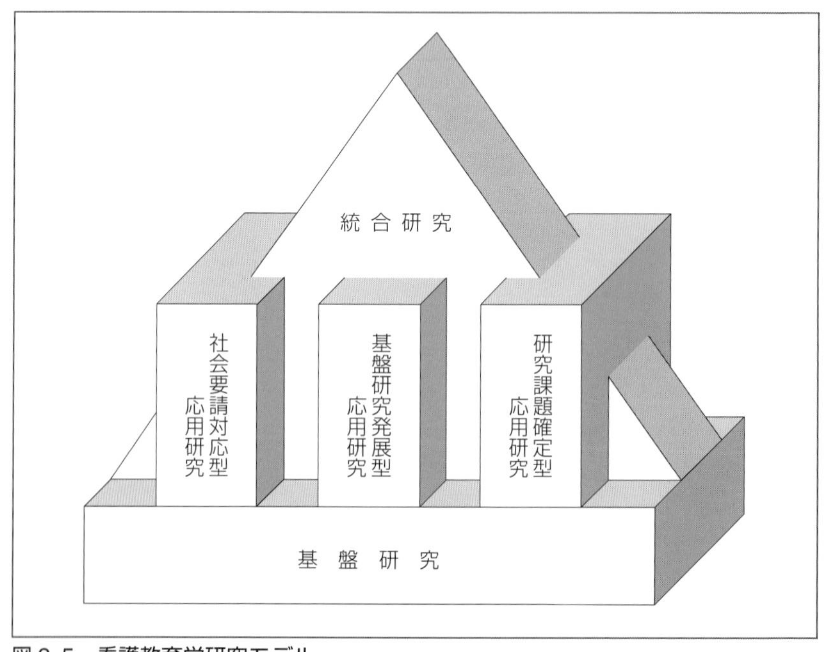

図2-5　看護教育学研究モデル

よって導かれていることを示す。

研究が研究方法論なくして成立しないことは言うまでもない。しかし，上述した看護教育学研究と方法論の関係は，新たな学問構築に向けて，常に，その学問の独自性とその独自性を反映した研究成果の産出を実現する研究方法論開発を視野に入れつつ，研究を進める必要性を示唆している。

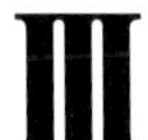

看護教育学研究，さらなる発展に向けた課題

看護教育学研究としての修士論文，博士論文を再度概観したとき，そこには未着手であり，しかも看護教育学研究発展に向けたいくつかの課題が残されていることに気づく。第 1 は，研究内容に関する課題である。第 2 は，研究方法論に関する課題である。

1　研究内容に関する課題

初期の論文から見える課題

看護教育学という学問の特徴や意義などに関し，ほとんど既存の知識がない状況下，1985 年，看護教育学の修士論文第 1 号が誕生した。それ以降，数年間，看護教育学への模索の時期は継続したと推察できるが，この時期の論文は，30 年以上経過した現在もなお，看護教育学の研究者らにさまざまな刺激を与え，今後，着手すべき研究上のヒントや示唆を提供する。

1987 年，修士論文「教育者の職業による学習者の望ましい変化に関する研究－教科書を用いて」[17] が誕生した。これは看護基礎教育課程の教育に使用された教科書，すなわち教材を分析した研究である。2003 年，修士論文「看護学実習における現象の教材化に関する研究」[18] が誕生しているものの，これ以降，教材を対象とした研究は行われていない。看護基礎教育，卒後教育，継続教育，すべての教育目標達成に向けて教材は必要不可欠であり，教育目標達成を支援する教材の開発やその有効性の検証，教材の開発方法に関する研究は，今後の重要な課題である。

1989 年，修士論文「看護学教育における同一性形成に関する研究－職業領域および価値意識領域に焦点を当てて」[19] が誕生した。この研究[19] は，看護学教育と同一性形成の関連の解明を目的として看護系大学，短期大学，専門学校の学生を対象に同一性地位面接と学校生活を把握するための半構造化面接を行った。その結果，同一性の価値意識領域における 3 課程間の相違，学校生活観の相違が明らかになった。この研究は，30 年以上経過した現在もなお，読者を圧倒する論理性と説得力を持つ。また，この研究は一貫して青年期にある学生の同一性形成に着眼しているが，読者には質の高い看護を提供できる看護職養成には大学教育が必然であることを訴え続ける。

看護教育学は「**看護学各領域の教育に共通して普遍的に存在する要素を研究対象として，看護学生を含む看護職者個々人の発達の支援を通して看護の対象に質の高い看護を提供することを目ざす学問である**」。この定義が看護教育学の研究対象として看護教育制度を含むことは言うまでもなく，日本の複雑な看護教育制度は，看護職者養成教育をすべて大学が担うようになるまで，常に関心を持ち続ける必要がある問題である。米国の看護学研究は，1960年代から既に大学，短期大学，専門学校の卒業生間の看護実践能力の相違を明らかにした研究[20]を行っている。また，日本の研究の中にも，少数ではあるものの，3課程の相違に着眼した研究[21]が現れるようになった。さらに，看護教育学の修士論文として2008年に誕生した「看護基礎教育課程に在籍する学生の就職先選択に関する研究—病院に1年以上就業を継続できた看護師を対象として」[22]は，質的帰納的に3課程の学生の就職先選択理由を解明するとともに，大学・短期大学の学生と専門学校の学生の就職先選択理由が異なることを明らかにした。なぜ，看護職養成教育をすべて大学が担わなければならないのか，この疑問に答えられる研究を継続する必要がある。

拡大した研究領域から見える課題

看護教育学の修士論文，博士論文は5領域の課題からなる研究を実施しており，これら5領域とは看護基礎教育領域，看護卒後教育領域，看護継続教育領域，看護実践領域，領域横断型である。このうち，看護卒後教育領域は修士論文1を含むのみである。看護教育学研究としては，大学院の修了生によって，数件の研究が行われているが，その数は，看護基礎教育や継続教育には及ばない。看護教育学の修士論文，博士論文として看護卒後教育領域の研究の少なさは，この領域の研究を看護卒後教育の経験のない研究者がすることに困難がつきまとうことに起因する。しかし，大学院博士前期課程・後期課程における教育や学習の経験を持つ看護職者を大学院生として迎え入れる機会はほとんどないと言っても過言ではない。そのため，看護卒後教育領域の研究を修士論文，博士論文に求めることには無理があり，看護卒後教育領域の研究は，主に卒後教育課程の修了者が積極的に担うべき課題であろう。

また，看護継続教育領域の論文のほとんどは，医療機関が提供する教育，すなわち，院内教育を扱っている。しかし，看護継続教育は，医療機関のみならず教育機関，看護継続教育機関，都道府県も提供している。今後，教育機関がFD(faculty development)として提供する研修，看護継続教育機関，都道府県が企画運営する研修を対象とした研究が必要である。

2　研究方法論に関する課題

研究方法論に関する課題の第1は，2者間の相互行為パターンの解明を目的とした研究方法の確立である。これまで複数の博士論文が，2者間の相互行為パターンの解明を目的とした研究を行っている。看護技術演習場面の教員と学生の相互行為パターン[23]，問題解決場面の看護師と患者の相互行為パターン[24]，身体侵襲を伴う処置を実施する看護師と医師の相互行為パターン[25]などであり，いずれも博士論文として高い評価を受けた。これらの研究は，相互行為パターンを解明する方法論探索に向け国内外の文献の多角的検索を行ったが，確立した方法論の存在を確認できず，独自の方法を考案し，成果を産出した。しかし，その方法の成文化を実現できていない。

研究方法論に関する課題の第2は，面接により収集したデータに「Berelson, B.の方法論を参考にした看護教育学における内容分析」を適用するための工夫である。

2015 年，「モンゴル国の看護師に医師への転職を促す要因の解明」[26]を目的とした修士論文が誕生した。この研究は，優秀な看護師が少なからず医師へと転職していくことに問題意識を持つ留学生により実施された。半構造化面接を用い看護師から転職した医師より転職の理由や契機を聴取し，それを「Berelson, B. の方法論を参考にした看護教育学における内容分析」に次のような工夫を加え，分析した。

「Berelson, B. の方法論を参考にした看護教育学における内容分析」が大量のデータを統合し，データを提供した対象者の特徴を考慮することなく分析を進める方法であるのに対し，「モンゴル国の看護師に医師への転職を促す要因の解明」に向け収集したデータは，要因が対象者の特性に影響を受けていた。そこで，特性の影響を考慮した分析を行う必要があり，次の 2 段階の分析を行った。

分析の第 1 段階は，個別分析である。聴取したデータの逐語記録を作成し，その中から要因として対象者が述べた事実を取りだし，対象者別の転職要因を表すカテゴリ一覧表を作成した。また，その過程を個別分析とした。分析の第 2 段階は，全対象者の個別分析を終了した後，その結果を統合し，さらに意味内容の類似性により分析し，対象者全員の転職要因を表すカテゴリ一覧表を作成した。この過程を全体分析とした。

「Berelson, B. の方法論を参考にした看護教育学における内容分析」は，自由回答式質問への回答から推論を加えることなく，また，なぜその事実が生じているのかという推論を目的とすることなく，ありのままの事実を記述データから解明するために考案された方法である。もし，上述の方法を成文化でき，面接データに「Berelson, B. の方法論を参考にした看護教育学における内容分析」を適用できるようになれば，さらに研究の可能性は拡大する。

引用文献（第 2 章）

1）山澄直美，舟島なをみ他：「研修過程評価スケール―院内教育用―」を用いた評価活動の有効性検証．看護教育学研究，23(1)，1-16，2014.
2）金谷悦子，舟島なをみ他：「看護職者のための研究倫理行動自己評価尺度」の開発と尺度を用いた自己評価の有効性の検証．看護教育学研究，27(1)，9-22，2018.
3）望月美知代，舟島なをみ他：大学院看護学研究科修士課程における学生の学習経験に関する研究―修士論文作成過程に焦点を当てて．看護教育学研究，8(1)，1-14，1999.
4）杉森みど里，舟島なをみ：看護教育学第 6 版．26，医学書院，2016.
5）前掲書 4)，1.
6）舟島なをみ：看護教育学研究―発見・創造・証明の過程第 2 版．5，医学書院，2010.
7）舟島なをみ監修：院内教育プログラムの立案・実施・評価第 2 版．5-7，医学書院，2015.
8）舟島なをみ：看護教育学における質的帰納的研究方法論開発に関する基礎的研究．千葉大学大学院看護学研究科，1997，博士論文.
9）亀岡智美：King, I. M. の目標達成理論の検証―患者との相互行為における看護婦・士の目標達成度と満足度の関連検証を通して．千葉大学大学院看護学研究科，2000，博士論文.
10）舟島なをみ：質的研究への挑戦第 2 版．51-79，医学書院，2007.
11）舟島なをみ：看護教育学研究―発見・創造・証明の過程．114-140，医学書院，2002.
12）Sandelowski, M., et al.: Focus on Qualitative Methods. Qualitative Metasynthesis: Issues and Techniques. Research in Nursing & Health, 20(4), 365-366, 1997.
13）Schreiber, R., et al.: Qualitative Meta-Analysis. In Morse, J. M. (Ed.), Completing a Qualitative Project―Details and Dialogue. 311-328, SAGE Publications, 1997.
14）Noblit, G. W., et al.: Meta-ethnography; Synthesizing Qualitative Studies. 26-29, SAGE Publications, 1988.

15）Polit, D. F., et al.: Nursing Research: Principles and Methods. 7th ed., 723, Lippincott Williams & Willkins, 2004.
16）Beck, C. T.: Mothering Multiples—A Meta-Synthesis of Qualitative Research. MCN. The American Journal of Maternal Child Nursing, 27(4), 214-221, 2002.
17）安藤あづさ：教育者の職業による学習者の望ましい変化に関する研究—教科書を用いて．千葉大学大学院看護学研究科，1987，修士論文．
18）吉富美佐江他：看護学実習における現象の教材化の解明．看護教育学研究，13(1)，65-78，2004.
19）福本美鈴他：看護学教育における同一性形成に関する研究—職業領域および価値意識領域に焦点を当てて，日本看護科学会誌，9(3)，44-45，1989.
20）以下の研究がある。
①Moore, M. A.: A Study of the Extent to Which Specific Behavioral Objectives Differentiate Baccalaureate, Diploma and Associate Arts Nursing Education Programs. Dissertation Abstracts International. B, The sciences and engineering, 27, 3159-B, Mar. 1967.
②Mckenna, M. E.: Differentiating Between Professional Nursing Practice and Technical Nursing Practice. Dissertation Abstracts International. A, The humanities and social sciences, 31, 4157-B, Jan. 1971.
③McCloskey, J. C.: Nursing Education and Job Effectiveness, Nursing Research, 32(1), 53-58, 1983.
21）以下の研究がある。
①出井美智子他：大学卒業看護婦及び専門学校卒業看護婦の看護能力の特徴．杏林医学会雑誌，32(4)，450，2001.
②中岡亜希子他：大卒の看護師が認識している看護実践能力—短大・専門学校卒者との比較．日本看護学教育学会誌，14(2)，17-25，2004.
③古賀節子：看護系大学教育の職業的レリバンス—看護師の職務能力と継続教育・学習ニードとの関連から．看護教育，49(11)，1044-1051，2008.
④山下暢子，舟島なをみ他：看護学実習に取り組む学生の学習経験の現状—学生の在籍する看護基礎教育課程による比較．第32回日本看護科学学会学術集会講演集，395，2012.
22）大井千鶴他：看護基礎教育課程に在籍する学生の就職先選択に関する研究—病院に1年以上就業を継続できた看護師を対象として．看護教育学研究，18(1)，7-20，2009.
23）宮芝智子他：看護技術演習における学習の最適化に必要な教授活動の解明—目標達成場面・未達成場面の学生・教員間相互行為を構成する要素の比較．看護教育学研究，17(1)，8-21，2008.
24）服部美香他：問題解決場面における看護師-クライエント間相互行為パターンの解明．看護教育学研究，21(1)，9-24，2012.
25）相楽有美他：身体侵襲を伴う診療場面に存在する医師と看護師間相互行為パターンの解明．看護教育学研究，27(1)，67-80，2018.
26）YADAMAA ENKH-OD：モンゴル国の看護師に医師への転職を促す要因の解明．千葉大学大学院看護学研究科，2015，修士論文．

第3章 看護教育学研究の体系

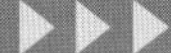

看護教育学研究が国立大学唯一の看護学部で行われるようになり，数多くの研究成果が産出されている。その１つ１つは研究者個々の動機と関心に基づき産出された研究成果である。しかし，年月の経過と共に，それらは**基盤研究**，**応用研究**，**統合研究**に分類され，このうち，**応用研究**は**基盤研究発展型**，**研究課題確定型**，**社会要請対応型**の３タイプに分類されることが明らかになった。また，それぞれが有機的に関連し秩序のある全体，すなわち看護教育学研究の体系(図 3-1)を形作り，これらは看護教育学における学術としての知識を生産していく道筋を示す。

看護教育学における**基盤研究**とは，理論の土台を作る研究であり，看護教育学の理論開発

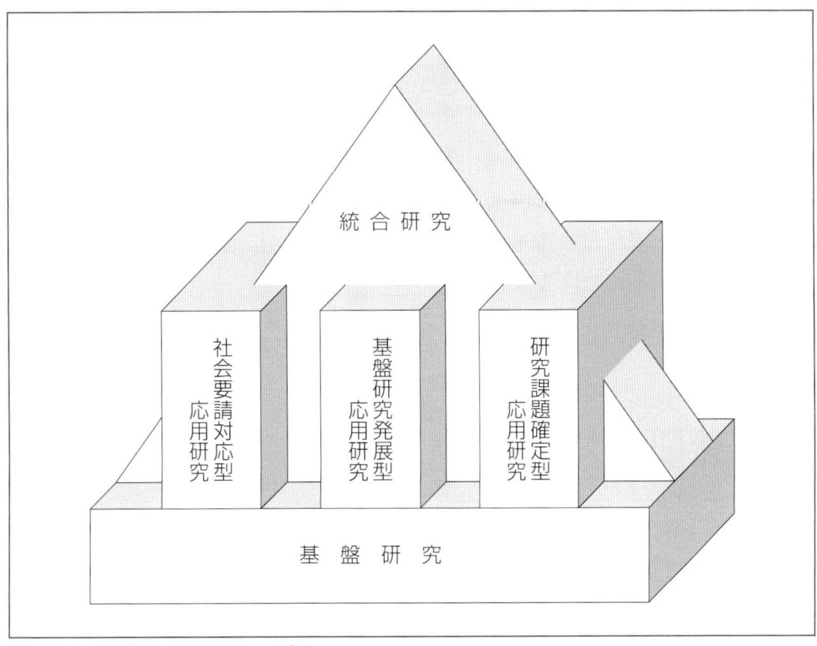

図 3-1　看護教育学研究モデル

に向けては，基盤研究，そして，その成果を活用した基盤研究発展型応用研究，さらに基盤研究発展型応用研究を通して産出された複数の成果を合わせ，理論として成文化する統合研究へと進展するという順次性を経た研究の遂行が必要である。

また，応用研究のうち，**基盤研究発展型応用研究**は，その名が示すとおり基盤研究が産出した成果を使用し，限りなく理論開発の方向に向かいつつ行われる研究である。現在，基盤研究の成果を活用して数種類の測定用具が開発されており，これらは基盤研究発展型応用研究に位置づく。

さらに，応用研究のうち，**研究課題確定型応用研究**は，看護教育学研究として新たな領域を開拓する際に行われ，そこから得られた研究成果と看護教育学の定義との関連を十分吟味し，看護教育学研究としての意義と価値を確認することを目的とする。研究課題確定型応用研究はその多くが看護学教育の中で重要視されているにもかかわらず，研究としては取り上げられず，その意義や価値が科学的に解明されていない内容を扱う。また，このタイプの研究は，基盤研究や基盤研究発展型応用研究が培ってきた研究方法に関する知識を活用する。

研究課題確定型に類する研究の典型例としては，後述する看護学教員のロールモデル行動に関する研究，院内教育プログラムに関する研究などがある。このうち，看護学教員のロールモデル行動に関する研究は研究課題確定型応用研究の成果を得て，看護教育学研究にふさわしい研究課題であることが確認でき，看護学教員のロールモデル行動を解明する目的を持つ基盤研究へと移行し，さらにはその成果を基に看護学教員のロールモデル行動を測定する目的を持つ基盤研究発展型応用研究へと発展している。

社会要請対応型応用研究とは，その名が示すとおり社会的な要請があると判断した内容を扱う。その典型例としては，後述する看護職者の学位取得ニードに関する研究，看護専門学校の教員の役割に関する研究がこれに該当する。このタイプの研究も研究課題確定型応用研究と同様に，基盤研究や基盤研究発展型応用研究が培ってきた研究方法に関する知識を活用する。

加えて，**統合研究**とは，基盤研究と基盤研究発展型応用研究を経て，その成果を１つの理論もしくは知識体系としてまとめ，提示し，その理論もしくは知識体系を検証する研究を意味する。

これらに関する理解は，看護教育学研究を志す研究者にとって，現在取り組んでいる研究の位置を確認し，将来，その研究がどの方向に進むのか，また，進む可能性を持つものなのかを知るために重要である。

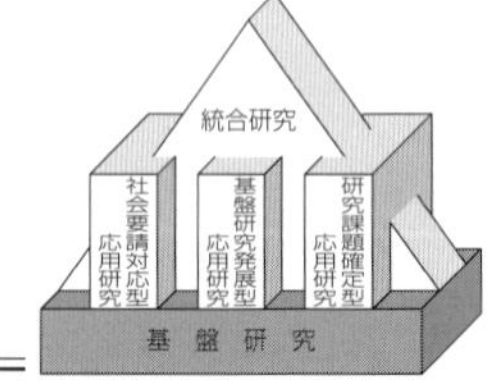

I　基盤研究

基盤研究とは，理論の土台を作る研究であり，看護教育学の理論開発に向けては，基盤研究，そして，その成果を活用した基盤研究発展型応用研究，さらに基盤研究発展型応用研究を通して産出された複数の成果を合わせ，理論として成文化する統合研究へと進展するという順次性を経た研究の遂行が必要である。

現在，看護教育学研究として，多くの質的帰納的研究が行われている。それらは，第２部第６章に提示した看護概念創出法，第７章に提示した看護教育学における内容分析を研究方法論として多様な看護現象を解明している。多様な看護現象とは，看護実践や教育に携わる看護職者の行動や経験，看護学を学習する学生の行動や経験，そして，看護に関わる人々の知覚などである。これらに携わった研究者の多くは，それを土台として次なる研究，すなわち基盤研究発展型応用研究へと発展させており，その必要性は，理論開発という視点から次のように説明できる。

1　基盤研究として看護現象を解明する必要性

複数の看護教育学研究[1]が，看護概念創出法や看護教育学における内容分析を研究方法論として多様な現象を解明しつつある（表3-1）。これらが何故，基盤研究に位置づくのか，それは，理論開発の過程に根拠を持つ。

現在，看護学において理論と承認を受けた知識体系は，さまざまな過程を経て開発されている。開発過程により理論は，「経験と経験に対する深い洞察に基づき開発された理論」「多様な学問領域の知識を看護に適用し体系づけた理論」そして，「研究により開発された理論」の３種類に分類できる[2]。看護教育学があるべき状態を看護実践や看護学教育の中心に据えるのではなく，ありのままの看護の状態から本質を取り出し，それを主軸に据える教育のあり方，看護実践のあり方を追求するという基本理念を持つ学問であることは先述したとおりである。この理念に基づくと，看護教育学は，看護もしくは看護学教育はこうあるべきと頭の中で考え，そして学習し，理論を開発するのではなく，ありのままの看護もしくは看護学教育の中から本質を取り出す研究を行い，その成果に基づき次の段階の研究を行い理論を開発していく必要がある。

もちろん，ありのままの看護もしくは看護学教育の中から本質を取り出す研究による成果も理論の機能による分類では，記述理論に該当する。記述理論とは，現象を概観し，現象に存在する主要概念と出来事を示し，これらは質的研究によって開発される。しかし，看護教育学は，記述理論が記述理論にとどまることなく，説明理論，予測理論へとステップアップし，より活用可能性が高まることを目指している。説明理論とは，質的研究によって解明できた現象を表す概念（記述理論）が，何故，どのように関連しているかを示す。また，予測理論とは，その関連や関連の根拠が論理的，経験的に検証されたものである[3]。看護概念創出法を用いて産出した研究成果，すなわち看護現象を表す概念は，すべてが将来，予測理論にステップアップすることを目指しており，そのため概念を創出する質的研究は，看護教育学の基盤研究に位置づく。

これまで解明された看護現象の中から，看護概念創出法を研究方法論とした研究として「看護学実習における教授活動」，「看護職者の職業経験」，内容分析を研究方法論とした研究として「学生が知覚する看護学教員のロールモデル行動」をその代表例として紹介する。

表 3-1　看護教育学研究により解明した現象

行動の観察を通して解明された現象 31	
①看護ケア場面における患者の行動	⑱クライエントの問題を予防・緩和・除去のいずれかに導いた看護師の行動
②ベッドサイドの患者教育場面における患者の行動	⑲看護学実習においてケア対象者となる患者の行動
③問題解決場面におけるクライエントの行動	⑳看護学実習において学生および患者と相互行為を展開する教員の行動
④家庭訪問場面におけるクライエントの行動	㉑看護学実習において学生と相互行為を展開する教員の行動
⑤臨床ケア場面における看護技術を提供する看護師の行動	㉒看護学実習カンファレンスにおける教員の行動
⑥看護場面における看護師の行動	㉓看護学実習における現象の教材化に関わる教員の行動
⑦身体侵襲を伴う診療場面の看護師の行動	㉔看護技術演習における教員の行動
⑧クライエントの意思決定を支援する看護師の行動	㉕学生間討議を中心としたグループ学習における教員の行動
⑨在宅看護場面における看護職の行動	㉖看護学の講義を展開する教員の行動
⑩新人看護師の行動	㉗看護学実習における学生のケア行動
⑪スタッフ看護師と相互行為を展開する看護師長の行動	㉘看護学実習における学生の行動
⑫病院において勤務帯リーダー役割を担う看護師の行動	㉙看護学実習においてクライエントと相互行為を展開する学生行動
⑬看護チームを構成するチームメンバーの行動	㉚看護技術演習における学生の行動
⑭新人看護師を指導するプリセプターの行動	㉛身体侵襲を伴う診療場面の医師の行動
⑮実習指導に携わる看護師の行動	
⑯個別性のある看護を展開する看護師の行動	
⑰日々の看護場面において患者教育を展開する看護師の行動	

経験の聴取を通して解明された現象 16	
①看護系大学に編入学した学生の学習経験	⑧病院において看護実践に携わる看護師の職業経験
②短期大学卒業直後に編入学した学生の学習経験	⑨看護専門学校に就業する教員の職業経験
③5年一貫看護師養成教育課程の生徒の学習経験	⑩看護系大学・短期大学に就業する新人教員の職業経験
④大学院看護学研究科における大学院生の修士論文作成に関わる経験	⑪看護学実習における学生の経験
⑤大学院看護学研究科における大学院生の博士論文作成に関わる経験	⑫看護実践場面における看護師の研究成果活用経験
⑥男子看護学生の学習経験	⑬就職後早期に離職した新人看護師の経験
⑦男性看護師の職業経験	⑭就業を継続できた新人看護師の経験
	⑮大学進学に至った中堅看護師の職業経験
	⑯再就職できた潜在看護師の経験

質問紙により知覚を調査し解明された現象 48	
①看護学生が授業過程(講義)を評価する視点	⑱院内教育担当者としての望ましい行動
②看護学生が授業過程(実習)を評価する視点	⑲病院に就業する看護師の学習ニード
③看護学生が授業過程(看護技術演習)を評価する視点	⑳中途採用看護師の学習ニード
④大学院看護学研究科修士課程に在籍する学生が授業を評価する視点	㉑看護師長の学習ニード
⑤看護職者が院内教育の研修を評価する視点	㉒看護部長の学習ニード
⑥学生が知覚する看護学教員のロールモデル行動	㉓新人看護師を指導するプリセプターの学習ニード
⑦学生が知覚する看護師のロールモデル行動	㉔実習指導者の学習ニード
⑧看護学教員が知覚する看護学教員のロールモデル行動	㉕院内教育担当者の学習ニード
⑨看護師が知覚する看護師のロールモデル行動	㉖看護学教員の学習ニード
⑩保健師が知覚する保健師のロールモデル行動	㉗保健師の学習ニード
⑪助産師が知覚する助産師のロールモデル行動	㉘助産師の学習ニード
⑫養護教諭が知覚する養護教諭のロールモデル行動	㉙病院に就業する看護師が展開する卓越した看護
⑬訪問看護師が知覚する訪問看護師のロールモデル行動	㉚看護師が知覚する「働きやすさ」を決定づける基準
⑭新人看護師を指導するプリセプターのロールモデル行動	㉛病院に就業する看護師が職業上直面する問題
⑮実習指導者のロールモデル行動	㉜新人看護師を指導するプリセプターが役割遂行上直面する問題
⑯看護師長としての望ましい行動	㉝実習指導者が直面する問題の解明
⑰看護部長としての望ましい行動	㉞看護学教員が職業上直面する問題
	㉟看護学実習中の学生が直面する問題

(つづく)

表3-1　つづき

㊱院内研究を遂行する看護職者が直面する困難と克服法 ㊲看護単位別学習会の企画・運営に伴う困難と克服法 ㊳病院に就業する看護師の倫理的行動 ㊴看護学教員の倫理的行動 ㊵研究に携わる看護職者の研究倫理行動 ㊶患者の安全保証に向け看護師が講じている対策と実践 ㊷患者の安全保証に向け助産師が講じている対策と実践 ㊸患者の安全保証に向け看護師長が講じている対策と実践	㊹実習中の学生の医療事故防止に向け教員が講じている対策と実践 ㊺実習中の学生の医療事故防止に向け実習指導者が講じている対策と実践 ㊻看護基礎教育課程に在籍する学生の就職先選択理由 ㊼看護基礎教育課程の学生時代に受けた就職ガイダンスの内容 ㊽看護師が必要と知覚した看護基礎教育課程の就職ガイダンス内容

2　基盤研究の実際例

● 看護学実習における教授活動

① 看護学実習と研究

看護は実践の科学であり，看護学教育においても学生は単に知識として看護学を学習するにとどまらず，学内で修得した知識や技術を実際の看護の対象に展開することを求められる。学内で修得した知識や技術を実際の看護の対象に展開する学習が看護学実習であり，実習という授業形態による学習は，看護学教育における最大の特徴である。このような看護学実習に関しては，数多くの研究が行われており，看護学教員の多くが次のような理由により関心を払わざるを得ない授業の1つでもある。

第1の理由は，文部科学省と厚生労働省の共同省令である保健師助産師看護師学校養成所指定規則が看護師国家試験受験要件として，必要単位数97単位のうち，約1/4に該当する23単位を臨地実習という学科目名による看護学実習に求めていることにある。このような量の実習を必要とする根拠は，看護学が実践の科学であるところにあり，看護学教員であるならば大学，短期大学，専修学校という教育機関の種類にかかわらず，関心を払わないわけにはいかない。

第2の理由は，看護学実習を展開する場と対象の特徴に起因する。学生が学内で修得した知識や技術を実際の看護の対象に展開する場は，人々が生活を営む場でもある。また，その対象となる人々の多くは，健康上，何らかの問題を持つ。健康上の問題を持つ人々が生活する場で展開される看護学実習という授業は，教室内の授業とは異なり，学生は元より教員もそこで働く看護職員にも予測不能，かつ多様な事態が潜在する。このような中で，学生は生活を営む人々を対象に教育の目的・目標を達成するために看護を実践する。しかし，そのことにより人々の生活を混乱させたり，人々がそこで生活を営む目的の達成を阻害することは決して許されない。そのため，この授業に携わる教員は，教育目的・目標の達成と同様に，いやそれ以上に，人々の生活を混乱させたり，人々がそこで生活を営む目的の達成を阻害しないことに配慮する。これが看護学教員の多くが，看護学実習に多大なる関心を寄せる第2の理由である。

第3の理由は，看護学実習の意義に関連する。看護学実習はあらゆる看護の場において各看護学の講義，演習により得た科学的知識，技術を実際の患者・クライエントを対象に実践し，既習の理論，知識，技術を統合，深化，検証するとともに，看護の社会的価値を顕彰する授業である[4]。看護学教員の多くは，その教育経験もしくは学生時代の経験から，看護学実習を通して学生が看護を価値づけると確信しており，これが関心の源となっている。

第4の理由は，看護学教育の対象となる学生の圧倒的多数が青年期にあることに起因する。人間にとって青年期は，「自分とは何か」すなわち同一性の獲得という人格形成上の重要な発達課題を持つ時期に該当し，多くの学生は「自分とは何か」という痛みを伴う発達課題に直面している。看護学生は痛みを伴う自分探しをしながら，非常に長い時間，自分とは異なる発達課題を持つ人々を深く理解し，直接関わることを求められる。このような矛盾する課題を求められる看護学生が，長期にわたる看護学実習においてその目的・目標に到達するためには，教員が教室内とは異なる種類の支援をする必要が生じる。これが第4の理由である。

看護学実習に関する研究の多くは，これらに応える目的を持つ。しかし，実習目標達成に向け教員がどのような教授活動を展開しているのかという最も基本的な問題を直視した研究は行われていなかった。看護教育学は，看護学の中でも後発の学問であるが，看護職養成教育は長い歴史を持つ。その中には科学としては継承されてこなかったが，経験を通して培われた知識が，現在，実習指導に携わる看護学教員の中にも継承されているはずである。すなわち，ありのままの現象から本質を導き出す作業に取り組むことにより，看護学実習指導の全貌が見え，それらはさまざまに活用できるに違いない。

このような観点から看護概念創出法を方法論として行った研究は，まずその第1段階として学生が患者に看護を提供している場面で教員がどのように行動していたかを明らかにした。第2段階として，学生が患者に看護を提供している以外の場面，すなわち学生と教員の2者間でどのように行動していたかを明らかにした。

② 看護学実習における教授活動の解明

以上のような段階を経て，看護学実習において教員が実習目標の達成を目指しどのような行動を示しているかを表す概念(図3-2)が創出された[5,6]。次に提示する概念は，上記第1段階と第2段階の研究成果を統合したものである。すなわち，実習カンファレンスを除いて，看護学実習における教授活動のすべてを表している。

【教材・教授技術の活用による看護，問題解決・学習方法の理解促進】

この概念は，実習目標達成を目指し，教員が教材や教授技術を活用して看護や問題解決方法，学習方法に関する学生の理解を促進するという行動を表す。

教員が活用していた教材には，学生の既習の知識や理論，看護の原理原則等の学習内容，学生が展開した看護場面や受け持ち患者の状態等の看護現象，学生の学習成果，学生や教員の生活体験，実習要項等の実習教材などを含む。また，教員が活用していた教授技術とは，発問，復唱，説明，口調の変化，発言の待機，演示，指導意図の提示などであった。教員はこれらの教材や教授技術を活用して，看護の対象や個別的な援助方法，看護の本質に関する看護への理解を促進すると共に，学生が自己の問題を主体的に発見し解決へと向かうよう問題解決の方法や学習方法に対する理解も促していた。

教材・教授技術の活用による看護，問題解決・学習方法の理解促進	実習状況査定による目標達成度の評価と伝達	問題の未然防止と解決への支援
実習計画推進のための教授技術駆使と病棟状況変化による実習計画変更	学生心情の受容と共感	複数学生個別指導のための好機・適所の探索・確保
医療現場への配慮を伴うスタッフへの支援要請と獲得	効果確認による指導の評価と修正	看護の質保証に向けた学生の受け持ち患者への看護実践

図 3-2　看護学実習における教員行動を表す概念

〔廣田登志子，舟島なをみ他：実習目標達成に向けた教員の行動に関する研究－看護学実習における学生との相互行為場面に焦点を当てて．看護教育学研究，10(1)，1-14，2001
小川妙子，舟島なをみ：看護学実習における教員の教授活動－学生と患者との相互行為場面における教員行動に焦点を当てて．千葉看護学会会誌，4(1)，54-60，1998〕

【実習状況査定による目標達成度の評価と伝達】

この概念は，教員が学生の実習進行状況と，実習目標がどの程度達成できているかを査定すると共に，その結果を学生に伝えるという行動を表す。

教員が査定する学生の実習進行状況には，既習知識の定着度，看護技術の修得度，対象および個別的な援助方法の理解状況，学習態度の適切性などを含む。教員は，これらの看護実践に必要な学生の知識・技術・態度の修得度を実習目標に照合して評価し，目標の達成度と共に達成目標と未達成目標を学生に明示していた。

【問題の未然防止と解決への支援】

この概念は，教員が学生の行動の観察や記録物の査定を通し，学生が遭遇するさまざまな問題を予測し，その問題の発生を未然に防止したり，解決に向けて支援するという行動を表す。

教員が発生を予測した問題とは，学生の看護実践による患者への弊害，学生が受ける心理的・身体的な危険，看護実践や実習進行の停滞，実習目標への達成困難などであった。また，問題に遭遇した学生に対し教員が行った支援とは，問題解決に向けて方向性を提示する，学生の行動を修正する，欠落部分を補足する，学生と共同してもしくは学生に代わって問題を解決するなどであった。

【実習計画推進のための教授技術駆使と病棟状況変化による実習計画変更】

この概念は，教員が多様な教授技術を使いながら，学生の実習計画を推進する一方で，流動的に変化する病棟の状況に応じて，実習計画を変更するという行動を表す。

教員は，病棟の環境に圧倒されたり，思考が停滞したりして実習計画を遂行できなくなっている学生に対して，コミュニケーションを活用した教授技術を転換させながら実習計画を推進していた。その一方，教員は，流動的に変化する病棟業務や患者の状況の変化により，計画どおりの指導を展開できず，実習計画を変更することもあった。

【学生心情の受容と共感】

この概念は，教員が実習進行に伴う学生のさまざまな感情や思いを受けとめ，共感するという行動を表す。

教員が受容したり共感していた学生の心情には，患者との関係や学習成果の報告に伴ううれしさや後悔，問題解決に伴う喜びなどを含む。教員は，看護実践能力の修得に向けて，学生の理解を促進すると共に，学生の心情を受容，共感しながら実習目標達成へと導いていた。

【複数学生個別指導のための好機・適所の探索・確保】

この概念は，担当する複数の学生を個別に指導することを目的とし，教員が適切な指導の時機や場所を探し，確保している行動を表す。

複数の学生が各受け持ち患者に看護を展開している看護学実習において，教員は個々の学生の実習進行状況を把握するために学生を探し，学生個々の実習進行状況に適した指導の時機やその指導が展開できる場所を選択し，確保していた。これらの行動を通し，教員は一定時間内に複数の学生を個別に指導していた。

【医療現場への配慮を伴うスタッフへの支援要請と獲得】

この概念は，教員が学生の問題を解決するために，医療現場に配慮しながらスタッフに支援を求め，獲得するという行動を表す。

教員がスタッフに要請した支援とは，患者や病棟業務に関し，不足している情報の提供や学生の看護実践に必要な物品の調達などであった。教員は，これらの支援を看護師に要請する一方で，そのために病棟の業務や患者の生活を妨害しないように配慮していた。また，看護スタッフが誤った指導を学生に行ったとき，教員は看護スタッフの感情を侵害しないように配慮しながら調整するという行動を示していた。

【効果確認による指導の評価と修正】

この概念は，教員が実習目標達成を目指し，指導の効果を確認し指導を自己評価すると共に，その評価結果に基づき指導内容や方法を修正するという行動を表す。

教員は学生との会話や記録物を通して思考や理解状況を把握したり，行動を観察することにより，指導の効果を確認していた。これにより，教員は自己の指導内容や方法を査定・修正しながら実習目標達成を目指していた。また，教員は円滑な指導を展開するために，指導時間の間隙をぬって学生や患者の情報を収集し，指導に反映していた。

【看護の質保証に向けた学生の受け持ち患者への看護実践】

この概念は，学生から看護を受ける患者に対して看護の質を一定に保つために学生の対応不可能部分を補足し，補完するという教員自身の看護実践を表す。

教員は，学生の受け持ち患者について直接もしくは間接的に情報を収集し，問題を発見し，その問題の解決を目指し生活・症状緩和への援助，残存機能への刺激，治療推進に向けた指導，心理的な支援などを展開していた。また，教員は学生の看護展開が停滞せず効率よく進むように学生に協力し支援するという行動を示していた。

以上９つの概念は，教員が実習目標を達成するために展開する教授活動の総体である。これらは，看護学実習に携わる教員がどのような能力を備える必要があるのかという疑問に答えると共に，看護学実習という形態の授業と学内で展開される講義や演習という形態の授業とどこが同じでどこが異なるのかを明瞭に物語る。

９つの概念は，信用性が確保された研究成果であることを確認されている。これは，こ

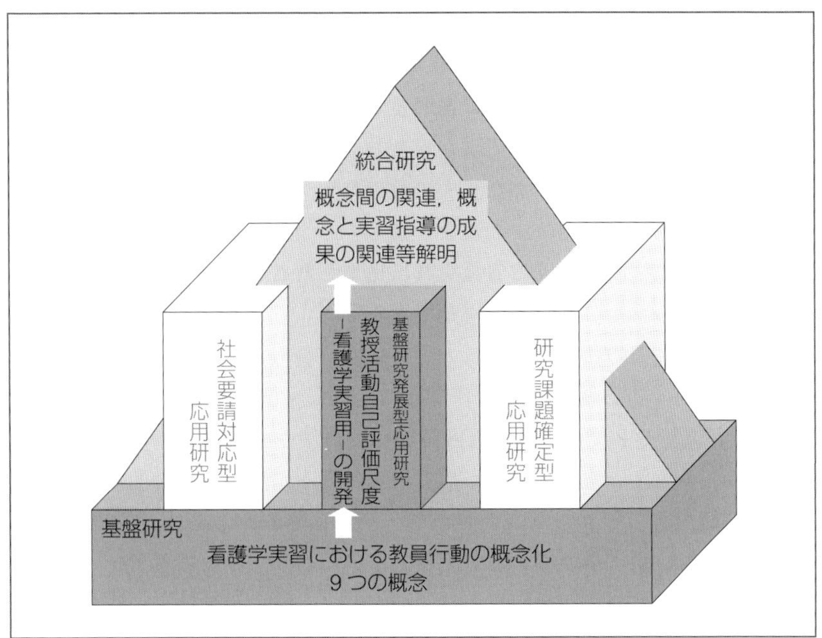

図 3-3　研究の発展過程

の概念が記述理論として成立していることを示し，理論開発の次のステップ，説明理論の開発に向けての研究を開始した。その研究は，9つの概念を下位尺度とした測定用具の開発であり，開発された測定用具[7]により概念間の関連，概念と実習指導の成果との関連を明らかにすることを目指している(図 3-3)。この測定用具の開発過程は第2部第8章に提示した。このような過程を経て最終的に完成した予測理論は，教員個々がどのように看護学実習を展開していくのかを検討するとき，その検討に科学的根拠を与えるに違いない。

同時に，この測定用具は，看護学教員が自己の教授活動を評価する際にも有用である。看護教育学は，看護学生を含む看護職者個々の発達を支援することを目的とする学問であり，これらの人々はすべて青年期以上の発達段階にある成人である。成人にとって自己評価は，学習への動機づけを強化するために重要かつ有用であるが，そのためには評価の客観的指標が必要である。質的研究により産出された概念は，現実適合性が高く，このような概念を下位尺度として開発された測定用具は，現実と遊離することのない客観的指標となりうる。この測定用具は，看護学生を含む看護職者個々人の発達を支援する手段になるに違いないと確信している。

看護職者の職業経験

① 看護職者の職業経験と研究

看護概念創出法を用いた複数の看護教育学研究[8]は，これまでいくつかの経験を解明してきた(表 3-1，32頁参照)。これらは，看護系大学に編入学した学生の学習経験，大学院看護学研究科における大学院生の修士論文作成に関わる経験，男子看護学生の学習経験，そして病院において看護実践に携わる看護師の職業経験，看護専門学校・大学・短期大学に就業する教員の職業経験，就職後早期に離職した新人看護師の経験，再就職できた潜在看護師の経験などである。先述した看護学実習における教授活動に関する研究が，参加観察法(非参加型)によりデータを収集しているのに対して，経験を解明した研究はすべて半構造化面接法によりデータを収集している。看護教育学の基盤研究としてこれらの中から，病院において看護実践に携わる看護師の職業経験に関する研究成果[9]を紹介する。

看護はこれまで，そして現在もなお，さまざまな形容詞によって修飾されている。肯定的な形容詞としては大切な，人の役に立つ，生涯を通して従事できるなどが一般的であろう。否定的な形容詞は，大変な，厳しい，つらい，苦しいなどがある。これらは，看護職者に，特に病院における看護実践に従事したことのある看護師であるならば，一度ならず投げかけられたことのある言葉であろう。

しかし，この仕事が本当に大変なのか，つらいのか，また，どのように大変でつらいのかを説明することは看護職者自身にとっても簡単なことではない。そのため，多くの場合，3交代や2交代という看護師の勤務体制や諸機能に障害を持つ人々の移動に関わる労働量の多大さ，また，常時，病み苦しむ人々に関わる精神的負担，慢性的な看護師不足などの観点からそれらは説明される。それにもかかわらず，なぜ看護という大変でつらくて，厳しい職業を継続する看護職者がいるのか，これは看護という職業がそれを選択した人にとってどのような価値を持つのかという職業活動継続の意義に関わる問題である。

看護職者の経験に関しては，数多くの研究が行われている。しかし，その多くは臨床経験年数と実践能力，意識や態度などの諸特性の関連を量的な方法により探索した研究であった。そして，これらの研究のほとんどが職業経験を累積することによって看護職者が職業人として発達することを示している。また，質的な方法により看護職者の経験を明らかにした研究も数件存在した。しかし，それらは経験を累積した看護職者がどのような行動や能力を獲得するか，また，経験の累積が看護職者にどのような変化をもたらすか，看護職者に変化をもたらす経験とはどのようなものかを明らかにした研究であり，看護職者の職業経験そのものは解明されていなかった。

基盤研究としての看護師の職業活動に関する研究は，病院という場において看護を職業として継続してきた看護職者がどのような経験をするのかを如実に物語る。そのため，この研究成果は，看護職者自身が，日々経験していることの意味を見直し，この職業に従事することの意義や価値を再認識するために活用できる。また，看護職以外の人々が看護に従事する人々を理解するためにも活用可能である。さらに，看護職者の職業活動を支援するための予測理論の開発に向け，その基盤となる研究成果である。

② 解明された臨床看護師の職業経験

以上のような経緯と目的を持つ研究は，次に示す6つの概念(図3-4)を創出した[9]。これらは，病院という場において職業を継続できた看護師の経験の総体である。

【問題克服による看護実践能力の獲得と役割の深化】

この概念は，看護師がその職務を果たす上で，さまざまな問題に直面しながらそれを克服し，看護実践に必要な専門的能力を獲得すると共に，新たな役割に適応するという職業経験を表す。

看護師が遭遇した問題とは，実践能力の不足や患者の生命に対する重責の自覚，組織運営を優先することに伴う看護師役割への疑問などであった。看護師は，これらの問題を，主体的な

問題克服による看護実践能力の獲得と役割の深化	日常生活構造の変調と再構築	組織構成員との関係形成と維持
発達課題達成と職業継続の対立	職業継続への迷いと選択	看護職への理解進展と価値基準の確立

図３-４　病院において看護実践に携わる看護師の職業経験を表す概念
〔鈴木美和，舟島なをみ他：看護職者の職業経験に関する研究－病院に勤務する看護婦に焦点を当てて．看護教育学研究，10(1)，43-56，2001〕

学習，個人的欲求や役割の調整，病棟の異動といったさまざまな方法により克服していた。

また，看護師は，問題を克服する過程を通して，看護実践に必要な専門的能力を高めると共に，自己の役割の拡大や変化に適応し，新たな役割を確立していた。

【日常生活構造の変調と再構築】

この概念は，看護師が職業生活を開始し，その継続に伴いこれまでの日常生活のパターンを変化させ，職業生活に合わせて自己の日常生活を新たに構築するという経験を表す。

看護師は，職業生活の開始に伴い交替勤務に従事することにより，他者との交流の減少や孤独感を知覚したり，職業生活と私生活との区分に難渋し，生活パターンの調整に苦慮していた。

その一方で看護師は，交替勤務による不規則な時間の活用方法を探索したり，生活パターンの変化に合わせて自己の生活環境を調整し，私生活の充実をはかっていた。

【組織構成員との関係形成と維持】

この概念は，看護師が職業を継続していくために，職場という組織を構成する職員と関係を形成し，その関係を維持するという経験を表す。

看護師は，同じ病棟に所属する看護師同士の相互行為を観察したり，上司や同僚，他職種からの支援を得ながら，共に働く人々の間に良好な関係を築けるように配慮していた。また，看護師は，形成された関係がより円滑に保たれるように自己評価したり他者評価を受けたりしながら，必要に応じてその関係を調整していた。その一方，円滑な関係を形成・維持することが困難な場合には，人事異動の機会を活用し，所属部署を異動することにより勤務病院に留まり，新たな関係形成に臨むという経験をしていた。

【発達課題達成と職業継続の対立】

この概念は，看護師が職業を継続する過程を通して，結婚や出産といった成人期にある個人に共通する出来事に直面すると共に，その出来事が職業継続の障害になるという経験を表す。

看護師は，職業を継続することにより，結婚という発達課題に対し，病院関係者や患者から干渉を受けたり，家庭における親役割と職場における看護師役割の両立に困難を来す状況に直面していた。

また，看護師は，発達課題の達成と職業の継続が対立する状況にありながらも，病院内にある保育施設や，複数の休暇制度を選択的に活用しながらその両立をはかっていた。

【職業継続への迷いと選択】

この概念は，看護師が職業の継続に迷いながらも，その継続を決定していくという経験を表す。

看護師は，実践能力の不足や同僚看護師との軋轢などを知覚することにより，看護職への適性に悩んだり，職業継続の意思がゆらぐといった経験をしていた。また，離職による大学院への進学や海外での新たな就業を検討し，自己の可能性を模索していた。

その一方，看護師は，看護実践能力の向上を実感し，職業を継続する意欲を高めたり，病棟の異動に伴う職業環境の変化や院内院外研修による学習の機会を通して自己の職業継続の意思を確認していた。しかし，時に看護師は，自己の目標を喪失し，惰性的に職業を継続していた。

【看護職への理解進展と価値基準の確立】

この概念は，看護師が職業を継続することにより，看護師という職業の特徴や看護実践の専門性に関する理解を深め，自己の職務を遂行する上で必要な個人的価値に関してその基準を明確にするという経験を表す。

看護師は，他の看護師との信念や価値観の相違，看護実践によって生じる患者の苦痛に対する意味，看護実践における効率の重要性などを理解していた。また，看護師は，研修への参加や病棟の異動などの機会を通し，実践経験や職業上の価値観が異なる看護師，発達段階や問題状況の異なる患者との相互行為を展開することによって，看護実践の専門性および看護職の特徴に対する理解を深めていた。さらに，看護師は，看護師長や先輩看護師，医師，患者などとの相互行為を通して，看護職そのものや看護実践に対する価値基準を模索しながら，それを構築していた。

この６つの概念は，看護職が，大変で厳しいと修飾される職業を継続する意義を示している。それは，【問題克服による看護実践能力の獲得と役割の深化】という概念が示すように，職業を継続できた看護職者が，さまざまな問題に遭遇しつつも，それを克服することにより，多様な状況を呈する対象に看護を提供する能力，すなわち看護実践能力を獲得するためである。また，経験年数の増加と共に看護実践能力を基盤として，後輩や学生を指導したり，管理業務に従事したりといった多様な能力を習得できるという意義を持つことにも起因する。さらに，【看護職への理解進展と価値基準の確立】という概念は，職業を継続できた看護職者が，自ら選択した看護という職業を臨床経験を重ねることにより一層深く理解し，価値基準を確立できるという意義を持つことを示している。

また，この職業の厳しさは，【日常生活構造の変調と再構築】という概念に反映されている。文化や人種を問わず，すべての人間の生理機能のほとんどはサーカディアンリズムを持ち，このリズムが日中活動し，夜間睡眠をとるという生活リズムを刻む。しかし，職業として看護を選択するということ，特に病院における看護を選択するということは，サーカディアンリズムを否定した生活を受け入れることを意味する。しかし，職業を継続できた看護職者は，それにうち負かされることなく，各自の生活を再構築できたことを示している。

今，現在も病院では多くの看護職者が働いている。ユニフォームに身を包み，忙しく立ち働いている一人一人の看護職者がこのような経験をその基盤として持っていることを研究成果を元に理解できれば，この職業を選択し，継続し続けている自己を一層強く価値づけられる。そして，それが対象への看護に反映されるに違いないと確信している。

この研究は，先述したように予測理論の開発を視野に入れ，病院の看護に従事する看護職者が職業活動の質を自己評価するための測定用具開発の段階に移行した。その結果，3年の歳月を要し，6概念を下位尺度とする測定用具[10]を完成させた。この測定用具開発研究は，基盤研究発展型応用研究である。

また，この過程を通し得たデータを分析した結果は，文献検討を通して設定した仮説「職業経験の質の高い看護職者は，それが低い看護職者よりも提供する看護の質が高い」を支持した。また，看護の質に【看護職としての価値基準の確立】に関わる経験が最も強く影響を及ぼすことが明らかになった。

説明理論は，現象に存在する多様な概念が，何故，どのように関連しているのかを示し，概念間の因果関係や相関関係，あるいは相互作用を調整しているルールを扱う[11]。「看護の質と職業経験の質の関係」，「看護の質と看護職としての価値基準の確立に関わる経験の関係の解明」は概念間の相関関係を示している。この研究は，説明理論へのステップアップ，そして予測理論の開発を目指し，これらの知識を蓄積している。

学生が知覚する看護学教員のロールモデル行動

① 看護学教員のロールモデル行動と研究

「ロールモデル」という用語は，不思議な用語である。米国の看護学教育に関する文献の中には，頻繁に出現する用語であり，わが国の看護学教育関連文献にも，俗にいうカタカナ英語として，多用されている。しかし，両国の文献は共に，その圧倒的多数がこの用語を明瞭に定義しないまま使用している。しかも，特に看護学教員のロールモデルとしての行動，すなわちロールモデル行動は，教育の過程において学生が看護職者として必要な態度を修得するために，重要な意味があることを明言している。

看護教育学は，看護学各領域の教育に共通して普遍的に存在する要素を研究対象とする学問である。また，その目的は，看護学生を含む看護職者個々人の発達を支援し，それを通し看護の対象に質の高い看護を提供することである。このような観点から，ロールモデル行動が看護教育学の研究課題となりうるか否かを決定するため，1997年に初めて，研究課題確定型応用研究として，米国で唯一開発されていたロールモデル行動尺度を用いてその日本語版を開発し[12]，看護学教員を対象にロールモデル行動に関連する教員の特性を調査する量的研究[13]を行った。その結果，ロールモデル行動得点が高い看護学教員は，看護実践能力が高く，豊かな教育背景を持ち，しかも学会や研究活動に積極的に参加し，現在もなお職業的発達を目指している教員であることが明らかになった。これらロールモデル行動に関連する教員の特性は，領域を問わず，すべての看護学教員に関連のある内容である。

また，これと並行して行った新聞記事の看護に関する論評を分析した結果[14]は，看護の提供を受ける人々が看護職者に専門職者としての態度の確立を望んでいることを明らかにした。先述したように看護学教員のロールモデル行動は学生が看護職者として必要な態度を修得するために重要である。そして現在，看護の提供を受ける人々が専門職者としての態度を看護職に求め，専門職者としての態度を育成するために重要な教員のロールモデル行動に関わる特性は領域を問わずすべての看護学教員に関連する内容であった。このようにして看護学教員のロールモデル行動に関する研究は，看護教育学研究として妥当かつ必要な研究課題であることが確認され，基盤研究として質的帰納的研究を開始した。

②　基盤研究「学生が知覚する看護学教員のロールモデル行動」

基盤研究として「学生が知覚する看護学教員のロールモデル行動」を解明できたのは，2000年の8月のことである。研究課題確定型応用研究としてロールモデル行動に着手してから3年の年月を要した。基盤研究として先述した看護学実習における教授活動を解明した研究，看護職者の職業経験を解明した研究2件は，看護概念創出法を研究方法論として適用している。しかし，基盤研究「看護学教員のロールモデル行動」[15]は，Berelson, B.の内容分析を適用しており，これはロールモデル行動の次のような特徴を反映した結果である。

モデルとは，観察者の学習に必要な意義ある行動を実行する人[16]であり，観察者にとって学習の強化に影響を持つ人[17]である。また，モデリングとは，観察者がモデルの観察を通して必要な行動様式を修得したり，促進的あるいは抑制的な影響を受ける現象[16]である。さらに，ロールモデリングとは，学習者が専門職の態度と行動を獲得していくために必要な学習方法であり，学習者が共感できる専門職である他者の態度や行動をその人との同一化を通して取り入れていくプロセス[18]である。

以上のように関連用語を整理した結果として，「教員のロールモデル行動とは，多様な機能を果たす看護専門職者としての態度を反映し，しかも学生が観察を通して共感，同一化を試みる行動である」と定義した。また，この行動は，教員の看護活動，教育活動の中に存在し，学生の看護職者として取るべき行動に関する学習，すなわち，看護職者としての態度の修得を促進するという機能を持つことが判明した。さらにこの教員の行動がロールモデル行動に該当するか否かは，定義が「学生が観察を通して…」と述べているように学生自身の感覚に任されている。そのため，看護学教員のロールモデル行動とはどのようなものかを解明するためには，研究対象者の生の声を研究成果に反映できるBerelson, B.の内容分析を研究方法論として適用する必要があった。データは，便宜的な標本抽出により協力を得られた教育機関に研究者が出向き，学生に直接研究の趣旨を説明した上で質問紙を配布し，回答後，学生各自が返信用封筒を使用し，投函するという方法により収集した。データ収集には，この研究のために開発した質問紙を用いた。質問項目は，「自分もあんな風になりたい」と思う看護学教員がいるか否かを問う質問に対し，「いる」と回答した対象者が「自分もあんな風になりたいと思ったときに教員が示していた行動」について自由に記述する形式である。

研究協力を依頼した看護系大学4校，看護系短期大学5校，看護専門学校7校の計16校に在籍する学生1,417名のうち，返送された質問紙は708(回収率50.0%)であった。そのうちの有効回答705を分析した結果，学生がその教員をロールモデルとした35行動(**表3-2**)を抽出でき，さらにそれらは4つの側面(**図3-5**)からなることが判明した。

③　解明された学生が知覚する看護学教員のロールモデル行動4側面

【熱意を持ち質の高い教授活動を志向する行動】

このロールモデル行動は次に示す13種類の具体的な行動を包含する。〈1. 指導の時機・場所・方法を考慮する〉，〈3. 授業を創意工夫する〉，〈6. 学生の良い所・努力を認め誉める〉，

表3-2　学生が知覚する看護学教員のロールモデル行動

カテゴリ	記録単位数(%)
1. 指導の時機・場所・方法を考慮する	184(20.9)
2. 親身になって考え助言する	120(13.7)
3. 授業を創意工夫する	75(8.5)
4. いつも明るく颯爽と落ち着いた態度でふるまう	58(6.6)
5. 学生の話を真剣に聞く	57(6.5)
6. 学生の良い所・努力を認め誉める	46(5.2)
7. 学生と共に考え学習する	33(3.8)
8. 学生の不安や緊張を緩和する	31(3.5)
9. 自己・看護・看護職に対する信念・価値を示す	27(3.1)
10. 学生の体調・学習状況等に関心を示す	26(3.0)
11. 学生の未熟さを容認し補う	25(2.8)
12. 学生と自然体で接する	23(2.6)
13. 授業を明快に進める	22(2.5)
14. 学生を個人として尊重し平等に接する	20(2.3)
15. 自己の誤りに対し誠実に対応する	16(1.8)
16. 物事に迅速・柔軟に対応する	14(1.6)
17. 患者のことを第一に考え援助する	10(1.1)
18. 手際よく落ち着いて看護技術を提供する	10(1.1)
19. 誰に対しても対等に接する	9(1.0)
20. 積極的に研究活動・学習活動を行う	9(1.0)
21. 患者の個別性に応じたコミュニケーションを展開する	8(0.9)
22. 患者に笑顔で優しく接する	7(0.8)
23. 幅広い知識・看護に関する新しい情報を取り入れる	7(0.8)
24. 礼節を尊ぶ	6(0.7)
25. 患者の変化に迅速に対応し，必要な援助を行う	6(0.7)
26. 患者の立場に立って考え学生を指導する	5(0.6)
27. 学生自身の発見・成功を共に喜ぶ	4(0.5)
28. 学生の学習環境に配慮する	4(0.5)
29. 記録物・レポートに関するフィードバックを速やかに行う	3(0.3)
30. 患者の状態を正確にアセスメントする	3(0.3)
31. 医療スタッフとよい関係を保つ	3(0.3)
32. 将来への明確な目標を持ち努力する	3(0.3)
33. 学生に優しく接する	2(0.2)
34. 患者を人として尊重する	2(0.2)
35. 魅力的に身だしなみを整える	1(0.1)
記録単位総数	879(100.0)

〔松田安弘他：看護学教員のロールモデル行動に関する研究．千葉看護学会会誌，6(2)，1-8，2000〕

熱意を持ち質の高い教授活動を志向する行動

成熟度の高い社会性を示す行動

熟達した看護実践能力を示す行動

職業活動の発展を志向し続ける行動

図 3-5　学生が知覚する看護学教員のロールモデル行動 4 側面

〈7. 学生と共に考え学習する〉,〈8. 学生の不安や緊張を緩和する〉,〈9. 自己・看護・看護職に対する信念・価値を示す〉,〈10. 学生の体調・学習状況等に関心を示す〉,〈11. 学生の未熟さを容認し補う〉,〈13. 授業を明快に進める〉,〈26. 患者の立場に立って考え学生を指導する〉,〈27. 学生自身の発見・成功を共に喜ぶ〉,〈28. 学生の学習環境に配慮する〉,〈29. 記録物・レポートに関するフィードバックを速やかに行う〉。

【成熟度の高い社会性を示す行動】

このロールモデル行動は次に示す 11 種類の行動を包含する。〈2. 親身になって考え助言する〉,〈4. いつも明るく颯爽と落ち着いた態度でふるまう〉,〈5. 学生の話を真剣に聞く〉,〈12. 学生と自然体で接する〉,〈14. 学生を個人として尊重し平等に接する〉,〈15. 自己の誤りに対し誠実に対応する〉,〈16. 物事に迅速・柔軟に対応する〉,〈19. 誰に対しても対等に接する〉,〈24. 礼節を尊ぶ〉,〈33. 学生に優しく接する〉,〈35. 魅力的に身だしなみを整える〉。

【熟達した看護実践能力を示す行動】

このロールモデル行動は次に示す 8 種類の行動を包含する。〈17. 患者のことを第一に考え援助する〉,〈18. 手際よく落ち着いて看護技術を提供する〉,〈21. 患者の個別性に応じたコミュニケーションを展開する〉,〈22. 患者に笑顔で優しく接する〉,〈25. 患者の変化に迅速に対応し，必要な援助を行う〉,〈30. 患者の状態を正確にアセスメントする〉,〈31. 医療スタッフとよい関係を保つ〉,〈34. 患者を人として尊重する〉。

【職業活動の発展を志向し続ける行動】

このロールモデル行動は次に示す 3 種類の行動を包含する。〈20. 積極的に研究活動・学習活動を行う〉,〈23. 幅広い知識・看護に関する新しい情報を取り入れる〉,〈32. 将来への明確な目標を持ち努力する〉。

この結果は，Scott, W. A. の計算式[19]を用いて一致率を算出し，信頼できることを確認している。これらは，成熟度の高い社会性と熟達した看護実践能力を身につけ，学生との多様な関わりの中で熱意ある質の高い教授活動と職業活動の発展を志向し続ける教員が，学生の看護専門職者としての態度の育成に必要不可欠であり，看護学教員は，このような行動を求められていることを示している。

この研究はロールモデル行動の基盤研究に該当し，すでに基盤研究発展型応用研究へと移行した(図 3-6)。この基盤研究発展型応用研究は，看護学教員のロールモデル行動を自己評価する測定用具の開発を目的としている。看護学教員の多くは，学生の専門職的態度をどのように教育したらよいのかに強い関心を抱いている[20]。また，看護教育学研究の中で新聞記事から国民の看護職者に対する要望を明らかにした研究[14]は，国民の多くが看護

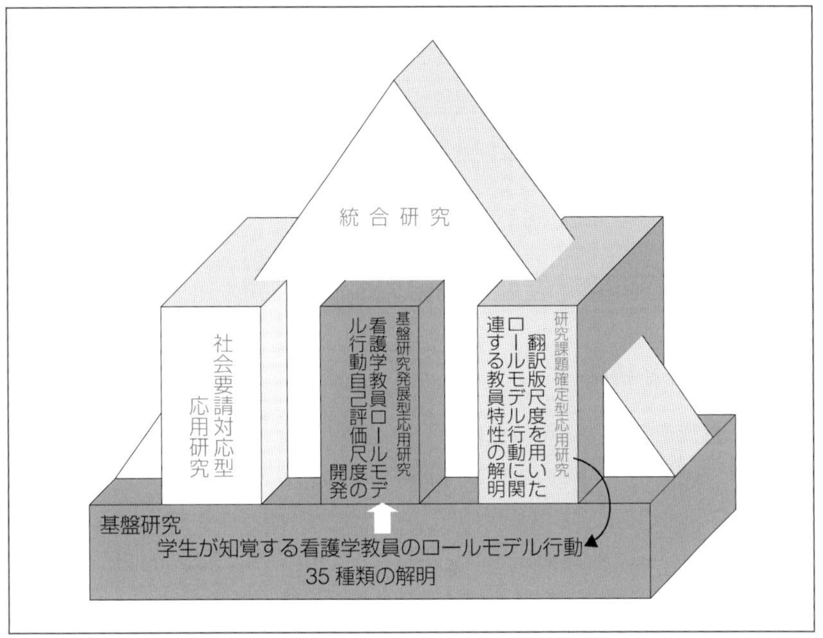

図3-6　基盤研究としての「看護学教員のロールモデル行動」から基盤研究発展型応用研究としての「看護学教員ロールモデル行動自己評価尺度の開発」へ

職の専門職者としての態度を希求していることを明らかにした。この測定用具は，これらに教員自身の看護専門職者としての態度を反映するロールモデル行動という側面から応えることを目的としている。

また，教員である限り，成熟度の高い社会性と熟達した看護実践能力を身につけ，学生との多様な関わりの中で熱意ある質の高い教授活動と職業活動の発展を志向し続けることは当然といえば当然である。しかし，常にこれだけのことに応えられるかと問われたとき，自信を持ってうなずけない教員が筆者も含め少なからず存在するような気がする。

何かうまくいっていない，一生懸命やっているにもかかわらず何かが不足していると感じ，悶々としているとき，この測定用具を使用し，自己評価することを通して，教員個々が明日からの目標を具体的かつ明瞭にできるのではないかと考えている。この結果は，日本全国の看護学生に，現実にロールモデルとする教員の有無を問い，「あり」と答えた学生にのみ，さらにその教員のどのような行動を見て，そう思ったかを問い，その問いに対する回答を分析し，得られたものである。これは，「こういう先生がいたらいいな」という学生の空想の世界にいる教員の行動ではなく，現実に学生が出会う教員の中にこのような行動を日々の教育実践の中で示すことのできる教員が多数存在することを意味する。すなわち，この4側面は，実現可能な理想像として教員が生涯をかけて達成を目指し続ける目標である。

II　応用研究

1　基盤研究発展型応用研究

意義と特徴

基盤研究発展型応用研究は，その名が示すとおり基盤研究が産出した成果を使用し，限りなく予測理論開発の方向に向かいつつ行われる研究である。現在，基盤研究の成果を活用して数種類の測定用具を開発しており，これらは基盤研究発展型応用研究に位置づく。看護教育学における測定用具開発は，質的研究の成果を量化し，予測理論開発に向かうと共に，研究成果の実用性を高めることを目的とする。

これは，次のような理由による。看護教育学は「看護はこうあるべき」「教育はこうあるべき」というあるべき論から実践を展開しようとする学問ではなく，現にある看護現象の中からその本質を研究的に抽出し，その成果に基づく実践を目指す。この実現に向け，基盤研究として行われた質的研究の成果は，看護職者が日々遭遇する看護現象を理解するために質的研究の成果という形のまま存在するよりも，自己評価のための測定用具として存在する方がより多くの看護職者にとって活用可能性が高まると考えるためである。すなわち，発見の文脈にある研究成果が発見されたままの形で存在するよりも，さらに身近に使用できる形へと応用されたとき，その発見がより一層意味ある発見になると考えるためである。

また，基盤研究発展型応用研究による測定用具開発のキーワードは，自己評価である。自己評価とは，自分で自分の学業，行動，性格，態度などを査定し，それによって得た情報に基づき自分を確認し，自分の今後の学習や行動を改善するという一連の行動である[21]。

この自己評価は次のような意義[22]を持つ。

①学習者自身が学習基準に照らして評価するとき，学習者は新たな意欲を持って次の課題に取り組める。
②学習者が自己理解を深められる。
③学習者自らが目標を設定し，自律的に学習を継続していける自己教育体制を図れ，学習者自身が生涯学習を意欲的に継続できる。

看護教育学は，人間が感情を持つものの，理性的，自律的な存在であると共に，目的的な存在ととらえる。これは，看護という職業に従事する人間が，理性的に自らを律し，目的に向かい邁進できる存在ととらえることを意味する。このような存在である看護職者が，各々の職業上の発展を目指すためには，他者に依存することなく，自分で自分を評価する，すなわち，自己評価という方法を用いることが必然である。

しかし，自己評価を的確に行うためには，その目的に合致した明確な基準を用いなければ，その自己評価は単に一時的な満足や不全感といった感情的な効果を残すだけになることもある。これは，単に経験的な観点から看護学教員は「こうあるべき」，看護師は「こうあるべき」という形を基に自己評価の基準を導き出しても，それが実現可能な目的とはなりにくいことを意味する。病院に勤務する看護師の学習ニードを解明することを目的とした研究[23]は，研究対象者となった看護師の多くが看護専門職者としての態度に関する学習を要望していることを明らかにした。その内容をみると，病院に勤務する看護師は決してこの世の人とは思えないようなすばらしすぎる態度，すなわち優しく，寛容で，誠実な，公平な，共感的な，他利的な，冷静な，意欲的な，勤勉な，研究的な態度を身につけたいと願っていることがわかる。これらは，対象者が看護師「こうあるべき」と考えた結果であり，もちろん，「こうあれたら，どれほどすばらしいか」とは誰しも思うに違いない。しかし，実現は極めて難しく，これらを基に自己評価のための測定用具を開発しても，自分を確認し，自分の今後の学習や行動を改善するという一連の行動は起こしにくい。

基盤研究発展型応用研究による測定用具開発は，その測定用具の基となる概念が質的帰納的研究により現にある看護現象の中からその本質を導き出しており，現実への適合性が高い。そのため，それに基づき開発された測定用具は必然的に現実適合性が高くなり，今後，自分が何を学習すべきか，どのように行動すべきかに具体的な示唆を得られる。

以上のような特徴を持つ基盤研究発展型応用研究は，すでに数種類の測定用具を開発し，実用化に至っている。最も初期に開発された測定用具は「患者特性に基づくケアの自己評価尺度(SES of NP)」[24]である。これは，看護概念創出法が産出した概念を基盤に質問項目が構成され，測定用具の命名が表すように，臨床の場において看護師個々が自分の提供する看護の質を自己評価するために活用できる。この研究過程における最大の産物は，測定用具開発研究を導く理論的枠組みを構築する方法を確立できたことにある。この方法の確立により，質的帰納的研究の成果である現にある看護現象の本質を表す概念を中核に据えた理論的枠組みを構築でき，その概念の特徴を反映した測定用具の開発に結びついている。そして，そこから10年後の2006年，同様の理念と理論的枠組み構築の方法を用いて開発された測定用具18種類を掲載した著書『看護実践・教育のための測定用具ファイル』[25]，その3年後の2009年，新たに開発された測定用具7種類を追加し第2版[26]，さらにその6年後の2015年に測定用具14種類を追加し第3版[27]を出版するに至っている。

このような基盤研究発展型応用研究による測定用具開発の一例として，看護学教員が学生にとってのロールモデル行動をその教員自身が自己評価する測定用具の開発を目的とした研究[28]を紹介する。

● 研究の一例【ロールモデル行動自己評価尺度の開発】

看護学生は，看護職者となるために必要な知識，技能，態度を修得する必要がある。このうち，看護職者としての必要な態度のある部分は，学生が教員の行動を観察し，共感，同一化を試みることを通して修得される[29〜31]。そのため，教員は，学生の看護職者としての態度修得を支援するために，まず教員自身がそのような行動を日々の教育活動の中で示す必要がある。学生が共感，同一化を試みる教員の行動，これこそまさにロールモデル行動[16〜18]である。前項(41〜45頁)に提示したように，看護学生は35カテゴリから成る行動を教員のロールモデル行動としていることが明らかになった。

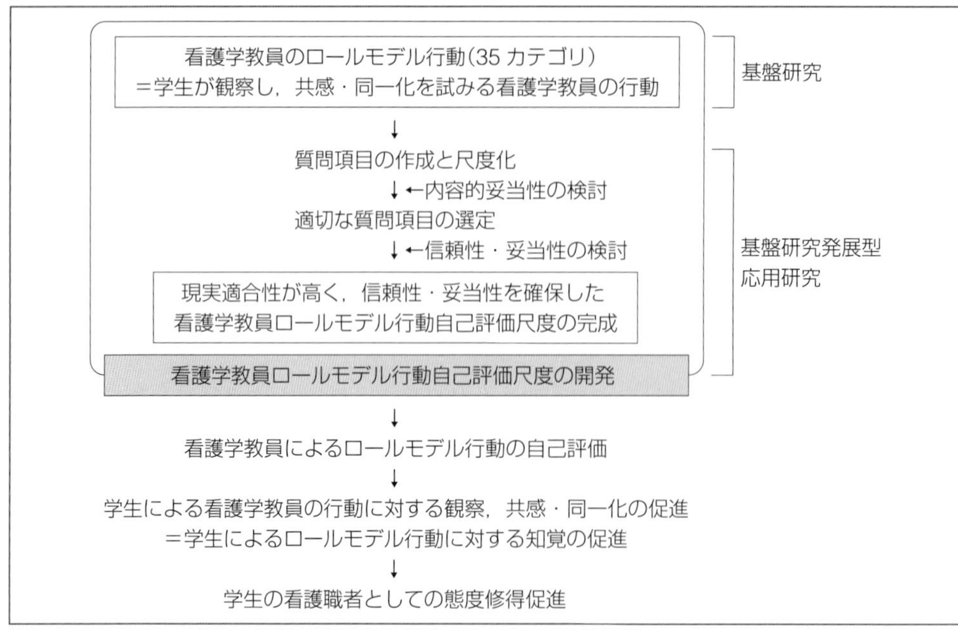

図 3-7　ロールモデル行動自己評価尺度開発のための理論的枠組み
〔舟島なをみ他：看護学教員ロールモデル行動自己評価尺度の開発―質的帰納的研究成果を基盤として．千葉大学看護学部紀要，24，9-14，2002〕

この研究成果を基盤とし，ロールモデル行動自己評価尺度は次の3段階の研究を経て開発された。

第1段階は，基盤研究の成果である看護学教員のロールモデル行動35カテゴリを中心に据えた研究の理論的枠組みを文献検討に基づき次のように構築した(図3-7)。

①教員が自己のロールモデル行動を評価することは，その行動の実現を導き，学生の看護職者としての態度の修得に貢献する[32, 33]。
②学生が共感・同一化を試みる教員の行動に関する研究[15]は，看護学教員のロールモデル行動を示す35カテゴリを明らかにした。ロールモデル行動とは学生が観察し，共感，同一化を試みる看護学教員の行動であり，この35カテゴリは，教員がロールモデル行動を自己評価するための質問項目の基盤となる。
③学生が知覚する看護学教員のロールモデル行動を示すカテゴリに基づき質問項目を作成し，尺度化することにより，現実適合性が高く，かつ信頼性と妥当性を確保した自己評価尺度を開発することが可能である。
④この尺度の開発は，看護学教員によるロールモデル行動の適切な自己評価を可能にする。このような教員から教育を受ける学生は，その教員の行動を観察し，共感，同一化を試みる機会を拡大し，ロールモデリング[18]により看護職者としての態度を修得する。

この理論的枠組みに基づき，尺度を構成する質問項目を作成し，適切な質問項目を選択した。この過程には，文献検討による研究の理論的枠組みの構築，質問項目の作成と研究者間における質問項目の検討を含む。

第2段階は，第1段階を経た質問項目から成る測定用具の内容的妥当性を確保することを目的とした。この過程には，専門家会議による質問項目の内容的妥当性の検討，会議の結果に基づく質問項目の修正，看護学教員を研究対象者とする予備調査，それに基づく質問項目の再修正を含む。

第3段階は，測定用具の信頼性，妥当性を確認するための本調査である。

以上の過程を経て完成した測定用具は「看護学教員ロールモデル行動自己評価尺度」と命名された。『看護実践・教育のための測定用具ファイル第3版』(医学書院，2015)にこの尺度の開発過程，特徴，実際等について詳述した。

この尺度は，海外の研究者の関心を喚起し，必要な手続きを経てその国の言語に翻訳され，すでに英語版[34)]，中国語版[35)]，タイ語版[36)]が開発されている。

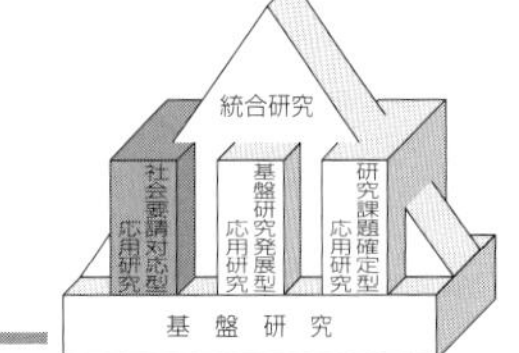

2 社会要請対応型応用研究

意義と特徴

人間が作る社会は，ときには大きく，またときには小さく常に変動し続けている。社会要請対応型応用研究は，社会の変動に伴い必要となる研究であり，その変動が回避不可能，もしくは必要であった場合，それを常態化する役割を果たすとともに，その変化が常態化したとき，もしくは何らかの理由により消失したとき終結する。

現段階においては，社会要請対応型応用研究において社会がどこまでの範囲を包含するのか，明瞭に規定していない。しかし，これまで行った社会要請対応型応用研究は，看護の社会を形作る看護職者からの要請を扱っている。このような観点からすると，看護教育学における社会要請対応型応用研究は，看護職者が形成する看護の社会からの要請のみに応えるものとして存在するかのように思える。しかし，看護の社会は，看護の対象となる人々のために存在し，このように考えると社会要請対応型応用研究が対象とする社会は，看護の対象が生活を営む社会をも包含する。

社会要請対応型応用研究には，基盤研究や基盤研究発展型応用研究の実施を通して培ってきた研究推進のための知識，技術，態度を活用しながら実施するという特徴がある。これまで行ってきた社会要請対応型応用研究には，看護職者の学位取得ニードに関する研究，看護専門学校の教員の役割に関する研究などがある。このうち，看護職者の学位取得ニードに関する研究[37)]を例に取り，どのような社会の要請にどのように応えようとしているのかを説明する。

研究の一例【看護職者の学位取得ニードに関する研究】

① 社会の要請をどのようにつかんだか

看護教育学が最初にこの研究を手がけたのは，1996年のことである。千葉大学看護学部は1994年から社会人特別選抜試験を開始した。この入学試験制度の開設にあたっては，検討に膨大な時間を費やしたという記録が残されている。それによれば，当初，この制度は看護専門学校を卒業した看護職者を対象として検討された。また，看護専門学校を卒業した看護職者に大学入試センター試験を受験することなく入学を許可することに対して，基礎学力という観点から賛成，反対と多様な意見が出された。当時の教授陣は，このような状況の中でも，看護基礎教育の高等教育化の中で，豊かな臨床経験を持つ教員の確保が急務だと考え，討議を重ねた結果，英断を下し，社会人特別選抜制度の実現に踏み切った。

しかし，1994年の募集要項を見ても，応募資格は，25歳以上に達する者，そして社会における実務経験を4年以上有する者と規定するにとどまり，看護職者という資格要件に関する記述は見あたらない。検討の過程で一般社会人にも門戸が開かれるべき，また，すでに看護職の免許を有する者の中に，看護学を1から再学習することを望む看護職者などいないのではないかという懸念も存在し，一般社会人も受験可能な制度として開設されたらしい。しかし，社会人特別選抜試験の第1回は，受験者数が予想を遙かに超え，定員若干名に対し，20倍以上の受験者が応募した。その中にはもちろん看護の免許を持たない一般の社会人もいたが，多くは，看護専門学校を卒業した看護職者であった。

この一連の経緯を整理しながら，資格要件を看護職者としなかったにもかかわらず，何故，看護職者が数多く受験するに至ったのか不思議に思い，さらに古い書類の束を紐解いてみた。その結果，看護基礎教育の高等教育化の中で，豊かな臨床経験を持つ教員の確保という当初の目的を達成するためには，より多くの看護職者の受験が必要と考え，これを実現するために，通常の広報活動に加え，全国の看護関連諸機関に募集要項を郵送していることがわかった。

以上の過程は，看護専門学校を卒業した多くの看護職者が看護学の再学習を要望しているという事実を示した。同時にこの要望は，看護職者の圧倒的多数が大学以外の教育機関で養成されてきたという歴史的経緯と看護基礎教育の高等教育化の進展という事実を照合したとき，ごく一部の看護職者の要望ではなく，看護界全体が真剣に考えていかなければならない問題，すなわち，看護の社会における要請であると予測できた。

そこで，看護学の再学習が看護専門学校を卒業した多くの看護職者の要望であるか否かについて正確な実態をつかむために，看護職者の学位取得ニードに関する研究[37]を開始した。研究対象者は病院に就業する助産師，看護師，保健所や保健センターに就業する保健師，看護専門学校の教員である。無作為に抽出した2,380名が上記の対象者であり，郵送法による質問紙調査を行った。質問紙の回収率は約80%であった。看護教育学においては多様な研究を質問紙法により行っているが，看護職者を対象者にした研究は概して回収率が高い。しかし，学位取得ニードに関する研究の80%という回収率は，これまでの経験を大きく上回る高さであり，対象者の関心の高さを示している。このうちの有効回答1,591名分の質問紙を分析した結果，次のことがわかった。

①研究対象者のうち，学位取得を要望している者は690人(44.3%)，要望していない者は866人(55.7%)であった(図3-8)。

②学位取得を希望する領域は，看護学31.9%，社会科学系33.5%，人文科学系29.2%，家政学・栄養学3.1%であった。

③保健師，助産師，看護師，看護学教員のうち，学位取得ニードが最も高い職種は看護学教員であり，約60%の教員が学位取得を要望していた。

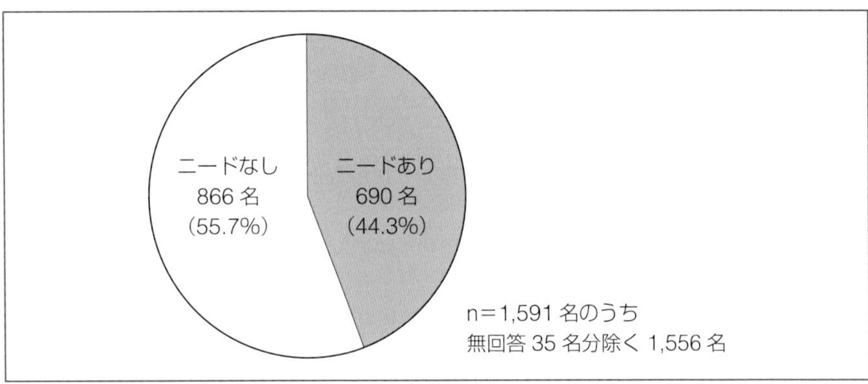

図3-8　学位取得ニードの有無

〔舟島なをみ他：社会人特別選抜による学士看護婦養成コース開発に関する研究―専門，専修学校卒業の看護婦の学位取得へのニードとそれに関わる要因．第27回日本看護学会集録(看護教育)，139，1996〕

以上の結果を得て，看護職者の学位取得ニードは，社会人特別選抜試験制度開設を契機とし，看護の社会における要請と判断された。看護教育学は看護の対象に質の高い看護を提供するために，学生を含む看護職者個々人の発達を支援することを目的としており，この要請に対応することは看護教育学の目的とも合致する。

② 研究を通して看護職者の学位取得ニードという要請にどのように応えようとしたか

看護教育学における社会要請対応型応用研究として，学位取得ニードに関する研究は，3回の質問紙調査を行い，その成果を看護系学術集会において9回[38]，5年間にわたり発表した。そして，この発表を基に，原著として5論文[39]を学術誌に掲載した(表3-3)。この一連の研究は，学位取得を要望する看護職者の次のような姿を浮き彫りにした。

日本全国の多様な看護関連諸機関に就業する約62万人の看護職者のうち，約24万人(40%)が学位を取得したいと望んでいる。中でも，看護専門学校において教育に従事する看護職者の要望は高く，学位を持たない教員の約60%が学位取得を要望している。

何故，このように多くの看護職者が学位取得を要望しているのか。それは，看護職者が医師，大学卒業の他職種と対等に仕事をしていくためには大学を卒業することが必要であると考え，そのことを通して看護職の社会的地位を向上し，社会的信頼を得たいと願っているためである。また，看護職者は臨床経験年数の増加に伴い多様な役割を求められるようになり，中でも学生や後輩指導に有効な知識を大学において学習したいと考えている。さらに，視野を拡大し，教養豊かな人間性を追求するためにも大学教育が必要であると考えている。

以上のような看護職者はどのような特性を持っているのか。学位取得ニードを持つ看護職者は，学位取得ニードを持たない看護職者に比べ，年齢が若く臨床経験も少ない。また，未婚で，単身生活をしている者が多い。さらに，質の高い看護を展開できる臨床能力を持ち，自己教育性，専門職的自律性が高い。このような看護職者が取得を望む学位の領域は，社会科学系33.5%，看護学31.9%などであった。家政学，栄養学もしく

表3-3　学位取得ニードに関する研究の学会発表・原著一覧

年度	内容
平成 8 年度	【学会発表】社会人特別選抜による学士看護婦養成コース開発に関する研究－専門，専修学校卒業の看護婦の学位取得へのニードとそれに関わる要因－
平成 8 年度	【原著】専門学校を卒業した看護婦(士)の学位取得に関する研究－学位取得へのニードの有無に焦点を当てて－
平成 10 年度	【学会発表】看護婦(士)の学位取得ニードとケアの自己評価に関する研究－専門学校卒業者に焦点を当てて－
平成 10 年度	【学会発表】看護婦(士)の専門職的自律性と学位取得ニードに関する研究－専門学校卒業者に焦点を当てて－
平成 10 年度	【学会発表】看護婦(士)の学位取得ニードと自己教育性に関する研究－専門学校卒業者に焦点を当てて－
平成 10 年度	【学会発表】専門学校を卒業した看護職が認識する学位取得の意味
平成 11 年度	【学会発表】看護専門学校に所属する教員の学位取得ニード－個人特性との関係に焦点を当てて－
平成 11 年度	【学会発表】看護専門学校を卒業した看護婦・士の学位取得に関する研究－専門職的能力の学位取得ニードへの影響－
平成 11 年度	【原著】専門学校を卒業した看護婦(士)の学位取得ニードと専門職的自律性に関する研究
平成 12 年度	【原著】看護専門学校を卒業した看護婦・士の学位取得に関する研究－専門職的能力と学位取得ニードの関連－
平成 12 年度	【学会発表】看護専門学校に所属する教員の学位取得ニードの有無と専門職的能力の関係
平成 12 年度	【原著】看護専門学校に所属する教員の学位取得に関する研究－学位取得ニードの有無と個人特性の関係—
平成 12 年度	【学会発表】看護専門学校に所属する教員の学位取得ニードに関する研究－取得希望学位の学問領域とその決定理由－
平成 12 年度	【原著】看護専門学校に所属する教員の学位取得ニードに関する研究－教員が希望する学位の学問領域とその決定理由—

は自然科学系の学位取得を要望している者もいた。しかし，これらのうち，看護学以外の学位取得を要望している者の中には，本来は看護学の学位を要望している者が数多く存在した。この状況は，職業の継続と学位取得の両立を実現しようとしたとき，看護系大学への進学を断念せざるを得ない現実があることにより生じている。

この一連の研究が産出した成果はすべて一般化できるように，次のような手続きを踏んだ。データ収集法として，質問紙調査を用いており，この質問紙は，十分な文献検討の結果，概念枠組みを構築し，それに基づき作成された。また，質問紙の内容的妥当性を確保するために，専門家会議の開催とそれに基づく質問紙の修正，パイロットスタディを行っている。データは変数との関連から一般化可能といわれる十分な数を収集した。さらに，量的なデータ，質的データは共に適切な方法を選択し，正確に用い，分析された。

このような過程を経て明らかになった以上の事実は，学位取得を要望する看護職者に対してその機会の提供を検討している看護系大学に次のような示唆を与えている。

第1に，すでに免許を有する看護職者に対する学位取得のための機会には必ずや多くの受験者が集まるという仮説への根拠を提供する。それは，この研究がわが国の看護職者のうち，おおよそ７万人前後の看護職者が看護系大学に進学したいという要望を持っていることを示しているためである。また，看護系大学はこのような看護職者のニードを充足する責務を持っているためである。先にも述べたように，千葉大学における社会人特別選抜試験の開始にあたっては，受験者が集まらないのではないかという懸念もあったと聞く。しかし，この研究結果は，そのような懸念が不必要であることを示している。

第２に，以上の事実のうち，看護職者が学位取得を要望する理由は，募集要項や入学後のガイダンスにおいて，大学が入学志願者や入学生に対して何を十分に説明すべきかを示唆する。

看護職者が学位取得を要望する理由は，大学に在籍し学習することを通して，他の専門職者と対等に仕事ができるようになり，社会的地位が向上し，社会的信頼を得られるようになると考えている可能性がある。また，学生や後輩の教育に有効な知識を得られるとも考えている。しかし，大学は学校教育法が掲げているように「広く知識を授けるとともに，深く専門の学芸を教授研究し，知的，道徳的及び応用的能力を展開させることを目的とする」。すなわち，看護系大学にすでに免許を有する看護職者が入学するということは，看護を学問として学習するということであり，それ以上でもそれ以下でもない。また，大学に入学した看護職者が学ぶ看護学は看護基礎教育であり，それ以上でもそれ以下でもない。

この事実は，たとえ，看護学の学位を取得したとしても，そのことが大学を卒業した他職種との対等な関係に結びついたり，看護職の社会的地位向上に直結する訳ではないことを示している。すなわち，これらは，学位取得がどのような意味を持つのかという問いに対する答えが実践の中で如何にその学習成果を活かせるか，活かそうとするのかにかかっていることを示す。

看護職者のほとんどが長年，大学における教育の機会を得られなかったため，大学教育には熱い期待を抱いている。それは，ともすれば過剰な期待ともなる。このような期待を抱いて入学した看護職者は，すべてを反復学習のように思い，貴重な機会を価値づけられない可能性もある。これらを防止するためには，募集要項や入学後のガイダンスにおいて大学が入学志願者や入学生に対して大学とはどのようなところか，そして何を学習するのか等，一般の入学生とは異なる観点から確実に伝えていかなければならない。

第３に，学位取得を要望する看護職者が高い自己教育性と専門職的自律性を持ち，しかも看護実践能力が高いという事実は，これらの看護職者に対する大学における学習目標の達成に対する懸念や不安を払拭する根拠となる。自己教育性とは，「自己の成長・発展への思考とそれを実現していくための心理的基盤および技能」[40)]である。また，専門職的自律性とは人間がその職業において「自分自身を知り，自らの価値観，判断に基づいて選択決定し，自他との関係をわきまえながら責任を持って行動すること」[41)]であり，ある職業が専門職性を確立するための主要要件である。これらは，学位取得を要望する看護職者が，看護という職業に価値づけた結果としてこの職業を自らの意思で選択しており，自分自身の発展のためには多少の困難に直面してもそれを乗り越えていく心構えと手段を持つ人々であることを示している。このような特性を持つ看護職者が各大学の設定する学習目標を達成できるであろうことは容易に推測できる。

以上，看護職者の学位取得ニードに関する一連の研究は，看護職者の声を研究成果として代弁し，その声を受け取りたい，受け取る責務があると考えている大学に対して，その教育を開始するにあたり，基礎資料を提供するという役割を果たしている。また，看護教育学の発展に向けては，この一連の研究成果を将来，看護学教育制度論の中に体系化し，わが国の看護学教育制度の整備が立ち遅れた結果，どのような波紋をもたらしたか，何故，大学教育へと1本化しなければならないのかを主張するための根拠として重要な側面になると確信している。

③ 看護職者の学位取得ニード，その後

看護教育学研究としての学位取得ニードに関する研究は，1996(平成8)年に成果発表を開始し，2000(平成12)年まで継続した。この間，複数の看護系大学は社会人特別入試を開始し，学位取得ニードという用語は，公の場でも使用されるようになった。しかし，この状況は，学校教育法施行規則の改正により大きく変化した。それは，2007(平成19)年学校教育法施行規則第155条が大学卒業者と同等以上の学力があると認められる者として「8. 大学院において個別の入学資格審査により大学を卒業した者と同等以上の学力があると認めた者で22歳に達したもの」を明示したことによる。これを契機に看護系大学院の多くが個別の入学資格審査を行い，看護専門学校を卒業した22歳以上の看護師に大学院受験資格を付与するようになった。看護専門学校を卒業し22歳に達している看護職者が取得を目指す学位は，学士から修士へと移行した。その結果，日本の看護系大学大学院の大学院生の相当数は，専門学校を卒業し，各大学の個別資格審査を受け，大学卒業者と同等以上の学力があると認められた看護職者となっている。看護職養成教育は，その高等教育化が遅れ，現在もなお，看護職養成はその半数以上を大学以外の教育機関が担い，大学以外の教育機関で免許を取得した看護職者が大学院に進学するためには学士の学位を取得する必要があった。しかし，この状況は大学以外の教育機関で免許を取得した看護職者にとって大学院進学に向け，これまであった制度の壁が取り払われ，専門学校卒業の看護職者にとっても大学院進学をより実現しやすくなったことを意味する。また，看護教育学における社会要請対応型応用研究としての【看護職者の学位取得ニードに関する研究】がその役割を果たし終結の時期が到来したことを意味した。これらは，社会要請対応型応用研究が社会の変動に伴い必要となる研究であり，その変動が回避不可能もしくは必要であった場合，それを常態化する役割を果たすとともに，その変化が常態化したとき，もしくは，何らかの理由により消失したとき終結することを意味する。

一方，千葉大学看護学部が先駆的に導入した社会人特別入試の受験者は，看護職者が激減し，圧倒的多数が看護職以外の一般職からの転職希望者となった。現在，一般職からの転職希望者が看護職養成機関に入学し看護師免許取得を目指すという状況は拡大しており，教員が18歳年齢の学生と成人期の学生を同一の教育目標達成支援に向け，苦慮すると言った事態も生じている。また，この観点から行った研究は，青年期にある学生と成人期にある学生は実習中，直面する問題の種類が異なる[42]ことを明らかにした。

日本において少子高齢化の進展は深刻な状況にある。人口の高齢化の進展は看護師の需要のさらなる増大を意味する。その一方，18歳年齢の減少は看護師養成教育機関における18歳年齢の学生の確保がますます困難になることを意味する。この相反する状況にあっても，国民に質的にも量的にも十分な看護を提供するためには，年齢や過去の経験を

問わず，看護学の学習を希望し，学習の前提条件を具備している人々に学習の機会を提供する必要がある。

一般職からの転職希望者が看護職養成機関に入学し看護師免許取得を目指すという状況は社会の大きな変化であり，この状況はさらに拡大することはあっても縮小することはない。看護教育学は，看護学各領域の教育に共通して存在する普遍的な要素を研究対象として，看護学生を含むすべての看護職者個々人の発達への支援を通して，看護の対象に質の高い看護の提供を目指す学問である。このような観点から見たとき，成人期の学修者の支援やその学修者の支援に関わる教員の支援は看護教育学における重要な研究課題であり，この研究は社会要請対応型応用研究として成立する。このような観点からの社会要請対応型応用研究を既に開始している。

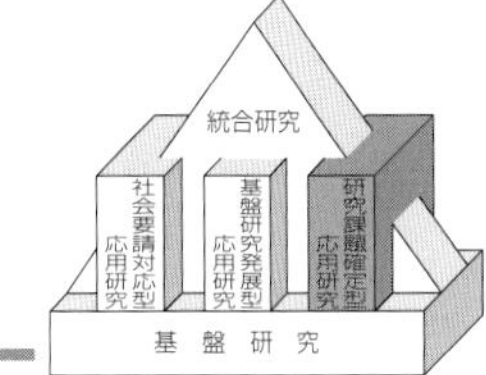

3　研究課題確定型応用研究

意義と特徴

看護教育学は看護学の中でも後発学問に位置する。また，看護教育学は，成人看護学，老年看護学など各看護学の教育に共通して普遍的に存在する要素を研究する学問である。さらに，看護教育学は看護学生を含む看護職者個々人の発達を支援することを通して，看護の対象に質の高い看護の提供を目指すという目的を持つ。これらは，研究課題が看護教育学研究として成立するか否かを決定するための指標となる。言い換えると，多くの場合，この2側面から検討することにより，その研究が看護教育学研究に分類されるものか，それとも他の看護学領域に分類されるものかを判定できる(図3-9)。しかし，この指標を用い，看護教育学研究の課題として成立することが判明しただけでは，研究に着手することはできない。その研究課題がどの程度重要性を持っているのか，また，何をどこか

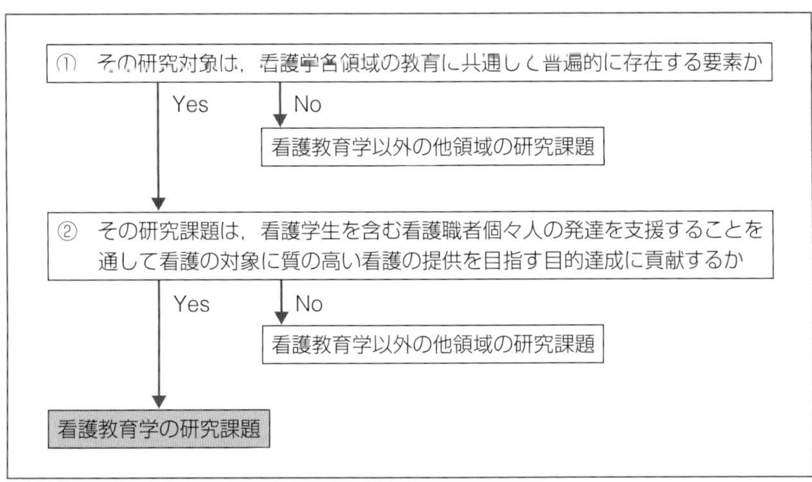

図3-9　看護教育学の研究課題

らどのように研究していくのかを明らかにしなければならないからである。

研究課題確定型応用研究は，これらについて意思決定するために行われ，社会要請対応型応用研究と同様に基盤研究や基盤研究発展型応用研究を通して培った研究を推進していくための知識や技術を使用する。

これまで，看護教育学研究として，複数の研究課題確定型応用研究が行われてきた。前述した学生が知覚する看護学教員のロールモデル行動に関する研究も研究課題確定型応用研究から出発し，基盤研究へと移行し，さらに基盤研究が産出した成果を基に基盤研究発展型応用研究へと移行した。また，1995年に行った看護学実習における教授活動に関する研究[43]も研究課題確定型応用研究から出発し，看護学教員のロールモデル行動に関する研究と同様の軌跡をたどっている。加えて，2000年の院内教育プログラムに関する一連の研究課題確定型応用研究[44〜46]は，病院に就業する看護職者の学習ニードを明らかにするという目的を持つ基盤研究へと発展した。そして，この基盤研究も，看護職者の学習ニードを測定する尺度開発を目的とした基盤研究発展型応用研究へとさらなる発展を遂げた。

この3種類のうち，院内教育プログラムに関する研究は，数件の基盤研究を通して修得された内容分析の手法に基づき行われ，基盤研究や基盤研究発展型応用研究により培われた知識，技術を使用するという研究課題確定型応用研究の要件を充足している。

これに対し，ロールモデル行動と看護学実習に関する研究課題確定型応用研究は，海外の研究者が開発した測定用具の日本語版を開発し，それを概念枠組みの中心に据え，各々に関係する変数を文献検討により抽出し，統計学的に有意な関係がある変数を明らかにした(図3-10)。

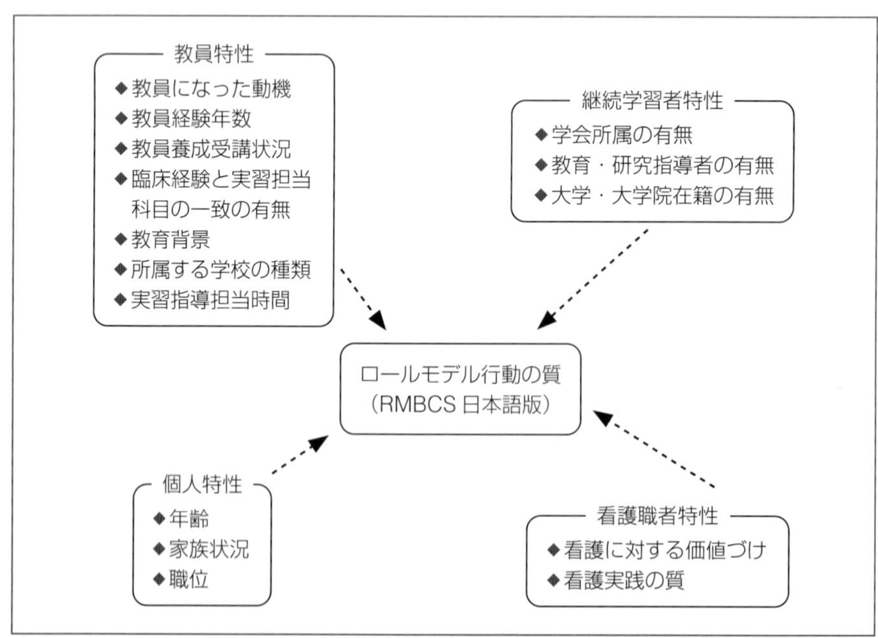

図3-10 ロールモデル行動に関する研究課題確定型応用研究の概念枠組み
〔本郷久美子，舟島なをみ他：看護学実習における教員のロールモデル行動に関する研究．看護教育学研究，8(1)，15-28，1999〕

この２種類の研究は，これまで基盤研究発展型応用研究によって培われた量的研究のための知識と技術を基盤としたが，さらに海外の研究者が開発した測定用具の日本語版作成のために逆翻訳[47)]の知識と技術を必要とした。結果として，看護教育学の研究者は逆翻訳の知識と技術を修得し，このことは後続の看護教育学研究が活用可能な測定用具の幅を拡げ，この種類の研究の精度をさらに向上するという意義をもたらした。また，逆翻訳は，これに関わる看護学の研究者の存在なくして実現できず，これらの研究者とのネットワークの重要性も示唆した。

以上は，研究課題確定型応用研究が，未知の看護教育学領域を研究的に開拓する第一歩であり，そのためには過去に使用したことのない多様な研究に関わる知識と技術が必要になり，それに果敢に挑戦していくことにより，その研究の精度が向上することを示す。また，これに加えて，新たな知識や技術の修得により，それ以後の研究に活用可能なものへとその幅を拡げるという意義を持つことを示す。

● 研究の一例【院内教育プログラムの現状に関する研究】

① 院内教育プログラムの現状の解明により何を確定しようとしたか

看護教育学が看護基礎教育，看護卒後教育，看護継続教育３領域を対象とした研究と教育を行うことは，現時点では，当然のこととしてとらえられる。しかし，看護教育学の起源は，看護基礎教育にあり，看護卒後教育，看護継続教育に関する研究を看護教育学研究として行うようになってから，それほど長い年月が経過しているわけではない。

研究課題確定型応用研究の一例として紹介する院内教育プログラムの現状に関する研究[46)]は，看護教育学研究の体系が研究の累積により徐々にその姿を見せ，多様な研究素材へのアプローチが可能になったと実感できた時期に開始された。また，この研究は院内教育を病院が主体となって実施する継続教育の一形態[48)]，すなわち看護継続教育の一環としてとらえており，看護教育学が看護継続教育へとその第一歩を踏み出したという意味を持つ研究である。

看護継続教育のうち，まず初めに院内教育を取り上げた理由は，次に示す２種類の経験を契機としている。

第１は，さまざまな病院が主催する研修会に講師として要請される機会が多いことである。内容は，「看護理論」「看護学実習指導」「看護過程」と多様であるが，このような院内教育への講師依頼は，看護系大学の教員の多くが経験しているに違いない。

第２は，大学内に，学生の就職を支援するという仕事があり，この仕事を通して次のような経験をしたことによる。看護学部の４年生には，収入の高低や休暇の取りやすさではなく，その病院が如何に充実した院内教育プログラムを完備しているかを就職先の決定要因とする者が多い。しかし，時折，大学を訪れる病院に就職した卒業生の話を総合してみると，院内教育プログラムは必ずしも看護師の要望には合致していないのではないかと思えた。

２種類の経験は，数年間，何度となく院内教育に関する話題を提供する契機となった。また，それに伴い，米国の看護継続教育に関する研究論文も数回，閲読した。それと相まって，豊富な臨床経験を持ち，院内教育に強い関心を持つ大学院生が入学したことが，この研究の実現に結びついた。

以上が研究課題確定型応用研究として院内教育プログラムの現状に関する研究に至った経緯である。院内教育プログラムの現状を明らかにすることにより，看護継続教育を充実させるためにどのような切り口から研究すべきか，すなわち研究課題をどのように設定すべきかを明らかにできるという確信のもとにこの研究を開始した。

② 明らかになった院内教育プログラムの現状

現状の解明に向け，院内教育プログラムの現状，院内教育プログラム作成の影響要因と展開過程を明らかにすることを研究目的として設定した。また，本来，院内教育プログラムの現状を明らかにするためには，全国の代表的な病院を対象に質問紙を用い実態を調査する方法が最も有効である。しかし，先行研究が存在しないため，何を調査すれば現状の解明につながるのかすらもわかっていないため，その初期的段階に位置づく研究として大学に郵送された235病院の看護職員募集要項の分析から開始することになった。また，院内教育プログラム作成の影響要因と展開過程を明らかにするために，研究への協力を承諾した10病院の看護管理者を研究対象者とし，半構造化面接によりデータを収集，分析することにした。その結果，次のことが明らかになった。

a．院内教育プログラムの種類

235病院の看護職員募集要項の分析を通して，わが国の院内教育プログラムは，看護職者を主体とする教育を対象別にみたとき主に6種類に分類できた(図3-11)。この6種類とは，【経年別プログラム】【能力別プログラム】【役職別プログラム】【役割別プログラム】【全職員プログラム】【その他のプログラム】である。

このうち，【経年別プログラム】とは，経験年数に基づき対象を設定したプログラムであり，「1年目」「2年目」など対象をスタッフ看護師の臨床経験年数毎に設定した《限定プログラム》と，「3年目以上」というようにさまざまな経験年数の看護職者を対象とした《非限定

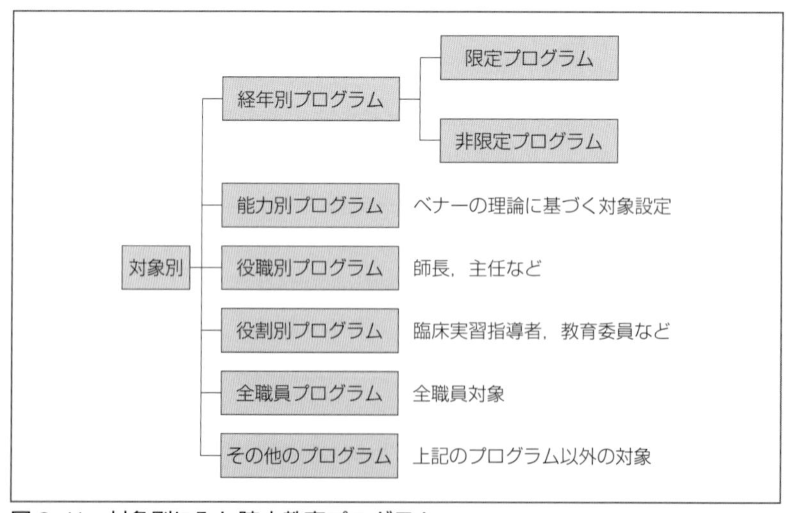

図3-11　対象別にみた院内教育プログラム
〔三浦弘恵，舟島なをみ他：院内教育プログラムの現状に関する研究．千葉看護学会会誌，6(2)，19，2000〕

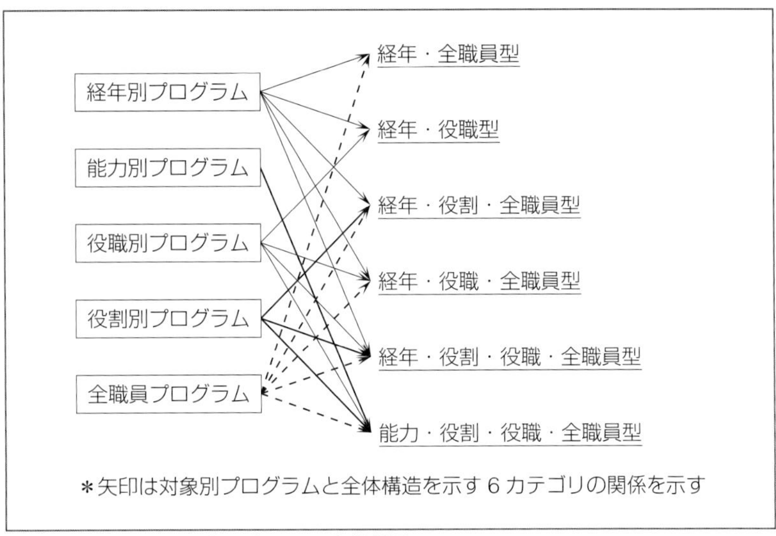

図 3-12　院内教育プログラムの全体構造
〔三浦弘恵，舟島なをみ他：院内教育プログラムの現状に関する研究．千葉看護学会会誌，6(2)，20，2000〕

プログラム》の２種類に分類できた。また，【能力別プログラム】とは，ベナーの理論に基づき看護実践能力別に対象を設定したプログラムである。さらに，【役職別プログラム】とは看護師長や主任などの管理職を対象としたプログラム，【役割別プログラム】とは，スタッフ看護師の職位にあり，実習指導者や教育委員，プリセプターなどの役割を担っている者を対象としたプログラムである。加えて，【全職員プログラム】とは，全職員を対象としたプログラムであり，【その他のプログラム】として本人の希望や上司の推薦といったその他の条件により対象を設定したプログラムが存在した。

各病院は，上記対象別プログラムを組み合わせた院内教育を提供しており，その組み合わせは６つのタイプに分類できた(図 3-12)。この６タイプとは，【経年・全職員型プログラム】【経年・役職型プログラム】【経年・役割・全職員型プログラム】【経年・役職・全職員型プログラム】【経年・役割・役職・全職員型プログラム】【能力・役割・役職・全職員型プログラム】であった。

b．院内教育プログラムの内容

院内教育プログラムの内容は，主に次の８種類に分類できた(図 3-13)。８種類とは【職場適応の促進】【人間関係の理解】【看護実践の支援】【看護研究】【看護教育】【看護管理】【自己能力の拡大】【トピックス】である。

このうち，【職場適応の促進】とは，オリエンテーション，基礎知識や技術などを含むプログラムであり，【人間関係の理解】とは，リーダーシップ，個人の心理，集団における心理などを含むプログラムである。また，【看護実践の支援】とは，看護理論，看護過程，専門看護などを含むプログラムであり，【看護研究】とは看護研究指導，院内看護研究発表などを含むプログラムである。さらに，【看護教育】とは，実習指導，院内教育の促進などを含むプログラムであり，【看護管理】とは，管理者教育，スタッフ育成などを含むプログラ

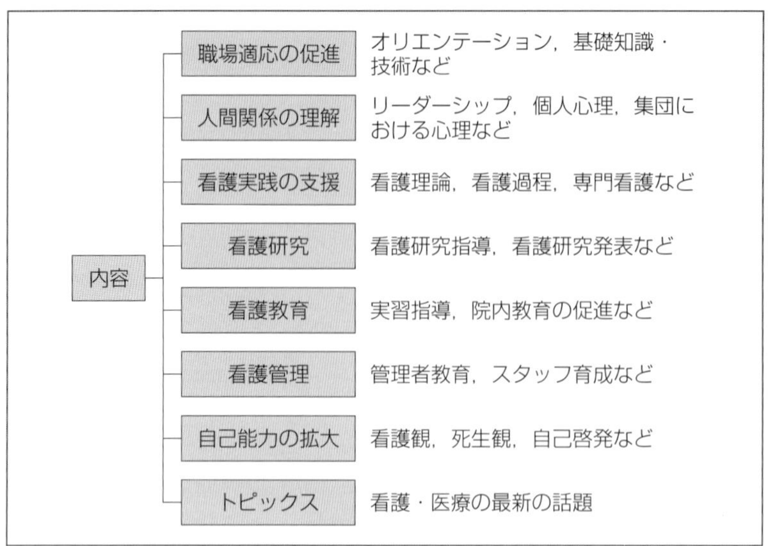

図3-13　院内教育プログラムの内容
〔三浦弘恵，舟島なをみ他：院内教育プログラムの現状に関する研究．千葉看護学会会誌，6(2)，19，2000〕

ムである。加えて，【自己能力の拡大】とは，看護観，死生観，自己啓発などを含むプログラムであり，【トピックス】とは，看護・医療に関する最新の話題などを含むプログラムである。

c．院内教育プログラムの作成に影響する14要因

院内教育プログラムの作成は，次の14要因に影響を受けていた(表3-4)。この14要因とは，組織の特性に関わる〔病院設置主体・病院の特徴〕〔看護職の特性〕，組織の方針に関わる〔看護部の目的・目標〕〔看護部の教育理念〕〔看護職に期待する看護実践能力〕，組織の変化に関わる〔診療体制の変化〕〔看護体制の変化〕，看護職の状況・ニーズに関わる〔看護職の看護実践能力の評価結果〕〔院内教育プログラムに対する看護職の要望〕，院内教育プログラム実施に活用可能な人的経済的資源に関わる〔院内教育プログラムの運営に確保可能な人員数〕〔院内教育プログラムの運営に関する予算〕，看護業務遂行と院内教育プログラム実施の両立に関わる〔院内教育プログラムの実施に確保可能な時間〕，他施設の院内教育実施状況に関わる〔他院の院内教育プログラム〕，院内教育プログラム作成者の価値観に関わる〔院内教育プログラム作成者の教育に対する信念〕であった。

d．院内教育プログラム作成の展開過程

院内教育プログラムは次の8段階の過程を経て展開されていた(表3-5)。この8段階とは，院内教育に対するニードアセスメントに関わる〔院内教育に関する多角的情報収集と整理〕，院内教育プログラムの作成に関わる〔院内教育プログラムの原案作成〕〔院内教育プログラム全体の調整〕〔経営者・管理者による院内教育プログラムの査定〕〔経営者・管理者による査定後の院内教育プログラムの修正〕，院内教育プログラムの実施に関わる〔院内教育プログラムの公表〕〔院内教育プログラムの実施〕，院内教育プログラムの評価に関わる

表3-4　院内教育プログラム作成に影響を及ぼす要因

1. 病院設置主体・病院の特徴
2. 看護職の特性
3. 看護部の目的・目標
4. 看護部の教育理念
5. 看護職に期待する看護実践能力
6. 診療体制の変化
7. 看護体制の変化
8. 看護職の看護実践能力の評価結果
9. 院内教育プログラムに対する看護職の要望
10. 院内教育プログラムの運営に確保可能な人員数
11. 院内教育プログラムの運営に関する予算
12. 院内教育プログラムの実施に確保可能な時間
13. 他院の院内教育プログラム
14. 院内教育プログラム作成者の教育に対する信念

〔三浦弘恵，舟島なをみ：院内教育プログラムの現状に関する研究．千葉看護学会会誌，6(2)，20，2000〕

表3-5　院内教育プログラム展開過程

1. 院内教育に関する多角的情報収集と整理
2. 院内教育プログラムの原案作成
3. 院内教育プログラム全体の調整
4. 経営者・管理者による院内教育プログラムの査定
5. 経営者・管理者による査定後の院内教育プログラムの修正
6. 院内教育プログラムの公表
7. 院内教育プログラムの実施
8. 実施担当者による院内教育プログラムの評価

〔三浦弘恵，舟島なをみ：院内教育プログラムの現状に関する研究．千葉看護学会会誌，6(2)，19，2000〕

〔実施担当者による院内教育プログラムの評価〕であった。

以上の結果は，各病院が院内教育プログラムの対象を多角的に設定し，看護職者の多様な学習ニードへの対応を試みていることを示唆する。しかし，看護職者の院内教育への要望に関する研究[49,50]は，院内教育プログラムの内容や方法が必ずしも看護職者の学習ニードに合致していないことを明らかにした。これは，各病院が看護職者の学習ニードへの対応を試みているにもかかわらず，看護職者の学習ニードを院内教育プログラムに反映できていない可能性を示唆している。

以上のような過程を経て看護職者の学習ニードを明らかにするための方法を開発し，各病院の院内教育プログラム作成を支援していくことが，看護職者の効果的な学習の促進に向けた重要な課題であることを確認した。

また，院内教育プログラム作成に影響する要因の中には，理論，研究成果の存在はなく，わが国の院内教育プログラムが，理論的な基盤なく作成されていた可能性を示した。一方，米国においては，すでに院内教育プログラムが，さまざまな理論や研究成果を科学的根拠として作成されていた[51]。このような経緯を経て，今後，院内教育プログラム作成における理論や研究成果活用に関し，わが国の現状をさらに明らかにする必要があると判断された。

③ 研究課題確定型応用研究から始まる一連の研究

院内教育プログラムの現状に関する研究は，次のような複数の研究課題を確定することに貢献した。

a．看護職者の要望を反映した院内教育プログラム作成に向けて，看護職者の学習ニードを明らかにするための方法を開発する必要がある。

b．そのためには，病院に就業する看護職者がどのような種類の学習ニードを持っているのかを解明する必要がある。

c．b.の結果を基盤とし，病院に就業する看護職者の学習ニードを調査するための測定用具を開発する必要がある。

d．看護職者の要望を反映した院内教育プログラム作成に向けては，各病院が研究成果を活用したプログラムの作成の重要性を理解し，それに向かう必要がある。これを実現するためには，さらに，わが国の院内教育プログラム作成における理論や研究成果活用の促進・阻害要因を明らかにする必要がある。

以上の4つの研究課題のうち，b.病院に就業する看護職者の学習ニードの解明という研究課題は，看護教育学における基盤研究に位置づき，研究課題確定型応用研究が基盤研究としての課題の発見に結びついていることを示す。また，c.学習ニードを調査するための測定用具開発は，看護教育学における基盤研究発展型応用研究に位置づき，研究課題確定型応用研究により見いだされた基盤研究の成果を看護実践の場へと還元するための第一歩を踏み出すことに貢献する研究課題である。そして，この一連の研究は，b. と c. により開発された測定用具により看護職者の要望を調査し，それに基づく院内教育プログラムの開発とその効果の実証へと進む。この研究課題は，看護教育学研究においては統合研究に位置づき，ここに到達して初めて，研究成果を看護実践の場に還元でき，看護教育学の目的である看護職者個々の発達を支援するという目的を達成できたといえる(図3-14)。

研究課題確定型応用研究は，以上のようにそれが看護教育学研究としてどのように進んで行くべきかを検討する足がかりになり，その多くは，基盤研究，基盤研究発展型応用研究へと進展する。そして，これらはいつか1つの知識体系として統合され，予測機能を持つ理論へと発展していくに違いない。

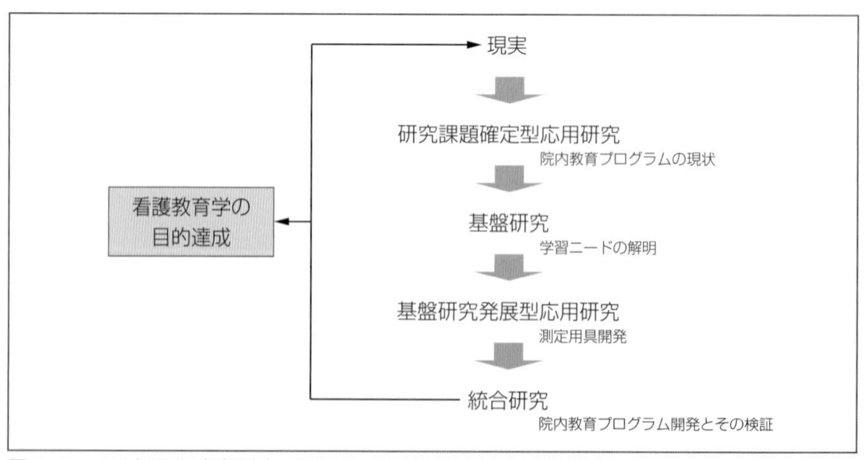

図3-14　研究課題確定型応用研究から看護教育学の目的達成へ

1998年に研究課題確定型応用研究として着手された院内教育プログラムに関する研究は，次のような経緯を経て産出された知識の実用化に到達した。2000年，基盤研究として病院に就業する看護職者の学習ニードが解明され，その結果は，病院に就業する看護職者の学習ニードが全28種類[52]であることを示した(図3-15)。それに引き続き，基盤研究発展型応用研究として学習ニード28種類を活用して学習ニードアセスメントツール[53]が開発された。さらに，統合研究として学習ニードアセスメントツールを活用して病院や看護継続教育機関の教育プログラムを立案，実施，評価する方法を考案した。そして，この方法を活用し，病院や看護継続教育機関の教育プログラムを実際に立案，実施，評価し，方法の有効性を検証すると共に，実用化の促進に向け著書『院内教育プログラムの立案・実施・評価』[54]を出版した。

研究課題確定型応用研究から始まり基盤研究としての学習ニード解明にたどり着くまで，おおよそ2年，基盤研究発展型応用研究としての学習ニードアセスメントツール開発にそこから3年，さらに学習ニードアセスメントツールを用いた教育プログラム開発方法の考案，有効性の検証，実用化に向けての書籍の出版に約5年の歳月を要した(図3-16)。

振り返ってみると，研究課題確定型応用研究から，基盤研究，基盤研究発展型応用研究，統合研究に至る一連の研究は，膨大な時間とエネルギーを必要とした。しかし，この成果は研究者の予想をはるかに超える勢いを持ち，多くの看護職者によって活用されている。これらは，看護教育学の理念の1つ「活用可能な研究成果を産出する」ために看護教育学研究モデルを念頭に置いた研究の遂行が有効であり，堅実な研究のプロセスこそが，普遍的に活用可能性の高い研究成果に繋がることを教えてくれている。

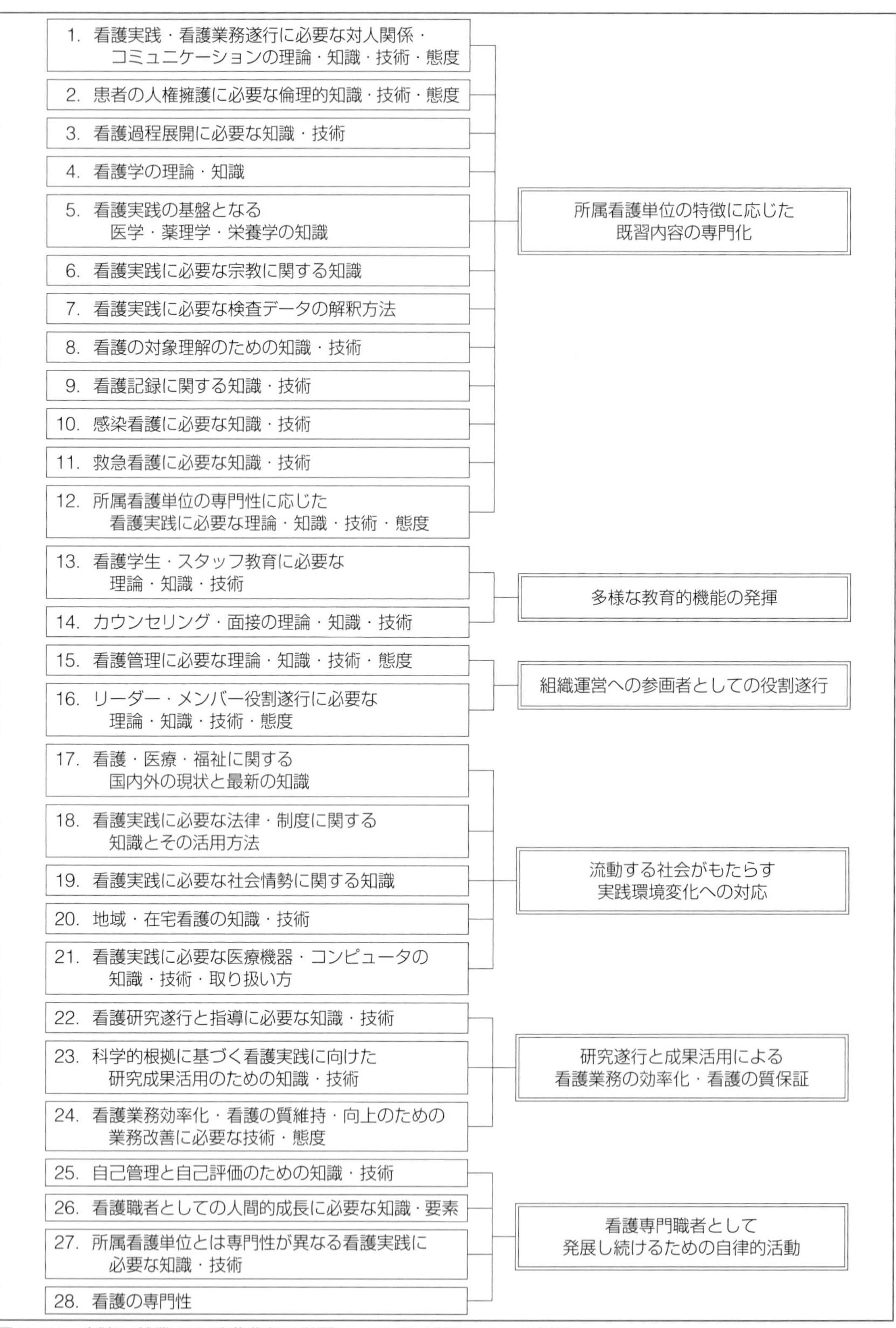

図 3-15　病院に就業する看護職者の学習ニード 28 種類と 6 つの構造

〔三浦弘恵，舟島なをみ他：看護職者の学習ニードに関する研究―病院に就業する看護職者に焦点を当てて．看護教育学研究，11(1)，40-53，2002〕

研究課題確定型応用研究　看護継続教育充実に向け設定する研究課題明確化に向けた研究

院内教育プログラムの現状に関する研究

→解明した課題　a. 看護職者の要望を反映した院内教育プログラム作成に向けて，看護職者の学習ニードを明らかにするための方法を開発する必要がある。

b. そのためには，病院に就業する看護職者がどのような種類の学習ニードを持っているのかを解明する必要がある。

c. b. の結果を基盤とし，病院に就業する看護職者の学習ニードを調査するための測定用具を開発する必要がある。

d. 看護職者の要望を反映した院内教育プログラム作成に向けては，各病院が研究成果を活用したプログラムの作成の重要性を理解し，それに向かう必要がある。これを実現するためには，さらに，わが国の院内教育プログラム作成における理論や研究成果活用の促進・阻害要因を明らかにする必要がある。

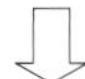

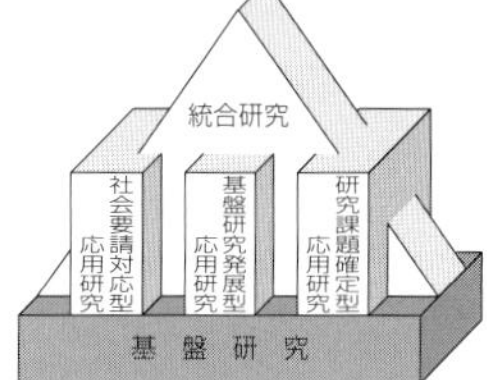

基盤研究　病院に就業する看護職者の学習ニード解明（課題 b, a）

病院に就業する看護職者の学習ニードに関する研究

→病院に就業する看護職者の学習ニード 28 種類を解明する。

基盤研究発展型応用研究　学習ニードを調査するための測定用具開発（課題 c, a）

学習ニードアセスメントツールー臨床看護師用ーの開発

→基盤研究の成果「病院に就業する看護職者の学習ニード 28 種類」を活用して，学習ニードアセスメントツールを開発する。

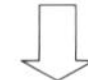

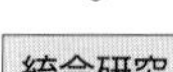

統合研究　学習ニードアセスメントツールを用いた看護継続教育の教育プログラム立案・実施・評価の方法考案（課題 d, a）

日本型看護職者キャリア・ディベロップメント支援システムの構築

→基盤研究の成果「看護学教育の歴史・文化的特徴，研究の現状と課題の解明」，基盤研究発展型応用研究の成果「学習ニードアセスメントツール」を統合し，看護継続教育の教育プログラム立案・実施・評価の方法を確立する。

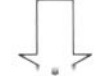

院内教育プログラム展開とシステムの検証（課題 d）

院内教育プログラム展開とシステムの検証

→アクションリサーチ等により，考案した教育プログラム立案・実施・評価の方法を用いて，実際に教育プログラムの立案・実施・評価を行いその有効性を検証する。

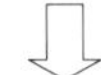

書籍の出版　システムの実用化

→上記の研究過程を通して明確になった，院内教育担当者が看護職者の要望を反映し，明瞭な根拠をもって院内教育プログラムを立案，実施，評価するために必要な知識を整理，統合し，提示した書籍を出版する。

図 3-16　研究課題確定型応用研究から基盤研究，基盤研究発展型応用研究，統合研究に至る一連の研究

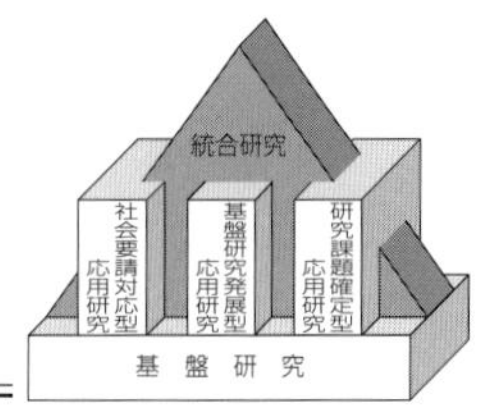

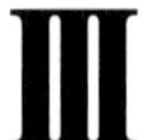 統合研究

1 意義と特徴

統合研究とは，基盤研究と基盤研究発展型応用研究を経て，その成果を1つの理論もしくは知識体系としてまとめ，提示し，その理論もしくは知識体系が確かなものであるかを確認し，よりいっそう洗練するために行う研究である。ここでいう理論とは予測理論を意味する。また，知識体系とは，次の2種類を包含する。第1は，基盤研究の結果として明らかになった質的帰納的研究の成果，すなわち記述理論を基盤研究発展型応用研究へと移行し，その成果の系統的論述である。第2は，特定主題のもとに関連ある知識個々の系統的編成とその論述である。

看護教育学においては基盤研究として多様な現象を解明しており，それらの多くは，予測理論開発に向け基盤研究発展型応用研究として測定用具開発に向かっている。

予測理論は，現象への体系的な見方を提示する目的を持って，研究という人間の知的創造過程を通して生み出され，抽象的かつ仮定的な相互に関連する一連の概念，定義，命題から構成され，現象を記述，説明，予測，コントロールする機能を持つ。基盤研究の結果として産出される多様な現象を表す概念は，理論の1構成要素である概念に該当する。また，それを基盤に開発される測定用具は，概念と概念の関係を解明する研究へと向かい，その結果は予測理論の1構成要素である命題となる。また，その命題が確かなものであることを確認し，理論の精度を向上していくための研究が理論検証研究である。

このように看護教育学における予測理論の開発は基盤研究から基盤研究発展型応用研究，さらに統合研究へと移行し，成果を累積した結果として誕生する。一連の理論開発研究の中で統合研究の果たす役割は，概念と概念の関係を明らかにし，その結果を基に概念間の結果を論述し，その論述が確かなものであることを確認することである。

現在，看護教育学研究は測定用具開発に向けた基盤研究発展型応用研究の段階にあり，予測理論開発に向けた統合研究への準備段階にある。この歩みが遅いのか早いのか，それとも着実なのかを比較することはできない。しかし，確実な歩みであることだけは確かであり，この歩みを継続することにより必ずゴールにはたどり着くに違いない。

その一方，理論検証に向けた準備はすでに終了した。この準備とは，理論検証に必要な知識を整理し，理論検証のための方法を確立することである。この準備を研究を通して行うことを目的とし，キングの目標達成理論の検証を実際に経験した。キングの目標達成理論の検証を通し，整理された理論検証に必要な知識は第3部第10章に詳述した。

2 統合研究により開発された知識体系

先述したように統合研究は，予測理論もしくは知識体系の開発を目的とする。しかし，予測理論開発に向けた複数の統合研究は，現在，進行中であり，現時点で例示できる予測

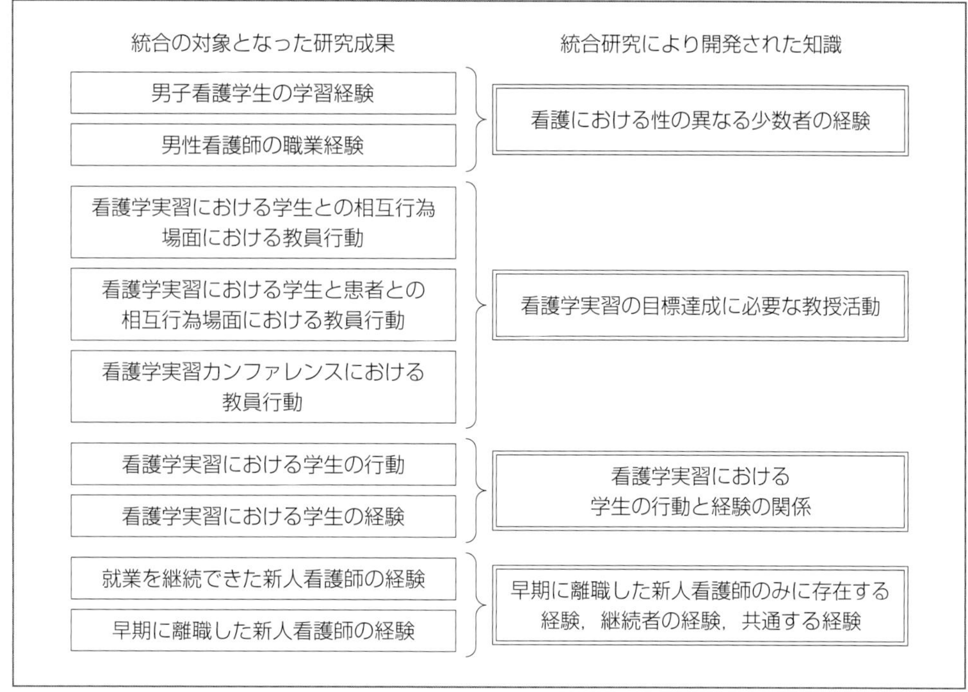

図3-17　統合研究により開発された知識

理論は存在しない。一方，知識体系開発に向けた統合研究も複数，行われ，これらのうちいくつか[55]は，すでに公表され，実用化されている。

これらの中には，男子看護学生の学習経験と男性看護師の職業経験に基づき「看護における性の異なる少数者の経験」[56]として再概念化した研究，看護学実習指導に従事する教員の学生と教員2者間，学生とクライエントと教員3者間，カンファレンスの教授活動を表す概念に基づき，「看護学実習の目標達成に必要な教授活動」[57]として再概念化した研究，看護学実習中の学生の行動と経験を表す概念に基づきその関係を解明した研究[58]，職業を継続できた新人看護師と早期に離職した新人看護師の経験を表す概念を用いて早期に離職した看護師の経験を解明した研究[59]がある(図3-17)。これらは，2種類もしくは3種類の記述理論の基盤研究発展型応用研究にメタ統合[60]という研究デザインを用いており，その成果を統合研究として論述している。**メタ統合**とは，テーマに共通性のある一連の質的研究の成果を比較，統合し，そのテーマに関連する本質的な要素や概念，理論的な記述の発展と大理論や中範囲理論などの新たな発見を導くための研究デザイン[61〜65]である。このような経験を通し，統合研究に向けた基盤研究発展型応用研究のデザインとして，メタ統合が有効であることを確認しており，統合研究の具体例として，すでに公表，実用化されている知識体系を提示する。

統合研究によって開発される知識体系は，次の2種類を包含することも先述した。第1は，基盤研究の結果として明らかになった質的帰納的研究の成果，すなわち記述理論を基盤研究発展型応用研究へと移行し，その成果の系統的論述である。第2は，特定主題のもとに関連ある知識個々の系統的編成とその論述である。このうち，メタ統合を用いた上述の統合研究4種類は，前者に該当する。また，後者に該当する知識体系として，「日本型

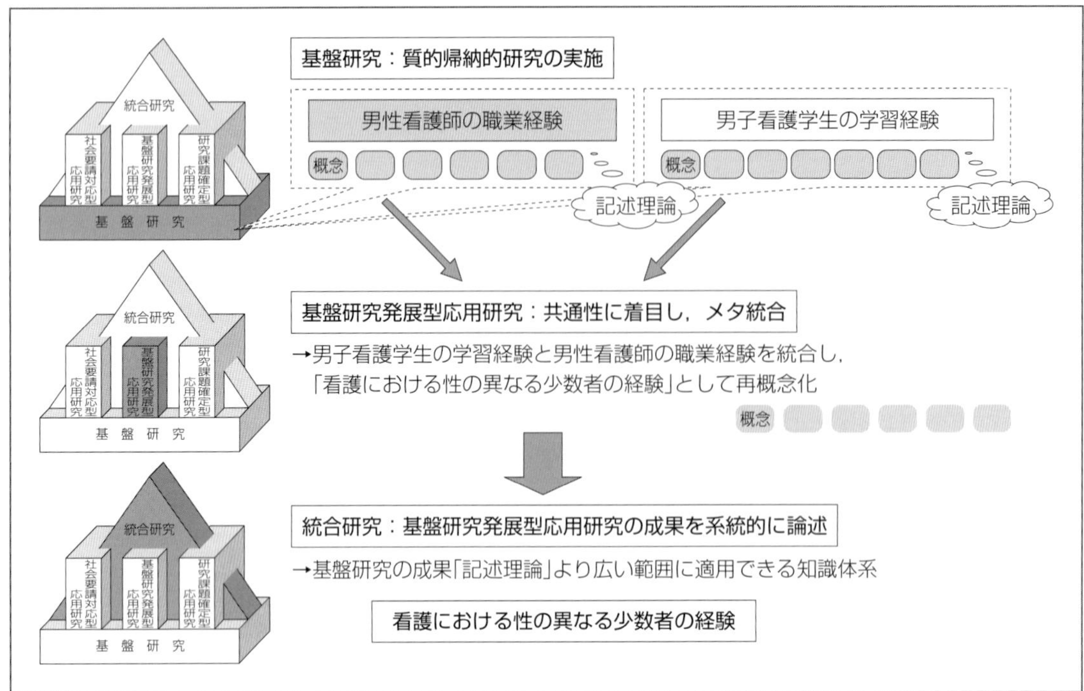

図3-18　看護における性の異なる少数者の経験（統合研究）

看護職者キャリア・ディベロップメント支援システム」と命名した看護継続教育システムを開発した統合研究がある。

これらを前提に，統合研究によって開発された知識として次の2種類を例示する。

第1は「看護における性の異なる少数者の経験—男子看護学生と男性看護師の経験の統合」[56]である。これは，研究デザインとしてメタ統合を採用し，質的帰納的研究の成果である男子看護学生の学習経験を表す概念[66]と男性看護師の職業経験を表す概念[67]を統合し，看護における性の異なる少数者の経験として再概念化した統合研究である。言い換えると記述理論2種類「男子看護学生の学習経験」「男性看護師の職業経験」をメタ統合を用いて基盤研究発展型応用研究へと移行し，その成果を「看護における性の異なる少数者の経験」として系統的に論述した研究である（図3-18）。

第2は，「看護学実習における学生の行動と経験の関連—行動概念と経験概念のメタ統合を通して」[58]である。これは，研究デザインとしてメタ統合を採用し，看護学実習中の学生の行動を表す概念と経験を表す概念，両者の関係を明らかにし，その結果を系統的に論述した統合研究である。第1の研究は，質的帰納的研究2種類の成果をメタ統合により異なる視点から再概念化している。それに対し，第2の研究は質的帰納的研究2種類の成果をメタ統合により両者の関係を明らかにしている。両者は，質的帰納的研究2種類をメタ統合により分析している点は同一であるが，前者は再概念化，後者は関係の解明を目的としており，目的に相違がある。

前述のように「日本型看護職者キャリア・ディベロップメント支援システムの開発」は，統合研究のうち，特定主題のもとに関連ある知識個々の系統的編成とその論述に該当する。これは，すでに著書『院内教育プログラムの立案・実施・評価』として刊行しているた

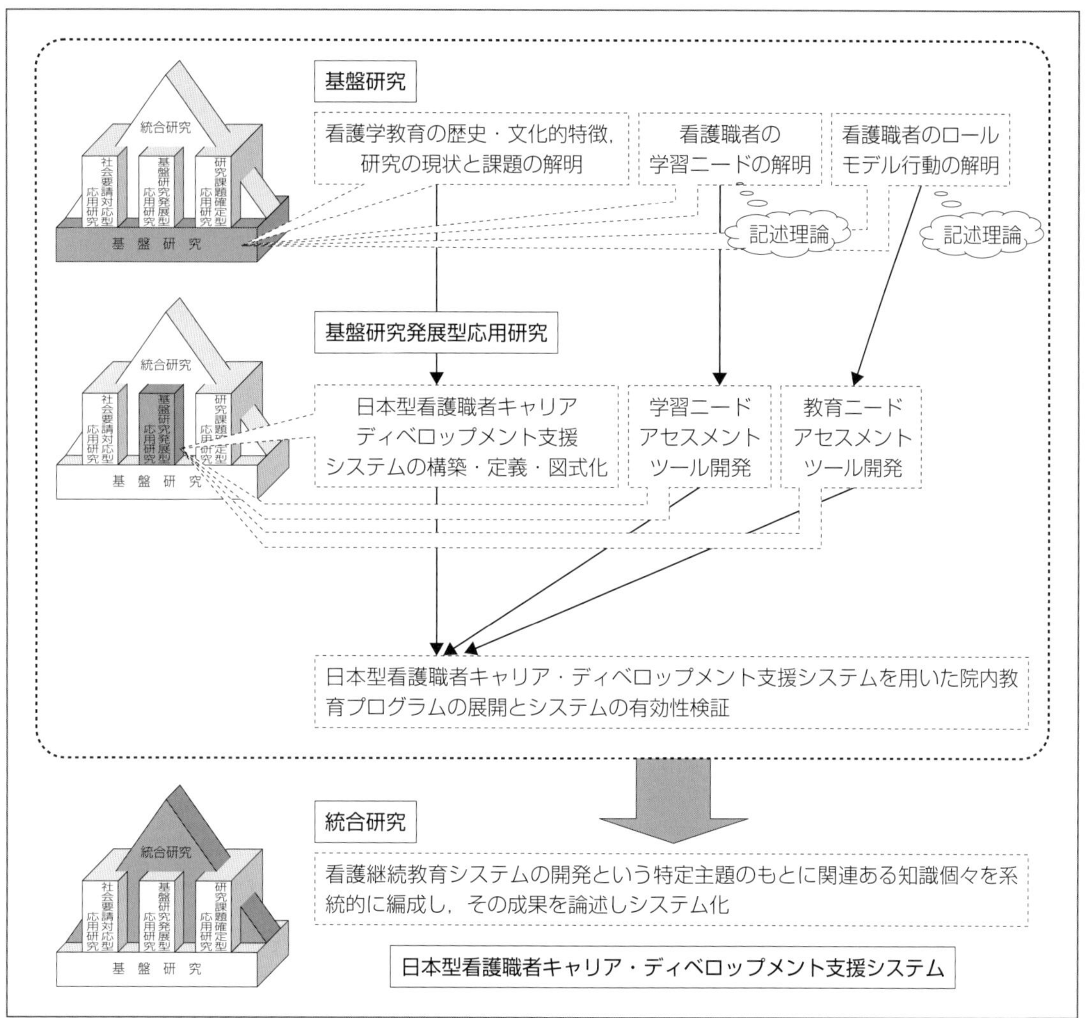

図3-19　日本型看護職者キャリア・ディベロップメント支援システムの開発過程(統合研究)

め，それを参照していただきたい。簡単に説明すると，この統合研究は，看護継続教育のシステム開発という特定主題のもと，日本の看護職養成教育の歴史や日本および諸外国の看護継続教育の歴史，システムに必要な測定用具の開発，システムの構築と定義，図式化，システムの有効性検証などを行い，成果とした産出された知識個々を「日本型看護職者キャリア・ディベロップメント支援システム」として系統的に論述したものである(図3-19)。

3 看護における性の異なる少数者の経験―男子看護学生と男性看護師の経験の統合

何故，記述理論2種類を対象とした統合研究を試みたか

男子看護学生の学習経験と男性看護師の職業経験は同一の研究者によって解明された。

また，その過程を通して，研究者は，女性多数集団の中に存在することを余儀なくされる男子看護学生と男性看護師の経験がともに少数者としての経験であり，それも性の異なる少数者としての経験であるという示唆を得た。さらに，この2件の研究過程を通して，両研究成果の統合により，「看護における性の異なる少数者の経験」という視点から新たな知識を産出できると確信した。そこで，テーマに共通性のある一連の質的研究の成果を比較，統合するという機能を持つメタ統合を研究デザインとして採用して研究成果を統合することにした。

メタ統合を研究デザインとして採用した先行研究は，次のように対象論文を選定している。第1は，その研究者が関心を持った領域全体の知識を統合するために，その領域の研究論文を徹底的に検索し，それを対象とする方法である。残る1つは，メタ統合を行う研究者が研究過程を通して見出した視点から新たな知識を産出するために，自らが行った研究を対象とする方法である。この研究の対象論文選定方法は，この2種類のうち，後者に該当する。研究者らは，2件の質的帰納的研究成果を統合し，再概念化した結果が，男子看護学生や男性看護師のみならず，男性保健師や男性看護学教員など，看護における性の異なる少数者に普遍的な経験を客観的に理解することに貢献することを確信し，これを契機とし，研究を開始した。研究者らは，以上を前提として，基盤研究発展型応用研究の目的「男子看護学生と男性看護師の経験を概念化した研究成果を統合することにより，看護における性の異なる少数者の経験を概念化する」を設定し，統合研究の目的として，再概念化された概念の記述とその特徴の系統的論述を目指した。

● 研究デザインとして用いられたメタ統合とその研究過程

先述したように，メタ統合とは，テーマに共通性のある一連の質的研究の成果を比較，統合し，そのテーマに関連する本質的な要素や概念，理論的な記述の発展と大理論や中範囲理論などの新たな発見を導くための研究デザインである。また，研究デザインとしてメタ統合を採用した看護学研究は，各研究により異なる分析方法を用いており，異なる分析方法とは，Noblit と Hare の提唱するメタ統合7段階の手続き，持続比較分析，関心ある現象と他の現象を比較する方法[68]がある。

この研究は，その中から Noblit と Hare の提唱するメタ統合7段階の手続き（**表3-6**）[63]を選択し，これを参考に分析を進めた。7段階とは，「第1段階：質的研究の成果に対する関心の明確化」，「第2段階：メタ統合の対象とする一連の質的研究論文の選定」，「第3段階：質的研究論文の精読」，「第4段階：質的研究相互の関連の検討」，「第5段階：個々

表3-6　Noblit と Hare の提唱するメタ統合7段階の手続き

第1段階：質的研究の成果に対する関心の明確化
第2段階：メタ統合の対象とする一連の質的研究論文の選定
第3段階：質的研究論文の精読
第4段階：質的研究相互の関連の検討
第5段階：個々の質的研究の成果に照らした他の研究成果の解釈
第6段階：解釈した結果の統合
第7段階：統合結果の表現

〔Noblit, G. W., Hare, R. D.: Meta-ethnography: Synthesizing Qualitative Studies. 26-29, Newbury Park, CA: Sage Publication, 1988〕

の質的研究の成果に照らした他の研究成果の解釈」,「第6段階：解釈した結果の統合」,「第7段階：統合結果の表現」である。

また，7段階のうち，第1段階「質的研究の成果に対する関心の明確化」，第2段階「メタ統合の対象とする一連の質的研究論文の選定」は，男子看護学生と男性看護師の経験を解明する2件の研究を実施し，その成果を産出した時点においてすでに完了している。そこで，7段階のうち，第3段階以降の手続きを経て，研究目的の達成を目指した。第3段階以降の手続きとは，「質的研究論文の精読」,「質的研究相互の関連の検討」,「個々の質的研究の成果に照らした他の研究成果の解釈」,「解釈した結果の統合」,「統合結果の表現」であり，具体的には次のように行った。

① 質的研究論文の精読と相互関連の検討

まず，男子看護学生と男性看護師の経験を解明した2件の研究論文を精読し，各々の内容に対する理解を深めた。その後，男子看護学生の学習経験を表す7概念とその論述，男性看護師の職業経験を表す6概念とその論述を相互に対比しながら，両者が表す経験の同質性や異質性を検討した。その際，研究目的と関連づけ，「看護における性の異なる少数者の経験として各研究成果をみると，それはどのような経験か」という視点を持ち，継続的に検討を重ねた。

② 個々の質的研究の成果に照らした他の質的研究の成果の解釈

前段階に引き続き，男子看護学生の学習経験を表す概念およびその論述と同一，あるいは同質の男性看護師の職業経験を表す概念およびその論述を特定した。また，特定した同一，あるいは同質の概念とその論述を，「看護における性の異なる少数者の経験としてみるとどのような経験か」という視点から吟味し，その解釈を記述した。

③ 解釈した結果の統合

第2段階において解釈し，記述した内容を，男子看護学生の経験と男性看護師の経験を包含する「看護における性の異なる少数者の経験」として概念化した。

④ 統合結果の表現

解釈した結果の統合の段階において集約された最終的な成果を記述すると共に，図に表した。

以上のような過程を経て，「看護における性の異なる少数者の経験」を表す6概念が再概念化された。また，その信用性を確保するために，分析過程において，一貫して「看護における性の異なる少数者の経験として各研究成果をみると，それはどのような経験か」という視点を持ち，各研究成果を対比，解釈した。また，共同研究者会議を重ね，研究目的と方法および結果の一貫性，分析方法の適切性，解釈の妥当性等について検討した。さらに，検討結果に基づき，統合した結果および創出された概念の表現が明瞭になるまで繰り返し検討し，修正を加えた。

看護における性の異なる少数者の経験を表す6概念とその特徴

① 看護における性の異なる少数者の経験を表す6概念

男子看護学生と男性看護師の経験は，看護における性の異なる少数者の経験を表す次の6概念(図3-20)に統合された。

【多数性への同化】

この概念は，看護における性の異なる少数者が，多数者との性の違いを明瞭に自覚するあまり，その差異が表面化し，その場に存在しにくくならないよう多数者と一体化しようと試みるという経験を表す。

看護における性の異なる少数者は，所属する集団内において，異性である多数者との交流や関係形成に困惑し，孤立を感じていた。少数者は，それを回避し，多数者との融和を図るために，意図的に多数者が好むような会話をしたり，多数者との性差が明瞭になるような発言や行動を控えたり，目立たない位置に移動したりしていた。

【希少性の顕在化】

この概念は，看護における性の異なる少数者が，異性優位の集団において，性の異なる少数者として存在意義を確立するために，自己の際立つ希少性に注目し，それを強調するという経験を表す。

看護における性の異なる少数者は，多数者との差異を常に意識し，多数者と異なる自己の希少性に注目していた。また，集団内における自己の目立ちやすさを最大限に利用し，他者に認めてもらえるよう異性とは異なる自己の特徴を表現していた。

【性役割の追求】

この概念は，看護における性の異なる少数者が，異性多数集団に所属したことにより，多数者と異なる自己の特異性を自覚し，最も明確な差異として知覚される性役割に価値を置き，それに拘りながら他者との相互行為を展開するという経験を表す。

看護における性の異なる少数者は，従来，その性を持ち誕生してきたが故に持つ得意と見なされてきた業務，すなわち，多数の異性とは異なる性役割の発揮に価値を見出し，あらゆる状況においてそれを発揮できるよう心がけていた。また，少数者は，多数者が求める性役割を発

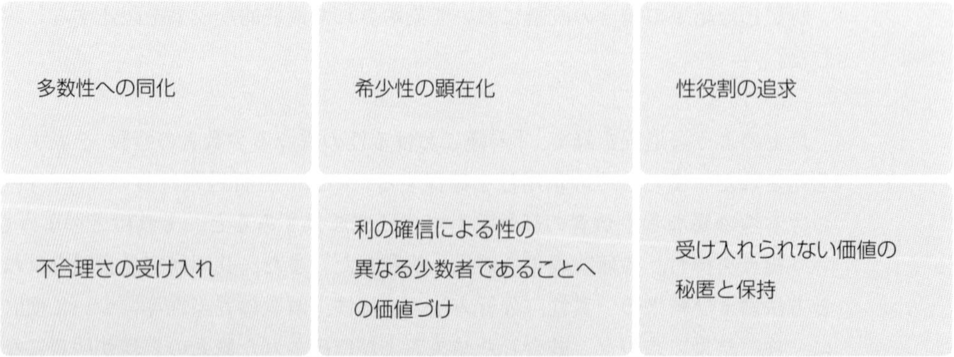

多数性への同化	希少性の顕在化	性役割の追求
不合理さの受け入れ	利の確信による性の異なる少数者であることへの価値づけ	受け入れられない価値の秘匿と保持

図3-20　看護における性の異なる少数者の経験を表す概念
〔松田安弘他：看護における性の異なる少数者の経験－男子看護学生と男性看護師の経験の統合．看護研究，37(3)，253-262，2004〕

揮できる自己でありたいと思い，その期待に応えようとしていた。

【不合理さの受け入れ】

この概念は，看護における性の異なる少数者が，所属集団において活動を継続していくために，不合理な事柄であってもそれを受け入れるという経験を表す。

看護における性の異なる少数者は，集団内の多数者に圧倒され，その勢力に影響を受けたり，性役割の発揮を強要されたり，個性を持つ存在として扱われないことなど，少数者であることに起因する不合理さに困惑していた。しかし，少数者は，異性多数集団にとどまり，活動を円滑に進めていくため，道理に合わないことでもそれを自然に受け入れようとしていた。

【利の確信による性の異なる少数者であることへの価値づけ】

この概念は，看護における性の異なる少数者が，異性多数集団に少数者として所属することにより，特別な利益が受けられることを実感し，この状況に身を置き続けることに価値づけるという経験を表す。

看護における性の異なる少数者は，異性多数集団に所属したことにより，親しくしてもらえる，さまざまな機会を優先的に与えられるなど，異性とは異なる配慮や待遇を受けていた。少数者は，このような他者の配慮や待遇を少数者であるがゆえの利益と感じ取り，それを受けられる今の環境を価値づけながら，活動を継続していた。

【受け入れられない価値の秘匿と保持】

この概念は，看護における性の異なる少数者が，所属集団内における活動を円滑にしていくために，異性の多数者には受け入れられない自己の価値を表面化させることなく活動を続けるという経験を表す。

看護における性の異なる少数者は，特定の異性との交際事実，家庭生活の充実，社会的な優位性の自覚，地道な努力の姿など，自分が大切に思っているこれらの事柄が異性には受け入れられず，反対にそれが円滑な相互行為を阻みかねないと感じていた。その結果，異性には受け入れられないと判断した自己の持つ価値を極力他者の目に留まらないようにしていた。

② 看護における性の異なる少数者の経験の特徴

看護における性の異なる少数者の経験の特徴は，次のように記述された。

特徴１

看護における性の異なる少数者は，6概念【多数性への同化】【希少性の顕在化】【性役割の追求】【不合理さの受け入れ】【利の確信による性の異なる少数者であることへの価値づけ】【受け入れられない価値の秘匿と保持】により表される経験をしていた。

特徴２

3概念【多数性への同化】【不合理さの受け入れ】【受け入れられない価値の秘匿と保持】が示すように，看護における性の異なる少数者は，所属集団において活動を継続していくために，多数者と一体化したり，道理に合わない事柄を受け入れたり，自分にとっての価値の主張を抑制したりするなど，性差の表面化を極力避ける。

特徴 3

2概念【希少性の顕在化】【性役割の追求】が示すように，看護における性の異なる少数者は，多数者との対照により際立つ希少性や性役割に価値を置き，それらを強調する。

特徴 4

看護における性の異なる少数者は，「性差の表面化を避ける一方，それを強調する」という矛盾した経験をする。少数者の経験を解明した先行研究[69, 70]のほとんどが集団成員間の民族の差異に焦点を当て，民族の異なる少数者が，「おとなしくしている」，「後ろの方にいる」，「隠れる」，「距離をおく」といった経験をすることを示した。これらの経験は，すべて多数者との差異の表面化を避けようとする経験であり，少数者の経験に関する先行研究は，多数者との差異を強調するという経験を明示しなかった。これらは，「性差の表面化を避ける一方，それを強調する」という矛盾した経験が少数者の中でも「性の異なる」少数者に特徴的な経験であることを示す。

特徴 5

「性差の表面化を避ける一方，それを強調する」という矛盾した経験は，次の2点を起因として生じている。

①女性優位の性別構成にある環境において，必要以上に多数者との性差を意識し，それに基づき状況を知覚・解釈することにより生じている。

②社会生活を通して定着させてきた男性優位の意識を，女性優位の社会に持ち込み，表出し，またそれが多数者にも認められることにより生じている。

特徴 6

概念【利の確信による性の異なる少数者であることへの価値づけ】が示すように，看護における性の異なる少数者は，異性多数集団に所属することにより，さまざまな利益が受けられることを実感し，この状況に身を置き続けることに価値づけるという経験をする。この経験は，多数者の興味や関心，好意的な印象や評価に多分に影響を受け生じ，所属環境の移動により繰り返し強化されてしまう経験である。

4 看護学実習における学生の行動と経験の関連 ―行動概念と経験概念のメタ統合を通して

何故，記述理論2種類を対象とした統合研究を試みたか

実習目標達成に向けた教授活動を展開するためには，教育の対象である学生に対する理解が重要である。そこで，この研究を行った研究者は，実習に取り組む学生の行動を参加観察し，看護学実習中の学生「行動」を表す7つの概念[71]（以下，行動概念）を創出した。この概念は，それまで説明できなかった学生の「行動」を理解可能にした。しかし，次のような限界も持っていた。

人間の行動やその行動が生じる状況には2つの見方がある。第1は行動しているその人

自身の知覚を通してみる見方であり，第２は外部の人の観点からみる見方である[72)]。行動概念は，参加観察法を用いて収集した学生の行動をデータとしており，２つの見方のうち，第２の見方すなわち外部の人の観点からみる見方である。そのため，この概念は，第１の見方である行動しているその人自身の知覚を通してみる見方，すなわち学生がその状況をどのように知覚しているのかを説明できない。実習目標は，学習主体である学生と教授主体である教員の相互行為を通して達成される。教員が質の高い相互行為を展開するためには，学習主体である学生がその状況をどのような「経験」として知覚しているのかを理解することもまた重要である。

研究者は，以上を前提として，基盤研究発展型応用研究の目的として「看護学実習中の学生の『行動』と『経験』がどのように関連しているのかを解明する」を設定した。そして，統合研究の目的として『「看護学実習における学生の行動を表す７概念」(図 3-21)，「看護学実習における学生の経験を表す 11 概念」(図 3-22) 個々の関連を記述し，説明理論を開発する』ことを目指した。

研究デザインとして用いられたメタ統合とその研究過程

研究デザインとしてメタ統合を採用した。それは，メタ統合が，テーマに共通性のある一連の質的研究の成果を比較し，そのテーマに関連する本質的に重要な新たな知識の発見を導くことを可能にする[61, 64)]ためである。

分析方法として，先述した「看護における性の異なる少数者」と同様に，一定の手続きに沿った客観的な分析を可能にするため，Noblit & Hare の７段階の手続き[63)]を参考にした。Noblit & Hare の第１，第２段階の手続きは，「質的研究の成果に対する研究者の関心の明確化」「メタ統合の対象とする質的研究成果の選定」である。しかし，この研究に着手したとき，研究者の関心は明確であり，対象とする研究成果はすでに選定されていた。また，第６段階の手続きは，「解釈した結果の統合」である。本研究は概念間の比較を目指し，統合を目標としない。そこで，これらを除く第３段階，第４段階，第５段階，第７段階，合計4段階の手続きに沿って分析を進めた。この4段階とは，「対象となる研究成果の精読」，「研究成果相互の関連の検討」，「一方の研究成果に照らした他方の研究成果の解釈」，「結果の表現」である。

対象となる研究成果の精読

対象となる研究成果をより深く理解するために，行動概念と経験概念の論述内容を繰り返し熟読した。

研究成果相互の関連の検討

行動概念と経験概念を比較するために，まず，７つの行動概念を縦軸，経験概念を横軸とする表を作成した。次に，この表を用いて行動概念と経験概念１つずつの組み合わせをすべて照合し，概念個々の性質，概念間の関係を検討した。

一方の研究成果に照らした他方の研究成果の解釈

研究成果相互の関連を検討した結果，関係があると判断した概念間の同質性・異質性，

資源活用成否による目標達成とその難航	学習機会獲得の試みと学習機会到来待機	未熟さ自覚による他者支援要請と未熟さ隠蔽
問題現象への専心による看護への関心喚起	模範の発見と同一化	学習者から援助者・援助者から学習者への立場転換の反復
	他者との関係形成と維持による学習進行の円滑化	

図3-21　看護学実習における学生の行動を表す概念
〔山下暢子，舟島なをみ：看護学実習における学生の「行動」と「経験」の関連—行動概念と経験概念のメタ統合を通して．看護教育学研究，15(1)，20-33，2006〕

資源稀少による状況への対応困難と資源蓄積による円滑な実習進行	臨床状況実見による現状把握と批判	問題解決困難による他者支援要請と状況観察による支援要請逡巡
指導者への未熟さ露呈による指摘の甘受	実習目標達成に向けた援助提供機会の獲得と喪失	学習間隙時間消費のための場所・方法の探索
他者との関係崩壊回避のための模範学生の装い	実習状況多重比較による他者羨望と自己満足	看護師との相互行為による看護職選択への価値づけと後悔
クライエントへの関心喚起による関係形成範囲と程度の拡大	問題原因合理化による目標達成度向上の放棄	

図3-22　看護学実習における学生の経験を表す概念
〔山下暢子，舟島なをみ：看護学実習における学生の「行動」と「経験」の関連—行動概念と経験概念のメタ統合を通して．看護教育学研究，15(1)，20-33，2006〕

関係の有無などを詳細に検討するために，メタ統合用フォームを作成した。このフォームへの記載を通して，各概念の特徴とそれらを創出した現象を比較，検討し，両者の関係を解釈した。

結果の表現

一方の研究成果に照らし他方の研究成果を解釈し，明らかになった結果を成文化した。

以上のような過程を経て，看護学実習における学生の行動と経験の関連が明らかになり，結果は記述された。その信用性を確保するために，統合対象とした研究を実施した研究者に加え，実習指導に携わった経験を持つ研究者から構成される研究組織を形成した。また，分析の過程を詳細に記録し，繰り返し，分析の適切性について確認した。さらに，研究者らの経験に照らし，研究成果が実際の看護学実習中に学生が呈する現象と一致するまで比較を継続した。

看護学実習における学生の行動と経験の関連からみた学生の特徴

特徴1

看護学実習中の学生の行動を表す概念と経験を表す概念の中には同質の概念が存在し，それぞれの概念を生み出した現象は同質である。それらは，次の3種類である。

①学生が資源を活用できたとき，実習目標を円滑に達成し，活用できる資源を持たないとき，それに難航を来す。これに該当する行動概念は[資源活用成否による目標達成とその難航]であり，経験概念は【資源稀少による状況への対応困難と資源蓄積による円滑な実習進行】である。

②学生が自力では解決できない問題に直面したとき，他者に支援を要請する。これに該当する行動概念は[未熟さ自覚による他者支援要請と未熟さ隠蔽]であり，経験概念は【問題解決困難による他者支援要請と状況観察による支援要請逡巡】である。

③学生が実習時間の活用に関する知識や経験をわずかしか持っていないとき，実習目標達成に難航を来す。これに該当する行動概念は[資源活用成否による目標達成とその難航]であり，経験概念は【学習間隙時間消費のための場所・方法の探索】である。

これは，教員や臨床実習指導者が，学習資源が不足し実習目標達成に難航を来している学生を観察したとき，学生も同様に知覚していることを示す。また，指導者が指摘するまでもなく「学習資源の量と目標達成度」に関する問題を学生が明瞭に自覚できる可能性が高いことを示す。

特徴2

看護学実習中の学生の行動を表す概念と経験を表す概念の中には異質の概念が存在し，これらは異質であるにもかかわらず，それぞれの概念を生み出した現象は同質である。それらは，次の4種類である。

①学生は，「クライエントに対する援助提供の機会を得たり，その中断を余儀なくされたりする」という現象を，【実習目標達成に向けた援助提供機会の獲得と喪失】として知覚する。しかし，第三者はこの経験をしている学生の行動を[学習者から援助者・

援助者から学習者への立場転換の反復］として観察する。

②学生は，「他者に配慮しながら相互行為を展開している」という現象を，【他者との関係崩壊回避のための模範学生の装い】として知覚する。しかし，第三者はこの経験をしている学生の行動を客観的に［他者との関係形成と維持による学習進行の円滑化］として観察する。

③学生は，「自己の未熟さを認めて，それを受け入れる」という現象を，【指導者への未熟さ露呈による指摘の甘受】として知覚する。しかし，第三者はこの経験をしている学生の行動を［他者との関係形成と維持による学習進行の円滑化］として観察する。

④学生は，「指導者から支援を得ようとする」という現象を【問題解決困難による他者支援要請と状況観察による支援要請逡巡】として知覚する。しかし，第三者はこの経験をしている学生の行動を［学習機会獲得の試みと学習機会到来待機］として観察する。

これらは，学生にとって援助の中断や未熟な自分を受け入れるといった「自己の未熟さに直面する」現象に身を置く学生の知覚と第三者が観察可能な行動が一致しないことを表す。教員は，すべての学生が，学生であるが故に，自己の未熟さに当然直面するであろうことを伝え，学生が自己の未熟さを実習目標との関係からとらえられるよう，実習目標を意識づける関わりを必要とする。

また，「他者の状況に合わせて相互行為を展開しなければならない」現象に身を置く学生の知覚と第三者が観察可能な行動が一致しないことを表す。教員は，学生に対して，看護学実習を構成するさまざまな立場の人々がどのような存在であるかを説明し，同時に，これらの人々との相互行為が円滑に進むよう支援する必要がある。また，学生が自身を実習目標達成を目指す存在であることを見失わないよう，実習目標を意識づける関わりを必要とする。

特徴3

看護学実習中の学生の行動を表す概念と経験を表す概念の中には，原因と結果の関係を示す概念が存在する。この関係を見出すことに貢献した概念は，2つの行動概念［模範の発見と同一化］［問題現象への専心による看護への関心喚起］と2つの経験概念【看護師との相互行為による看護職選択への価値づけと後悔】【クライエントへの関心喚起による関係形成範囲と程度の拡大】である。合計4概念から，次に示す2組の原因と結果の関係を見出した。

①「模範となる看護師と相互行為を展開し，同一化しようとする行動を学生がとっているとき，看護職選択を価値づけるという経験が生じる」

②「看護の対象であるクライエントに関心を高める行動を学生がとっているとき，クライエントとの関係形成の範囲と程度を拡大するという経験が生じる」

これらは，学生に「看護職への価値づけ」という経験が生じるよう働きかけるには，模範となる看護師と相互行為を展開できる機会の提供が有効であることを示す。

また，「看護の対象であるクライエントに関心を高める」行動は，学生が受け持ちクライエントの呈するさまざまな事象に注意を向けた結果，クライエントに対して能動的，選択的に関わると共に，その関わりに学生自身が意味を与え，これを通して，クライエントとの相互作用の基盤を形成し始めることを示す。②は，この結果として学生が，受け持ちクライエントのみならず，受け持ち以外のクライエントとも関係を形成し始めることを表す。

特徴４

看護学実習中の学生の経験を表す概念の中には，固有の現象からうみ出された固有の経験概念が存在し，この現象は行動を表す概念をうみ出したデータの中には存在しない

これを見出すことに貢献した概念は，次に示す３つの経験概念である。

第１は【臨床状況実見による現状把握と批判】であり，これは「学生が現実の臨床状況に触れることを通して，看護や医療の現状を把握したり批判したりする」経験を表す。第２は【実習状況多重比較による他者羨望と自己満足】であり，これは「学生が自分自身の状況をさまざまな対象と比較して，他者を羨んだり，自己満足したりする」経験を表す。第３は【問題原因合理化による目標達成度向上の放棄】であり，これは「学生がもっともらしい理由をつけて，自己の目標達成度を高める学習活動に取り組まないでいる」経験を表す。

看護学実習中の学生は，【臨床状況実見による現状把握と批判】【実習状況多重比較による他者羨望と自己満足】【問題原因合理化による目標達成度向上の放棄】という経験をしていても，第三者が観察可能な行動としては表出しない。これは，看護学実習に取り組む学生の大部分が青年期に属し，青年期にある学生の多くが自分に向けられる他者の目や評価を気にすることに起因する。実習目標達成に向けて教員は，学生のこの経験を理解するために，学生と意思疎通できる関係を形成する必要がある。

引用文献（第３章）

1）**行動の観察を通して解明された現象 31 の研究文献**

①定廣和香子他：臨床場面における看護ケアの効果に関する研究－理論的サンプリングによるケア場面における患者行動の分析．千葉看護学会会誌，2(2)，1-7，1996.

②森山美香他：ベッドサイドの患者教育場面における患者・看護師間相互行為パターンの解明－教育目標達成に導く患者教育の実現に向けて．看護教育学研究，22(1)，9-24，2013.

③服部美香他：問題解決場面におけるクライエント行動に関する研究－問題解決に向けた効果的な支援の実現を目ざして．看護教育学研究，24(1)，9-24，2015.

④鈴木恵子他：家庭訪問場面におけるクライエントの行動の帰納的分析－クライエントと保健婦の相互行為に焦点を当てて．看護教育学研究，5(1)，41-58，1996.

⑤野本百合子他：看護基礎教育課程における看護技術教育に関する研究－臨床ケア場面における看護技術提供の概念化をめざして．看護教育学研究，6(1)，1-18，1997.

⑥定廣和香子他：看護場面における看護婦(士)行動に関する研究．千葉看護学会会誌，3(1)，1-7，1997

⑦相楽有美他：身体侵襲を伴う診療場面の看護師行動解明－診療場面における看護師役割の成文化．看護教育学研究，21(1)，41-56，2012.

⑧神田尚子他：クライエントの意思決定を支援する看護師行動に関する研究．看護教育学研究，24(1)，25-40，2015.

⑨鈴木恵子他：在宅看護場面における看護職の行動に関する研究－保健婦とクライエントの相互行為に焦点を当てて．看護教育学研究，11(1)，12-25，2002.

⑩森真由美他：新人看護師行動の概念化．看護教育学研究，13(1)，51-64，2004.

⑪山口智美他：スタッフ看護師と相互行為を展開する看護師長の行動に関する研究－看護師長が発揮する教育的機能の解明に向けて．看護教育学研究，19(1)，46-59，2010.

⑫山品晴美他：病院においてリーダー役割を担う看護師の行動の解明－勤務帯リーダーに焦点を当てて．看護教育学研究，15(1)，48-61，2006.

⑬山品晴美他：看護チームにおける看護師間相互行為に関する研究－病棟の勤務帯リーダーとメンバー二者間に着眼して．看護教育学研究，26(1)，9-21，2017.

⑭吉富美佐江他：新人看護師を指導するプリセプター行動の概念化－プリセプター役割の成文化を目

指して．看護教育学研究，16(1)，1-14，2007.
⑮伊勢根尚美他：看護学実習指導に携わる看護師の行動に関する研究―病院をフィールドとする実習に焦点を当てて．看護教育学研究，26(1)，39-54，2017.
⑯櫻井雅代他：個別性のある看護に関する研究―看護実践場面における看護師行動に焦点を当てて．看護教育学研究，17(1)，36-49，2008.
⑰森山美香他：ベッドサイドの患者教育を展開する看護師行動の解明―目標達成場面に焦点を当てて．看護教育学研究，17(1)，50-63，2008.
⑱服部美香他：看護師が展開する問題解決支援に関する研究―問題を予防・緩和・除去できた場面に焦点を当てて．看護教育学研究，18(1)，35-48，2009.
⑲山田あゆみ：看護学実習においてケア対象者となる患者の行動に関する研究―学生との相互行為場面に焦点を当てて．看護教育学研究，4(1)，18-37，1995.
⑳小川妙子他：看護学実習における教員の教授活動―学生と患者との相互行為場面における教員行動に焦点を当てて．千葉看護学会会誌，4(1)，54-60，1998.
㉑廣田登志子他：実習目標達成に向けた教員の行動に関する研究―看護学実習における学生との相互行為場面に焦点を当てて．看護教育学研究，10(1)，1-14，2001.
㉒中山登志子他：看護学実習カンファレンスにおける教授活動．看護教育学研究，12(1)，1-14，2003.
㉓吉富美佐江他：看護学実習における現象の教材化の解明．看護教育学研究，13(1)，65-78，2004.
㉔宮芝智子他：看護学演習における教授活動の解明―援助技術の習得を目標とした演習に焦点を当てて．看護教育学研究，14(1)，9-22，2005.
㉕芳我ちより他：学生間討議を中心としたグループ学習における教授活動の解明―看護基礎教育において展開される授業に焦点を当てて．看護教育学研究，16(1)，15-28，2007.
㉖後藤佳子他：看護学の講義を展開する教員の教授活動の解明―看護実践の基盤となる講義に焦点を当てて．看護教育学研究，19(1)，60-73，2010.
㉗海野浩美他：看護学実習における学生のケア行動に関する研究．看護教育学研究，6(1)，27-44，1997.
㉘山下暢子他：看護学実習に取り組む学生行動の概念化―学生理解に資する指導の探究．日本教育学会第64回発表要旨集録，208-209，2005.
㉙阿部ケエ子他：看護学実習における学生とクライエントの相互行為に関する研究―学生の行動に焦点を当てて．看護教育学研究，18(1)，21-34，2009.
㉚宮芝智子他：看護技術演習における学習の最適化に必要な教授活動の解明―目標達成場面・未達成場面の学生・教員間相互行為を構成する要素の比較．看護教育学研究，17(1)，8-21，2008.
㉛相楽有美他：身体侵襲を伴う診療場面に存在する医師と看護師間相互行為パターンの解明．看護教育学研究，27(1)，67-80，2018.

経験の聴取を通して解明された現象16の研究文献

①横山京子他：実務経験を持つ編入学生の看護学士課程における学習経験に関する研究．看護教育学研究，9(1)，1-14，2000.
②横山京子他：短期大学卒業直後に看護学士課程へ編入学した学生の学習経験―短期大学を卒業した編入学生理解のための指標の探究．看護教育学研究，11(1)，26-39，2002.
③田嶋紀子他：5年一貫看護師養成教育課程に在籍する生徒の学習経験に関する研究．看護教育学研究．22(1)，41-56，2013.
④金谷悦子他：大学院看護学研究科修士課程に在籍する学生の修士論文作成過程の経験に関する研究．千葉看護学会会誌，21(1)，43-51，2015.
⑤中山登志子他：大学院看護学研究科博士後期課程に在籍する学生の博士論文作成過程の経験．千葉看護学会会誌，21(1)，33-42，2015.
⑥松田安弘他：男子看護学生の学習経験に関する研究．看護教育学研究，10(1)，15-28，2001.
⑦松田安弘他：男性看護師の職業経験の解明．看護教育学研究，13(1)，9-22，2004.
⑧鈴木美和他：看護職者の職業経験に関する研究―病院に勤務する看護婦に焦点を当てて．看護教育学研究，10(1)，43-56，2001.
⑨山澄直美他：看護専門学校に所属する教員の職業経験の概念化．日本看護学教育学会誌，15(2)，1-12，2005.
⑩金谷悦子他：看護系大学・短期大学に所属する新人教員の職業経験に関する研究―5年以上の看護実践経験を持つ教員に焦点を当てて．看護教育学研究，14(1)，23-36，2005.
⑪山下暢子他：看護学実習における学生の「行動」と「経験」の関連―行動概念と経験概念のメタ統合を通して．看護教育学研究，15(1)，20-33，2006.
⑫野本百合子他：看護実践場面における研究成果活用の概念化―病院に就業する看護師の経験を通して．看護教育学研究，13(1)，23-36，2004.

⑬⑭塚本友栄他：就職後早期に退職した新人看護師の経験に関する研究─就業を継続できた看護師の経験との比較を通して．看護教育学研究，17(1)，22-35，2008.
⑮中山綾子他：中堅看護師の職業経験に関する研究─大学院進学に至った看護師に着眼して．看護教育学研究，23(1)，49-64，2014.
⑯植田満美子他：潜在看護師の離職から再就職に至る経験．看護教育学研究，27(1)，23-36，2018.

質問紙により知覚を調査し解明された現象48の研究文献

①中谷啓子他：授業過程を評価する学生の視点に関する研究─講義．看護教育学研究，7(1)，16-30，1998.
②中谷啓子：授業過程を評価する学生の視点に関する研究─実習．Qualify Nursing, 4(3)，227-233，1998.
③中谷啓子他：看護学演習における授業過程の評価に関する研究─学生による評価視点の明確化．Qualify Nursing, 5(8)，619-626，1999.
④中山登志子他：看護系大学院修士課程に在籍する学生が授業を評価する視点の解明．第32回日本看護科学学会学術集会講演集，199，2012.
⑤山澄直美他：「研修過程評価スケール─院内教育用─」の開発．看護教育学研究，22(1)，25-40，2013.
⑥松田安弘他：看護学教員のロールモデル行動に関する研究．千葉看護学会会誌，6(2)，1-8，2000.
⑦中谷啓子他：学生が知覚する看護師のロールモデル行動に関する研究．東海大学短期大学紀要，第40号，13-21，2007.
⑧村上みち子他：看護学教員のロールモデル行動に関する研究─ファカルティ・ディベロップメントの指標の探求．看護研究，35(6)，35-46，2002.
⑨舟島なをみ他：看護師が知覚する看護師のロールモデル行動．日本看護学会誌，14(2)，40-50，2005.
⑩村上みち子他：保健師のロールモデル行動．群馬県立県民健康科学大学紀要，5，43-56，2010.
⑪中山登志子他：助産師のロールモデル行動．第28回日本看護科学学会学術集会講演集，239，2008.
⑫中谷啓子他：養護教諭が知覚する養護教諭のロールモデル行動．日本教育学会第66回大会発表要旨集録，290-291，2007.
⑬横山京子他：訪問看護師のロールモデル行動に関する研究．看護教育学研究，19(1)，11-20，2010.
⑭吉富美佐江他：新人看護師を指導するプリセプターのロールモデル行動の解明．千葉看護学会会誌，17(2)，11-19，2011.
⑮中山登志子他：実習指導者のロールモデル行動．第43回日本看護学会抄録集(看護総合)，222，2012,
⑯森山美香他：看護師長としての望ましい行動─看護師長の知覚を通して．看護教育学研究，24(1)，57-68，2015.
⑰田嶋紀子他：看護部長としての望ましい行動に関する研究．第33回日本看護科学学会学術集会講演集，247，2013.
⑱中山登志子他：院内教育担当者としての望ましい行動の解明．第33回日本看護科学学会学術集会講演集，423，2013.
⑲三浦弘恵他：看護職者の学習ニードに関する研究─病院に就業する看護職者に焦点を当てて．看護教育学研究，11(1)，40-53，2002.
⑳三浦弘恵他：中途採用看護師の学習ニードの解明．日本看護学教育学学会第21回学術集会講演集，128，2011.
㉑中山登志子他：看護師長の学習ニードの解明─「学習ニードアセスメントツール─看護師長用─」の開発に向けて．日本看護学教育学会第25回学術集会講演集，223，2015.
㉒岩波浩美他：看護部長の学習ニードの解明─「学習ニードアセスメントツール─看護部長用─」の開発に向けて．第44回日本看護学会抄録集(看護管理)，88，2013.
㉓吉富美佐江他：新人看護師を指導するプリセプターの学習ニードの解明．第34回日本看護科学学会学術集会講演集，246，2014.
㉔中山登志子他：実習指導者の学習ニードに関する研究．日本看護研究学会雑誌，34(3)，253，2011.
㉕松田安弘他：院内教育担当者の学習ニードの解明─学習ニードアセスメントツール「院内教育担当者用」開発に向けて．第43回日本看護学会抄録集(看護管理)，250，2012.
㉖三浦弘恵他：看護学教員の学習ニードに関する研究．第35回日本看護学会抄録集(看護教育)，20，2004.
㉗三浦弘恵他：保健師の学習ニードに関する研究．第36回日本看護学会抄録集(看護教育)，40,

2005.
㉘中山登志子他：助産師の学習ニードに関する研究．第40回日本看護学会抄録集(母性看護)，20，2009.
㉙上田貴子他：病院に就業する看護師が展開する卓越した看護に関する研究．看護教育学研究，14(1)，37-50，2005.
㉚鹿島嘉佐音他：看護師が知覚する「働きやすさ」を決定づける基準の解明―病院に就業するスタッフ看護師に焦点を当てて．看護教育学研究，25(1)，7-20，2016.
㉛服部美香他：スタッフ看護師が職業上直面する問題―2004年と2015年の比較を通した看護継続教育への示唆．日本看護研究学会雑誌，40(3)，358，2017.
㉜吉富美佐江他：新人看護師を指導するプリセプターの役割遂行上の直面する問題．看護教育学研究，17(2)，14-15，2008.
㉝中山登志子他：実習指導者が直面する問題の解明．日本看護研究学会雑誌，40(3)，504，2017.
㉞村上みち子他：看護学教員が職業上直面する問題の解明．日本看護学教育学会誌第15回学術集会講演集，181，2005.
㉟山下暢子他：看護学実習中の学生が直面する問題―学生の能動的学修の支援に向けて．看護教育学研究，27(1)，51-65，2018.
㊱中山登志子他：院内研究に関する研究―看護職者が直面する研究遂行上の困難とその克服法．看護教育学研究，23(1)，17-32，2014.
㊲渡辺健太郎他：看護単位別学習会の企画・運営に伴う困難とその克服法の解明．看護教育学研究，27(1)，37-49，2018.
㊳永野光子他：病院に勤務する看護師の倫理的行動．看護教育学研究，24(2)，12-13，2015.
㊴村上みち子他：看護学教員の倫理的行動に関する研究―倫理的行動指針の探求．看護教育学研究，15(1)，34-47，2006.
㊵金谷悦子他：「看護職者のための研究倫理行動自己評価尺度」の開発と尺度を用いた自己評価の有効性の検証．看護教育学研究，27(1)，9-22，2018.
㊶伊藤正子他：患者の安全保証に向けた看護師の対策と実践．看護教育学研究，15(1)，62-75，2006.
㊷中山登志子他：助産師が講じている医療事故防止対策の解明．第36回日本看護科学学会学術集会講演集，324，2016.
㊸上國料美香他：看護師長が講じている医療事故防止対策に関する研究．第36回日本看護科学学会学術集会講演集，254，2016.
㊹定廣和香子他：看護学実習中の医療事故防止に向けた教員の対策と実践．看護教育学研究，24(1)，41-55，2015.
㊺鈴木美和他：学生の医療事故防止に向けた実習指導者による対策と実践の解明．第36回日本看護科学学会学術集会講演集，219，2016.
㊻大井千鶴他：看護基礎教育課程に在籍する学生の就職先選択に関する研究―病院に1年以上就業を継続できた看護師を対象として．看護教育学研究，18(1)，7-20，2009.
㊼大井千鶴他：看護基礎教育課程における就職ガイダンスに関する研究―学生時代に受けた就職ガイダンスの内容に焦点を当てて．武蔵野大学看護学部紀要，6号，1-10，2012.
㊽大井千鶴他：看護師が必要と知覚した看護基礎教育課程の就職ガイダンス内容―学生時代に受けた就職ガイダンス内容との共通性と相違性．武蔵野大学看護学部紀要，8号，1-10，2014.

2）舟島なをみ：質的研究への挑戦第2版．10-18，医学書院，2007.
3）前掲書2)，14.
4）杉森みど里，舟島なをみ：看護教育学第6版．253-254，医学書院，2016.
5）廣田登志子，舟島なをみ他：実習目標達成に向けた教員の行動に関する研究―看護学実習における学生との相互行為場面に焦点を当てて．看護教育学研究，10(1)，1-14，2001.
6）小川妙子，舟島なをみ他：看護学実習における教員の教授活動―学生と患者との相互行為場面における教員行動に焦点を当てて．千葉看護学会会誌，4(1)，54-60，1998.
7）舟島なをみ監修：看護実践・教育のための測定用具ファイル，第3版．医学書院，190-199，2015.
8）①横山京子他：実務経験を持つ編入学生の看護学士課程における学習経験に関する研究．看護教育学研究，9(1)，1-14，2000.
②横山京子他：短期大学卒業直後に看護学士課程へ編入学した学生の学習経験―短期大学を卒業した編入学生理解のための指標の探究．看護教育学研究，11(1)，26-39，2002.
③田嶋紀子他：5年一貫看護師養成教育課程に在籍する生徒の学習経験に関する研究．看護教育学研究，22(1)，41-56，2013.
④金谷悦子他：大学院看護学研究科修士課程に在籍する学生の修士論文作成過程の経験に関する研究．千葉看護学会会誌，21(1)，43-51，2015.
⑤中山登志子他：大学院看護学研究科博士後期課程に在籍する学生の博士論文作成過程の経験．千葉

看護学会会誌，21(1)，33-42，2015.

⑥松田安弘他：男子看護学生の学習経験に関する研究．看護教育学研究，10(1)，15-28，2001.

⑦松田安弘他：男性看護師の職業経験の解明．看護教育学研究，13(1)，9-22，2004.

⑧鈴木美和他：看護職者の職業経験に関する研究─病院に勤務する看護婦に焦点を当てて．看護教育学研究，10(1)，43-56，2001.

⑨山澄直美他：看護専門学校に所属する教員の職業経験の概念化．日本看護学教育学会誌，15(2)，1-12，2005.

⑩金谷悦子他：看護系大学・短期大学に所属する新人教員の職業経験に関する研究─5年以上の看護実践経験を持つ教員に焦点を当てて．看護教育学研究，14(1)，23-36，2005.

⑪山下暢子他：看護学実習における学生の「行動」と「経験」の関連─行動概念と経験概念のメタ統合を通して．看護教育学研究，15(1)，20-33，2006.

⑫野本百合子他：看護実践場面における研究成果活用の概念化─病院に就業する看護師の経験を通して．看護教育学研究，13(1)，23-36，2004.

⑬⑭塚本友栄他：就職後早期に退職した新人看護師の経験に関する研究─就業を継続できた看護師の経験との比較を通して．看護教育学研究，17(1)，22-35，2008.

⑮中山綾子他：中堅看護師の職業経験に関する研究─大学院進学に至った看護師に着眼して─．看護教育学研究，23(1)，49-64，2014.

⑯植田満美子他：潜在看護師の離職から再就職に至る経験．看護教育学研究，27(1)，23-36，2018.

9) 鈴木美和他：看護職者の職業経験に関する研究─病院に勤務する看護婦に焦点を当てて．看護教育学研究，10(1)，43-56，2001.

10) 前掲書7)，295-305.

11) Barnum, B. J. S.: Nursing Theory; Analysis, Application, Evaluation. 5th ed., 5, J. B. Lippincott Company, 1998.

12) 本郷久美子，舟島なをみ他：看護学実習におけるロールモデル行動の実態．第29回日本看護学会(看護教育)，41，1998.

13) 本郷久美子，舟島なをみ他：看護学実習における教員のロールモデル行動に関する研究．看護教育学研究，8(1)，15-28，1999.

14) 舟島なをみ，亀岡智美他：新聞記事にみる看護への論評と看護学教育の課題．千葉看護学会会誌，4(1)，1-7，1998.

15) 松田安弘他：看護学教員のロールモデル行動に関する研究．千葉看護学会会誌，6(2)，1-8，2000.

16) 細谷俊夫他編：新教育学大事典6，モデリングの項．371，第一法規出版，1990.

17) 岡本夏木他監：発達心理学辞典，モデリングの項．653，ミネルヴァ書房，1995.

18) Bidwell, A. S., Brasler, M. L.: Role Modeling versus Mentoring in Nursing Education. IMAGE: Journal of Nursing Scholarship, 21(1), 23-25, 1989.

19) Scott, W. A.: Reliability of Content Analysis; The Case of Nominal Scale Coding. Public Opinion Quarterly, 19, 321-325, 1955.

20) ①伊藤綾子：基礎看護学領域からはじめる，学生が自ら考えるための学習支援．看護教育，58(10)，808-815，2017.

②山口幸恵他：学生の学習への主体性促進を意図した看護学教員の教授活動．群馬県立県民健康科学大学紀要，12巻，17-31，2017.

③柿澤美奈子他：看護基礎教育卒業時に求められる態度の構成要素．日本看護学教育学会誌，22(1)，47-58，2012.

21) 橋本重治：指導と評価「教育評価基本用語解説」．日本教育評価研究会誌臨時増刊号，38，1983.

22) 梶田叡一：教育における評価の理論．91-100，金子書房，1975.

23) 三浦弘恵：看護職者の学習ニードに関する研究─病院に就業する看護職者に焦点を当てて．千葉大学大学院看護学研究科平成12年度修士論文，2001.

24) 鈴木純恵：測定用具「患者特性に基づくケアの自己評価尺度(SES of NP)」の開発に関する研究．千葉看護学会会誌，2(1)，8-15，1996.

25) 舟島なをみ監修：看護実践・教育のための測定用具ファイル．医学書院，2006.

26) 舟島なをみ監修：看護実践・教育のための測定用具ファイル第2版．医学書院，2009.

27) 舟島なをみ監修：看護実践・教育のための測定用具ファイル第3版．医学書院，2015.

28) 舟島なをみ他：看護学教員ロールモデル行動自己評価尺度の開発─質的帰納的研究成果を基盤として．千葉大学看護学部紀要，24，9-14，2002.

29) Tommie, P. N., et al.: Role Modeling; A Method for Teaching Caring in Nursing Education. Journal of Nursing Education, 32(1), 19, 1993.

30) Dotan, M., et al.: Role Models in Nursing. Nursing Times February, 12, 57, 1986.

31) Rebecca, F. W.: Role Model Behaviors in the Clinical Setting. Journal of Nursing Education, 33(9), 405, 1994.

32）Rauen, K. C.: The Clinical Instructor as Role Model. Journal of Nursing Education, 13(3), 33-40, 1974.
33）前掲書 30)，55-57.
34）Gorzka, P. A., Funashima, N., et al.: Pilot Study to Test the Face Validity of the English Version of the Japanese Self Evaluation Scale on Role Model Behaviors for Nursing Faculty and Faculty Attributes Questionnaire. The 17th International Nursing Research Congress, Sigma Theta Tau International Honor Society of Nursing, CD-ROM, 2006.
35）赵秋利，舟島なをみ他：护理教师角色榜样行为自我评价量表的本土化修订及评价．解放军杂志，28(5A)，1-4，2011.
36）Klunklin, A., Funashima, N., et al.: Role Model Behaviors of Nursing Faculty Members in Thailand. Nursing and Health Sciences, 13, 84-87, 2011.
37）舟島なをみ他：社会人特別選抜による学士看護婦養成コース開発に関する研究―専門，専修学校卒業の看護婦の学位取得へのニードとそれに関わる要因．第 27 回日本看護学会集録(看護教育)，139-141，1996.
38）①舟島なをみ他：社会人特別選抜による学士看護婦養成コース開発に関する研究―専門，専修学校卒業の看護婦の学位取得へのニードとそれに関わる要因．第 27 回日本看護学会集録(看護教育)，139-141，1996.
②山田あゆみ他：看護婦(士)の学位取得ニードとケアの自己評価に関する研究―専門学校卒業者に焦点を当てて．日本看護学教育学会誌，8(2)，96，1998.
③横山京子他：看護婦(士)の専門職的自律性と学位取得ニードに関する研究―専門学校卒業者に焦点を当てて．第 29 回日本看護学会抄録集(看護教育)，14，1998.
④小川妙子他：看護婦(士)の学位取得ニードと自己教育性に関する研究―専門学校卒業者に焦点を当てて．第 18 回日本看護科学学会学術集会講演集，270-271，1998.
⑤望月美知代他：専門学校を卒業した看護職が認識する学位取得の意味．第 29 回日本看護学会抄録集―看護教育，15，1998.
⑥廣田登志子他：看護専門学校に所属する教員の学位取得ニード―個人特性との関係に焦点を当てて．日本看護学教育学会誌，9(2)，111，1999.
⑦横山京子：看護専門学校を卒業した看護婦・士の学位取得に関する研究―専門職的能力の学位取得ニードへの影響．看護教育学研究，8(2)，8-9，1999.
⑧横山京子他：看護専門学校に所属する教員の学位取得ニードの有無と専門職的能力の関係．第 31 回日本看護学会抄録集―看護教育，50，2000.
⑨廣田登志子他：看護専門学校に所属する教員の学位取得ニードに関する研究―取得希望学位の学問領域とその決定理由．日本看護学教育学会誌，10(2)，198，2000.
39）①舟島なをみ他：専門学校を卒業した看護婦(士)の学位取得に関する研究―学位取得へのニードの有無に焦点を当てて．Quality Nursing，3(7)，57-63，1996.
②横山京子：専門学校を卒業した看護婦(士)の学位取得ニードと専門職的自律性に関する研究．看護教育学研究，8(1)，35-43，1999.
③舟島なをみ他：看護専門学校を卒業した看護婦・士の学位取得に関する研究―専門職的能力と学位取得ニードの関連．千葉大学看護学部紀要，22，1-5，2000.
④廣田登志子他：看護専門学校に所属する教員の学位取得に関する研究―学位取得ニードの有無と個人特性の関係．看護教育学研究，9(1)，40-46，2000.
⑤舟島なをみ他：看護専門学校に所属する教員の学位取得ニードに関する研究―教員が希望する学位の学問領域とその決定理由．千葉大学看護学部紀要，23，1-6，2001.
40）梶田叡一：自己教育への教育．36，明治図書，1991.
41）香春知永：看護基礎教育課程における専門職的自律性に関する研究．千葉大学大学院看護学研究科昭和 60 年度修士論文，1986.
42）山下暢子，中山登志子：青年期学生と成人期学生の実習中に「直面しやすい問題」の比較―効果的な実習指導の展開に向けて．日本看護科学学会第 36 回学術集会講演集，585，2016.
43）小川妙子他：看護学実習における教授活動に関する研究―教員特性と教授活動の関係に焦点を当てて．看護教育学研究，5(1)，22-40，1996.
44）三浦弘恵他：看護職員募集要項にみる院内教育プログラムの対象・内容・方法―実態調査のための質問紙作成を目指して．第 30 回日本看護学会抄録集―看護教育，79，1999.
45）三浦弘恵他：院内教育プログラム作成に影響を及ぼす要因と展開過程．第 19 回日本看護科学学会学術集会講演集，96-97，1999.
46）三浦弘恵他：院内教育プログラムの現状に関する研究―全国調査のための質問紙作成を目指して．千葉看護学会会誌，6(2)，17-23，2000.
47）Brislin, W. R.: Back-Translation for Cross-Cultural Research. Journal of Cross Cultural Psychology, 1(3), 185-216, 1970.

48) 沖中重雄監修：看護学大辞典 第6版，「院内教育」の項．139，メヂカルフレンド社，2013．
49) 門屋久美子他：看護職員の教育ニーズからみた中高年層の院内教育活性化への検討．第25回日本看護学会集録(看護管理)，126-129，1994．
50) 市川純子他：看護婦の新人教育に対する意識調査―プリセプターシップ導入による看護婦の意識の変化．第26回日本看護学会集録(看護教育)，109-112，1995．
51) ①Smith, J. O., et al: Statewide Continuing Education Needs Assessment in Nursing; The SNAP System. The Journal of Continuing Education in Nursing, 11(4), 40-45, 1980.
②Farley, J. K., et al.: A System for Assessing the Learning Needs of Registered Nurses. The Journal of Continuing Education in Nursing, 19(1), 13-16, 1988.
52) 三浦弘恵他：看護職者の学習ニードに関する研究―病院に就業する看護職者に焦点を当てて．看護教育学研究，11(1)，40-53，2002．
53) 三浦弘恵他：学習ニードアセスメントツール―臨床看護師用―の開発．看護教育学研究，15(1)，7-19，2006．
54) 舟島なをみ監修：院内教育プログラムの立案・実施・評価第2版．医学書院，2015．
55) ①松田安弘他：看護における性の異なる少数者の経験―男子看護学生と男性看護師の経験の統合．看護研究，37(3)，253-262，2004．
②松田安弘，中山登志子他：看護学実習の目標達成に必要な教授活動の解明．看護教育学研究，14(1)，51-64，2005．
③山下暢子他：看護学実習における学生の「行動」と「経験」の関連―行動概念と経験概念のメタ統合を通して．看護教育学研究，15(1)，20-33，2006．
④塚本友栄他：就職後早期に退職した新人看護師の経験に関する研究―就業を継続できた看護師の経験との比較を通して．看護教育学研究，17(1)，22-35，2008．
56) 前掲書55)①
57) 前掲書55)②
58) 前掲書55)③
59) 前掲書55)④
60) Noblit, G. W., et al.: Meta-ethnography; Synthesizing Qualitative Studies. Newbury Park, CA: SAGE Publications, 1988.
61) Sandelowski, M., et al.: Focus on Qualitative Methods, Qualitative Metasynthesis; Issues and Techniques. Research in Nursing & Health, 20(4), 365-366, 1997.
62) Schreiber, R., et al.: Qualitative Meta-Analysis, In Morse, J. M.(Ed.), Completing a Qualitative project. 311-314, SAGE Publications, 1997.
63) 前掲書60)，26-29．
64) Polit, D. F., et al.: Nursing Research; Generating and Assessing Evidence for Nursing Practice. 10th ed., 735, Wolters Kluwer, 2017.
65) Beck, C. T.: Mothering Multiples; A Meta-Synthesis of Qualitative Research. The American Journal of Maternal/Child Nursing, July/August, 27(4), 214, 2002.
66) 松田安弘他：男子看護学生の学習経験に関する研究．看護教育学研究，10(1)，15-28，2001．
67) 松田安弘他：男性看護師の職業経験の解明．看護教育学研究，13(1)，1-14．2003
68) 山下暢子他：メタ統合を用いた看護学研究の概観―記述理論統合による新たな知識体系の構築に向けて．看護研究，37(3)，31-38，2004．
69) Porter, T. S.: Perceiving and Coping with Exclusion; the Socialization Experiences of Ethnic Minority Nursing Student. Portland State University, 1992.
70) Davis, S. P., et al.: Experience of Ethnic Minority Faculty Employed in Predominantly White Schools of Nursing. Journal of Cultural Diversity, 5(2), 68-79, 1998.
71) 山下暢子他：看護学実習に取り組む学生行動の概念化―学生理解に資する指導の探究．日本教育学会第64回発表要旨集録，208-209，2005．
72) Combs, A., et al.; 友田不二男編，手塚郁恵訳：人間の行動―行動への知覚的なアプローチ上巻．23，岩崎学術出版社，1970．

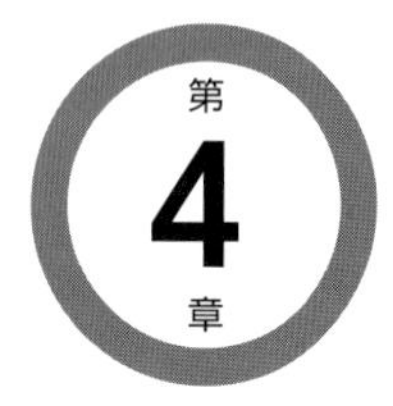

研究対象者の人権擁護に向けた倫理的配慮

I　看護教育学研究における人権擁護の指針

米国においては，研究倫理上の問題に対しては，古くから対応がなされており，1975年にアメリカ看護師協会（ANA）は，「臨床およびその他の研究における看護師のための人権指針」[1]を発表した。これは，看護学研究における人権擁護の指針とそのための方法を示したものであり，その歴史は1947年のニュールンベルク綱領にさかのぼる。

このニュールンベルク綱領とはナチスドイツの残酷な人体実験を行った医師を裁いた軍事法廷が人間を対象とする研究や実験に関する倫理規範を作成し，これに基づき，10箇条からなる人間を対象にする研究を行うときの倫理的な配慮に関する規定を述べたものである（表4-1）。この第1条は，「医学研究においては，研究の対象となる人間の自発的な承認が絶対に必要である」としている。この医学研究の対象者の人権保護を目的とした綱領が，人間を対象とした研究における人権擁護の指針の必要性を検討する基礎になったものである。

また，わが国でも，1988年，日本看護協会が「看護婦の倫理規定と解説」[2]を発表し，看護実践と看護学教育および研究実施にあたっての規律について説明した。その第1項は「看護婦は，人間の生命を尊重し，また人間としての尊厳及び権利を尊重する」，さらに第3項は「看護婦は，対象のプライバシーの権利を保護するために，個人に関する情報の秘密を守り，これを他者と共有する場合については，適切な判断のもとに対応する」としている。この2項目は看護実践の場を想定した規定ではあるが，当然，この視点は人間を対象とした看護学研究の場にも適用されなければならない。

さらに，2003年，日本看護協会は「看護者の倫理綱領」[3]を発表し，病院，地域，学校，教育・研究機関，行政機関などあらゆる場で実践を行う看護者を対象とした行動指針を提示した。その第1項は「看護者は，人間の生命，人間としての尊厳及び権利を尊重する」，第4項は「看護者は，人々の知る権利及び自己決定の権利を尊重し，その権利を擁護する」としている。また，第5項は「看護者は，守秘義務を遵守し，個人情報の保護に努めると

表 4-1　ニュールンベルク綱領（笹栗俊之訳）

1. 被験者の自発的な同意が絶対に必要である。
このことは，被験者が，同意を与える法的な能力を持つべきこと，圧力や詐欺，欺瞞，脅迫，陰謀，その他の隠された強制や威圧による干渉を少しも受けることなく，自由な選択権を行使することのできる状況に置かれるべきこと，よく理解し納得した上で意思決定を行えるように，関係する内容について十分な知識と理解力を有するべきことを意味している。後者の要件を満たすためには，被験者から肯定的な意思決定を受ける前に，実験の性質，期間，目的，実施の方法と手段，起こっても不思議ではないあらゆる不都合と危険性，実験に参加することによって生ずる可能性のある健康や人格への影響を，被験者に知らせる必要がある。
同意の質を保証する義務と責任は，実験を発案したり，指揮したり，従事したりする各々の個人にある。それは，免れて他人任せにはできない個人的な義務であり責任である。
2. 実験は，社会の福利のために実り多い結果を生むとともに，他の方法や手段では行えないものであるべきであり，無計画あるいは無駄に行うべきではない。
3. 予想される結果によって実験の遂行が正当化されるように，実験は念入りに計画され，動物実験の結果および研究中の疾患やその他の問題に関する基本的な知識に基づいて行われるべきである。
4. 実験は，あらゆる不必要な身体的，精神的な苦痛や傷害を避けて行われるべきである。
5. 死亡や障害を引き起こすことがあらかじめ予想される場合，実験は行うべきではない。ただし，実験する医師自身も被験者となる実験の場合は，例外としてよいかも知れない。
6. 実験に含まれる危険性の度合いは，その実験により解決される問題の人道上の重大性を決して上回るべきではない。
7. 傷害や障害，あるいは死をもたらす僅かな可能性からも被験者を保護するため，周到な準備がなされ，適切な設備が整えられるべきである。
8. 実験は，科学的有資格者によってのみ行われるべきである。実験を行う者，あるいは実験に従事する者には，実験の全段階を通じて，最高度の技術と注意が求められるべきである。
9. 実験の進行中に，実験の続行が耐えられないと思われる程の身体的あるいは精神的な状態に至った場合，被験者は，実験を中止させる自由を有するべきである。
10. 実験の進行中に，責任ある立場の科学者は，彼に求められた誠実さ，優れた技能，注意深い判断力を行使する中で，実験の継続が，傷害や障害，あるいは死を被験者にもたらしそうだと考えるに足る理由が生じた場合，いつでも実験を中止する心構えでいなければならない。

〔福岡臨床研究倫理審査委員会ネットワーク RecNet Fukuoka. 法令・綱領・指針—ニュルンベルク綱領（1947 年）. http://www.med.kyushu-u.ac.jp/recent_fukuoka/houki-rinri/nuremberg.html（2021 年 1 月 5 日アクセス）〕

ともに，これを他者と共有する場合は適切な判断のもとに行う」。この 3 項目もまた人間を対象とした看護学研究の場にも適用されなければならない。

このような背景を踏まえ，現在，看護教育学に関わる研究の中で対象者の人権を擁護するための配慮は必然であるが，そのためには人権とは何かを各研究者は熟知する必要がある。

Sobel Dava は，人権という用語を次の 3 つの側面から説明している（表 4-2）[4]。

①危険から自由である権利

②プライバシーと尊厳の権利

③匿名の権利

この人権の 3 側面は，看護教育学においても同様に研究の対象者の人権擁護のための倫理的配慮の指針となる。

1　危険から自由である権利とその権利の擁護

研究において危険から自由である権利とは，対象者がその研究に参加することによっ

表4-2　Sobel Dava による人権の3側面

1．危険から自由である権利とその権利の擁護 研究において危険から自由である権利とは，対象者がその研究に参加することによって，身体的，心理的，社会的な側面に何らかの問題を生じると察知した場合，その研究への参加の有無を自分自身で自由に決定する権利を持つことを意味する。
2．プライバシーと尊厳の権利とその権利の擁護 プライバシーの権利とは，私生活をみだりに知られない権利とともに，自分のデータに関し，知る権利を持ち，そのデータが誤っていれば訂正，修正する権利を持つという積極的・能動的権利である。また，尊厳とは人間の人格の内なる人間性の価値感情を意味し，尊厳の権利とは人間にはいかなる時にも，この価値感情を害されない権利を保有することを意味する。
3．匿名の権利とその擁護 匿名とは，名前や身分を隠して行動することを意味し，匿名の権利とは，研究対象者が誰かを特定できるような状況が，予期しない身体的，心理的，社会的な不利益を招く可能性があるため，研究発表の段階のみならず，研究遂行の段階においても，その対象者が特定されないような配慮を受ける権利である。

て，身体的，心理的，社会的な側面に何らかの問題を生じると察知した場合，その研究への参加の有無を自分自身で自由に決定する権利を持つことを意味する。

例えば，看護学実習における学生の不安の高さに着眼した教員がいたとする。この教員はさらにこの不安の程度が看護学実習の過程でどのように変化しているのかがわかれば，最も高い時期に集中的に教員が必要となる指導を展開することができるのではないかと考えた。このような前提に基づき立案した研究計画は，2週間の成人看護学実習において不安測定尺度STAIを用い，実習開始前から終了後まで計6回の測定を行うという内容のものであった。教員はこの研究計画に基づき対象となる可能性のある学生に研究参加への呼びかけを行った。この説明を聞いた学生Sは，この研究に参加し6回もの測定を受けることは心理的に大変負担であると判断し，研究参加に同意しなかった。一方，学生Tは，かなり負担であるとは感じたが，その教員が行っている研究が学生にとっても重要なものであり，興味ある内容だと感じたため，負担ではあるが参加することを決定した。

この状況において，ある学生は心理的負担を強く感じ，研究参加には同意せず，ある学生は心理的負担は感じるが，研究への興味とその負担は乗り越えられるという判断の基に研究参加を決定した。これが，危険から自由である権利である。

看護教育学に関わる研究者が対象者のこの権利を擁護するために，まず第1に重要なことは，その研究の全過程を通して対象者が被る可能性のあるすべての不利益を身体的，心理的，社会的な側面および人道的見地から十分に検討し，それを熟知することである。研究者自身がこのことをわからなければ，対象者の権利を守ることはできない。そして，対象者が被る可能性のある不利益を研究計画立案の時点で最小限にするよう努力することである。さらに，その研究計画のすべてを対象者となる可能性の理解力に合わせ，丁寧に説明する。この説明に際しては，特に学生を対象とした研究では，学生と教員の関係を十分考慮し，学生が参加の意思を自由に決定できるよう配慮しなければならない。

次に，対象者の危険から自由である権利が擁護されているとは言い難い事例を提示する。

事例　研究者：看護系大学の教員Ｍ
研究対象者：看護系大学４年次生７名

教員Ｍは，慢性疾患看護学を担当しており，実習中，学生がどのような学習上の問題に遭遇するのかを明らかにするための研究を行っていた。データは実習終了後のカンファレンスの最後に今日遭遇した問題の有無とその内容に関する質問を行い，それを録音することにより収集した。学生の同意の必要性は認識していたが，データ収集前に説明すると自然な発言が阻害されると感じ，事前には説明しなかった。

実習終了後，教員Ｍは学生を個別に研究室に呼び，研究についての説明とデータ収集をしていた事実を話し，全員の学生から研究参加への了解を得た。

この場合，教員Ｍは確かに学生から研究参加への同意を得てはいる。しかし，その方法には問題がある。確かに事前説明は，学生が自分の発言を意識する可能性をもたらす。しかし，それだからといって，このような方法をとって良いというものではない。事後の説明，しかも学生を個別に研究室に呼び，同意を得る方法は，学生にとって，研究のデータとして欲しくないと感じても，指導を受けた教員にはそれを伝えにくい。教授＝学習過程において教授者と学習者は相互主体的な存在であり，役割の異なる対等な関係であるとはいっても，学生にとって教員は成績や単位を付与する年長者であることを忘れてはならない。その上で，学生が研究参加を拒否する権利を最大限守るためにはどのような配慮が必要かを各研究毎に十分吟味する必要がある。

2　プライバシーと尊厳の権利とその権利の擁護

プライバシーの権利とは，私生活をみだりに知られない権利とともに，自分のデータに関し，知る権利を持ち，そのデータが誤っていれば訂正，修正する権利を持つという積極的・能動的権利である[5)]。また，尊厳とは人間の人格の内なる人間性の価値感情[6)]を意味し，尊厳の権利とは人間にはいかなるときにも，この価値感情を害されない権利を保有することを意味する。

このプライバシーと尊厳の権利に関しては，他者が，厳密にその人にとって何がプライバシーや尊厳の侵害になるのかを決定することはできない[4)]。そのため，研究者はまず第1にこの権利が何を意味するのかを十分に理解した上で，プライバシーの権利を侵害し，尊厳の権利を剝奪するような要素が研究過程に存在しないかどうかを十分に吟味する必要がある。その上で，研究対象者に研究の全過程を十分に説明し，話し合う機会を持たなければならない。

3　匿名の権利とその擁護

匿名とは，名前や身分を隠して行動することを意味し[7)]，匿名の権利とは，研究対象者が誰かを特定できるような状況が，予期しない身体的，心理的，社会的な不利益を招く可能性があるため，研究発表の段階のみならず，研究遂行の段階においても，その対象者が特定されないような配慮を受ける権利である。

この中で，研究発表の段階で対象者の匿名性の保護に対する配慮は比較的理解しやすく，看護学教育研究の中にも浸透している。しかし，研究遂行過程における対象者の匿名性の保護に関してはこれまであまり強調されて来なかった。次に示すのは，研究遂行過程における対象者の匿名性の権利への侵害の事例である。

事例　研究者：看護系短期大学の教員S
研究対象者：看護学実習中の看護専門学校の学生と担当教員

研究者Sはゼミナール形式の授業の機能を明らかにする目的で，研究計画を立案し，ゼミナール形式の授業を活発に行っている，ある看護学校の教員と学生にデータ提供を依頼した。依頼を受けた教員と学生は，研究の主旨に賛同し，自発的に研究参加に同意した。この研究計画では，ゼミナール形式の授業の中で教員と学生がどのような発言，態度をとるのかをビデオ撮影と録音をすることになっており，それを実施した。

この研究は，分析に向けて録音内容の逐語記録を作成する必要があり，研究者Sはその逐語記録の作成を同僚のYに依頼した。同僚Yは，以前，研究対象者となった教員と同じ職場で働いた経験があり，Sもそのことを承知でYにその作業を依頼した。研究対象者である教員は，この研究をSの単独の研究だと説明を受けており，それ以外の人がこの研究に関わるとは聞かされていない。したがって，当然，過去に同僚として働いたYが逐語記録の作成に関わることも知らされていない。

この事例は研究遂行過程において，研究対象者となった教員は，自分が意図しないところで，Yという元同僚の研究部外者に自分の授業を公表することになってしまった。このような研究の過程において，逐語記録の作成を研究とは直接的に関わらない第三者に依頼するということは，めずらしいことではない。しかし，研究対象者が特定できるような第三者への依頼は，研究過程における対象者の匿名性の権利の侵害にあたる。このような場合，もしどうしても逐語記録の作成者がこの対象者の元同僚しかいないということが研究計画立案時からわかっているのならば，その旨を対象者に説明すべきである。その上で，この対象者が研究参加に同意したのならば，この状況は匿名の権利の侵害には該当しない。また，この作業の依頼を研究経過の中で決定していく場合，研究者SがYと対象者の関係を知っていたのならば，Yを逐語記録作成者としては選択すべきではない。

II　対象者擁護に必要な手続きと留意点

1　説明と同意(インフォームドコンセント)

説明と同意と訳されているインフォームドコンセントは，米国の患者の人権運動に端をなし，医療の場における患者個人の権利と医師の義務という見地からみた法的概念である。この概念は，医師が業務上，知り得た患者の個人情報について守秘義務を持ち，患者は医療上の事実を知る権利があることを示している。また，医師は患者が自己の医療上の事実を十分理解できるよう説明する義務があり，さらに患者は自分でどの医療行為を受けるのかを自己決定する権利と共に，治療や検査に伴う医学的侵襲を医師が自分の身体に加えることに同意する権利を持つことを示したものである[8)]。

この概念は医療の場において発達してきたものではあるが，看護教育学研究においても必要な概念である。

2 看護教育学研究における対象者擁護に必要な手続き

研究参加への協力を依頼する

まず，研究参加への協力依頼は，研究者が綿密に立案した研究計画を対象者の特性や理解力に合わせて，わかりやすく説明する必要がある。研究の専門用語をふんだんに使った説明は，たとえ，その対象が学生でなくとも不適切である。

説明の内容としては，まず第１に研究の全容が盛り込まれなければならない。具体的には次の６項目が必要である。

a．研究者は何故その研究に取り組もうとしているのか(研究動機)
b．研究にはどのような意義があるのか(研究の意義)
c．研究によって何を明らかにしようとしているのか(研究目的)
d．どのようなやり方で研究を行おうとしているのか(研究方法)
e．対象者にはどこにどのように参加してほしいと考えているのか(研究参加の方法)
f．参加を決定した場合，それにより参加者にとって何か良いことはあるか，良くないことはあるか(研究参加に伴う利益，不利益)

第２には，研究への参加を決定するのは，完全に本人の自由意思であり，もし，参加に協力しないという決定をしても，そのことにより何ら不利益を被らないことを説明する。また，研究参加に同意しても，途中で協力の辞退が可能であることも内容として盛り込む必要がある。さらに，研究は完全に匿名で行い，研究以外には，そのデータは使用しないことを明言しておくことも重要である。

これらの説明内容は単に口述するのみではなく，対象者が聞き易いように，資料や視聴覚教材などの準備をするといった配慮も必要であろう。

研究参加への同意を得る

以上のような内容を説明した後，説明を聞いてくれた人々に研究に実際に参加してもらうためには，研究参加への同意を得なければならない。特に学生を対象とする研究において，同意を得る方法として考慮しなければならないのは学生が本当の意味で自由意思でそれを決定できるような時間的余裕と場の設定である。学生が授業に参加する目的で集まっているところで説明をし，その場で「この研究に参加したくない人は手を挙げて下さい」，もしくは「皆さん，参加して下さいますよね」といった同意の得方は，教員が意図しなくとも学生には強制力となることがあるため，避けるべきである。

これらを前提に，特に教員が学生からの研究参加への同意を得るために，第１に研究協力依頼の場所と同意を得る場所を別に設けるという配慮が必要である。具体的には研究協力を依頼し，その上で依頼内容を検討する時間を確保し，同意する者のみが集まる時間と場所を指定することを意味する。この手続きを踏むことにより強制力はかなり弱まる可能性が高い。

さらに，データ収集法として，面接，観察を用いたり，研究デザインが実験研究，準実

研究についてのご説明

私たちは，看護教育に携わる教員が少しでもよい実習指導を行うためには，まず第一に，実習の中で学生が何を体験するのかを知る必要があると考え，現在，看護系大学の学生の皆様の実習体験を明らかにするための研究を行っております。そこで皆様が，実習を行っているところを観察させていただき，その結果を分析したいと考えております。この研究の中で，皆様の個人名が公表されたり，プライバシーを侵害することは決してありません。また，皆様にはこの依頼を拒否する権利があります。たとえ，研究に参加していただけなくても，そのことにより今後の学生生活のいかなる面においても影響を受けることはありません。

この同意書は，研究へのご協力をお願いし，私たちの責任を明らかにするためのものです。

この研究は＊＊年＊＊学会に発表する予定です。

＊＊大学　研究者氏名
電話：●●●-○○○○
E-mail：××××@△△△

〔誓約書〕

私たちは，データ提供をして下さる方のプライバシーを守り，このデータを研究以外に使用しないことを約束します。また，研究の全過程においてデータ提供者となってくださった個人を特定し得るような方法はとらないことを約束します。

＊＊年＊月＊日
研究者氏名

〔同意書〕

私は，実習場面の観察を受けること，およびその記録を研究のためのデータとして使用されることに同意します。

＊＊年＊月＊日
氏名

図4-1　看護教育学研究が用いる同意書の一例

験研究に該当する研究には，必要に応じ，研究参加への同意書を準備し，同意したことを紙面を持って確認する。同意書の様式の1例を図4-1に示した。

デ一タを収集する

データ収集にも多様な方法があるが，看護学教育研究においては質問紙法やスケールによるデータ収集法の採用頻度が極めて高い。教員が学生を対象とした研究を行うとき，授業の中で，同意を得，同時にその場でデータを収集するという状況は，時間的，経済的には極めて効率の良い方法である。しかし，これまで述べたとおり，この状況は，教員が意図していなくとも，学生にとってかなり強制力の高いデータ収集の方法であり，避けなければいけないことの1つである。

質問紙，スケールによるデータ収集法として，最も強制力の低い方法は，無記名による郵送法である。しかし，この方法は，データ数が増せば増すほど，返送にかかる郵送料が嵩み，時間的効率も直接的な回収に比較すると低下する。しかし，時間もかけず，費用もかけずに研究することは，不可能である。これらは，研究計画を立案する時点で，時間をどのように捻出するか，どのくらいの経費が必要であり，それをどのように確保するのかを検討することも対象者擁護に向けて重要であることを示している。

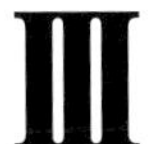

Ⅲ　かつて存在した看護学教育に関わる研究の倫理的問題

今や，研究対象者の人権擁護は，人間を対象とした研究の最優先事項であり，人権擁護に向けた研究の科学性，研究遂行上の手続きや配慮の適否に関する審査の受審と通過なくして研究を進めることはできない。しかし，かつて日本の看護学教育に関わる研究は，対象者の人権擁護という観点から見たとき，人権侵害に直結する状況をはらみながら実施されていた。また，かつて看護学教育に関わる研究を実施した研究者の多くは，看護師養成教育に携わる看護職の教員であり，研究対象者の多くは，その教員のもとで学ぶ学生であった。このような状況下に生じた研究上の負の歴史を記憶の中から消去することはそれほど難しいことではない。それは，「昔のことだから…」「倫理審査などなかった時代だから…」などがこの事実の消去に足る理由になる可能性があることに起因する。しかし，研究対象者の人権擁護は，研究者が倫理審査から承認を得た手続き，配慮に違わず研究を進めることによってのみ実現し，最終的には研究者自身の倫理観に帰する。このような観点から，看護学教育に関わる研究を研究対象者の人権擁護という観点から見たとき，現在に至る過程に生じた負の歴史は，「この歴史を繰り返してはいけない」という強力なメッセージになるに違いない。

以上を前提に，看護学教育に関わる先行研究に存在した倫理的問題について再確認する。1999年から2003年の看護学教育に関わる研究に生じた倫理的問題を明らかにした研究[9]は，特に研究対象者への説明と研究対象者からの同意に多くの問題が生じていたことを明らかにした。

この問題は，基本的人権，①危険から自由である権利，②プライバシーと尊厳の権利，③匿名の権利がどのように扱われていたかという視点から3つの基準(表4-3)を設け分析した。その結果は，研究総数2,153件中，968件(45.0%)に倫理的な問題を持つ可能性があることを示した(図4-2)。また，その中でも匿名性の確保不十分という問題が最も多く，同意獲得の記述のない研究，質問紙の回収率100%という研究も数多く存在した(図4-3)。これらは，学会誌や抄録の記述から判断した結果であり，紙面の制約から記述を割愛した可能性もある。しかし，全体の45.0%が倫理的な問題を持つ可能性があるという結果が紙面の制約によってのみ生じたとは考えにくい。また，1989年から1998年の看護学教育に関わる研究を対象にした研究[10,11]もほぼ同様の結果を示していた。

1　対象者の匿名性に関する問題

1999年から2003年の看護学教育に関わる研究の中には，研究対象者の匿名性に関する問題を持つ研究が多数存在した。具体的には，研究対象者を「本校学生」もしくは「本校看

表4-3　研究倫理に対する3つの分析視点

1. 同意獲得の記載なし
2. 匿名性の確保不十分
3. 回収率100%

〔塚本友栄，舟島なをみ他：我が国の看護学教育研究における倫理的問題—1999年から2003年の抄録分析を通して．千葉看護学会会誌，11(2)，1-7，2005.〕

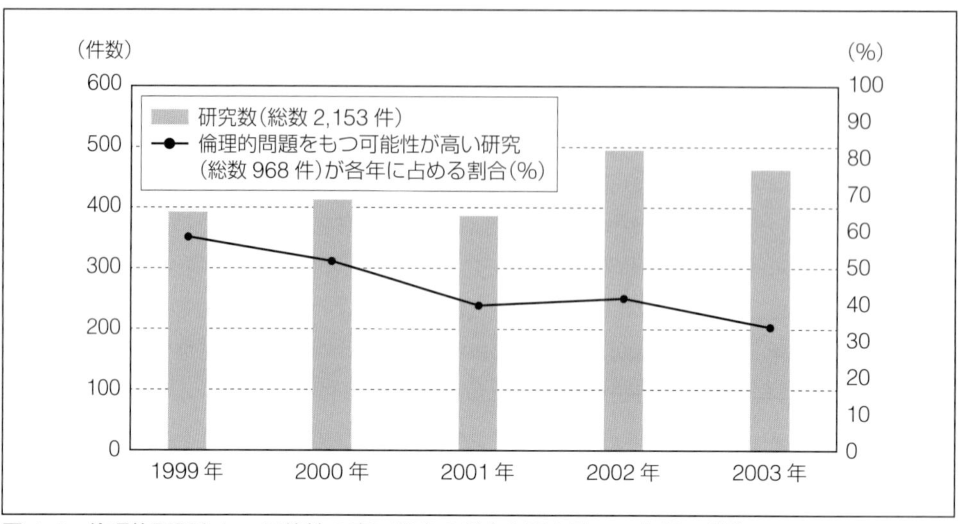

図4-2　倫理的問題をもつ可能性の高い研究の割合と研究数の5年間の推移

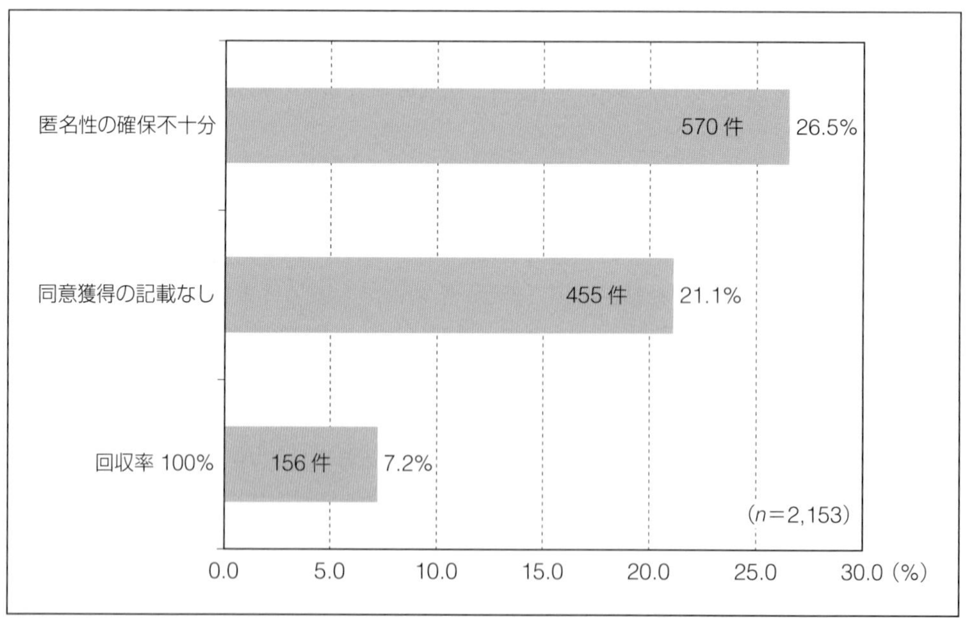

図4-3　各倫理的問題が看護学教育研究全体に占める割合

護学生」といった記述がこれに該当する。それは，研究者の所属が学会抄録や論文に必ず記載されるため，「本校学生」もしくは「本校看護学生」と記述された研究対象者が研究者の所属する教育機関の学生であることを明示しているのと同様の意味を持つという問題である。この問題は，どこまでを匿名の範囲とするのかということにも関連する。しかし，対象者の所属する教育機関が公表されるということは，その教育機関の匿名性が擁護されていないとも言い換えられ，この状況は問題視しなければならない。2003 年以降，多くの看護系教育機関，医療機関は倫理審査委員会を開設し，そこに就業する職員や在籍する学生が研究を行う際，倫理審査の通過を義務づけている。その効果とともに看護職者の研究対象者の人権擁護の意識が高まり，2003 年まで看護学教育に関わる研究の中に多数存在した「本校学生」もしくは「本校看護学生」という記述は減少しているものの皆無ではない。「本学●年次生」と学年まで特定している論文もいまだに存在している。「本学●年次生」と大学のみならず学年も明示することによって，対象者はより一層，特定しやすくなる。このように記述した論文を精読すると，対象となった学生が看護基礎教育課程のどの時期に該当するのかを明示する必要はある研究も存在した。しかし，研究者が所属する教育機関に在籍する学生であることを表明しなければならない理由を読み取ることはできず，不必要な情報であると判断できた。

各機関における倫理審査や学会の査読に際し，匿名性の範囲に関し，一致した見解を表明すべきであろう。また，研究者は対象の匿名性を擁護すべきであり，対象者の個人名のみならず，個人名に結びつくような情報の記述を回避する必要がある。さらに，看護学教育に関わる研究がかつて研究対象者の人権侵害に抵触するような状況にあったという事実を念頭に置き，慣習的な表現や記述を容易に用いることなく，一文一文，慎重に吟味し，研究を進める必要がある。

2　対象者の同意獲得に関する問題

1999 年から 2003 年の看護学教育に関わる研究の中には，学生の成績やレポート，実習記録などをデータとする必要のある研究が多数，存在した。これらをデータとしているものの，その成績を獲得した学生，実習記録やレポートを書いた学生，すなわち研究対象者の同意獲得の記載がない研究は，30% を占めた。また，観察法を用いた研究の 22.5%，質問紙法を用いた研究の 19.4%，面接法を用いた研究の 14.2% に，同意の獲得の記載がなかった。その上，観察法を用いた研究の中には，授業時間内にデータ収集を行ったものもあった。これらは，看護学教員が研究活動と教授活動の相違を自覚し，研究の実施に際しては，学生の同意を得た後，学習活動を観察する，学習記録をデータとする必要性を示している。

2003 年以降も看護学教育に関わる研究の中には，学生の成績，学生の記述したレポートや実習記録をデータとする研究は少なからず存在する。しかし，学生への説明と学生からの同意獲得はすべての研究が記述しており，記述のない研究は皆無である。看護学教育に関わる研究を実施する研究者が人権擁護の意識を向上させていることを示す状況である。一方，多くの研究は研究参加に同意する学生の比率が極めて高いことを報告している。これは，研究者の熱意のこもった説明により，説明を受けた多くの学生が研究の重要性を理解し，研究への参加を同意したと解釈できる。その一方，学習者としての学生は研究不参加を表明しにくく，同意を余儀なくされた可能性も否定しきれない。

看護学教育に関する研究は，その多くが学生を研究対象とする。学生を対象とした研究であっても，2003年までのように学生から同意を得ることなくデータ収集を行う研究者は既に存在しないに違いない。しかし，学生を対象とする研究を行う研究者は，研究参加への同意を求められた学生が研究不参加を表明しにくいということを念頭に置き，学生が真意を表明できる環境を配慮すべきであろう。

3　データ提供の強制に関わる問題(回収率100%)

1999年から2003年の看護学教育に関わる研究2,153件中には，データ収集法として質問紙法を用いた研究が1,411件(65.5%)存在した。また，そのうち，回収率100%と記述した研究が156件あり，データ収集に質問紙法を用いた研究の11.1%に相当した。また，回収率100%と記述した研究の約70%は同意獲得の記載があり，同意を得た上で対象者全員から質問紙を回収していた。さらに，研究の大半は質問紙の回収方法が不明であり，任意の提出を保証できる回収方法であったことを判断できなかった。質問紙法によるデータ収集には，郵送法，留め置き法，集合調査法がある。郵送法は，対象者が結果の返送を自由に意思決定でき，一般的に得られる回収率は20%から30%である[12)]とも言われている。これは，対象者の自由な意思決定を尊重した場合，100%の回収率を得ることは困難であることを示し，回収率100%を得た研究が，対象者の同意を得ていたとしても，自由な意思決定を十分尊重していなかった可能性を示唆する。

また，回収率100%を得た研究の過半数は，研究者が提供する特定の授業を受けている学生を対象とし，学習成果や授業に対する評価を明らかにしていた。このことは対象者と研究者の間に，授業提供者とそれを受ける者，評価する立場とそれを受ける立場という関係が存在していたことを示す。

さらに，2011年に実施された看護系大学の学生を対象とした質問紙調査に伴う倫理的配慮について明らかにした研究[13)]も質問紙法により学生からデータを収集した研究の約30%が質問紙をその場で回収したり，20%が研究者に直接，届ける方法により回収していることを明らかにしている。その一方，教員は学生の自由意思による参加を重視していると回答していた。この結果は，看護学教育に関わる研究が倫理的にかなり深刻な状況を長期間，継続していたことを示している。

看護学教育に関する研究が授業提供者である教員と授業を受ける学生という関係の中で実施される場合，研究者が意図しないところで，データ収集に強制力が働く可能性があることを忘れてはならない。この問題の解決に向けて教員である研究者は，学生の自由な意思決定を尊重できるよう，同意獲得の方法や質問紙の回収方法を工夫する必要がある。

4　研究対象者の負担に関わる問題

対象者の極端な負担に関わる問題としては，具体的には，学生が疲労しきっていることが予測できる実習終了直後にデータを収集しているものや，実習中，数回にわたり質問紙や面接によるデータ収集を行っているといったものである。この問題は，対象となる学生への研究参加の同意をどのように得たかという問題とも関連して，細心の配慮が必要な問題である。

以上，看護学教育に関する研究の負の歴史を振り返り，研究対象者の人権擁護の在り方を再確認した。1989 年から 1998 年の 10 年間，そして 1999 年から 2003 年の 5 年間，合計 15 年間「看護学教育に関する先行研究 4,243 件の分析」の結果が歴史を振り返ることのできる資料となった。資料となった先行研究分析は，この時期，千葉大学大学院看護学研究科に在籍し，看護教育学を専攻した大学院生が，15 年分約 4,000 件の研究を収集し，それらを 1 件 1 件精読し，データ化，分析した結果である。コンピュータを使用し，看護学教育に関する研究を検索することはある程度可能ではあったが，それ以外は，看護学教育に関する知識，研究に関する知識を持つ研究者が根気強く，膨大な時間をかけ，継続することを求められる研究であった。

もちろん，筆者もリーダーとしてこの研究に参画しており，大学院生が膨大な時間をこの研究に費やしていることは知っていた。しかし，看護教育学の発展に向けて，看護学教育に関する研究の現状の把握が必要不可欠であり，大学院生にとって膨大な研究に触れることが何にも代えがたい学習になると信じて疑わなかった。

当時のことを振り返ったとき，各自の修士論文，博士論文になる研究に取り組みながら，この苦しい作業に参加した大学院生への感謝の気持ちとともに，「もう，できない」と思う一方，「また，やってみたい」という複雑な思いにとらわれる。

現在から過去 5 年間の「看護学教育に関する先行研究分析」の結果は，何を私たちに教えてくれるのであろうか。

引用文献（第 4 章）

1）American Nurse Association: Human Rights Guideline for Nurses in Clinical and Other Research. 1985.
2）林滋子他編：看護の定義と概念　第 2 版．139-146，日本看護協会出版会，1989.
3）手島恵監修：看護者の基本的責務－定義・概念/基本法/ 倫理 2020 年版．62-67，日本看護協会出版会，2020.
4）前掲書 1），6-7.
5）大庭健他編：現代倫理学事典，「プライバシー」の項．745-746，弘文堂，2006.
6）下中弘編：哲学事典，「尊厳」の項．877，平凡社，1971.
7）前掲書 6），「匿名」の項．1020.
8）現代用語の基礎知識 2018，「インフォームド・コンセント」の項．1221，自由国民社，2018.
9）塚本友栄，舟島なをみ他：我が国の看護学教育研究における倫理的問題－1999 年から 2003 年の抄録分析を通して．千葉看護学会会誌，11(2)，1-7，2005.
10）塚本友栄，舟島なをみ：看護学教育研究における倫理的問題．看護教育，35(7)，550-556，1994.
11）定廣和香子他：日本における看護学教育研究の動向と課題．第 7 回中日護理学術交流会議論文匯編，112-114，2001.
12）棚部得博：マーケティングがわかる事典－読みこなし・使いこなし・活用自在．278，日本実業出版社，2000.
13）石岡洋子他：看護学生を対象にした質問紙調査を行う際の倫理的配慮に関する実態調査－看護教員の倫理的配慮に関する認識と実践．日本看護倫理学会誌，5(1)，12-21，2013.

第5章 研究倫理行動自己評価尺度の活用による公正な研究の推進

研究者は，その学問領域や専門性の相違にかかわらず，研究の全過程を通して倫理的に行動しなければならない。特に，看護学研究の多くは，人間を対象とするため，対象者の人権を擁護するための配慮，すなわち倫理的配慮に関し緻密な計画を立案し，研究計画に組み込む必要がある。看護教育学研究も同様であることは第4章に述べた。また，研究者は，研究開始に先立ち，各研究デザインや研究対象者の特徴に応じて計画した倫理的配慮について審査を受け，通過する必要がある。さらに，研究開始後は計画に組み込んだ倫理的配慮を遵守し，忠実に行動しなければならない。同時に，公正に研究を進めるためには，研究対象者の人権擁護に加え，不正を回避する努力を継続しなければならない。

2003年，国際看護師協会(ICN)は，研究倫理ガイドライン[1,2]を改定し，「看護研究のための倫理指針」[3]を公布した。このような倫理指針があるにもかかわらず，研究に携わる看護職者の不正行為は存在している[4]。修士課程に在籍する大学院生の経験を解明した研究[5]は，学生が倫理規範を遵守しながら研究を進める一方，研究を優先するあまりにその規範を犯すこともあることを明らかにした。この結果も看護職者の研究不正行為の存在を裏づけ，大学院生を含め，研究に携わる看護職者，誰もが不正を起こす可能性を持つことを示す。研究に携わる看護職者が不正を起こせば，不正を起こした看護職者個人のみならず，看護職者全体の信用にも影響を及ぼす。また，看護職は専門職であり，専門職と自律は不可分の関係にあり，看護職者が研究の全過程を通して公正さを維持するためには，他者に依存することなく，自己を律し倫理的に行動し続ける必要がある。

第4章「研究対象者の人権擁護に向けた倫理的配慮」に論述した内容は，看護教育学研究における対象者の人権擁護に向け，必要不可欠な内容である。同時に，研究全過程を通して公正さを維持するためには，倫理的に行動できているか否かを研究者自身が確認する必要がある。それは，看護職が専門職であることに加え，研究の公正さは研究者自身のみが知ることに起因する。

以上を背景とし，第5章は公正な研究の推進に向け，第1に研究における不正行為，第2に研究不正の回避について概説する。第3に研究過程において倫理的行動の質を自己評価する尺度を紹介し，その活用方法を説明する。

なお，本書は研究に携わる看護職者の倫理的行動を次のように定義する。「**研究に携わる看護職者の倫理的行動とは，研究の全過程を通して，研究者としての道徳的規範に基づき『善である』と判断し，その結果に従い示す行動やふるまいである。この行動とふるまいは，研究対象者の人権擁護，研究の不正行為の回避，意図しない誤りの最小化への努力を含み，研究上の道徳的ジレンマや価値の対立への健全な対処にも貢献する**」[6]。

I　研究における不正行為

看護職は専門職であり，看護の提供は，看護職者と看護の提供を受ける人々の間の信頼関係なくして実現しない。この信頼関係は，看護の提供を受けるその人が面前に存在する看護職者を看護学の専門的知識や技術を持ち，その人自身の健康の維持，増進，悪化の防止に向け，支援してくれるに違いないという確信でもある。看護がこのような関係を前提に成立しているにもかかわらず，もし，看護学研究に何らかの不正が発覚した場合，看護学研究への信頼のみならず，専門職の活動である看護，その看護を提供する看護職者すべてが社会からの信頼を失墜する。このような事態の発生を防ぎ，研究者としての倫理観を醸成するためにも，研究の不正行為への理解を深める必要がある。

また，研究の不正行為は，その行為に対する研究者による何らかの意図の存在を必要とし，意図なく生じた「誤り」は不正行為に該当しない。しかし，研究者として，「不正だとは思わなかった」「知らなかった」では許されない「誤り」も多々あり，これがその研究に重要な影響を及ぼす場合，公表の撤回を求められる。研究者として許されない誤りを防止するためにも，研究の不正行為に対する理解を深める必要がある。

研究に携わる看護職者の定義が示す「**研究の全過程**」は，研究計画の立案から研究結果の公表までを意味し，この過程には，研究助成金の獲得や使用も含む。また，定義が示す「**研究の不正行為**」は，研究対象者の人権侵害をはじめとして，ねつ造，改ざん，剽窃（盗用）などを意味する。さらに，研究を通して正当でない利益を得ようとする行為，すなわち**不当な利得**も不正行為として同等の重みがある（表5-1）。

1　人権侵害

人権侵害とは，すべての人間が持つ基本的人権を侵すことである。研究の不正行為としての人権侵害は，研究対象者個々に保障されている危険から自由である権利，プライバシーと尊厳の権利，匿名の権利を研究者が意図的に侵害することを意味する。看護学研究は，多様な背景，多様な状況にある人々を対象にする。その中には，自身の意思を表明できない対象者も存在する。対象者がどのような状況であっても，また，研究者が研究上，どのような状況に置かれていても，対象者の人権を擁護しなければならない。表5-2は，研究の各段階と発生する可能性のある不正の関係を明示する試みであり，表に示したように研究の不正行為としての人権侵害は，データ収集，分析，公表（出版），発表，結果の記述などの段階に起こりやすい。

看護系大学院博士前期課程（修士課程）に在籍する大学院生の経験を概念化した研究は，

表5-1　研究の主たる不正行為

人権侵害

すべての人間が持つ基本的人権を侵すことである。研究の不正行為としての人権侵害は，研究対象者個々に保障されている危険から自由である権利，プライバシーと尊厳の権利，匿名の権利を研究者が意図的に侵害することを意味する。

ねつ造

事実でないことを事実のようにこしらえること，でっち上げることである。研究の不正行為としての**ねつ造**は，研究者による意図的な不実表示，データや結果の偽造を意味する。

改ざん

文書などの字句を直すことであり，特に，悪用するために勝手に直すことである。研究の不正行為としての**改ざん**は，研究者が研究結果に不正に手を加える，操作する，研究の必要な手続きを変更する，データを故意に除外する，基準を充足していない対象者を研究対象とするといったときに発生し，このような行為を通して，研究結果やデータなどを加工することを意味する。

剽窃(盗用)

他人の作品や論文を盗んで自分のものとして発表することである。研究の不正行為としての剽窃(盗用)は，研究者が，他者のアイディア，主張，研究結果，用語などをその人の了解やその人のものであることを明示することなく，自分のものとして発表することである。

不当な利得

研究者が研究を通して，正当ではない利益を得ることである。研究助成金の私的流用などはその代表であり，研究成果のねつ造や改ざんは不当な利得を目的として行われることが多い。

表5-2　研究の各段階等と不正

	人権侵害	ねつ造	改ざん	剽窃(盗用)	不当な利得
研究計画立案				●	
データ収集	●	●	●		
分析	●	●	●	●	
公表(出版)	●				●
発表	●				●
著者の決定(Authorship)					●
研究結果の記述	●	●	●	●	
研究助成金獲得と使用					●

大学院生が20概念(図5-1)[5]により表される経験をしながら修士論文を完成し，学位を取得していることを明らかにした。20概念のうち**【倫理規範遵守による研究進行と進行優先による倫理規範侵犯】**は，学生が倫理規範を守りながら研究を進める一方，研究を優先するあまりにその規範を犯してしまうという経験を表す。この倫理規範の侵犯は，学生がデータ収集を優先し，研究対象者から協力への辞退を受けることを恐れ，事前に承諾を得ることなく，データを収集してしまったという経験である。これは，対象者の**知る権利**と**自己決定の権利**の侵害である。

修了要件充足に向けた授業履修と論文完成に向けた個別指導受理

論文完成に向けた文献検索と閲読の反復

論文完成に向けた計画立案と実行

計画遵守難航予測による難航回避に向けた周到な準備

研究進行に向けた懸命努力と計画の曖昧さによる研究進行難航

阻害要因発生による計画進行停滞と阻害要因排除に向けた工夫

計画遵守不可による計画変更と進行遅延による遅延の挽回

倫理規範遵守による研究進行と進行優先による倫理規範侵犯

独力での問題解決不可による指導要請と獲得

指導機会喪失による論文完成過程停滞と停滞打破に向けた不本意な指導受け入れ

指導過剰への抵抗と指導過剰からの脱却

指導実現不可による指導の無視と指導撤回に向けた教員との議論

指導の適切さ確信による教員への信頼と確信不可による教員への疑念

独断での異なる指導者探索と報告是非への戸惑い

教員評価に伴う論文完成懸念と確信生起の反復

学生間の支援授受

審査通過難航と難航予測に反する通過円滑

緊張を伴う論文発表と発表への問題指摘受理

論文完成過程進行による研究と看護への理解深化

論文完成への達成感と不全感の感知

図5-1　看護系大学院修士課程に在籍する大学院生の論文作成過程の経験を表す20概念

2　ねつ造

ねつ造とは，事実でないことを事実のようにこしらえること，でっち上げることである。研究の不正行為としてのねつ造は，研究者による意図的な不実表示，データや結果の偽造[7]を意味する。

例えば，新しい援助方法を考案し，その効果の解明を目的とした準実験研究を行い，予測した効果を得られなかった場合を想定してみよう。それにもかかわらず，あたかも効果を得たように発表することは研究結果の偽造であり，ねつ造以外の何物でもない。また，予測した効果を得ることができなかったものの，それ以外の効果を得た研究者は，その効果をあらかじめ予測していたかのように論文に記述したとしよう。この行為は，論文の不実表示であり，ねつ造に該当する。このような場合，研究の考察として，何故，予測した効果を得られなかったのか，この事実に真摯に向き合いその理由の解釈を記述する必要がある。それとともに，予測しなかった効果を得られたという事実に真摯に向き合い，その理由の解釈を記述することによってねつ造の回避とともに，予測しなかった効果を得たという結果も生きる。

不正行為としてのねつ造は，データ収集，分析，結果の記述などの段階に生じやすい(表5-2)。過去に発覚した不正行為としてのねつ造を概観すると，名誉，学位，金銭など不当な利得と結びついている場合が多い。

3　改ざん

改ざんとは，文書などの字句を直すことであり，特に，悪用するために勝手に直すことである。研究の不正行為としての改ざんは，研究者が研究結果に不正に手を加える，操作する，研究の必要な手続きを変更する，データを故意に除外する，基準を充足していない対象者を研究対象とするといったときに発生し[7]，このような行為を通して，研究結果やデータなどを加工することを意味する。

例えば，ある対象者の経験の概念化を目的とした質的研究を行っていた研究者が研究者にとって好ましくないデータを対象者から聴取したが，それを除外して分析した場合を想定してみよう。これは，データを故意に除外しており，データの改ざんである。

不正行為としての改ざんは，ねつ造と同様にデータ収集，分析，結果の記述などの段階に生じやすい(表5-2)。

4　剽窃(盗用)

剽窃(盗用)とは，他人の作品や論文を盗んで自分のものとして発表することである。研究の不正行為としての剽窃(盗用)は，研究者が，他者のアイディア，主張，研究結果，用語などをその人の了解やその人のものであることを明示することなく，自分のものとして発表すること[7]である。研究に際し，先行研究や先人のつくった知見の活用は必須である。研究者が論述しようとすることと他の研究者が既に論述していることが同様である場合，引用であることを明示することなく，他の研究者の論述を使用することは剽窃(盗用)である。また，他の研究者が作成した図や表などを著作権者から転載許可を得ることなく自身の論文の一部として掲載することも剽窃(盗用)に該当する。

不正行為としての剽窃(盗用)は，研究計画の立案，分析，結果の記述などの段階に生じやすい(表5-2)。

5　不当な利得

不当な利得とは，研究者が研究を通して，正当ではない利益を得ることである。研究助成金の私的流用などはその代表であり，研究成果のねつ造や改ざんは不当な利得を目的として行われることが多い。

看護学教員の倫理観の解明を目的とした研究[8]は，研究の公表に関わるシナリオを作成し，対象となった教員がそのシナリオを倫理という観点から評価し，その結果と背景変数の関係を明らかにした。そのシナリオは，同一論文の二重投稿や著者としての資格やその決定の問題を含んでいた。具体的には，同一論文や1つの論文に少しだけ手を加え，異なる学術誌に投稿したり，口頭発表したりするといった内容や，その研究や論文の執筆にほとんど関与していない研究者を共同研究者の１人としてその論文に名前を掲載することなどである。前者は投稿した研究者にとって研究業績の増加につながり，後者も研究や論文の執筆に関与していないにもかかわらず，共同研究者となった研究者にとって研究業績の増加につながる。

このように考えると，研究の不正行為としての不当な利得は，出版，発表，著者としての資格（Authorship）とその決定，研究助成金獲得と使用などに生じやすい（表 5-2）。

II 公正な研究に向けた不正の回避

研究不正の回避に向け，研究対象者の人権擁護，著者としての資格とその決定（Authorship），利益相反（Conflict of Interest：COI）の正確な理解を必要とする。さらに，意図しない研究上の誤り（honest error）回避の努力も公正な研究の推進には必要不可欠である。

1 意図しない誤りとその回避

意図しない研究上の誤りは，honest error と英訳され，研究者の不注意により生じた誤りであり，そこに研究者の意図はない。この誤りは，公表した研究結果の表記や解釈の誤り，文章の誤字，脱字などを含む。

しかし，研究者として，「知らなかった」「気がつかなかった」では許されない「誤り」も多々あり，次の事実がそれを裏づける。PubMed を対象にした調査結果[9]は，学術雑誌に公表されたにもかかわらず，取り下げになった日本からの投稿論文 98 のうち，約 30% が研究者の意図しない純粋な誤り，不注意により生じた誤りであったことを明らかにした。意図しない誤りを防止するためにも，研究者は，常に最大の注意を払うよう努力し続ける必要がある。また，もし，公表後，誤りを発見した場合，いち早く何らかの手段を講じ，対応すべきである。

公表された研究に何らかの問題や誤りが発見され，それが，**人権侵害**，**ねつ造**，**改ざん**，**剽窃（盗用）**を疑われるような場合，その判断に向け，そこに研究者の何らかの意図の有無が重要な基準になる。しかし，たとえ意図していなかったとしても，結果として**人権侵害**，**ねつ造**，**改ざん**，**剽窃（盗用）**に該当するような研究者の行為は，回避しなければならない。

2 研究対象者の人権擁護に必要な知識と技術

看護学研究の多くは，人間を研究の対象とする。また，研究対象となる人々は，正常な健康状態にある人のみならず，正常な健康状態を逸脱し，重篤な病状にある人やその家族まで多様である。そのため，看護学の研究を行う研究者にとって，対象者の人権擁護に必要な知識と技術の修得は必要不可欠である。

研究対象者の人権擁護は，米国にその先駆的対応が見られ，1975 年にアメリカ看護師協会(ANA)は,「臨床およびその他の研究における看護師のための人権指針」[10]を発表した。これは,看護学研究における人権擁護の指針とそのための方法を示したものであり,その歴史は1947年のニュールンベルク綱領にさかのぼる。

このニュールンベルク綱領は,ナチスドイツの残酷な人体実験を行った医師を裁いた軍事法廷が人間を対象とする研究や実験に関する倫理規範を作成し,これに基づき,10箇条からなる人間を対象とする研究を行うときの倫理的な配慮に関する規定(表4-1,87頁参照)を示している。

日本においても,多くの教育機関や医療機関は,研究倫理審査委員会を組織し,そこに所属する研究者の研究計画を「対象者への倫理的配慮の適否」という観点から審査している。もちろん,看護学研究もその対象となり,倫理審査を受け,審査に通過しなければ,研究を行うことはできない。また,看護系の学会の多くも,研究成果の公表に際し,倫理審査委員会からの承認を受けた研究であることを示す記述を求めるようになった。これらは,看護学研究の対象となる人々の人権を擁護する体制が確立されつつある状況を示す。

また,Sobel Davaは,人権という用語[11]を次の3側面から説明している(表4-2,88頁参照)。この3側面とは,危険から自由である権利,プライバシーと尊厳の権利,匿名の権利であり,人権擁護のための配慮の指針となる。さらに,研究者が,研究対象者の知る権利や研究参加への自己決定の権利,そして,研究者の説明責任と守秘義務を理解するために**説明と同意(インフォームドコンセント)**に関する理解も必要である。**説明と同意(インフォームドコンセント)**とは,米国の患者の人権運動に端をなし,医療現場における患者の権利と医師の義務という見地からみた法的概念である。この概念は,医師が職務上,入手した患者の個人情報について守秘義務を持ち,患者は医療上の事実を知る権利を持つことを示す。また,医師は患者が自己の医療上の事実を十分理解できるように説明する義務があり,さらに患者は患者自身がどの医療行為を受けるのかを決定する権利とともに,治療や検査に伴う医学的侵襲を医師が自分の体に加えることに同意する権利を持つことを示している[12]。看護学研究は,あらゆる健康状態,あらゆる状況にある人々を対象として行われ,看護学研究の対象となるすべての人々は,研究協力に先立ち,その研究について**知る権利**があり,その上で協力の可否を決定する権利を持つ。また,研究者は,対象者の知る権利,**自己決定の権利**を保障するために,研究について**説明する義務**と研究上知り得た事実への**守秘義務**を持つ。当然のことながら看護教育学研究も例外ではない。

3　著者資格(Authorship)とその適切な決定

論文の著者は,その研究と成果の公表を目的とした論文の執筆や発表に貢献した研究者であることは言うまでもない。論文の著者となる資格として,論文への貢献度が5%から10%以上の者を著者とできるという厳密な記述もある。

また,医学雑誌編集者国際委員会(ICMJE)は,著者となる資格[13]として次の4条件をすべて充足する必要性を示している。

1. 研究のコンセプト・デザイン，またはデータの収集・解析・解釈に十分，貢献している。
2. 重要な知的内容について，論文の執筆または批判的な改訂を行っている。
3. 発表論文に対して最終的な承認を与えている。
4. 発表論文のいかなる内容に対しても，その正確性や整合性に関する疑問点が適切に調査・解決されることに責任を持つ。

研究不正の項に記述したように，不適切な著者の決定は不当な利得に結びつく。しかし，共同研究者の一人となった研究者は，その研究に対する責任を負うことを意味し，その研究に何らかの問題が生じた場合，他の著者とともに問題解決に尽力しなければならない。医学雑誌編集者国際委員会（ICMJE）が示した上記 4 条件に加え，Barker, K. がその著書に「**不適切な**著者の決定」[14]を次のように記述しており，これらは，著者としての資格の有無とその決定の検討に際し，大いに参考になる。

1. 関係性の維持に配慮し，教授の名前を論文に掲載することを教授の当然の権利として疑問を持たない。
2. 謝辞に名前を載せれば十分なほどの貢献しかしていない研究者を共同研究者として論文に掲載する。
3. その研究に貢献すると期待されていたにもかかわらず実際には貢献しなかった研究者を共同研究者として論文に掲載する。理由は，研究者がその領域において高い知名度を得ていたためである。
4. 実際には，その研究に加わっていないにもかかわらず，親しくしている人や同じ研究グループにいる研究者を共同研究者として論文に掲載する。

また，複数の看護系学会は，倫理指針や投稿規定の中に「著者としての資格」に関する内容を明示している。

4　利益相反（Conflict of Interest：COI）とその申告

広義の利益相反は，「狭義の利益相反」と「責務相反」の両者を含み，「狭義の利益相反」は「個人としての利益相反」と「組織としての利益相反」を含む。このうち，「個人としての利益相反」は，外部との経済的な利益関係などによって，公的研究が必要とする公正かつ適正な判断が損なわれる，もしくは損なわれるのではないかと第三者が懸念を表明しかねない事態を意味する[15]。また，利益相反行為とは，ある行為が一方の利益になるとともに，他の一方に不利益となるような場合を意味し[16]，利益相反が不当な利益に結びつくとき，不正行為となる。例えば，ある企業が研究費を提供し，その提供を受けた研究者が研究資金を提供した企業に有利になるような結果のみを意図的に報告するといった状況がこれに該当する。科学的な公正さと倫理的な妥当性は，学問領域を問わずすべての研究が重要視すべき事項である。

看護学研究においても，研究の発展過程を通してこのような事態に遭遇する可能性を否定できない。利益相反に結びつく関係の有無に対する感受性を高めるとともに，その確認と申告のもと，研究を公正かつ適正に進める必要がある。複数の医療機関や教育機関が利益相反を管理するためにガイドラインを設けており，これらは，利益相反（Conflict of Interest：COI）について学習する重要な資料となる。

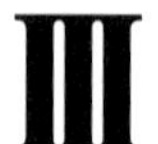

III 看護職者のための研究倫理行動自己評価尺度とその活用

研究者の倫理的行動は対象者の人権擁護，不正行為の回避，意図しない誤りの最小化への努力を含み，研究上の道徳的ジレンマや価値の対立への健全な対処にも貢献する[6)]。研究に携わる看護職者は，研究者であるとともに看護を提供する専門職者であり，研究の過程において研究対象者の状況に応じて，倫理的な観点から研究者としての役割を放棄し，看護職者としての役割を優先させなければならないといった事態にも遭遇する。もしこの判断を誤ると研究対象者の人権侵害のみならずその生命を脅かすことにもなりかねない。このような存在である看護職者が研究を公正に進めるために，自己の倫理的行動の質を把握し，必要に応じて改善し，倫理的行動の質を高めつつ研究を推進する必要がある。

また，研究不正は意図的な行為であり，意図しなければ生じない。しかし，研究者自身の意図なくしても，研究不正に巻き込まれる可能性もある。また，もし研究不正に巻き込まれたり，私欲に溺れ研究不正を犯してしまったとき，研究者として，また看護職者としての信用を失墜させるだけでなく，職業活動の継続も危うくする可能性がある。さらに，研究を公正に進めているか否かの多くの部分はその研究者のみが知るところであり，研究者自身がその倫理的行動の問題に気づき，改善に向け，具体的に行動していく，すなわち自己評価していく必要がある。また，自己評価を適切に実施していくためには，適切な評価基準が必要であり，「看護職者のための研究倫理行動自己評価尺度」（図5-2）は研究に携わる看護職者個々の倫理的行動の質を判断するための評価基準として機能する。

1 「看護職者のための研究倫理行動自己評価尺度」の特徴

「看護職者のための研究倫理行動自己評価尺度」は，研究に携わる看護職者が自身の倫理的行動の質を測定する尺度であり，その測定結果を通して自己の倫理的行動の傾向を客観的に理解するために活用できる。また，この理解に基づき，研究者個々が倫理的行動に関わる課題を明確にし，より質の高い倫理的行動の獲得に向け努力できる。

尺度の質問項目は，研究に携わる看護職者を対象として倫理的行動を解明した質的帰納的研究の成果に基づき作成された。この質的帰納的研究は，研究所等で研究に携わる看護職者，大学教員として研究に携わる看護職者，大学院生として研究に携わる看護職者，病院に就業し院内研究に携わる看護職者など，多様な役割を持ち研究に携わっている看護職者を対象としている。また，尺度の信頼性，妥当性に加え，尺度を活用した自己評価の有効性も検証されている。そのため，特定の職種，特定の役割を持つ看護職者だけではなく，研究に携わるすべての看護職者が自身の倫理的行動の質の測定に活用できる。また，尺度は信頼性と妥当性を確保しており，看護学研究の測定用具としても活用できる。

この尺度は，看護職者の皆様が，研究に携わる際のご自身の倫理的行動を評価するためのものです。評価の結果は，ご自身の倫理的行動の質を確認したり，その質をよりよくするために活用できます。
あなたが研究に携わる際の行動を思い浮かべ，ご自身の基準にしたがって，該当する番号に○をつけてください。

	いつもそうである	たびたびそうである	あまりそうでない	ほとんどそうでない
1. 研究課題の独自性と意義の確認に向け，関連領域の国内外の文献を徹底的に検討する	4	3	2	1
2. 倫理審査を通過した研究計画に沿って研究を進め，やむを得ず計画を変更する場合は再審査の必要性を判断し，必要に応じて再度審査を受ける	4	3	2	1
3. 研究に関心を示した研究対象候補者のみに研究概要を説明するとともに，同意獲得に向け候補者が研究参加の可否を熟考できる期間を設定する	4	3	2	1
4. 自由意思による研究参加への権利を保障するために，研究への参加拒否・同意後の参加辞退が可能であることを説明し実行する	4	3	2	1
5. 研究協力者に対象候補者の探索を依頼するときにも，候補者の研究参加への自由意思を尊重するよう説明する	4	3	2	1
6. 研究参加に同意した研究対象者からデータを収集し，必要に応じ家族・研究協力施設からも同意を得る	4	3	2	1
7. 可能な限り文書による同意を求め，質問紙法等により文書による同意が不要な場合は研究参加への可否を意思表示する手段を明示する	4	3	2	1
8. 研究対象者の負担を最小限にするために，必要最小限のデータ収集・対象者の都合や状態の優先等，あらゆる手段を尽くす	4	3	2	1
9. データ類とそれを保管するコンピュータに保護対策を施し，不要になったデータ類は適切な手段を用いて廃棄する	4	3	2	1
10. 研究対象者の匿名性を確保するために，複数の手段の中から最適の手段を選択する	4	3	2	1
11. データの誤用を回避するために，ファイルの管理や不要なデータ類の定期的な削除等の対策を講じる	4	3	2	1
12. 質問紙発送やデータ入力等の作業は責任を持って自ら行い，やむを得ず業者に委託する際は注意事項を詳細に指示し，確実なデータ収集と入力を行う	4	3	2	1
13. 収集したデータが期待に反する数値・内容を含んでいたとしても，事実に忠実な分析データを作成する	4	3	2	1
14. 精度の高い研究成果の産出に向け，自己学習を継続するとともに，必要に応じて専門家に分析の過程や結果を提示しスーパーバイズを受ける	4	3	2	1
15. 研究過程に生じた疑問を解消するために問題の有無を点検し，必要に応じ専門家に助言を求める	4	3	2	1
16. 研究計画書との照合を通して研究の進捗状況を点検し，計画を遅延・変更させることなく研究を進める	4	3	2	1
17. 第三者の著作物を正確に引用するために，原典を精読するとともに，引用法に則り引用文献として明記する	4	3	2	1
18. 未発表論文の厳重な取り扱いと不要になった原稿の確実な廃棄により自身の知的財産を保護する	4	3	2	1
19. 研究計画書，論文等の誤字・脱字・誤表現の有無を入念に点検し，誤りのない文書を作成する	4	3	2	1
20. 研究への最大の貢献者を論文の筆頭著者に決定するとともに，未貢献もしくは貢献度の低い論文の執筆者としての連名を辞退する	4	3	2	1
21. 共同研究者として名を連ねるだけでなく，論文内容を精査しその研究に対する責任を負う	4	3	2	1
22. 学会への論文投稿に先立ち，既発表論文と内容に重複がないことを確認する	4	3	2	1
23. 研究論文が掲載されるまで，諦めることなく査読に応え執筆と投稿を継続する	4	3	2	1
24. 社会への還元に向け，適切な手段と場を選択し，研究成果を速やかに公表する	4	3	2	1
25. 予測とは異なる結果であっても，ありのままの事実を研究成果として公表する	4	3	2	1
26. 研究の過程を自他共に確認できるよう研究活動を正確かつ詳細に記録し，それを保管する	4	3	2	1
27. 一旦開始した研究は中断・放棄することなく，目的に適った成果を産出できるまで継続する	4	3	2	1
28. 既存の研究倫理指針を定期的に精読し，研究の全過程にわたりそれを遵守する	4	3	2	1

以下の質問項目は，該当する方のみお答えください。

29. 尺度使用に先立ち開発者から必ず許諾を獲得し，許諾の得られない尺度の使用は諦める	4	3	2	1
30. 研究助成金は適正に運用し，研究計画に沿った運用が不可能になった場合，それを隠蔽することなく研究助成機関に報告する	4	3	2	1

注：この尺度の使用許諾の手続きは，359 頁から 360 頁を参照

図 5-2　看護職者のための研究倫理行動自己評価尺度

2 開発過程

研究に携わる看護職者の倫理的行動の解明

「看護職者のための研究倫理行動自己評価尺度」開発の第1段階として，研究に携わる看護職者の倫理的行動の解明を目的とし，次のような質的帰納的研究[17]を実施した。

研究対象者として，科学研究費助成を受け過去2年以内に助成期間が終了した看護学研究の研究者，過去2年の主要看護系学会誌に掲載された原著の筆頭著者，過去2年の主要看護系学会学術集会抄録集に掲載された発表抄録の筆頭著者のうち，796名を無作為に抽出した。

また，研究過程の倫理的行動を問う自由回答式質問を含む無記名回答式質問紙を作成し，その内容的妥当性の確認終了後，抽出した796名個別に質問紙を郵送し，返送を依頼した。その結果，317名(回収率40%)から回答があり，有効回答278名の記述を分析した。同時にネットワークサンプリングにより同様の条件を満たす研究対象候補者を探索し，飽和化を確認するまで半構造化面接を行い，研究過程における倫理的行動を聴取した。その結果，25名の面接終了時，性質の異なる回答が出現しなくなり，さらに2名の面接を追加し，飽和化を確認した。

倫理的行動を問う自由回答式質問への回答278名の記述をBerelson, B.の方法論を参考にした看護教育学における内容分析を適用し，質的帰納的に分析した。その結果，研究に携わる看護職者の倫理的行動を表す44カテゴリが形成された。44カテゴリと半構造化面接を行った27名の回答を照合した。その結果，27名の回答が44カテゴリに包含されることを確認した。

尺度の作成

尺度の作成に向け，第1に研究に携わる看護職者の倫理的行動を表すカテゴリ個々を吟味し，44カテゴリから30質問項目を作成した。

第2に各質問項目を4段階リカート法により尺度化した。各質問項目の選択肢は，「いつもそうである(4点)」「たびたびそうである(3点)」「あまりそうでない(2点)」「ほとんどそうでない(1点)」とした。教示文は「あなたが研究に携わる際の行動を思い浮かべ，ご自身の基準にしたがって，該当する番号に○をつけてください」とした。

第3に回答の容易さを考慮し，質問項目を配置した。

内容的妥当性確保に向けた専門家会議の開催とパイロットスタディによる尺度の修正

尺度の内容的妥当性検討に向け，専門家会議を2回開催した。第1回専門家会議は，2年以内に査読のある学会に筆頭著者として研究成果を口演または示説により発表，または論文公表の経験をもつ看護職者4名を看護学研究に携わる看護職者として招聘した。4名のうち3名は外部資金獲得および原著論文公表の経験をもつ教員であった。1名は臨床看護師であり，この1名は豊富な臨床経験を持ち，職場において指導的立場にある看護師であった。第1回専門家会議の参加者がこのような状況であったため，尺度の内容的妥当性を確保するために，臨床看護師として研究に携わる看護師によるさらなる検討が必要であると判断し，第2回専門家会議を開催した。

第2回専門家会議は，2年以内に査読のある学会に筆頭著者として研究成果を口演または示説により発表，または論文公表の経験をもつ臨床看護師3名を招聘した。

第1回と第2回専門家会議における検討結果を吟味し，質問項目を回答の容易さを考慮した配列へと変更するとともに，難解な用語から平易な用語へと修正した。

次に専門家会議を経て修正された尺度を用い，尺度活用者と同じ母集団の対象者にパイロットスタディを実施した。パイロットスタディの目的は，尺度の内容的妥当性の確認であり，その中でも特に尺度の使いやすさである表面的妥当性を確認した。対象者は無作為および便宜的方法を使用し抽出した197名であった。その結果，回答した125名(回収率63.5%)の回答状況を確認し，尺度が表面的妥当性を確保していることを確認し，この尺度を『看護職者のための研究倫理行動自己評価尺度』と命名した。

3 『看護職者のための研究倫理行動自己評価尺度』の信頼性と妥当性

信頼性

『看護職者のための研究倫理行動自己評価尺度』の内的整合性を検討するために，研究に携わる看護職者492名のデータを用いてクロンバックα信頼性係数(以下，α係数)を算出した。その結果，尺度のα係数は，0.89であった。

また，『看護職者のための研究倫理行動自己評価尺度』の安定性を検討するために，再テスト法を用いて，総得点の相関係数を算出した結果，相関係数は，0.79($p<0.001$)であった。

以上の結果に基づき，尺度が内的整合性および安定性による信頼性を確保していると判断した。

妥当性

『看護職者のための研究倫理行動自己評価尺度』の内容的妥当性と構成概念妥当性を検討した。前述したとおり，『看護職者のための研究倫理行動自己評価尺度』は，専門家会議とパイロットスタディによる質問項目の検討と修正を経て作成され，既に，この尺度が内容的妥当性を確保していることを示す。

これを前提として，さらに構成概念妥当性を検討するために，既知グループ技法を用いた。先行研究の結果[8, 18]に基づき，次の6つの仮説を設定し，検証を試みた。6つの仮説とは，「修士論文を指導した経験のある看護職者は，経験のない看護職者より研究倫理行動の質が高い」「博士論文を指導した経験のある看護職者は，経験のない者より研究倫理行動の質が高い」「研究業績の多い看護職者は，そうでない者より研究倫理行動の質が高い」「研究時間の長い看護職者は，そうでない者より研究倫理行動の質が高い」「博士の学位をもつ看護職者は，学位をもたない者より研究倫理行動の質が高い」「研究倫理に関する学習の頻度の高い看護職者は，低い者より研究倫理行動の質が高い」である。

分析の結果，次のことが明らかになった。それは，修士論文を指導した経験のある看護職者($t=2.29$, $p<0.05$)が経験のない看護職者よりも尺度の総得点が高い，博士論文を指導

した経験のある看護職者($t=2.426$, $p<0.05$)が博士論文を指導した経験のない看護職者よりも尺度の総得点が高い，3年以内に研究論文を2編以上公表した看護職者($t=2.966$, $p<0.05$)が3年以内に研究論文を1編のみ公表した看護職者よりも尺度の総得点が高い，研究活動を継続している看護職者のうち1週間の研究時間が5時間以上の看護職者($t=2.965$, $p<0.05$)が1週間の研究時間が5時間未満の看護職者よりも尺度の総得点が高い，博士の学位をもつ看護職者($t=4.885$, $p<0.001$)が博士の学位をもたない看護職者よりも尺度の総得点が高い，研究倫理を学習する頻度が年2回以上の看護職者($t=4.433$, $p<0.001$)が年2回未満の看護職者よりも尺度の総得点が高い，である。

以上の結果に基づき，『看護職者のための研究倫理行動自己評価尺度』が構成概念妥当性を確保していると判断した。

4　活用方法

測定の方法

『看護職者のための研究倫理行動自己評価尺度』の回答者は，研究に携わるすべての看護職者であり，職種を問わない。研究に携わる看護職者は，研究倫理行動の質の改善，調整に向け，自己の行動を振り返り，各質問項目が示す研究倫理行動にどの程度合致するのかを査定し，当てはまる選択肢を選び，回答する。研究に携わる看護職者は，この尺度を用い，自己の研究倫理行動の質を測定することを通し，自己の行動の現状や課題を明確にできる。

『看護職者のための研究倫理行動自己評価尺度』への回答には，約15分を要する。採点は，「いつもそうである」を4点，「たびたびそうである」を3点，「あまりそうでない」を2点，「ほとんどそうでない」を1点とし，各質問項目の得点を合計し，総得点を算出する。『看護職者のための研究倫理行動自己評価尺度』は，質問項目1から28までを対象者全員が回答できる項目，質問項目29と30を該当者のみ回答できる項目として構成される。このうち質問項目1から28の獲得可能な総得点の範囲は，28点から112点の範囲に分布する。

測定結果の解釈

①　得点の解釈

『看護職者のための研究倫理行動自己評価尺度』の各質問項目は，研究に携わる看護職者が研究を行う際に不可欠な倫理的行動を表す。4点から1点を配する選択肢は，各質問項目が表す研究倫理行動の質の程度を示す。記入した○印が左寄りにまとまる，すなわち，得点が高くなるほど研究倫理行動の質が高いことを意味する。

例えば，教員Kは，研究進行途上，自身の行動を倫理的観点から再確認したいと思い，『看護職者のための研究倫理行動自己評価尺度』を用いて査定し，次のような結果を得た。尺度の総得点は，教員K自身が予想したよりも高かった。また，各項目の得点を入念に見ていくと，全質問項目の中でも「2. 倫理審査を通過した研究計画に沿って研究を進め，やむを得ず計画を変更する場合は再審査の必要性を判断し，必要に応じて再度審査を受ける」「16. 研究計画書との照合を通して研究の進捗状況を点検し，計画を遅延・変更させることなく研究を進める」の２項目の得点が低かった。

この結果は，教員Ｋの研究倫理行動は，比較的質が高いものの，得点の低かった２項目はいずれも研究計画に沿った研究の進行に関わる問題であり，倫理的行動の質向上に向けては，研究計画に沿った研究の進行を意図する必要があることを示す。

② 測定結果を解釈するための基礎資料

『看護職者のための研究倫理行動自己評価尺度』は，研究に携わる看護職者個々がより質の高い研究倫理行動を目指し，自己の研究倫理行動の質を査定，確認，解釈し，問題を明確化し，目標設定する際に活用できる。また，自己評価を定期的，継続的に実施することにより，前回の得点との比較ができる。これを通し，行動の改善状況を確認したり，次の活動の目標を再設定したりすることが可能となる。

以上を前提として，研究に携わる看護職者 492 名のデータを分析した結果に基づき，測定結果を解釈するための基礎資料を提示する。

a．参考データの対象特性（表 5-3）

対象者の性別は，男性 46 名（9.4%），女性 440 名（89.4%）であった。年齢は，20 歳代 15 名（3.0%），30 歳代 111 名（22.6%），40 歳代 194 名（39.5%），50 歳代 154 名（31.3%），60 歳代以上 12 名（2.4%）であった。就業機関は，病院 195 名（39.7%），大学 253 名（51.4%），短期大学 6 名（1.2%），専門学校 23 名（4.7%），研究機関 5 名（1.0%）等であった。最終学歴は，大学院博士後期課程 131 名（26.6%），大学院博士前期（修士）課程 240 名（48.8%），大学 41 名（8.3%），短期大学 16 名（3.3%），高等学校 49 名（10.0%）等であった。研究領域，研究の種類等は多様であった。

b．測定結果と得点領域

『看護職者のための研究倫理行動自己評価尺度』の総得点は，研究倫理行動の全体的な傾向を表す。『看護職者のための研究倫理行動自己評価尺度』の 30 質問項目のうち，29 と 30

表 5-3　対象特性　(n＝492)

対象特性項目	種類および度数			
性別	男性	46 名（9.4%）	女性	440 名（89.4%）
	不明	6 名（1.2%）		
年齢	20 歳代	15 名（3.0%）	30 歳代	111 名（22.6%）
	40 歳代	194 名（39.5%）	50 歳代	154 名（31.3%）
	60 歳代以上	12 名（2.4%）	不明	6 名（1.2%）
就業機関	病院	195 名（39.7%）	大学	253 名（51.4%）
	短期大学	6 名（1.2%）	専門学校	23 名（4.7%）
	研究機関	5 名（1.0%）	その他・不明	10 名（2.0%）
最終学歴	大学院博士後期課程	131 名（26.6%）	大学院博士前期（修士）課程	240 名（48.8%）
	大学	41 名（8.3%）	短期大学	16 名（3.3%）
	高等学校	49 名（10.0%）	その他・不明	15 名（3.0%）

表 5-4 『看護職者のための研究倫理行動自己評価尺度』の総得点の領域

領域	総得点(質問項目 1 から 28 まで)
高得点領域	106 点以上
中得点領域	86 点以上 105 点以下
低得点領域	85 点以下

は該当者のみが回答できる質問項目である。そのため，29 と 30 を除外し，対象者全員が回答可能な質問項目 1 から 28 までの合計得点を尺度の総得点として用いる。尺度の総得点(1 から 28)は，61 点から 111 点の範囲にあり，平均値 95.95(SD＝9.53)であった。

総得点の平均値と標準偏差を用い，高得点，中得点，低得点の 3 領域を設定した(表 5-4)。高得点領域は[平均値＋1 標準偏差]を超えた領域，中得点領域は[平均値－1 標準偏差]以上[平均値＋1 標準偏差]以下の領域，低得点領域は[平均値－1 標準偏差]に満たない領域である。

得点領域に着目することは，研究に携わる看護職者の研究倫理行動の質全体を把握するために有用であり，総得点に着目した場合，次の囲み欄に示したような示唆を得られる。

【総得点が高得点領域にある場合】
総得点が 106 点以上，すなわち高得点領域にある看護職者は，研究倫理行動の質が高い。
【総得点が中得点領域にある場合】
総得点が 86 点以上 105 点以下，すなわち中得点領域にある看護職者は，研究倫理行動の質が標準的である。
【総得点が低得点領域にある場合】
総得点が 85 点以下，すなわち低得点領域にある看護職者は，研究倫理行動の質が低い。

『看護職者のための研究倫理行動自己評価尺度』の総得点が位置する領域は，研究に携わる看護職者の研究倫理行動の質に対し，次のような示唆を提示する。

研究に携わる看護職者全員が回答可能な質問項目 1 から 28 までの総得点が 106 点以上の場合，その看護職者の研究倫理行動の質は高い。この領域に位置する看護職者は，その状態を維持するために，時折，再評価を実施する必要がある。また，総得点が 86 点以上 105 点以下の場合，その看護職者の研究倫理行動の質は標準的である。この領域に位置する看護職者は，質問項目個々の得点に着目し，得点の低い項目を確認し，そのように行動できない原因を検討し，行動改善に向け取り組むことにより高得点領域へと移行できる可能性がある。さらに，総得点が 85 点以下の場合，その看護職者の研究倫理行動の質は低い。この領域に位置する看護職者は，中得点領域に位置する看護職者と同様，得点の低い項目を確認し，そのように行動できない原因を検討し，行動改善に向け取り組むことにより中得点領域，高得点領域へと移行できる可能性が高い。

c．測定結果の解釈の具体例

『看護職者のための研究倫理行動自己評価尺度』は，信頼性，妥当性を確保しており，看護学研究に活用可能である。また，研究に携わる看護職者を対象とした研究倫理に関する研修会の企画担当者が，研修内容を特定するために参加者の研究倫理行動の傾向を把握するといった目的にも活用可能である。

しかし，『看護職者のための研究倫理行動自己評価尺度』を用いた測定の主たる目的は，研究に携わる看護職者が自身の行動を査定，確認，解釈し，研究倫理行動の質の改善，調整に向け，問題を明確にし，目標を設定することにある。この目的達成に向け『看護職者のための研究倫理行動自己評価尺度』を使用する場合，この尺度を使用した看護職者自身が測定結果を解釈する必要があり，その際，上述の総得点を用いた基準，下記に示す各質問項目得点を用いた基準，両基準の活用が容易かつ客観的な解釈を可能にする。

『看護職者のための研究倫理行動自己評価尺度』の測定結果は，第1に，総得点の解釈基準として，前述の基礎資料として提示した「総得点の領域」を活用し，研究倫理行動の質に対する自身の傾向を確認する。

第2に，各質問項目の解釈基準として，下記の枠内に示した「各質問項目得点の領域」の設定方法を用い，尺度の使用者個々が獲得した得点に基づき「各質問項目得点の領域」を設定する。1. は，高得点項目，中得点項目，低得点項目3領域を設定する方法である。これに対して，2. は，高得点項目，低得点項目2領域を設定する方法である。いずれの方法を用いてもよい。

1. の場合，高得点項目はその項目が示す研究倫理行動の質が高く，中得点項目はその項目が示す研究倫理行動の質が全項目の中で平均的な質であることを示す。また，低得点項目はその項目が示す研究倫理行動の質は低く，改善を要する行動であることを示す。2. の場合，高得点項目はその項目が示す研究倫理行動の質が高く，低得点項目はその項目が示す研究倫理行動の質は低く，改善を要する行動であることを示す。

第3に，この基準を活用し，尺度の各項目がいずれに位置するのかを明確にする。その結果，自身の研究倫理行動の問題を具体的に理解でき，改善を要する行動の存在を確認できる。

1. 個人1質問項目あたりの平均得点を算出し，これと標準偏差を用い，高得点項目，中得点項目，低得点項目を明確にする。高得点項目は[平均値＋1標準偏差]を超えた質問項目，中得点項目は[平均値－1標準偏差]以上[平均値＋1標準偏差]以下の質問項目，低得点項目は[平均値－1標準偏差]に満たない質問項目とする。
2. 4段階による選択肢の「いつもそうである」「たびたびそうである」と回答した3点以上の質問項目を高得点項目，一方，「あまりそうでない」「ほとんどそうでない」と回答した2点以下の質問項目を低得点項目とする。

また，前回の得点を基準として，自己評価を定期的，継続的に実施し，その比較を通して，改善の可否を確認したり，次の目標を再設定できる。

具体例１　Ｓさん（看護系大学卒業後，病院に就業し，研究を継続している）

Ｓさんの測定結果は，尺度の総得点が95点，質問項目「8. 研究対象者の負担を最小限にするために，必要最小限のデータ収集・対象者の都合や状態の優先等，あらゆる手段を尽くす」「18. 未発表論文の厳重な取り扱いと不要になった原稿の確実な廃棄により自身の知的財産を保護する」が低得点項目であった。総得点95点は，「総得点の領域」のうち，中得点領域に位置する。また，質問項目「8. 研究対象者の負担を最小限にするために，必要最小限のデータ収集・対象者の都合や状態の優先等，あらゆる手段を尽くす」が低得点を示し，Ｓさんは，データ収集中の研究対象者への倫理的配慮の不足に気づいた。この気づきに基づき，Ｓさんは，研究対象者の負担を最小限にするための計画を具体的に立案する等，研究倫理行動の質の改善に向け，目標を設定した。さらに質問項目「18. 未発表論文の厳重な取り扱いと不要になった原稿の確実な廃棄により自身の知的財産を保護する」が低得点を示し，未発表論文が知的財産であることに気づく。この気づきに基づき，Ｓさんは，未発表論文の保管方法を改め，より安全かつ厳重な保管場所へ移動する等，研究倫理行動を改善した。

具体例２　Ｙさん（看護系大学院修了後，大学に就業し，研究を継続している）

Ｙさんの測定結果は，尺度の総得点が91点，質問項目「20. 研究への最大の貢献者を論文の筆頭著者に決定するとともに，未貢献もしくは貢献度の低い論文の執筆者としての連名を辞退する」「21. 共同研究者として名を連ねるだけでなく，論文内容を精査しその研究に対する責任を負う」が低得点であった。総得点91点は，「総得点の領域」のうち，中得点領域に位置する。また，低得点であった質問項目「20.」と「21.」はいずれも著者としての資格（Authorship）とその決定に関する行動であった。この結果を得たＹさんは，貢献度の低い論文に名を連ねることがオーサーシップに違反していたことに気づいた。そして，それ以後，オーサーシップを意識することにより，執筆した論文に責任をもつとともに，貢献度の低い論文への連名を辞退する等，研究倫理行動の質の改善に向けた目標を設定した。

このような自己評価の定期的，継続的な実施により，前回の得点との比較ができる。これを通し，改善の可否を確認したり，次の目標を再設定できる。

引用文献（第５章）

1）Polit, D. F. & Beck, C. T.；近藤潤子監訳：看護研究―原理と方法第2版．145，医学書院，2010.
2）Silva, M. C.: Ethical Guidelines in the Conduct, Dissemination, and Implementation of Nursing Research. American Nurses Association, 1995.
3）国際看護師協会；日本看護協会訳：看護研究のための倫理指針．2003. Retrieved from https://www.nurse.or.jp/nursing/international/icn/document/pdf/guiding.pdf（2021年1月15日アクセス）
4）Flerz, K., Gennaro, S., et al.: Scientific Misconduct: Also an Issue in Nursing Science?. Journal of Nursing Scholarship, 46(4), 271-280, 2014.
5）金谷悦子，舟島なをみ他：大学院看護学研究科修士課程に在籍する学生の修士論文作成過程の経験に関する研究．千葉看護学会会誌，21(1)，43-51，2015.
6）舟島なをみ：研究指導方法論．256，医学書院，2015.
7）Houser, J.: Nursing research―Reading, Using, and Creating Evidence (2nd ed). 70, Jones & Bartlett Learning, 2012.
8）Szirony, T. A., et. al: Perceptions of Nursing Faculty Regarding Ethical Issues in Nursing Rseach. Journal of Nursing Education, 43 (6), 270-279, 2004.
9）山崎茂明：科学者の発表倫理―不正のない論文発表を考える．107-108，丸善出版，2013.
10）American Nurse Association: Human Rights Guideline for Nurses in Clinical and Other Research. 1985.
11）前掲書10），6.
12）星野一正：1995年版現代用語の基礎知識，「インフォームド・コンセント」の項．1057，自由国民社，

1995.

13) International Committee of Medical Journal Editors (ICMJE): Recommendation for the Conduct, Reporting, Editing, and Publication of Scholarly Work in Medical Journals. Retrieved from http://www.icmje. org/icmje-recommendations. pdf (2021 年 1 月 15 日アクセス).

14) Barker, K.；濵口道成監訳：アット・ザ・ヘルム－自分のラボをもつ日のために第 2 版. 229, メディカル・サイエンス・インターナショナル, 2011.

15) 厚生労働科学研究における利益相反(Conflict of Interest：COI)の管理に関する指針(平成 20 年 3 月 31 日科発第 0331001 号厚生科学課長決定),「Ⅱ定義」の項. Retrieved from https://www.mhlw.go.jp/file/06-Seisakujouhou-10600000-Daijinkanboukouseikagakuka/0000152586.pdf (2021 年 1 月 15 日アクセス)

16) 松村明監修：デジタル大辞泉.「利益相反行為」の項. 小学館. (2020 年 12 月 25 日アクセス).

17) 金谷悦子, 舟島なをみ他：「看護職者のための研究倫理行動自己評価尺度」の開発と尺度を用いた自己評価の有効性の検証. 看護教育学研究, 27(1), 9-22, 2018.

18) 水澤久恵：看護職者に対する倫理教育と倫理的判断や行動に関わる能力評価における課題－倫理教育の現状と道徳的完成に関連する定量的調査研究を踏まえて. 生命倫理, 20(1), 129-139, 2010.

看護教育学研究を通して開発された研究方法論

看護教育学は看護基礎教育，卒後教育，継続教育に関わる研究を多様な側面から多様なデザインにより進めており，各研究が用いる方法も多様である。例えば，看護学実習指導に携わる教員の教授活動の解明に向け，質的帰納的研究デザインとその方法論として看護概念創出法が適用された。同じく質的帰納的研究デザインにより解明された看護学教員のロールモデル行動はBerelson, B.の内容分析が適用された。この方法論は質的帰納的に解明された現象がどの程度の割合で存在するかという質と量の両側面からの結果を産出する。この研究2事例は，看護教育学研究モデルの基盤研究に該当する。また，教授活動自己評価尺度，看護学教員ロールモデル行動自己評価尺度開発に向けては，測定用具開発のための方法論が適用された。

このうち，第6章に提示した看護概念創出法は，多様な看護現象を概念化するために，1997年に開発された。この方法論は当初，看護教育学独自の質的帰納的研究方法論として開発されたが，既に複数の看護学領域がこの方法論を適用した研究成果を産出している。看護概念創出法のこのような発展は，看護学の多くの領域がその発展に向け，次のような必要性に直面していることに起因する可能性がある。

看護学研究を発展させ，看護実践や看護学教育の質向上を目指すためには，複雑な看護現象や看護学教育に関わる現象を構成する「行動や経験」を看護学独自の視点から理解する必要がある。そのためには，現象から質的データを抽出し，その中に潜む概念や構造などを発見し，これらを用いて「現象を構成した行動や経験」を記述，説明，予測する必要がある。看護概念創出法は，多様な看護学に関わる現象から質的データを抽出し，それらを構成した行動や経験を表す概念の創出，全体構造の解明を看護学独自の視点から成し遂げることを目的としている。この方法を適用して得られた結果は，記述理論に該当する。

看護教育学研究が適用する質的帰納的研究方法論として看護概念創出法に加え，内容分析の存在がある。内容分析にも数種類のタイプがあり，そのうちBerelson, B.の内容分析は，推論を交えず対象者の知覚を反映できるという特徴を持つ。看護教育学研究の多くが，この方法を適用し，質的帰納的研究を行っており，その過程を通し，Berelson, B.の内容分析の理念を踏襲しつつ，その理念を確実に具現化するための手続きを確立した。これをBerelson, B.の方法論を参考にした看護教育学における内容分析とし，第7章に提示した。看護概念創出法と共に，Berelson, B.の方法論を参考にした看護教育学における内容分析も，多くの場合，基盤研究の方法論として適用される。

また，看護教育学は，看護職者個々人の発達を支援し，それを通して質の高い看護の提供を目指す。そのためには，看護職者が日々の実践に研究成果を活用することが必要不可欠である。しかし，実践に従事する看護職者には，時間的制約等，さまざまな研究成果活用を阻む要因がある[1)]。このことは，看護職者による研究成果の活用の促進に向けては，研究成果を活用しやすい形へと変換する必要性を示唆する。その1つが測定用具の開発であり，看護教育学における測定用具開発の方法論を第8章に提示した。看護教育学は，測定用具の開発とその使用方法の確立，そして，その普及を実践の場への研究成果還元に向けた1方法として重要視している。その理由は，看護教育学が「活用可能な研究成果の産出を目指す」という理念を掲げており，その理念を反映した研究の展開であると考えることに起因する。

さらに，看護教育学研究を通して開発された研究方法論として第9章に看護教育学における先行研究分析を提示した。この方法論は，その名称が示すように研究者個々が関心を持つ内容を包含する研究がどれくらい存在し，何をどのようなデザインを用いて明らかにしたのか，すなわち研究者が関心を持つ内容を包含する研究のありのままの状態を明らかにするという目的を達成する。この方法論も既に看護教育学以外の領域の研究者により活用されており，先行研究のありのままの状態を科学的に明らかにする方法論として活用可能である。

加えて，看護教育学研究の多くは中範囲理論としての予測理論の開発に向かい，予測理論こそが活用に向けての研究成果変換の究極の形態であると考えている。予測理論は現象に存在する複数の概念が何故，どのように関連しているかを示し，その関連が検証されている理論であり，ある結果を起こしたいとき何をどのようにすればよいかを指し示す。

予測理論をすべて研究によって開発するためには，第1に質的帰納的研究により現象を解明する必要がある。第2に，その成果を用い測定用具を開発する必要がある。そして，第3に測定用具を用いた研究の成果を累積して理論として統合し，それを検証する必要がある。このような観点から，第3部第10章に看護における理論検証の方法論，特に中範囲理論の検証に有用な方法を解説した。これは，看護教育学研究「キングの目標達成理論の検証」の過程を通して明らかになった理論検証に必要な知識を整理統合したものであり，看護教育学以外の理論にも適用可能である。

研究方法論とは，「研究目的を達成するための手段，道具，それを実施する順序，工夫，その技のすべてを包含し，これらはその方法論を開発した学問領域における価値観，研究に対する態度を反映している」ものと定義できる。看護概念創出法，Berelson, B.の方法論を参考にした看護教育学における内容分析と測定用具開発方法，看護教育学における先行研究分析は何を重要視し，何に向かうのかという看護教育学の哲学を前提とし，概念の創出，カテゴリシステムの開発，尺度の開発，先行研究の全容解明のための手段，道具，それを実施する順序，工夫，その技を系統立て論述している。さらに，散逸する知識を整理統合し，あらゆる看護学領域の理論検証に有用な知識を看護における理論検証の方法論として系統的に解説した。

看護概念創出法 ─方法論と研究の実際

看護概念創出法は，1997年千葉大学看護学部看護教育学教育研究分野の研究室で誕生した研究方法論である。この研究方法論はすでに自書『質的研究への挑戦』[2]に紹介済みであるにもかかわらず，再度，本章に提示した理由は，次の2点に集約できる。

看護教育学は看護学教育や看護実践を「こうあるべき」という視点からではなく，ありのままの現実から本質を見極め，それを基盤に実践を展開する必要があると考える学問である。これを実現するためには，ありのままの現実から本質を見極める研究，すなわち質的帰納的研究を行い，その成果を基盤に看護教育学理論を開発しなければならない。本書を活用する読者が，看護教育学における理論開発への道筋を系統的に，しかも順序立てて理解するためには，理論開発の基盤となるこの研究方法論を提示する必要があった。これが第1の理由である。

また，看護概念創出法は1997年に誕生し，1999年に出版されて以来，数多くの研究成果を産出している。毎年，大学院の受験シーズンに入ると必ず何人かの入学志願者がこの方法論を使い研究したいと言って，研究室を訪れるようにもなっている。また，看護学以外の学問領域の研究者がこの方法論に関心を寄せ，その学習の場に参加するという経験もした。

このような過程を経て，看護概念創出法は，この方法論を学習し，実際にそれを使い成果を産出したいという研究者の立場に立って，細部にわたり詳細な説明ができるようになっている。『質的研究への挑戦』に記述した看護概念創出法と本書の看護概念創出法の記述は，基本的には同じである。しかし，本書において看護概念創出法は誕生以来数年を経過し，この方法論を独学し，そして実際に研究を行おうとする研究者にとってより活用しやすいものとなっているはずである。これが第2の理由である。

I　看護概念創出法が立脚するパラダイム

パラダイムとは，1962年に米国の科学史家Kuhn, T. S.が著書[3]の中で用いた概念であり，ある学問における考え方，もののとらえ方に根本的な変化が起こる 1 つの科学革命と次の科学革命の間の時期にあって，一般に認められた基本的業績であり，一定の期間，専門家に問題の問い方や解き方の手本を与えるもの[4)]と定義される。これらは，共通のパラダイムに基づく研究を行う研究者達が同じ規則，基準を持ち，その基準の採用とそこから生ずる意見の一致が，特定の研究の発展のための必要条件である[5)]ことを示している。そのため，看護教育学に関わる活動や経験を明らかにするための看護概念創出法を理解し，実際の研究を円滑に遂行するためには，まず第 1 に，この方法論が立脚するパラダイムを理解する必要がある。

看護概念創出法は，自然主義的パラダイムに立脚する研究方法論である。自然主義とは，論理実証主義と対をなす立場である。論理実証主義は，概念と命題の間の論理的分析を重視し，科学的根拠の曖昧な経験や感覚を実在とする一切の認識を排除するという考え方[6)]を持つ。一方，自然主義は，人間的社会的諸現象の原因，法則，規範を現実のありのまま全く客観的な立場で観察し描写する思考，態度[7)]を持つ。これは自然主義的パラダイムに立脚する研究が，14 の特徴[8)]を持つことを意味している。ここでは，この 14 の特徴のうち，看護概念創出法の特徴とも合致する 10 の特徴を提示する。

①自然主義的パラダイムに立脚する研究者は，研究対象者が通常，存在し，生活する自然な設定，文脈の中に身を置いて研究し，現実が全体的文脈の中で生じていることを最も重要視する。
②自然主義的パラダイムに立脚する研究者は，データ収集の用具として他者，自己を含む人間を使用する。
③自然主義的パラダイムに立脚する研究者は，言語化できる知識とともに言語化できない知識すなわち感覚も重視する。それは，この方法のみが，多様な現実を掌握するためである。
④自然主義的パラダイムに立脚する研究者は，質的方法を採用する。それはこの方法が多様な現実に対処するのに適しているためである。
⑤自然主義的パラダイムに立脚する研究者は，無作為抽出よりも目的的サンプリング，理論的サンプリングを好む。それは，この方法による標本抽出が多様な現実の配列を明らかにすると共にデータの範囲や幅を広げるためである。
⑥自然主義的パラダイムに立脚する研究者は，帰納的なデータ分析を好む。それは，データの中で見出される多様な現実を確定しやすいためである。
⑦自然主義的パラダイムに立脚する研究者は，データから生み出される実体的理論を得ることを好む。
⑧自然主義的パラダイムに立脚する研究者は，起こりそうなことを予想するのではなく，そこに何が起きているのかを明らかにするという研究デザインを選択する。
⑨自然主義的パラダイムに立脚する研究者は，研究者自身とデータ提供者である対象者がデータの意味や解釈について協議することを好む。
⑩自然主義的パラダイムに立脚する研究者は，研究の信用性を確保するために量的研究とは異なる基準を持つ。

看護概念創出法は，自然主義的パラダイムに立脚しており，上記の特徴10項目は，この研究方法論の基盤である。

これらに加え，この研究方法論においては，**看護**を，クライエントと看護師の相互行為のプロセスであり，そのプロセスを通してクライエントと看護師は互いに他者と他者の置かれている状況を知覚し，コミュニケーションを通して，目標を設定し，手段を探求し，目標達成のための手段に合意すること[9)]と定義し，クライエントと看護師の目標達成に向かう相互行為を重視する立場をとる。また，**教育**に関しては，学生と教員を相互主体的な関係として位置づけ，すべての教育現象を教育目標達成に向かう人間と人間，人間と環境の相互行為の過程であるとする立場をとる。

II　看護概念創出法の目的と機能

1　目的

看護概念創出法は，看護に関わる多様な現象を構成する人間の行動の総体，また，それを体験した人間の経験の総体を明らかにするために，それらを表す概念の創出を試みる質的帰納的研究が使用する方法論である。

看護概念創出法において，**現象**とは人間の感覚により知覚できる事物，観察し確認できる事実である。また，看護に関わる多様な現象とは，看護を提供する看護職者と看護の提供を受ける人間，看護学教育の講義・演習・実習における教員と学生，学生と学生，実習における学生とその受け持ち患者，学生と臨床スタッフが呈する，もしくは知覚する事実を意味する。さらに，**行動**とは，人間が言語的，非言語的次元で示す観察可能な振る舞いを指し，この振る舞いは意識的なものと無意識的なものの両者を含む[10)]。加えて，**経験**とは，主体としての人間が関わった過去の事実を主体の側からみた内容[11)]であり，個々の主観の中に直接的に見出される意識内容や意識過程であり，知性による加工や普遍化を経ていない体験[12)]と区別する。そして，**総体**とは，これらの事実の特徴的な側面のみに限定することなく，研究対象とする行動と経験の特徴的な側面を含む全体を意味する。

ある現象を構成した人間の行動や，それを体験した人間の経験を表す概念を創出するために看護概念創出法を適用した場合，その質的帰納的研究は複数の概念を創出し，複数の概念はその行動や経験の全体構造を表す。その全体構造そのものが研究対象の特徴であり，全体を構成する概念個々の中にその特徴的側面を表す概念が存在する可能性もある。

また，研究対象となる現象は，観察もしくは面接により知ることができる一連の事実であり，これらはいくつかの場面から構成される。

さらに，この各場面は，人間と人間が相互行為を展開する中で，互いに影響を及ぼし合いつつ，目標を達成する過程である。ここにおける**人間**は，常に社会的，自律的，感情的，理性的，目的的，行為志向的，時間志向的存在[13)]であると共に，患者，看護職者，看護学生，看護学教員といった人間は，異なる役割を持つ対等な存在である。

看護学研究を発展させ，看護実践，看護学教育の質向上を目指すためには，複雑な看護現象や看護学教育に関わる現象を構成する行動や経験を看護学独自の視点から理解することが必要である。そのためには，現象から質的データを抽出し，その中に潜む概念や構造などを解明し，これらを用いて現象を構成した行動や経験を記述し，説明し，予測することが必要である。このことは看護に関わる現象を看護学独自の視点から理解することを可能にする。すなわち，**看護概念創出法**は，多様な看護に関わる現象から質的データを抽出し，それらを構成した行動や経験を表す複数の概念，全体構造を看護学独自の視点から創出することを目的とする。また，そこにおける中心的かつ普遍的なテーマは「証明」ではなく，「発見」である。

2　機能

看護概念創出法は，次の５項目の機能を持つ。

①明瞭な手続きを経て，看護に関わる現象を構成した人々の行動や経験を表す概念を創出し，全体構造を解明する。
②研究対象者を擁護する。
③看護学独自の視点を反映した研究成果を産出する。
④看護に関わる現象を構成する人間および環境との相互行為を研究成果に反映する。
⑤信用性の高い質的研究の成果を産出する。

III　看護概念創出法における研究対象者の人権擁護とその方法

1　看護概念創出法における研究対象者の人権擁護

看護概念創出法を用いる研究者は，その研究の全過程において，どのような場合にも研究対象者の人権擁護を最優先する必要がある。

人権とは，①危険から自由である権利，②プライバシーと尊厳の権利，③匿名の権利であり[14]，この３側面から対象者を擁護しなければならない。

このうち，①危険から自由である権利とは，対象者がその研究に参加することによって，身体的，心理的，社会的な側面に何らかの問題を生じると察知した場合，その研究への参加を自分自身で自由に決定する権利を持つことを意味する。

また，②プライバシーと尊厳の権利のうち，プライバシーの権利とは，私生活をみだりに知られない権利と共に，自分のデータに関し，知る権利を持ち，そのデータが誤っていれば訂正，修正する権利を持つという積極的，能動的権利である[15]。また，尊厳とは，人間の人格の内なる人間性の価値感情[16]を意味し，尊厳の権利とは，人間がいかなるときにもこの価値感情を害されない権利を保有することを意味する。

このプライバシーと尊厳の権利に関しては，他者が，厳密にその人にとって何がプライバシーや尊厳の侵害になるのかを決定することはできない[14]。そのため，研究者は，まずこの権利の意味を十分理解した上で，プライバシーの権利を侵害し，尊厳の権利を剝奪するような要素の有無を十分に吟味し，もしその要素の存在を確認した場合には，速やかに対策を講じる必要がある。その上で，対象者に研究の全過程を十分に説明し，話し合う機会を持たなければならない。

さらに，研究対象者を特定できるような状況は，予期しない身体的心理的社会的な不利益を招く可能性がある。③匿名の権利とは，研究の全過程を通して，その対象者が特定されないような配慮を受ける権利である。これに対しても，研究者は，この権利の意味を十分理解した上で，匿名性の権利を侵害するような要素の有無を十分に吟味し，もしその要素の存在を確認した場合には，速やかに対策を講じる必要がある。

2　看護概念創出法における研究対象者の擁護に必要な手続き

研究参加への協力依頼

研究参加への協力依頼に際し，研究者は，綿密に立案した研究計画を対象者が容易に理解できるように説明するために対象者個々の特性に合わせた準備をしなければならない。

その内容は，「研究に関する説明」，「人権擁護に対する配慮の説明」，「自由な意思決定による研究参加に関する説明」の3項目(表6-1)により構成する。

研究に関する説明には，①研究動機，②研究の意義，③研究目的，④研究方法，⑤研究参加の方法，⑥研究参加に伴う利益，不利益の6項目を含む。

また，人権擁護に対する配慮の説明には，①危険から自由である権利，②プライバシーと尊厳の権利，③匿名の権利の各側面について，具体的に研究者がどのように配慮しようとしているのかに関する内容を含む。

さらに，自由な意思決定による研究参加に関する説明には，①自由意思による研究参加の保証，②研究参加を拒否する権利，③途中辞退する権利に関する内容を含む。

これらの説明は，口頭および文書をもって行う。

研究参加への同意の獲得

研究参加を決定した対象者には，同意書(図6-1)を準備し，同意したことを紙面をもって確認する。また，研究者も紙面への署名をもって，対象者の権利を擁護することを約束する。

表6-1　研究対象者への説明に必要な内容

研究に関する説明	①研究動機 ②研究の意義 ③研究目的 ④研究方法 ⑤研究参加の方法 ⑥研究参加に伴う利益，不利益
人権擁護に対する配慮の説明	①危険から自由である権利 ②プライバシーと尊厳の権利 ③匿名の権利
自由な意思決定による研究参加に関する説明	①自由意思による研究参加の保証 ②研究参加を拒否する権利 ③途中辞退する権利

a. 教員への研究協力依頼および同意書

【研究へのご協力のお願い】

私は，看護学研究科博士前期課程の修士論文として，「看護学実習における教授活動に関する研究」というテーマで研究に取り組んでおります。この研究の目的は，看護学実習において，学生と教員の二者間相互行為場面における教員の行動を分析することにより，その教授活動の特徴を明らかにすることです。このようにして明らかになった教授活動を，看護学実習という授業の中で効果的に展開することは，教員の教授活動の質を高める上で重要です。

そこで，実習場面における学生と教員の相互行為場面を観察させていただき，その結果を分析・検討したいと考えています。この研究は，自然な状況の中で起こる現象をデータとすることが重要であるため，特別な配慮は一切必要ありません。その場で学習活動を行う学生にも同意を得た上で行います。データは，研究目的以外に使用しないこと，外部への漏洩がないよう厳重に保管すること，研究終了後に復元できないように処理することをお約束いたします。また，研究の全過程にわたり，皆様の個人情報が特定されることがないよう配慮いたします。さらに，皆様にはこの研究への協力を断る権利があることを申し添えます。

この研究は千葉大学大学院看護学研究科の修士論文として提出し，その後，看護系の学会等で発表する予定です。研究結果の報告を希望なさる場合は，下記までご連絡下さい。お知らせいただいた情報は厳重に管理し，研究成果の送付後，すみやかに処分いたします。

この文書は，この研究へのご協力をお願いするとともに，私の責任を明らかにし，皆様に不利益を生じさせないことをお約束するためのものです。ご不明な点がありましたら，下記までご連絡下さいますようお願い申し上げます。

なお，本研究へのご協力に対する謝礼はございません。

本研究は千葉大学大学院看護学研究科倫理審査委員会による承認を得て実施しております。

千葉大学大学院看護学研究科
博士前期課程1年　廣田登志子
電話：●●●-○○○○
E-mail：××××@△△△

【誓約書】

私は，本研究を実施するにあたり，上記内容を遵守いたします。また，データ提供者のプライバシーを守り，このデータを本研究以外に使用しないことをお約束いたします。さらに，研究の全過程において，データ提供者となって下さった個人を特定しうるような方法を用いないことをお約束いたします。

平成　　年　　月　　日
氏名＿＿＿＿＿＿＿＿＿＿

【同意書】

私は，上記の研究に関する説明と誓約を受け，実習場面における学生との相互行為場面の観察を了解し，その記録を研究データとして提供すること，および研究結果を公表することに同意します。

平成　　年　　月　　日
氏名＿＿＿＿＿＿＿＿＿＿

b. 学生への研究協力依頼および同意書

【研究へのご協力のお願い】

私は，5年間看護教員として実習指導に携わった後，大学院博士前期課程に進学し，現在修士論文の作成を目指し研究に取り組んでいます。私は，看護学実習において，学生が実習目標を効率よく達成するために，教員はどのような教授活動を展開しているのかを実際の学生と教員の相互行為場面から明らかにしたいと考えています。

そこで，実習場面における学生と教員の相互行為場面を観察させていただき，その結果を分析・検討したいと考えています。データは，研究目的以外に使用しないことをお約束いたします。また，研究の全過程にわたり，皆様の個人情報が特定されることがないよう配慮いたします。さらに，皆様にはこの研究への協力を断る権利があることを申し添えます。

この研究は千葉大学大学院看護学研究科の修士論文として提出し，その後，看護系の学会等で発表する予定です。研究結果の報告を希望なさる場合は，下記までご連絡下さい。お知らせいただいた情報は厳重に管理し，研究成果の送付後，すみやかに処分いたします。

この文書は，この研究へのご協力をお願いするとともに，私の責任を明らかにし，皆様に不利益を生じさせないことをお約束するためのものです。ご不明な点がありましたら，下記までご連絡下さいますようお願い申し上げます。

なお，本研究へのご協力に対する謝礼はございません。

本研究は千葉大学大学院看護学研究科倫理審査委員会による承認を得て実施しております。

千葉大学大学院看護学研究科
博士前期課程1年　廣田登志子
電話：●●●-○○○○
E-mail：××××@△△△

【誓約書】

私は，本研究を実施するにあたり，上記内容を遵守いたします。また，データ提供者のプライバシーを守り，このデータを本研究以外に使用しないことを約束いたします。さらに，研究の全過程において，データ提供者となって下さった個人を特定しうるような方法を用いないことを約束いたします。

平成　　年　　月　　日
氏名＿＿＿＿＿＿＿＿＿＿

【研究協力への同意書】

私は，上記の研究に関する説明と誓約を受け，実習場面における学生との相互行為場面の観察を了解し，その記録を研究データとして提供すること，および研究結果を公表することに同意します。

平成　　年　　月　　日
氏名＿＿＿＿＿＿＿＿＿＿

図6-1　研究協力依頼および同意書の実際

〔廣田登志子：実習目標達成を支える教員の行動に関する研究－学生との二者間相互行為場面に焦点を当てて．千葉大学大学院看護学研究科，平成10年度修士論文に一部加筆〕

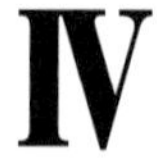

看護概念創出法における信用性の確保

看護概念創出法は，自然主義的パラダイムに立脚しているため，その研究結果が信頼に値するものか，妥当な内容かを問うとき，量的研究の信頼性，妥当性に対応する用語として信用性(Trustworthiness)という用語を使用する。看護概念創出法においては，分析データと研究結果が研究者の偏見に歪められることなく，現象を反映し，他の現象にも十分適合するという条件の充足，すなわち信用性[17]を確保する必要がある。看護概念創出法における信用性は，確実性(Credibility)，置換性(Transferability)，信頼性(Dependability)，確証性(Confirmability)[18]の基準を充足することにより確保され，それぞれは次のように定義される。

確実性(Credibility)とは，データと研究結果の両者に適用される基準であり，この基準を充足したデータおよび結果とは，それらが研究者の偏見や過剰な関与によるものではなく，事実に忠実であることを示す。

置換性(Transferability)とは，研究結果に対し適用される基準であり，研究結果がその研究における対象者(グループ)とは異なる対象者(グループ)が異なる場で展開する同様の現象に対して，適合することを示す。

信頼性(Dependability)とは，研究の全過程に適用される基準であり，研究者自身が安定しており，また結果とデータに一貫性があることを示す。

確証性(Confirmability)とは，研究結果に対し適用される基準であり，研究結果が研究者の偏見や歪みにより影響を受けていないことを示す。

4つの基準を充足する具体的方法は，データ収集，コード化，カテゴリ化の項に詳述する。

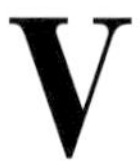

看護概念創出法の展開

1　看護概念創出法適用の決定

看護概念創出法は，多様な看護に関わる現象から質的データを抽出し，それらを構成した人々の行動や経験を表す概念の創出とその全体構造の解明を看護学独自の視点から成し遂げることを目的とする。これらは，看護学研究における探求のレベルからみると因子探索レベルの研究であり，看護概念創出法は，因子探索レベルの研究のための方法論である。因子探索レベルの研究は，状況を種類に分けたり，概念化するための研究であり，研究者が従来から存在する状況を新しく見直したいときや，ある状況について使用可能な情報がないときに行われ[19]，記述理論開発に寄与する。

看護概念創出法は，研究の課題が次に示す3項目のいずれかに該当するとき適用される。

第1は，研究者の明らかにしたいと考えている行動や経験が，その時点において未着手の研究課題であること，第2は，その行動や経験に関し既存の研究は存在するが，すべて他領域の視点に立脚したものであるため，看護学独自の視点から見直す必要性があることである。第3は，その行動や経験に関し既存の研究は存在するが，その成果が産出された過程を確認できなかったり，普遍化の過程に問題を残しているなど，何らかの理由により見直す必要性を確認した場合である。研究課題決定にあたっての文献検討には，一般的な研究における文献検討にこれらの視点を加味する必要がある。その結果として研究課題が明らかになり，それがこの3項目のいずれかに該当したとき，研究方法論として看護概念創出法の適用を決定する。

データ収集の前段階として，文献検討の結果を整理し，研究課題を焦点化し，その研究課題への看護概念創出法適用の必然性を明確にしておく必要がある。

2 持続比較のための問いの決定

持続比較分析と持続比較のための問い

看護概念創出法は，データ収集段階からデータ分析段階まで一貫して持続的に比較分析を用いる。比較研究法とは，相異なる複数の状態を比較し，その間の同質性と異質性を記述，分析する方法[20]であり，看護概念創出法における持続比較分析とは，データ収集から分析の最終段階まで一貫した視点に基づき複数の状態を比較し，その間の同質性と異質性を記述，分析することを意味する。これは，持続比較分析が，データ収集段階においては多様な現象の中から最大の差異がある現象を抽出し，データ分析段階においてはコード化，カテゴリ化するために機能することを示す。

看護概念創出法の持続比較分析は，一貫性を維持するために，視点を固定する必要がある。それは次の2つの理由による。第1の理由は，データ収集段階における現象①と現象②，または分析段階における現象①の中のある場面を構成する同一人物のAとBという行動もしくは経験を比較しようとする場合，この2つの現象もしくは行動や経験は，ある視点からみると同一であるが，他の視点からみると異なるという場合があるためである。第2の理由は，その現象が非常に複雑な場合，研究者は長期にわたるデータ収集や分析過程において，その現象に巻き込まれ，比較対象，ひいては研究目的に混乱を来す可能性があるためである。持続比較のための問いはこれらを防止し，研究目的のより円滑な達成に向け機能する。**看護概念創出法における持続比較のための問いとは，持続比較分析を一貫した視点で行うための基準であり，研究目的に対応し設定されるもの**と定義できる。

また，持続比較のための問いは，看護概念創出法を適用した研究の成果が看護学独自の視点を反映したものとなるためにも重要な機能を果たす。これは，持続比較のための問いが研究目的と関連し，しかも看護学独自の内容を持つものとなったとき，研究成果が看護学の独自性を持つものとなることを示す。

さらに，持続比較のための問いの決定に向けても，持続比較分析が必要である。すなわち，データ収集の前段階において，研究課題，研究目的を焦点化できた時点で，最も適切であると考えられた持続比較のための問いを仮に決定する。仮の問いを使用しつつ現象を見たり聞いたりすることを通し，その問いがデータ収集段階から分析段階に至るまで十分に機能を発揮しうるかどうか，もし，機能を発揮しないのならどのような問いにすべきかを「問い」と「問い」の持続比較により決定する。

持続比較のための問い決定の実際

持続比較のための問いは，看護概念創出法による研究を成功に導くために極めて重要な存在である。これまで，看護概念創出法による研究は，多様な持続比較のための問い(表6-2)を設定したが，その決定の方法は一様ではない。表に示した研究の持続比較のための問い決定に関し具体的に説明する。

a．看護師の職業経験を解明した研究[21)]の場合

この研究は，病院に就業する看護師の職業経験を表す概念を創出し，看護師の職業経験の総体を明らかにすることを目的としていた。文献検討の結果は，看護師が職業を継続し，職業経験を累積することにより，実践能力を高めていることを示唆し，この結果に基づき，持続比較のための問いを次の2つに設定した。それらは，「この看護師の経験は，看護師の発達という視点からみるとどのような経験か(持続比較のための問い1)」，「この看護師の経験は，職業の継続という視点からみるとどのような経験か(持続比較のための問い2)」である。

この2つの問いを用いて，予備面接により得た面接内容の同質性，異質性を比較し，差異がある現象の抽出が可能であるか否かを検討した。結果は，持続比較のための問い1の「発達」という概念の抽象度が高く，この概念が表す看護師の状況が不明瞭であることを示した。また，予備面接の対象者が示す職業経験をこの問いに対応させた際に，その経験がこの問いに対してどのような差異を持つのかという位置関係が決定できず，分析視点の固定が困難であった。さらに，この問いによるコードは，抽象度が高く，看護師の職業経験を具体的に想起できなかった。これらの結果に基づき，持続比較のための問い1は，精度の高いコードの条件を充足できにくいと判断した。

一方，持続比較のための問い2は，この中の継続という用語が，前の状態や活動を受け継いで続けることを意味し，職業を継続するという看護師の状況を具体的に想起することを可能にした。そのため，この問いは，分析視点として固定可能であり，対象者が示す職業経験の差異を明らかにできた。また，この問いによるコード化の内容は，看護師の職業経験をある程度具体的に想起させ，看護という職業に就く者の経験を看護実践に関する側面に限定せずに表現していた。

以上の過程を経て，「この看護師の経験は，職業の継続という視点からみるとどのような経験か」を持続比較のための問いとすることに決定した。この研究は，この問いによる持続比較の結果，病院に就業する看護師の職業経験を表す6つの概念を創出した。これらは，【問題克服による看護実践能力の獲得と役割の深化】，【日常生活構造の変調と再構築】，【組織構成員との関係形成と維持】，【発達課題達成と職業継続の対立】，【職業継続の迷いと選択】，【看護職への理解進展と価値基準の確立】である。

表 6-2　研究目的と持続比較のための問い

	研究目的	持続比較のための問い
看護師の職業経験を解明した研究	看護師の職業経験を表す概念を創出し，その総体から看護師の職業経験が示す特徴を明らかにする。	この看護師の経験は，職業の継続という視点からみるとどのような経験か
男子看護学生の学習経験を概念化した研究	男子看護学生の学習経験を表す概念を創出し，その総体から卒業要件を充足する学生の学習経験の特徴を明らかにする。	この男子看護学生の経験は，看護基礎教育課程における卒業要件充足という視点からみるとどのような経験か
看護学実習における教員の行動を概念化した研究	看護学実習における学生との相互行為場面に焦点を当て，実習目標達成という視点から教員行動を表す概念を創出し，その総体から教授活動の特徴について考察する。	この教員の行動は，実習目標達成という視点からみるとどのような行動か
看護学実習における現象の教材化に関わる教員の行動を概念化した研究	看護学実習における現象の教材化に関わる教員の行動を表す概念を創出し，現象の教材化を実現するために必要な教授活動の特徴について考察する。	この教員の行動は，実習目標達成に向けた現象の教材化という視点からみるとどのような行動か
新人看護師の行動を概念化した研究	新人看護師の行動を表す概念を創出することにより，その総体を明らかにし，新人看護師の行動の特徴を考察する。	この新人看護師の行動は，看護の目標達成という視点からみるとどのような行動か
看護師による研究成果活用経験を概念化した研究	研究成果に基づく看護実践の促進に向け，病院に就業する看護師による研究成果活用を表す概念を創出することにより，研究成果活用経験の総体を明らかにし，その特徴を考察する。	この看護師の研究成果活用経験は，看護の質向上という視点からみるとどのような経験か
新人教員の職業経験を概念化した研究	新人教員の職業経験を表す概念を創出することにより，その総体を明らかにし，新人教員の職業経験の特徴を考察する。	この新人教員の経験は，教育目標達成という視点からみるとどのような経験か
勤務帯リーダー役割を担う看護師の行動を概念化した研究	勤務帯リーダーの行動を表す概念を創出し，その特徴を考察する。	この勤務帯リーダーの行動は，看護の目標達成という視点からみるとどのような行動か
新人看護師を指導するプリセプターの行動を概念化した研究	プリセプターの行動を表す概念を創出し，考察を通して，プリセプターの役割を成文化すると共に，プリセプター育成のための看護継続教育のあり方を提言する。	このプリセプターの行動は，指導目標達成という視点からみるとどのような行動か
学生間討議を中心としたグループ学習における教員の行動を概念化した研究	看護基礎教育において学生間討議を中心としたグループ学習における教員の行動を表す概念を創出し，学習支援に必要な教授活動の特徴を考察する。	この教員の行動は，教育目標の達成という視点からみるとどのような行動か
看護技術演習における学生の行動を概念化した研究	看護技術演習における目標達成場面・未達成場面の学生・教員間相互行為を構成する要素と両場面の相違を解明し，考察を通して学習の最適化に必要な教授活動を明らかにする。	この学生の行動は，演習目標達成という視点からみるとどのような行動か
就職後早期に退職した新人看護師の経験と就業を継続できた新人看護師の経験を概念化した研究	就職後１年以内に退職した新人看護師の経験と，１年以上就業を継続できた新人看護師の経験の比較を通して，退職した新人看護師の経験の特徴を明らかにし，看護基礎および看護継続教育の課題を考察する。	この新人看護師の経験は，看護の目標達成という視点からみるとどのような経験か

（つづく）

表6-2　つづき

	研究目的	持続比較のための問い
個別性のある看護を展開する看護師の行動を概念化した研究	個別性のある看護を展開する看護師の行動を表す概念を創出し，その特徴を考察して，個別性のある看護を実現できる看護職者養成に向けた示唆を得る。	この看護師の行動は，看護目標達成に向けたニードの充足という視点からみるとどのような行動か
患者教育を展開する看護師の行動を概念化した研究	日々の看護場面において患者教育を展開する看護師の行動を表す概念を創出し，教育目標達成に必要な教授活動の特徴を考察して，看護継続教育に向けた示唆を得る。	この看護師の行動は，看護の目標達成に向けた患者教育という視点からみるとどのような行動か
看護学実習においてクライエントと相互行為を展開する学生の行動を概念化した研究	看護学実習において学生がクライエントと相互行為を展開する場面に焦点を当て，学生の行動を表す概念を創出し，その学習活動の特徴について考察する。	この学生の行動は，実習目標達成という視点からみるとどのような行動か
クライエントの問題を予防・緩和・除去のいずれかに導いた看護師の行動を概念化した研究	クライエントの問題を予防・緩和・除去のいずれかに導いた看護師の行動を表す概念を創出し，その特徴を考察して，クライエントの問題解決を支援できる看護職者養成に向けた示唆を得る。	この看護師の行動は，問題解決支援という視点からみるとどのような行動か
看護実践の基盤となる講義を展開する教員の行動を概念化した研究	看護実践の基盤となる知識を提供する講義を展開する教員の行動を表す概念を創出し，その教授活動の特徴を考察する。	この教員の行動は，教育目標の達成という視点からみるとどのような行動か
スタッフ看護師と相互行為を展開する看護師長の行動を概念化した研究	スタッフ看護師と相互行為を展開する看護師長の行動を表す概念を創出し，考察を通して看護師長が発揮する教育的機能を明らかにする。	スタッフ看護師と相互行為を展開する，この看護師長の行動は，看護単位の目標達成という視点からみるとどのような行動か
クライエントの意思決定に関わる看護師の行動を概念化した研究	クライエントの意思決定に関わる看護師の行動を表す概念を創出し，その特徴の考察を通して，クライエントの意思決定を支援できる看護職者養成に向けた示唆を得る。	この看護師の行動は，クライエントによる意思決定に向けた支援という視点からみるとどのような行動か
大学院進学に至った中堅看護師の職業経験を概念化した研究	大学院進学に至った中堅看護師の職業経験を表す概念を創出し，その特徴を考察して看護継続教育における看護師のキャリア・ディベロップメント支援に向けた示唆を得る。	この中堅看護師の経験は，キャリア・ディベロップメントという視点からみるとどのような経験か
潜在看護師の離職から再就職に至る経験を概念化した研究	潜在看護師の離職から再就職に至る経験を表す概念を創出し，その特徴の考察を通して，看護継続教育における潜在看護師の再就職支援に向けた示唆を得る。	この潜在看護師の経験は，職業継続という視点からみるとどのような経験か

b．男子看護学生の学習経験を概念化した研究[22]の場合

この研究は男子看護学生の学習経験を解明することを目的としていた。男子看護学生の学習を支援するためには，看護基礎教育における男子看護学生の目標を明確にする必要がある。この研究が前提とした「看護基礎教育」の概念規定に基づき，男子看護学生の目標を「看護師として必要な看護実践の基礎的能力の獲得」と設定した。この目標と研究目的を関連させて持続比較のための問いを「この男子看護学生の経験は，看護実践の基礎的能力の獲得という視点からみるとどのような経験か」と仮定した。この問いを用いて，予備面接により得た面接内容の現象の同質性，異質性を比較し，差異がある現象の抽出が可能であるか否かを検討した。また，男子看護学生に典型的と思われる現象のいくつかに対して仮定した問いをかけ，コード化を試みた。その結果，持続比較のための問いの「看護実践の基礎的能力」が何であるかが不明瞭であるため，分析対象がこの問いに対してどのような性質にあるのか，どの位置にあるのかを判断できず，分析視点が固定されない可能性を示した。また，この問いは，看護実践の基礎的能力に対する差異を明らかにしたが，男子看護学生の経験の特徴を浮き彫りにする概念の創出には至らないことが判明した。その後，試行錯誤の結果，男子看護学生の経験を看護実践の基礎的能力という限定的な視点からではなく，学生すべては看護基礎教育課程に在籍する限り卒業要件の充足を目指しており，卒業要件を満たすための状態としてみることにより，男子看護学生の理解を深められる概念の創出に近づくことを確認した。

以上の過程を経て，「この男子看護学生の経験は，看護基礎教育課程における卒業要件充足という視点からみるとどのような経験か」を持続比較のための問いとすることに決定した。この研究は，この問いによる持続比較の結果，男子看護学生の学習経験を表す７つの概念を創出した。この７つの概念とは，【卒業要件充足・看護師免許取得に向けた学習進行による成果の獲得】，【問題遭遇による学習進行の難渋・停滞とその克服】，【学習過程における看護への関心喚起による看護・自己・教育機関への価値づけ】，【少数者としての利害受理】，【男性としての体面の維持と失墜】，【性差の克服と環境への順応】，【看護職適性への迷いと進路の決定】である。

c．看護学実習における教員の行動を概念化した研究[23]の場合

この研究は，看護学実習において学生と相互行為を展開する教員の行動を表す概念の創出を目的としていた。また，看護学実習を授業として成立させるための質の高い教授活動の展開に向けた資料となる概念の創出を目指していた。そこで，持続比較のための問いの検討にあたり，授業としての看護学実習の目標，すなわち実習目標に着目した。この「実習目標」は，看護基礎教育課程の学生の看護実践に必要な能力の修得を目指して設定され，どの看護学領域の実習においても共通する学生と教員の共同の指標である。看護学実習において，教員は実習目標の達成を目指して教授活動を展開する。そのため，持続比較のための問いに実習目標達成という視点を含め，教員の行動を表す概念を創出することは，看護学実習において質の高い教授活動を展開するための資料となる研究成果の産出につながる可能性が高い。さらに，先行研究[24]は，持続比較のための問いに「実習目標達成」を用い，患者・学生・教員の３者が存在する学生の看護実践場面における教員の行動を分析し，質の高い教授活動展開に活用可能で現実適合性の高い概念を創出していた。

以上の検討を通して，「この教員の行動は，実習目標達成という視点からみるとどのような行動か」を持続比較のための問いとすることに決定した。この研究は，この問いによる持続比較の結果，学生との相互行為場面における教員行動を表す８つの概念を創出した。この８つの概念とは，【教材・教授技術の活用による看護，問題解決・学習方法の理解促進】，【実習状況査定による目標達成度の評価と伝達】，【問題の未然防止と解決への支援】，【実習計画推進のための教授技術駆使と病棟状況変化による実習計画変更】，【学生心情の受容と共感】，【複数学生個別指導のための好機・適所の探索・確保】，【医療現場への

配慮を伴うスタッフへの支援要請と獲得】,【効果確認による指導の評価と修正】である。

3 データ収集

データ収集法

看護概念創出法は，質的データを扱う研究方法論であり，この方法論における質的データとは，研究者が観察した対象者の行動の記録，面接を通して対象者が語った内容の記録を意味する。このデータには，その現象を構成する人間と人間，人間と環境の相互行為の文脈を反映する必要がある。そのため，データ収集法は，フィールドワークによる観察法，面接法を採用する。これは，1つの研究が両者を使用するということではない。その研究が対象とする現象を構成する人間を観察し，行動として明らかにすることが適切な場合には観察法，そして体験を聴取し経験として明らかにすることが適切な場合には面接法を採用することを意味する。また，必要に応じて両方法に付加的データ収集を追加できる。

看護概念創出法はデータ収集法の相違により，データ収集の準備段階から実施段階，データ化段階までは異なるが，分析段階から結果の記述までは両方法とも同様である。

a．参加観察法(非参加型)

研究のデータ収集としての観察法には，組織的・統制的観察法と非組織的・非統制的観察法があり，フィールドワークには，一般に非組織的・非統制的観察法を用いる[25]。これは，フィールドワークによる研究が，実際の場に研究者が身を置き，その現象を構成する人々の行動と経験をありのまま理解するという目的を持つ[26]ためである。

非組織的・非統制的観察法の中には，参加型の観察法と非参加型の観察法がある。このうち，参加型の観察法は，研究者自身が調査対象となっている集団の生活に参加し，その一員としての役割を演じながら，そこに生起する事象の多角的な側面を観察する。これに対し，非参加型の観察法は，研究者自身が調査対象となっている集団生活に部外者として参加し，そこに生起する事象の多角的な側面を観察する[27]。すなわち，参加型の観察法と非参加型の観察法は，観察者としての研究者がその集団の生活に参加しつつ観察するという点においては共通する。しかし観察のために生活に参加する際の立場に相違がある。

看護概念創出法は，データ収集法としての観察法をこの中の非参加型に限定する。これは，看護概念創出法のデータが高い客観性を維持し，しかもその現象を構成する複数の人間間もしくは環境との相互行為の文脈を正確に反映する必要があることによる。参加観察法(非参加型)は，現象の中に部外者として存在しつつ観察を行うため，その現象に巻き込まれることなく，データの客観性を維持できる可能性が高い。

b．半構造化面接法

一般に面接法は，面接自体の構造に注目し，構造化面接と非構造化面接に分類される[28]。このうち，構造化面接は，質問票を用いて一定の質問文の構成に沿って面接を進める。そして，これを通して，調査の信頼性，方法の妥当性を保証する[29]。しかし，質問内容が画一的にあらかじめ決まっていて，面接者の自由裁量が厳しく制限されている[30]ため，得られる情報の質と量に限界を持つ。一方，非構造化面接は，対象者の状況や反応に応じて質問内容や順序を変えて臨機応変に進められる[31]ため，豊富なデータを対象者自身の言葉から得られる方法である。しかし，そこで得られる結果は，面接の技術に多大なる影響を受ける[32]。この技術には，面接時間，場所，所要時間といった面接の場の作り方，面接の雰囲気づくり，面接の進め方，話題の展開の仕方などを含む。

構造化面接と非構造化面接は連続体上にあり[33]，面接者がどの程度の自由度を有しているかによってそこでの位置が決定される。また，面接の自由度は，個々の研究目的に応じて得ようとする情報の質的なレベルや量的なひろがりに基づいて決定される[33]。そして，この両者の中間に位置づけられる方法が半構造化面接[34]である。半構造化面接は，重点をおく主要なトピックに加え，聞くべき質問とその順序も指定する。質問は自由回答の形をとり，質問のワーディングは指定されるが，回答のワーディングは回答者に任される[34]。

看護概念創出法は研究対象となる現象を構成する人間の行動，もしくは経験の総体を表す概念を創出するための研究方法論である。そのため，経験の総体を対象者から聴取する必要があり，構造化面接と非構造化面接はこの方法論に適さない。それは，構造化面接を用いた場合，質問文を限定するため，その経験が生じた相互行為の文脈を質問文を越えて聴取する必然性が生じても，それには対応しきれない。また，非構造化面接を用いた場合，研究対象とする経験のうち，得られる内容が対象者の興味，印象の強度に影響を受け，面接者もそれに引きずられ，その総体を示すデータとならない可能性がある。そのため，看護概念創出法は面接法として半構造化面接を採用する。すなわち，看護概念創出法における半構造化面接は，聞くべき質問とその順序があらかじめ決定され，対象者はその質問に対して自由に回答できる。面接者はその現象に関してもう少し詳細な内容や背景を知る必然性が生じたとき，それらを聴取するための質問を付け加えられる。

また，半構造化面接によるデータ収集には，対面による方法のほかに電話による方法もある。米国のある質的帰納的研究[35]は，電話を使用した半構造化面接によりデータ収集を行っていた。その結果として，研究者は，電話により収集したデータの分析について「視覚的な合図なしに信頼性を確保することや微妙な差異を選ぶことは難しい」[36]とし，表情や仕草の観察なしに言語的データのみを分析することの困難を記していた。これは，質的研究のデータ収集法として，電話による面接が限界を持つことを示している。看護概念創出法は，これらを回避し半構造化面接の中で対象者の表情や仕草といった非言語的な情報も十分に収集するために，直接対象者に対面して行う方法による面接を採用する。

c．付加的データの収集

看護概念創出法の中核的データ収集法は参加観察法（非参加型），半構造化面接法であるが，研究の必要性に応じ，他のデータ源を付け加えることが可能である。これを付加的データと呼び，このデータは，主に参加観察法（非参加型）による現象の理解を促進するために機能する。

例えば，病院に入院中の患者に看護を提供する看護師の行動を概念化した研究[37]は次のようなデータ収集を行った。

この研究の中核的なデータは参加観察法（非参加型）による看護実践場面の看護師行動の

観察記録である。しかし，この研究は，「実践場面における看護師の行動は看護技術提供という側面からみるとどのような行動か」という持続比較のための問いを設定しており，看護師から看護技術の提供を受ける患者の状況に加え，その技術提供に伴う看護師の知覚を知る必要があった。そのため，病棟師長とスタッフの了解のもとに看護計画書と経過記録，申し送りやカンファレンスにおける会話もデータの一部とし，その看護師の行動の理解に役立てた。

また，看護学実習における教員の行動を概念化した研究[23)]の場合，主たるデータは参加観察法(非参加型)による学生との相互行為場面における教員行動の観察記録である。しかし，学生との相互行為場面をより正確に理解するため，その前後の看護実践場面も観察し，データの一部とした。また，この研究は「この教員の行動は，実習目標達成という視点からみるとどのような行動か」という持続比較のための問いを設定しており，実習目標達成を目指す教授活動に影響する学生の学習状況に加え，学生の受け持ち患者の状況などを知る必要があった。そのため，許可が得られた範囲において，教員の指導計画書，学生の実習記録，実習終了後のカンファレンスや反省会，看護記録，診療記録などもデータの一部とし，教員の行動の理解に役立てた。

上記2件の研究が示すように，看護概念創出法における付加的データは，種類や内容を規定できず，研究目的に照らし，判断，決定していく必要がある。

参加観察法(非参加型)によるデータ収集準備段階からデータ化まで

a．データ収集の準備

●第1段階：フィールドの選択と研究協力獲得

看護概念創出法において参加観察法(非参加型)を採用した場合，データ収集準備の第1段階として，対象フィールドを決定する必要がある。この研究方法論は，現象を構成する人間の行動の総体を明らかにすることを目的とし，この行動が観察できる環境は，病院と学校，学校と保健所など，2つもしくはそれ以上の組織が有機的に関連している場合が多い。そのため，対象フィールドを決定するにあたり，研究目的との関連におけるフィールドの妥当性と共に，そのフィールドからの研究協力獲得の可能性を検討する必要がある。

看護学実習における教員の行動を概念化した研究[23)]は，データ収集の協力を得るために次のような手続きを要した(表6-3)。この研究は，実習指導中の教員の行動を観察する必要があり，実習指導中の教員には，所属する教育機関とその教育機関が実習施設とする病院という2つの組織が関連している。そのため，両組織の直接的，間接的な関係者，すなわち，教育機関の関係者として観察対象となった実習領域の教授，実習担当教員，学生，病院関係者として看護部長，教育課長，病棟師長，病棟看護スタッフ，学生の受け持ちとなる患者と家族すべてに了承を得なければならない。これらの実現に向けては，数種類の研究計画書，同意書を各対象の特性を考慮し作成する必要があった。

以上のような手続きは研究協力を得るために必要不可欠であり，その研究の目的，対象者により異なる。しかし，どのような目的を持つ研究であっても，研究者自身が協力を得ようとする対象者に研究について明瞭な説明ができること，すなわち，研究計画の充実，対象組織や対象者への倫理的配慮を明瞭に打ち出すことは，共通して重要な要素である。

表 6-3　データ収集のための手続きの具体例〈看護学実習における教員の行動を概念化した研究〉

1．学校関係者への協力依頼

①短期大学管理者への依頼

実習の責任者である A 短期大学教授に研究計画書と研究協力依頼書を提示して研究の説明を行い，協力を依頼した。

②教員への依頼

A 短期大学教授より紹介を受け，対象となるすべての教員に対し研究計画書を提示して，研究目的，方法，データ収集期間における研究者の行動，学生への研究協力の依頼方法，プライバシーの厳守，データの取り扱い方，研究参加を拒否する権利等を直接説明した。その結果，研究協力を依頼した 4 名の教員全員がこれに同意した。また，データ提供者の権利を守り，研究倫理上の責任を明確にするために，同意書に署名を得た。

③学生への依頼

研究協力に同意した教員より紹介を受け，実習開始前，学内のオリエンテーションの際に，研究の説明を行い協力を依頼した。その結果，25 名の学生全員がこれに同意した。研究参加に同意した学生から同意書に署名を得た。

2．病院関係者への協力依頼

①病院看護部管理者への依頼

A 短期大学教授より紹介を受け，研究計画書を提示し，A 大学病院の看護部長，教育課長に研究の説明を行い，協力を依頼した。

②病棟師長および実習指導者，看護スタッフへの依頼

関係病棟師長および実習指導者に研究計画書を提示して説明すると共に，病棟の看護スタッフには申し送り等を活用して研究の趣旨を説明し，協力を依頼した。

③患者および家族への依頼

観察対象者となる患者には事前に病棟師長と相談の上，実習開始後に患者と観察者が一対一の場面において研究の説明を行い，協力を依頼した。

〔廣田登志子：実習目標達成を支える教員の行動に関する研究－学生との二者間相互行為場面に焦点を当てて．千葉大学大学院看護学研究科，平成 10 年度修士論文に一部加筆〕

● 第２段階：研修および予備観察期間の確保

参加観察法(非参加型)によるデータ収集準備の第 2 段階として，研究協力を同意したフィールドにおける研修期間，予備観察期間を確保する必要がある。これは，次の 2 つの目的を持つ。

その第 1 は，フィールドへの影響を最小限にすることである。フィールドワークにおいては，研究者の存在や調査自体が対象者に影響を及ぼす。研究者への感情，観察されているという意識は，対象者の態度や行動に微妙な変化を引き起こす[38]。このことは，研究者がどのように配慮しても，観察対象者が人間である限り存在し続け，観察というデータ収集が持つ限界でもある。しかし，この影響を最小限にとどめる努力は，対象者への配慮と質の高いデータ収集の両側面から極めて重要である。看護概念創出法における研修期間，予備観察期間は，フィールドを構成する人々と研究者が信頼関係を築き，フィールドを構成する人々にとって研究者の存在が目新しいものではなく，限りなく自然な存在に近づくために必要な期間である。

研修の具体的な方法は，研究目的とそのフィールドの状況，フィールドと研究者との関係などに影響を受ける。

看護学実習における学生と患者との相互行為場面に焦点を当て教員の行動を概念化した研究[24]は，学生が実際に患者に看護を実践する場面における教員行動を表す概念の創出を

目指していた。この研究は，約4ヶ月間の研修，予備観察期間を設けた。これは，対象者として選定した教育機関の教員が初めて看護概念創出法による教授活動の観察を受けること，また，教員にとって教授活動への観察の許容は，教授能力を研究者に公表することに直結する。そのため，4ヶ月間にわたる研修，予備観察期間は，教員の経験を持つ研究者自身が対象者と信頼関係を築けなければ，ありのままの教授活動の観察は不可能であると判断した結果として設定したものである。

また，先に例示した看護学実習における学生との相互行為場面に焦点を当て教員の行動を概念化した研究[23)]は，データ収集に先立ち，次のような研修期間を設けた。この研究における観察対象者は，看護系短期大学に就業し，実習を担当する教員である。研究者は，研修の当初，実習開始の前週に，観察対象者の教員と共に病棟研修を行った。その際，病棟の構造や業務の流れ，観察対象者の教員と臨床実習指導者の打ち合わせ内容などを把握した。また，実習目標や実習内容，学生の状況を理解するために，学内および病棟において行われたオリエンテーションへの参加や，学内における看護技術演習の見学などもこの期間に行った。さらに，この間，研究者の存在が教員や学生の行動に影響を与えず，その場に自然に受け入れられるようにするため，教員や学生の状況を理解したり，教員との信頼関係の形成に努めた。研修期間は約10日間であった。

フィールドワークは，対象者との信頼関係を築くために，長期にわたりフィールドと関わっていく[39)]必要があるにもかかわらず，この研究は前述の研究と比較し，研修期間が非常に短い。それは，この教育機関と病院が，数年間の看護概念創出法を適用した研究フィールドとしての経験を持っていたことに加え，研究対象者となった教員が参加観察を受けた経験を持っていたことに起因する。

一方，臨床ケア場面における看護師の行動を明らかにした研究[37)]の研修期間，予備観察期間は，約1ヶ月間であった。これは，フィールドとした病院にとって，観察というデータ収集法による研究への協力が初めての経験であり，研究者自身と全く関連のない病院であったことに起因する。研修期間中，研究者は看護スタッフの一員として病棟に受け入れられるよう，他の看護師同様に患者の援助を行った。

以上3つの研究が示すように，看護概念創出法における参加観察法(非参加型)のための研修期間の長さ，場所，方法などは一様ではなく，各研究の性質，目的，研究者とフィールドの関係性等に応じて設定する必要がある。

研修期間，予備観察期間確保の第2の目的は，質の高いデータを収集するために，研究者の準備状態を整えることである。フィールドワークにおいては研究者自身が調査用具であり[40)]，その研究者が的確な観察のできる用具となるトレーニングは必要不可欠である。特にこの研究方法論は，人間と人間，人間と環境の相互行為の文脈を重視する立場にあるため，観察対象者となる人間の行動と共に，その行動が生じている文脈を客観的に観察する必要がある。そのためには，そのフィールドの人的物的環境を熟知していることが重要な要件となる。また，研究対象となる現象を観察する際，研究者が観察する位置を確認したり，実際に観察した現象をフィールドノートに記録するトレーニングの機会ともなる。

この第2の目的達成に必要な研修，予備観察の期間も，第1の目的同様，研究目的や研究者の持つ条件によって多様である。例えば，長期間の臨床経験を持ち，しかも，これまで数回にわたり観察によるデータ収集を経験した研究者Aが，臨床看護師の行動の何らかの側面を明らかにするための研究計画を立案したと仮定する。この場合，臨床経験が1年しかなく，その後，教員として量的な研究を継続してきた研究者Bが同様の研究を行う場合よりも，研究者Aの研修，予備観察期間は，短期間で終了する可能性が高い。それは，研究者Aがその現象に精通していることに加え，観察による過去の研究経験を持つため，的確な観察のできる用具としての準備状態は容易に整うことが推測できるためである。

b．データ収集の実際

観察は，多様に存在する現象に対し，持続比較のための問いをかけつつ，現象の差異が最大なものから順に行う。

具体例を提示する。看護学実習における教員の行動を概念化した研究は，「この教員の行動は実習目標達成という視点からみるとどのような行動か」という持続比較のための問いを設定した。この日，観察可能な場面は複数存在したが，研究者は，まず，教員Aが朝の計画発表時に患者に全身清拭を行う根拠を説明できなかった学生Bを指導している場面を観察した。教員Aは，朝とは異なる落ち着いた環境のもとで，再度全身清拭を行う根拠を具体的に説明し，学生Bの理解を促していた。これは，教員が落ち着いた環境で実習目標達成に向け学生の理解を促しているという現象である。別の日，研究者は，学生と患者が関わっている場面や病棟の予定などの情報を収集しつつ，観察場面を選択した。その結果，選択した場面は，回診時間の迫る中で教員Cが学生Dの実習計画を調整している場面であった。教員Cは，学生Dが回診に間に合うように実習計画の調整を終えようとしている。そのため，教員Cは，学生Dからの洗髪に関する相談に咄嗟に対応しようとするが，回診時間が迫っていたためそれを打ち切る。また，学生Dの小声の発言に気づかないまま説明を続ける。これは，教員が時間に翻弄されながら教授活動を行っている現象であり，前に観察した落ち着いた環境のもとで学生の理解を促している現象とは異なる現象である。このとき，差異を判定していくために必要なのは，持続比較のための問いである。すなわち，その現象に持続比較のための問いをかけ，問いに対する回答を比較していく。観察対象の属性や教授内容，教材の種類の差異を比較するわけではない。

以上のように持続比較をしつつ観察を継続し，これ以上新しい現象は存在しない，すなわち，どの現象を観察し，持続比較のための問いをかけても，その回答はすべてこれまで観察したものと同様であり，これ以上，新しい回答は出現しないという時点で，観察はいったん終了する。これを観察現象の飽和化と呼ぶ。

看護教育学においては，この方法論誕生以後，毎年，数件の研究に看護概念創出法を適用している。これらは，観察現象が問いを用いて持続比較するという方法により，本当に飽和化するのかどうかを確認しながら，研究を進めてきた。それは，対象者や環境が異なれば，そこに展開される相互行為も異なるのではないかという疑念を払拭するためである。具体的には次のようなことを意味する。先述の研究は，看護系短期大学の1，2年生の病院における基礎看護学実習を担当する教員の実習指導場面を観察現象が飽和化するまで参加観察した。しかし，観察対象を看護系大学や看護専門学校の実習へと拡大したり，地域やケア施設，また，母性看護学実習や小児看護学実習など学年や領域の異なる実習を対象としたとき異なる現象が存在するのではないかという疑念である。

このような疑念を払拭すべく，2000年に行われた看護学実習におけるカンファレンスに関する研究と2001年に行われた看護学実習における学習活動に関する研究は，教育課程や実習領域，学年を変えデータを収集した。しかし，最初の教育機関において飽和化した現象には環境や観察対象者を変えても新しい現象が加味されることはなく，問いを用い持続比較しながらデータを収集する方法は，観察現象の飽和化に向け，非常に有用であることを示している。

c．収集した現象のデータ化

●観察現象データ化法

看護概念創出法においては，参加観察法(非参加型)を用い観察した現象を次のような手続きにより，分析に耐えうるデータとする。この手続きを観察現象データ化法とする。

第1に，参加観察時のフィールドノートを基にすべての現象を構成する場面の概要を観察フォーム1〈場面の概要〉(表6-4a)に記述する。観察フォーム1〈場面の概要〉の記述内容は，前項に述べた観察現象の飽和化の確認にも貢献する。すなわち，観察し終わった現象から順に観察フォーム1〈場面の概要〉を記述し，その場面をこれから観察しようとする現象と比較することにより，観察現象が飽和化しているか否かを容易に確認できる。

第2に，観察フォーム1〈場面の概要〉の記述内容に持続比較のための問いをかけつつ，その同質性，異質性を比較した結果，差異が最大であると判断した現象から観察フォーム2〈看護の対象プロフィール〉(表6-4b)，観察フォーム3〈プロセスレコード〉(表6-4c)を記載する。

看護概念創出法は，当初，看護教育学に関わる現象を対象とした研究方法論として出発した。しかし，年月を重ね，看護学の他の領域の研究者もその領域の看護現象解明に向け，看護概念創出法を適用するようになった。また，看護教育学現象の中には，学内における学生と学生，学生と教員の相互行為の場面に加え，看護の対象が関連する場面も多々存在する。看護職者が看護の対象を支援する純粋な看護現象や看護教育学現象の中でも看護の対象が関連するような現象を対象とする際，対象者の状況は，現象に大きく関与する。観察フォーム2〈看護の対象プロフィール〉は，これらの現象を扱う研究が使用する様式である。したがって，研究の性質によっては，観察フォーム2が不要な場合もある。

観察フォーム3〈プロセスレコード〉は，現象を構成する対象者の行動を経時的に記述する様式である。

また，観察フォーム3〈プロセスレコード〉の相互行為者①の行動は，場面を構成する主たる人間の行動である。先に例示した教員の行動を概念化した研究における直接の分析対象者は教員である。しかし，教員は学生の実習目標達成を支援することを目的としそこに存在しているため，場面を構成する主たる人間は学生である。

相互行為者②の行動は，相互行為者①と関わる人間の行動である。看護学実習における教員の行動を概念化した研究においては，相互行為者②は教員である。

さらに，その他の人の行動は，相互行為者①と②以外にその場面に存在する人間の行動である。看護学実習における教員の行動を概念化した研究の場面は，その場面に他の学生が存在すればその学生の行動を記述し，看護師とその他の学生が存在すればその両者の行動を記述する。

「観察者の視点」の欄は，その観察場面を観察者としての研究者がどのようにとらえてい

表 6-4　観察フォーム

a．観察フォーム 1　〈場面の概要〉

観察番号：		年/月/日：	場面の種類：
観察対象者			
場面番号	**場面の概要**		
1			
2			

b．観察フォーム 2　〈看護の対象プロフィール〉

（年/月/日：　　）

〈患者〉

〈診断名〉

〈現病歴（入院までの経過）〉

〈入院後の経過〉

〈疾患の状態に対する説明，社会的・家族的背景〉

c．観察フォーム 3　〈プロセスレコード〉

観察場面		年/月/日：	場面の種類：	
分析対象者記号				
その日の相互行為者①と相互行為者②の状況：				
時間	**相互行為者①の行動**	**相互行為者②の行動**	**その他の人の行動**	**観察者の視点**

るかを記述する。この記述は，その現象に対する客観的理解状況の研究者自身による査定を可能にする。さらに，これらの公開により他の研究者からデータとしての適切性の査定を受ける際に，査定効率を向上するという機能を持つ。

●観察現象データ化の実際

看護学実習における教員の行動を概念化した研究を例にとり，データ化の実際について説明する。

この研究は，看護学実習における学生と教員の相互行為場面を観察した。その結果，56場面から構成される17の性質の異なる現象を観察できた。

データ化の第1段階として，これらをフィールドノートから観察フォーム1〈場面の概要〉に記述する必要があり，表6-5はその一部である。この場面から構成される現象は，教員TAと学生SEの相互行為場面である。学生が患者に初めて全身清拭と足浴を実施するために必要物品の準備を開始しており，教員がその不足部分を学生自ら気づけるように指導しているところである。この現象は合計10場面から構成されているが，場面TASE①-2とTASE①-4は，他の現象を構成する場面と同質性があるため，この現象の中では分析しないことを決定した。このように性質の異なる現象の中にも同質性のある場面が存在することがあり，観察フォーム1〈場面の概要〉において，比較分析を行い，他の場面との差異を確認しつつ，データ化の第2段階に進むことが重要である。

観察現象データ化の第2段階は，第1段階で決定した分析対象場面を観察フォーム3〈プロセスレコード〉に起こすことである。表6-6は，その一部である。プロセスレコードの途中の点線内は，他の現象の中に同質性のある場面が存在し，この現象の中では分析しない場面ではあるが，次の場面の分析にあたり，文脈としてとらえる必要があるため，記述している。また，観察者の視点の波線の部分は，観察者としての研究者が，教員と学生の相互行為場面のみをデータとしているわけではなく，その場面を的確に理解するために，多角的に収集した情報，すなわち付加的データにより現象を観察していることを示している。この波線部分は，学内の看護技術演習の内容を付加的データとして収集し，それを前提として現象を観察した内容である。

●データの確実性の確保

確実性が確保されたデータとは，そのデータが研究者の偏見や過剰な関与によるものではなく，現象に忠実であることを示す。これは，次に示す2項目に関する研究者の努力と手続きにより実現する。

第1にデータ収集の段階において，研修期間，予備観察期間を確保し，可能な限り，観察者としての研究者が，その現象に存在する人的物的環境を熟知し，何故そのような現象が生じているのかを客観的に観察できる用具となるための努力を必要とする。

第2に，データ収集終了後，その現象に精通した複数の研究者にデータを提示し，査定を受け，問題を修正し，すべてのデータを現象に忠実なものとする必要がある。提示するデータは，観察フォーム1，2，3もしくは観察フォーム1，3であり，事前にこれらを熟読した複数の研究者から次の内容につき査定を受ける。

表 6-5　観察フォーム 1〈場面の概要〉：教員 TA

観察場面：TASE ①		年/月/日：1998/2/18	教授場面：全身清拭及び足浴実施前後における指導場面
観察対象者	学生 SE：1 年次，基礎看護学実習 I		教員 TA：臨床経験 5 年，教育経験 13 年
場面 NO.	場面の概要（◇は次段階の分析に向け選定した場面）		
◇TASE①-1	TASE①-1 は，消毒室において，SE が全身清拭及び足浴に必要な物品を準備している場面である。TA は，SE が多種多様な物品に圧倒され戸惑っている様子を見て，SE の手を握り，落ち着いて考えるように促す。SE は一呼吸した後，TA の手を離し表情を和ませる。		
TASE①-2	TASE①-2 は，TA が必要物品を準備している SE の様子を見守っている場面である。		
◇TASE①-3	TASE①-3 は，SE が沐浴剤（スキナベーブ）の用途を TA に質問している場面である。TA は沐浴剤の注意書きを提示しながら，沐浴剤の使用方法，長所及び短所を説明し，SE は石鹸と共に沐浴剤も準備することを決定する。		
TASE①-4	TASE①-4 は，全身清拭及び足浴実施後，消毒室において，TA が使用物品の後片付けの方法を SE に説明している場面である。SE は，TA の説明を聞いて使用物品を片付ける。TA は他の学生と話したり，助言をしながら時々 SE の様子を観察する。		
◇TASE①-5	TASE①-5 は，TA が内側が濡れたままのベースンを棚に戻そうとしている SE を見て，内側も拭くように注意している場面である。SE は再度やり直し，TA はそれを見届けた後，消毒室を退室する。		

〔廣田登志子：実習目標達成を支える教員の行動に関する研究―学生との二者間相互行為場面に焦点を当てて．千葉大学大学院看護学研究科，平成 10 年度修士論文に一部加筆〕

・収集した現象に偏りはないか。
・現象のとらえ方は客観的か。
・データは現象が生じている場面を構成する人々の相互行為の文脈を反映したものとなっているか。
・それらの人々の相互行為は一連の文脈として矛盾のないものになっているか。

これらの事項に基づき，データの記述の不十分さや用語使用の不適切さにより生じた問題に対しては，データを修正することを通して，確実性を確保する。また，収集したデータの偏りが指摘され，それが妥当な指摘であることが論証されたときは，再度，データ収集を行い，偏りのないデータを作成する。

確実性を確保するために他の研究者にデータを提示する際，データ提供者への倫理的配慮には十分留意する必要がある。データ提供者の所属を含め，その匿名性を守り，データが不用意に多数の人々の手元に残らないような方法を十分検討しなくてはならない。

● 半構造化面接法によるデータ収集準備段階からデータ化まで

a．データ収集の準備

● 第 1 段階：面接対象者と質問項目の決定

看護概念創出法において半構造化面接法を採用する場合，データ収集に先立ち，対象者と質問項目を決定する必要がある。

研究者は，関心を持つその現象の総体を最も明瞭に語る可能性を持つ対象者が，どのよ

表 6-6　観察フォーム 3〈プロセスレコード〉：教員 TA

観察場面：TASE①	年/月/日：1998/2/18	教授場面：全身清拭及び足浴実施前後における指導場面
学生 SE：1 年次，基礎看護学実習 I	患者 PE：I. Y. 氏(52 歳　右股関節骨頭壊死)・女性	
教員 TA：臨床経験 5 年，教育経験 13 年		

その日の患者の状況：PE は，普段と同じ程度に手指のこわばりはあるが，股関節痛は落ち着いている。PE は，股関節痛があるため，普段は車イスで移動している。何かに摑まっていれば立位は可能であるが，車イスへの移動時以外はほとんど座位あるいは臥位で過ごしている。PE は 1 日おきに看護師介助による全身清拭を受けており，本日は清拭日である。また，PE は毎日足浴を希望している。

その日の学生の状況：基礎看護学実習 I の 1 日目。基礎看護学実習 I においては，学生が患者に看護を実施する際は，必ず臨床実習指導者か教員，あるいは受け持ち看護師に同行してもらうことになっている。SE は，前回の病院見学実習において，極度の緊張から実習病院に行く途中，気分が悪くなり欠席した経験がある。そのため，TA は受け持ち患者の選定に対して，コミュニケーションをとりやすく比較的看護しやすい患者を受け持つことができるように配慮している。SE は朝，PE の全身清拭及び足浴の計画を実習指導者及び TA に報告している。SE は実際の患者に看護を展開するのは初めてである。本場面は，SE が PE の全身清拭及び足浴を実施するために，ワゴンを持って消毒室に入り，物品を準備している場面である。

その日の教員の状況：TA は，SE の初めての全身清拭及び足浴に同行するため，消毒室において，SE が物品を準備する様子を側で見ている。

時間	学生の行動	教員の行動	その他の人の行動	観察者の視点
11：00	SE1 消毒室において，正面にワゴンを置き，物品が並べてある棚に向かって立っている。ワゴンの上に手を載せて，やや堅い表情で棚の上のベースンやピッチャーを注視している。視線は定まっていない。			消毒室の中には流し台の他，主に清潔の援助に必要なベースンやピッチャー，石鹸，沐浴剤等が並べてある棚がある。この中にはSEが初めて見る物品もあり，SE は多種多様な物品にやや戸惑っている様子で，全身清拭及び足浴に必要な物品を真剣に考えている。消毒室には，SE と TA の他には誰もいない。
		TA1 SE の左横に立ち，SE の顔を見て棚の方に視線を向けた後，SE の横顔を見ながら，「必要物品は何を準備すればいい」と語尾を上げ，穏やかな口調で言う。		TA は SE の戸惑っている様子を見て，SE の行動を促すために言葉をかけている。
	SE2 やや堅い表情で TA の顔をちらっと見た後，棚の方に視線を移し，棚の上のベースンやバケツを見る。視線は定まっていない。			棚の上には SE が初めて目にするスキナベーブ等も置かれており，SE は多種多様な物品を目の当たりにして圧倒されている様子である。
		TA2 SE の視線の移動に合わせて棚の方に視線を向けた後，すぐに SE の顔に視線を戻す。		TA は，SE の視線に合わせて視線を動かし，SE の行動を観察している。
	SE3 棚の上の物品に視線を向けたまま顔を上気させて，「足浴も一緒にするから…，えーと，ちょっと待って，頭が真っ白になる」とやや早口で大きな声で言いながら両手で頭をかかえる。			SE は，TA に促されて棚の物品を見ながら全身清拭と足浴に必要な物品を一生懸命考えるが，混乱してしまう。

（つづく）

表 6-6　つづき

		TA3 頭を抱えている SE を見て，「そんなに慌てなくていいから，」と言いながら，両手で SE の左手を包む。穏やかな表情で SE の目を見たまま「落ち着いて 1 つずつ思い出してみて。昨日練習したんだから」とゆっくりした口調で言う。		TA は，SE の行動を促すために言葉をかけたが，かえって SE が緊張し，混乱してしまったため，物品準備に対して落ち着いて考えることができるよう SE の手に触れている。
	SE4 TA の方に体を向け，やや堅い表情で TA の目をじっと見つめながら TA の右手を両手で握る。			SE と TA はほぼ同時に手を取り合い，SE は混乱していた気持ちを鎮めるように TA の手を握っている。
		TA4 SE の手を握ったまま口元で軽く微笑んで，SE の目を無言でじっと見つめる。		TA は，SE の目を見つめ，SE が落ち着くまで SE の手を握っている。
	SE5 TA の目をじっと見つめ，大きく一呼吸した後，手を離す。手を離した後，SE は表情を和ませている。			SE は TA の目を見つめたまま大きな深呼吸をした後，やや落ち着いた様子で TA の手を離す。
		TA5 穏やかな表情で SE の目を見たまま，無言で手を離す。		TA は，SE の表情から SE が落ち着いたことを確認して SE の手を離す。
	SE は徐々に落ち着きを取り戻し，全身清拭及び足浴に必要な物品を揃えてワゴンの上に乗せる。TA は，SE が物品を準備している間，必要時，助言しながら見守る。			
11：05	SE6 棚に近づきワゴンの右横に立って，棚の上にある沐浴剤を右手で取る。SE の左斜め後ろに立っている TA の方を振り返り，沐浴剤を顔の高さに持ち上げて，「先生，これ何」と語尾を上げ軽い口調で言う。右手に沐浴剤を持ったまま TA に近づく。			TA は，棚の正面に向かっている SE の左後方にやや離れて立っている。SE は，目新しい沐浴剤を手に取って TA に見せながら，その用途を尋ねている。
		TA6 SE の方に歩み寄り，SE から沐浴剤を受け取る。沐浴剤の注意書きにちらっと視線を向けた後，SE の目を見て，「これは，スキナベーブといって，すすぎがいらない洗浄剤よ」とさっぱりした口調で言いながら，沐浴剤の注意書きを SE に見せる。		TA は，SE が TA の方に近づくのとほぼ同時に SE の方に歩み寄り，SE が手にしている沐浴剤を受け取る。そして，沐浴剤の注意書きを SE に見せながら，沐浴剤の名称及び使用方法を説明する。

〔廣田登志子：実習目標達成を支える教員の行動に関する研究―学生との二者間相互行為場面に焦点を当てて．千葉大学大学院看護学研究科，平成 10 年度修士論文より引用〕

うな存在であるのかを検討し決定する。実際の研究例を提示し説明する。

大学院生の修士論文作成過程における学習経験を概念化した研究[41]の場合，研究計画立案の初期段階には，対象者を看護系の大学院に在籍し修士論文を作成した体験を持つ者と漠然と考えていた。しかし，看護系の大学院といってもその種類は多様であり，その多様性を修士論文作成に関わる要因という観点から調査した。その結果，次のことが明らかになった。看護学研究科を標榜する教育機関に所属し，看護職免許を持つ看護学の研究者である教員を指導者として，修士論文を作成した者がいる。その一方，医学もしくは保健学研究科を標榜する教育機関の看護学専攻という領域に所属し，看護職の免許を持たない他領域の研究者である教員を指導者として，修士論文を作成した者もいる。医学系研究科，保健学研究科といった看護学以外の研究科は，主とする学問基盤に相違があり，このことは修士論文作成過程の経験にも大きな影響を与えることを予測させ，対象者の持つ条件を規定する必然性が生じた。そこで，この研究の対象者を，大学院看護学研究科の修了生と規定した。

また，この研究において対象者は面接を通し，大学院時代の論文作成過程の体験を想起できなければならない。個人の出会った出来事，人々，物事などの記憶は1年間に5%ずつ忘れ去られ[42]，あまりにも論文作成から時間が経過してしまうと，想起できる内容にも限界が生じる。そのため，対象者は修了後2年目の者を中心に，修了後1年目から3年目までの者とした。

さらに，博士課程に進学した者は，修士課程修了後，より一層，深遠な研究に関する学習経験を積み重ねている。そのため，修士論文作成時の経験を博士課程の経験と比較あるいは混同する可能性があるため除外した。加えて，留年経験を持つ者も特殊な経験を持つ可能性が予測できるため除外した。以上の経緯を経て，次の5条件を満たす者をこの研究の対象者とした。

1. 大学院看護学研究科において修士論文を作成し，その課程を修了した者
2. 修了後1年目から3年目までの者
3. 2年間で修了した者
4. 博士課程に進学していない者
5. 研究参加に快く同意を示した者

質問項目は上記の条件を満たした対象者が過去を想起し，環境との相互行為を反映した豊富な体験を言語化できる内容でなければならない。

上記の大学院生の修士論文作成過程における学習経験を概念化した研究は，文献的検討[43,44]，実際的検討を重ねた結果，学習体験を研究進行に沿い質問していくこととした。ここでいう文献的検討とは，面接法をデータ収集法として採用した研究を相当数概観し，どのような質問項目がどのような結果を導くのかを知り，修士論文作成過程の学習経験の総体を明らかにするためには，どのように質問項目を設定することが妥当かを検討することを意味する。実際的検討とは，文献的検討を経て設定した質問項目により予備面接を行い，その質問項目が研究目的に合致したデータを聴取できるものになっているかどうかを検討することを意味する。

表６-７　質問項目

〈導入〉
問1. 看護基礎教育課程を卒業されてから今日までの経緯を簡単にお話しください。
問2. 大学院への入学動機についてお話しください。
〈学習経験に関する質問〉
問3. 修士論文となった研究テーマが決定したのはいつですか，お話しください。
問4. 入学されてから研究テーマが決定するまでいかがでしたか。
問5. データ収集とデータ分析が終わったのはいつですか。
問6. そのデータ収集とデータ分析期間はいかがでしたか。
問7. その後は，論文提出までいかがでしたか。
問8. 論文の審査，論文の発表の段階においてはいかがでしたか。
問9. 今現在この過程を振り返ってみてどのように思われますか。
〈対象者のプロフィールの確認〉
確認内容：卒業看護基礎教育課程，修了大学院，専攻領域，修了年，現在の職業，年齢(それまでの質問により回答が得られた場合は問わない)

〔望月美知代：大学院看護学研究科修士課程における学生の学習経験に関する研究―修士論文作成過程に焦点を当てて．千葉大学大学院看護学研究科，平成９年度修士論文より引用〕

また，この研究においては，大学院に入学するまでの経緯と大学院への入学動機に関する質問が，どのような相互行為の文脈で研究活動を始めたのかを知る貴重な資料となりうるため，質問項目に付加することとした。このような経緯を経て，設定された質問項目は，大学院入学までの経緯，入学動機に関する質問２項目と学習経験に関する質問７項目，および対象者のプロフィールに関する質問であった(表６-７)。

●第２段階：対象者の探索と同意の確保

第１段階を経て，対象者の条件と質問項目を決定できたら，次は，実際に面接に応じる候補者を探さなければならない。そして，その候補者に研究目的と倫理的配慮等について説明し，研究参加への同意を得て，同意書に署名を求めるという手続きを必要とする。この場合，対象者が病院，教育機関といった組織に所属し，その組織の承諾が必要なときには，対象者に加え，組織の責任者に対しても同様の手続きを行う。

看護概念創出法においてデータ収集法として面接法を採用した研究は，いずれもネットワーク標本抽出法[45)]を用いている。これは，すでに研究協力への承諾を得た対象者から，紹介を受けるといった対象者のネットワークや研究者自身が持つネットワークなどを活用し，連鎖的に対象者を集める方法である。

先に例示した大学院生の修士論文作成過程における学習経験を概念化した研究の場合，研究者の在籍する修士課程の修了者の中から，対象者の条件を満たす候補者に面接を依頼し，承諾を受け，その対象者から次々と紹介を受けるという方法を採用した。この際，対象者が同一の大学院に偏らず，できる限り，条件の範囲内で異なる大学院を修了した対象者を選択するよう配慮した。これは，豊富なデータを収集し，普遍的な概念を創出するために必要不可欠な配慮である。

b．データ収集の実際とデータ化の第１段階

以上のような準備段階を経て，質問項目，対象者の条件，その条件を満たす対象者が決定したら，面接を開始する。面接は，対象者の利便性に配慮するとともに，できる限り自由に質問に答えられる場所を選択する必要がある。面接内容は，フィールドノートの記録

に加え，対象者の許可を得て録音することが望ましい。

フィールドノートと録音の内容は，面接終了直後に逐語記録とする。さらに逐語記録を基に，面接フォーム〈面接記録〉〈質問項目別回答の概要〉〈対象者プロフィール〉(表6-8)に記録する。このフォームはどの研究においても形式は同一でよいが，項目名は各研究によって異なる。参考までに，大学院生の修士論文作成過程における学習経験を概念化した研究が使用したフォームを提示する(表6-9)。

面接開始当初は，ひたすらこの作業を繰り返す。そして，数名の面接が終了した時点で，この3つのフォームのうち，質問項目別回答の概要に着目し，概要に記述された内容の同質性，異質性を比較し，どのような現象を収集したのかを把握する。このとき，持続比較のための問いが差異を判定していくために必要になり，回答の概要に対し持続比較のための問いをかけ，その問いに対する回答を比較していく。面接対象者の属性や経験の種類を比較するわけではない。

それを基にさらにデータ収集を継続し，これ以上新しい回答は存在しない，すなわち，その回答はすべてこれまで聴取したものと同様であると判断できた時点で，面接は終了の方向へ向かう。これを面接内容の飽和化と呼ぶ。しかし，この時点ではあくまでも終了の方向へ向かうだけであり，終了するわけではない。飽和化が完全であることを確認するために，そこからさらに数名の面接を重ねる必要がある。このようにして飽和化を確認するために面接を累積することも，普遍的な結果を創出するために重要である。

面接内容はいつ頃，飽和化するのかという疑問に対する答えはない。研究目的により異なるが，これまで行われた研究の多くが，おおよそ15名前後の面接終了後に飽和化している。また，これらはいずれも飽和化が完全であるかどうかを確認するために，そこからさらに4名もしくは5名の面接を重ねた。飽和化の確認に向けた面接には，できるだけそれまで面接をした対象者と異なる属性，体験を持つ可能性のある対象者を条件の範囲内で選択する。例えば，それまでの対象者がすべて女性であるならば男性，それまでの対象者がすべて成人，老人の臨床看護経験を持つ看護職者であるのならば小児の臨床看護経験を持つ看護職者というように面接を重ね，飽和化を確認する。

面接終了は，データ化の第1段階の終了を意味し，この時点で，すでに面接の逐語記録と3種類の面接フォームがすべて完成している。

c．収集した内容のデータ化の第2段階

半構造化面接法により収集した内容のデータ化の第2段階は，分析フォーム(表6-10)に逐語記録を転記することである。この分析フォームは4つの欄から構成されており，それらは，初期コード，一般的経験コード，一般的経験-持続比較のための問い対応コード，根拠である。逐語記録の転記は，初期コードの欄に行う。このとき，逐語記録にある会話をそのまま転記するのではない。意味内容を変えることなく，初期コードとして整理しながら，転記することが重要である。逐語記録は，対象者の回答を正確に文字にしたものであり，その中には意味のない接頭語や接続詞，接尾語，言葉の意味のない重複，言い誤りの訂正などが山積している。逐語記録の整理とは，文字化した対象者の回答を精読し，その意味や内容を損なうことのない範囲で不要な用語や重複などを削除，修正することである。

表 6-8　面接フォーム

面接フォーム 1 〈面接記録〉

【面接記録】
面接対象者：
面接年月日：
面 接 時 間：
面 接 場 所：

【逐語記録】

面接フォーム 2 〈質問項目別回答の概要〉

面接 DATA		面　接　日		面 接 時 間	
面接対象者					
回答内容番号	**質問項目別回答の概要（◇は次段階の分析に向け選定した回答内容）**				
質問 I					
質問 II					
質問 III					

面接フォーム 3 〈対象者プロフィール〉

〔面接対象者〕
〔　年　齢　〕
　その他

表6-9　大学院生の修士論文作成過程における学習経験を概念化した研究が使用した面接フォーム

面接フォーム1 〈面接記録〉

【面接記録】
面接対象者：
面接年月日：
面 接 時 間：
面 接 場 所：

【学習経験】

面接フォーム2 〈質問項目別回答の概要〉

面接 DATA		面接日		面接時間	
面接対象者					
回答内容番号	質問項目別回答の概要(◇は次段階の分析に向け選定した回答内容)				
Ⅰ. 入学動機					
Ⅱ. テーマ決定	テーマ決定時期：				
Ⅲ. データ収集 データ分析	データ収集期間： データ分析期間：				
Ⅳ. 論文提出					
Ⅴ. 論文審査					
Ⅵ. 論文発表					
Ⅶ. その他					

面接フォーム3 〈対象者プロフィール〉

〔面接対象者〕
〔 年 齢 〕
〔看護基礎教育課程〕
〔大学院入学前の経緯〕
〔修 了 後 の 職 業〕

〔修士論文作成過程の特徴〕

〔望月美知代：大学院看護学研究科修士課程における学生の学習経験に関する研究─修士論文作成過程に焦点を当てて．千葉大学大学院看護学研究科，平成9年度修士論文より引用〕

表6-10　分析フォーム(面接用)

面接DATA：	面接対象者：		
初期コード	一般的経験コード	一般的経験-持続比較のための問い対応コード	根拠

4 データの分析

看護概念創出法における分析とは，データ収集と同様に持続比較のための問いを使用しながら，コード化，カテゴリ化を行うことを意味する。

コード化とその実際

a．コード化のための分析フォーム

看護概念創出法におけるデータのコード化は，規定の分析フォーム(表6-10，表6-11)を使用して行う。観察用と面接用は基本的には同じであり，項目名のみが異なる。すなわち，観察用は**初期コード**，**分析対象者行動コード**，**分析対象者行動-持続比較のための問い対応コード**，**根拠**の４項目からなる。また，面接用は前項に記述したように**初期コード**，**一般的経験コード**，**一般的経験-持続比較のための問い対応コード**，**根拠**の４項目からなる。

分析フォームの使用は，すべてのコードを同様の視点と手続きにより抽出するために機能し，研究結果の信頼性，確証性の確保に必要な監査の精度と効率の向上に貢献する。

b．コード化

看護概念創出法におけるコード化とは，分析フォームを用い，現象を構成する各行動(観察の場合)もしくは各経験(面接の場合)を一単位とし，第１に人間一般の行動(**分析対象者行動コード**)，もしくは人間一般の経験(**一般的経験コード**)として，第２に，それらを持続比較のための問いと対応(分析対象者行動-持続比較のための問い対応コード，もしくは一般的経験-持続比較のための問い対応コード)させ，二重に抽象化し命名する過程で

表6-11　分析フォーム(観察用)

観察場面番号：	年/月/日：	場面の種類	
初期コード	分析対象者行動コード	分析対象者行動-持続比較のための問い対応コード	根拠

ある。また，最終コード名である**分析対象者行動-持続比較のための問い対応コード**，もしくは**一般的経験-持続比較のための問い対応コード**は，行動もしくは経験を具体的にイメージできる範囲の抽象度を持ち，行動の質に対し観察対象者の立場から，あるいは経験の質に対して面接対象者の立場から問いに対する回答として，しかも，その現象における相互行為を反映し，かつ原因と結果の関係で命名したものである。決して，「あるべき状態」との比較において評価的な視点から命名してはならない。「from inside to outside」が至上命題である。

また，分析対象となった現象はすべて余すことなくコード化しなければならない。これは，看護概念創出法が行動や経験の総体を概念化するための研究方法論であることに起因する。看護概念創出法による研究経験の累積は，誤った使用にも多々遭遇するという経験の累積でもあった。その中で多発するものとして，その研究者の気になる部分のみを抜き出しコード化するという誤りがある。この方法では行動や経験の総体を概念化することはできず，陰に潜んでいる行動や経験を発見することもできない可能性がある。ある研究者が「この方法はしらみつぶしの質的帰納的研究方法論ですね」と審美的とはいえない表現を用いて看護概念創出法を論じた。まさに「しらみつぶし」，すなわち，細部まで見落とすことなくつぶさに概念化に向けコード化していくことを求める方法である。

データ収集法が観察であっても，面接であっても，コード化以後は基本的に同じである。しかし，分析フォーム各欄の名称が異なるため，観察法におけるコード化と面接法におけるコード化を一緒に記述した場合，混乱が起こる可能性がある。そこで，分析方法のコード化に関しては，観察の場合と面接の場合を分けて記述することにした。

●第１段階：初期コード欄の記述

観察の場合

分析フォームの初期コード欄を記述することである。**初期コード**は，研究者が観察した分析対象者の行動を記述する欄であり，観察フォーム〈プロセスレコード〉における相互行為者①もしくは②の内容をそのまま転記する。

面接の場合

先述したように，初期コードの欄に面接の逐語記録を要約，整理し，経験として転記することである。

●第２段階：分析対象者行動（一般的経験）コードの命名と記述

観察の場合

分析フォームの左から２番目の欄に，初期コードを分析対象者行動コードとして命名し，記述することである。**分析対象者行動コード**は，分析対象者の行動を「一般的な人間の行動としてみるとどのような行動か」という視点から抽象度をあげ命名する。これは，初期コードの短縮表示であると考えてよい。分析フォームのこの欄は，教員の行動を分析対象とする場合は「教員行動コード」，患者の行動を分析対象とする場合は「患者行動コード」と研究によりその項目名が変化していく。また，この段階におけるコード化は，第３段階において持続比較のための問いをかけつつ，各行動を命名していくための準備段階に相当する。

面接の場合

分析フォームの左から２番目の欄に，初期コードを一般的経験コードとして命名し，記述することである。**一般的経験コード**は，分析対象者が知覚した体験を「一般的な人間の経験としてみるとどのような経験か」という視点から抽象度をあげ命名する。これは，初期コードの短縮表示であり，各欄の命名が研究により変化していくことは観察の場合と同様である。

●第３段階：分析対象者行動（一般的経験）-持続比較のための問い対応コードの命名と記述

観察の場合

分析フォームの左から３番目の欄に，分析対象者行動コードを分析対象者行動-持続比較のための問い対応コードとして命名し，記述することである。**分析対象者行動-持続比較のための問い対応コード**は，分析対象者行動コードに持続比較のための問いをかけ，その問いに対する回答を命名したものである。分析フォームのこの欄も各研究によりその項目名が変化していく。

看護学実習における教員の行動を概念化した研究は，「この教員の行動は実習目標達成という視点からみるとどのような行動か」という持続比較のための問いを設定した。この研究において，この欄の項目名は，教員行動-実習目標達成対応コードとなる。また，入院中の患者の行動を概念化した研究は，「この患者の行動は看護問題に対応させるとどのような行動か」という持続比較のための問いを設定した。この研究において，この欄の項目名は，患者行動-看護問題対応コードとなる。分析の次の段階であるカテゴリ化には，この欄に記述されたコードを使用する。

面接の場合

分析フォームの左から3番目の欄に，一般的経験コードを一般的経験-持続比較のための問い対応コードとして命名し，記述することである。**一般的経験-持続比較のための問い対応コード**は，一般的経験コードに持続比較のための問いをかけ，その問いに対する回答を命名したものである。分析フォームのこの欄も各研究によりその項目名が変化していくことは観察の場合と同様である。

大学院生の修士論文作成過程における学習経験を概念化した研究は，「この経験は修士論文の完成という視点からみるとどのような学習経験か」という持続比較のための問いを設定した。この研究において，この欄の項目名は学習経験-論文完成対応コードとなる。

また，看護職者の編入学における学習経験を概念化した研究は，「この経験は学士取得という視点からみるとどのような学習経験か」という持続比較のための問いを設定した。この研究において，この欄の項目名は編入学生経験-学士取得対応コードとなる。分析の次の段階であるカテゴリ化においては，この欄に記述されたコードを使用する。

●第4段階：根拠の記述

コード化の第4段階は，分析フォームの根拠の欄に，第3段階でできたコードが何故そのように命名されたのか，その理由を記述することである。根拠の記述は，研究者自身によるコード化の適切さの自己査定を可能にするだけでなく，後に詳述するコード化の信用性に関する検討にも貢献する。

c．コードの飽和化

上記の手続きによるコード化は，コードの飽和化をもって終了する。コードの飽和化とは，異なる現象の異なる場面における異なる行動，経験をコード化しているにもかかわらず，過去に抽出されたコードと同様，もしくは類似したコードが頻繁に出現してくる状況を意味する。また，この研究方法を使用する初心者は，カテゴリ化の段階にならないとこのコードの飽和化の状況に判断が下せないこともある。このような場合，カテゴリ化が可能なコード数を手がかりに，コード化を進めることも可能である。

これまでの経験によれば，カテゴリ化により中核的カテゴリ(コアカテゴリ)を創出するためには，種類の異なる約300以上のコードが必要である。多くの研究は，一定の時間枠の中で行われ，このことは，看護概念創出法を適用した研究においても例外ではない。そのため，まず研究の初段階は，300以上のコードの抽出を目指し，そのコードを用いカテゴリ化を行い，いったん，結果を出し，その後，結果を確認するための継続的データ収集と分析を実施することも可能である。

d．精度の高いコード

精度の高いコードを得ることは，看護概念創出法を適用した研究を成功に導く要件の1つである。コードの精度を高めるためには，分析視点を固定することが必要であり，分析フォームを使用し，丁寧にコード化の段階を踏むことは，その必須条件である。

精度の高いコードは次の5つの条件を満たす。

1. コード化の第２段階にできたコードと第３段階のコードは抽象度が一定であり，第３段階のコードは第１段階の初期コードよりは抽象度が高いが，初期コードを具体的に理解できる程度の抽象度を持つ。
2. 各コード間の抽象化の程度が一定である。
3. 各コードの命名が相互行為の文脈を反映した表現になっている。
4. 各コードの命名が原因を表す対象者の行動もしくは経験，結果を表す対象者の行動もしくは経験という関連を示す表現になっている。
5. 各コードは研究者の評価的視点を含まず，あくまでも，分析対象者の立場に立った表現になっている。

e．「看護学実習における教員の行動を概念化した研究」にみるコード化の実際

データ化の実際と同様に，看護学実習における教員の行動を概念化した研究[23)]を例にとり，コード化を具体的に説明する。これは，参加観察法(非参加型)によりデータ収集を行った研究であり，面接法によりデータ収集を行う研究者は，部分的に用語を面接用に置き換えながら読み進めていただきたい。

表6-12は，観察現象データ化の実際の項で示した観察フォーム１〈場面の概要〉(**表6-5**, 141 頁)の場面 NO. TASE ①-1 の場面である。

分析フォームの**初期コード**は，直接の分析対象者の行動を観察フォーム３〈プロセスレコード〉から転記する欄であり，この研究では，観察フォーム３〈プロセスレコード〉に記述された教員の行動をそのまま**初期コード**欄に転記してある。

TA1 と番号をふられた教員の行動は，細分化してみると２つの行動単位により構成されている。その第１は，学生 SE の左横に立ち，学生 SE の顔を見て棚の方に視線を向ける行動，第２は，学生 SE の横顔を見ながら，「必要物品は何を準備すればいい」と語尾を上げ穏やかな口調で発言している行動である。

この２つの行動を「一般的な人間の行動としてみるとどのような行動か」という視点から抽象化すると，第１の行動は「学生の左横に立ち，学生の顔を見て棚の方に視線を向ける」という教員行動コードとなる。また，第２の行動は「学生への視線を伴う『必要物品は何を準備すればいい』という語尾を上げた穏やかな口調の発言」という教員行動コードとなる。これらは，観察した各行動を人間一般の行動として短縮表示したものである。

この短縮表示には，出来る限り短縮するという点から体言止めを試みる。しかし，体言止めにすることにより，文脈が反映されにくい場合があり，その場合は無理に体言止めにする必要はない。

次にこの２つの教員行動コードに「この教員の行動は実習目標達成という視点からみるとどのような行動か」というこの研究における持続比較のための問いをかけ，その回答を教員行動-実習目標達成対応コードとする。第１の教員行動である「学生の左横に立ち，学生の顔を見て棚の方に視線を向ける」は「病棟看護物品初見による学生の物品準備への戸惑いの予測に関連した学生行動の観察」，第２の「学生への視線を伴う『必要物品は何を準備すればいい』という語尾を上げた穏やかな口調の発言」は「学生の物品準備に対する思案察

表6-12　コード化の実際

観察場面 No：TASE①	年/月/日：1998/2/18	教授場面：全身清拭及び足浴実施前後における指導場面	
初期コード	**教員行動コード**	**教員行動-実習目標達成対応コード**	**根拠**
TA1 1 SEの左横に立ち，SEの顔を見て棚の方に視線を向けた後，2 SEの横顔を見ながら，「必要物品は何を準備すればいい」と語尾を上げ，穏やかな口調で言う。	1 学生の左横に立ち，学生の顔を見て棚の方に視線を向ける	1AE① 1-1 病棟看護物品初見による学生の物品準備への戸惑いの予測に関連した学生行動の観察	基礎看護学実習Ⅰの学生は実際の患者に看護を実施するのは初めてであり，病棟に配置されている看護物品に対しても目新しいものが多く，学生にとってこの中から必要な物品を選択して使用することは困難である。また，TAはSEが緊張しやすいことを把握していた。従って，学生の左横に立ち，学生の顔を見て棚の方に視線を向けているTAの行動は，病棟の看護物品を初めて見ることによるSEの物品準備に対する戸惑いを予測したことにより，SEの行動を観察していることを示す。
	2 学生への視線を伴う「必要物品は何を準備すればいい」という語尾を上げた穏やかな口調の発言	1AE① 1-2 学生の物品準備に対する思案察知に関連した発問による学生行動の開始促進	さらに，学生を見ながら，「必要物品は…」と語尾を上げて穏やかな口調で発言しているTAの行動は，SEが物品準備に対して思案しているのを察知したことにより，発問してSEの行動開始を促していることを示す。

〔廣田登志子：実習目標達成を支える教員行動に関する研究―学生との二者間相互行為場面に焦点を当てて．千葉大学大学院看護学研究科，平成10年度修士論文より引用〕

知に関連した発問による学生行動の開始促進」という問いに対する回答，すなわちコードとなる(図6-2)。そして，それらが持続比較のための問いに対し，何故そのようなコードとして命名されたのかを**根拠**の欄に記述している。

このコード化の第3段階である教員行動-実習目標達成対応コードは，次の分析の段階であるカテゴリ化に使用するため，特に慎重に進める必要がある。コードの命名には，持続比較のための問いに対する的確な回答であると同時に，次の要件が求められる。

● 各コードの抽象化の程度を一定にする

コード化の項でも述べたように，分析対象者行動コードと分析対象者行動-持続比較のための問い対応コードは，初期コードより抽象度は上がるが，両コードの抽象度は同程度でなければならない。また，その抽象度は，そのコードから対象者の実際の行動がイメージできる程度とする必要がある。例示した研究のコードは，いずれもその要件を満たしている。

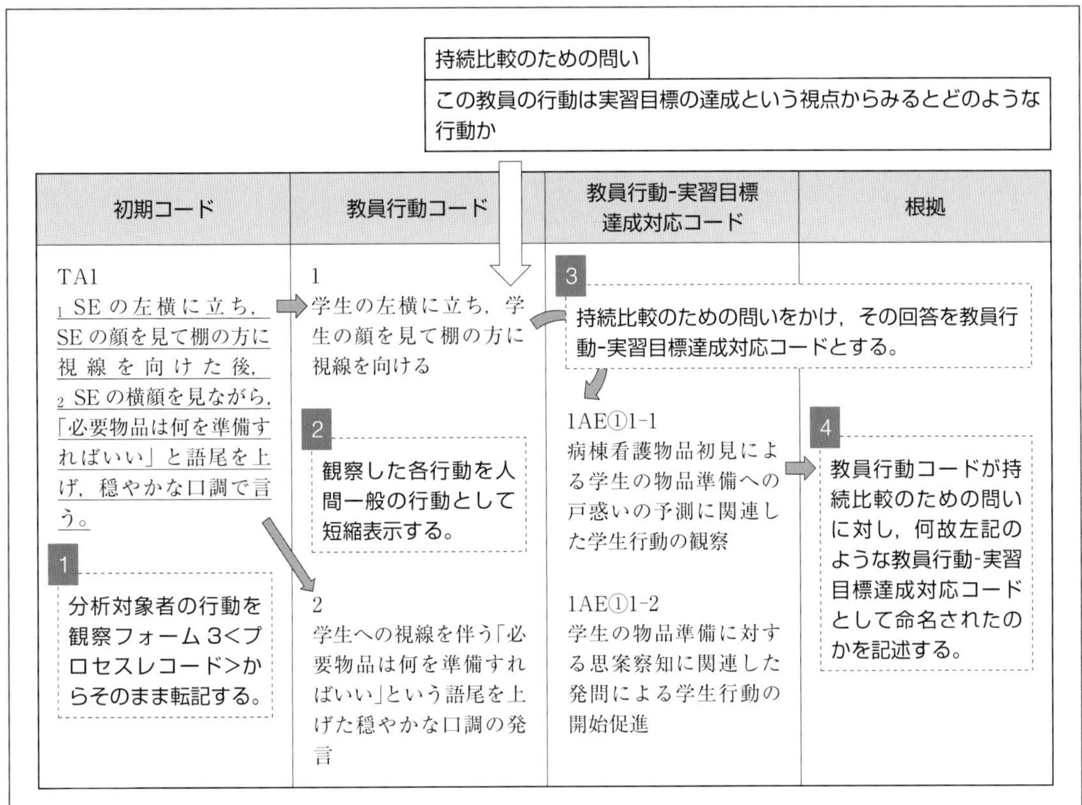

図6-2　コード化の過程

● コードの命名が相互行為の文脈を反映した表現になっている

この研究は，教員の行動を表す概念の創出を試みており，教員は，学生やその他の人的物的環境に影響を受けて行動している。例えば，「学生の左横に立ち，学生の顔を見て棚の方に視線を向ける」という教員の行動を人間一般の行動としてみると，それは単に学生の横に立って，学生の顔を見た後，棚の方に視線を向けている行動である。しかし，「この教員の行動は実習目標達成という視点からみるとどのような行動か」という問いをかけると教員は，学生が看護に必要な物品を自分で準備できるように，そしてそれを通して看護を受ける患者に害を及ぼさないように学生を支援していることがみえる。また，教員は，これまでの経験を通して学生SEが緊張しやすいこと，初めて病棟の多種多様な看護物品を目前にして学生が混乱しやすいことを知っている。このような状況にあると学生を把握している教員が実習目標達成に向けまず取った行動という文脈に基づくと，「病棟看護物品初見による学生の物品準備への戸惑いの予測に関連した学生行動の観察」というコードとなり，このコードは相互行為の文脈の反映という要件を満たしている（図6-3）。

● コードの命名が原因と結果の関連を示す表現になっている

第2のコードを例に説明する。第2のコード「学生の物品準備に対する思案察知に関連した発問による学生行動の開始促進」は「学生の物品準備に対する思案察知」という教員の行動が原因となり，「発問による学生行動の開始促進」という結果としての教員行動を引き起こしている。すなわち，コードは原因としての行動と結果としての行動の関連により表

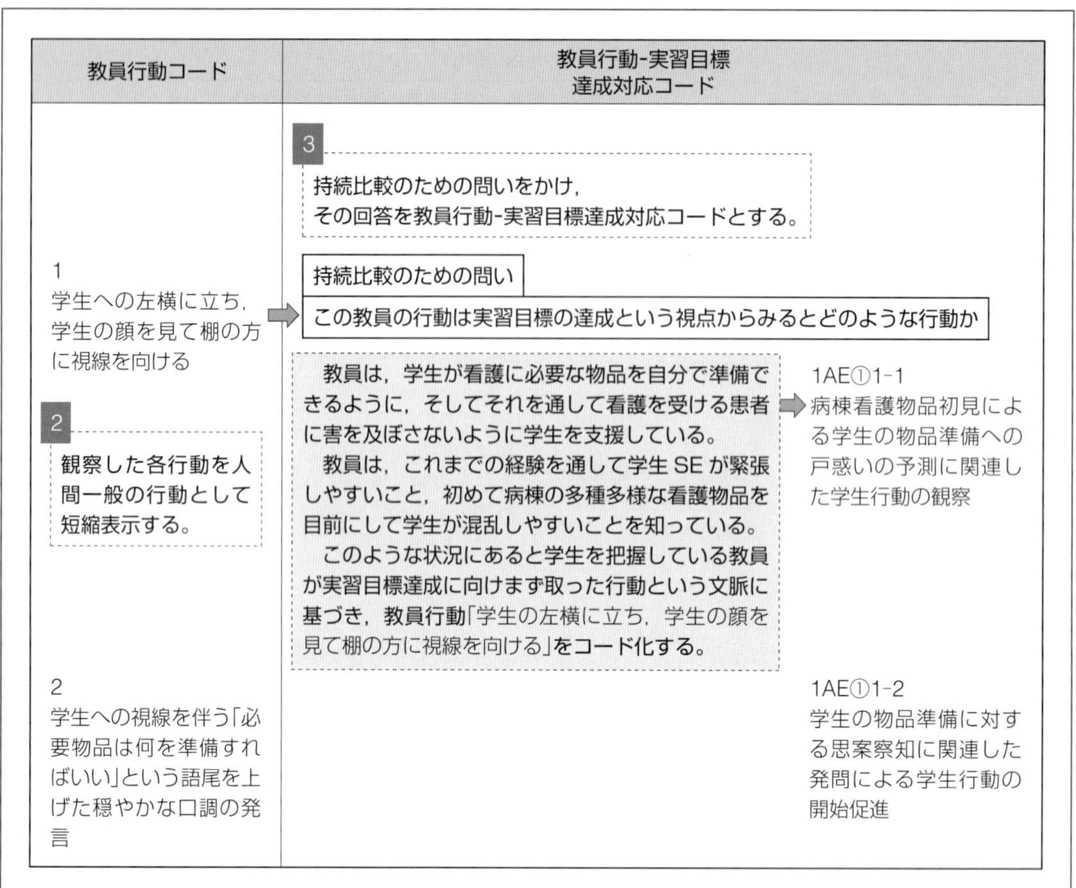

図 6-3　コードは相互行為の文脈を反映した命名とする

現されており，両行動とも教員自身の行動である。初心者が，このようなコード化を試みる際，原因としての行動が，相互行為を展開するもう一方の他者に影響されるため，分析対象者の行動として表現されないことがある。これは，例えば，「学生の物品準備に対する思案察知に関連した発問による学生行動の開始促進」が「物品準備への学生の困惑に関連した発問による学生行動の開始促進」となることを意味する。このコードの原因となる行動は「物品準備への学生の困惑」という行動であり，これは，教員の行動ではなく学生の行動である。この研究における分析対象は教員の行動であるため，このコードは不適切である（図 6-4）。

- コードは研究者の評価的視点を含まず，あくまでも，分析対象者の立場に立った表現になっている

コード「学生の物品準備に対する思案察知に関連した発問による学生行動の開始促進」を例にとり説明する。このコードは，学生が物品準備をどのようにしてよいか思案していると教員が察知し，学生の行動を促すために「何を準備すればいい」と語尾を上げ穏やかな口調で言葉をかけている教員の行動を示す。この教員の行動は，学生の実習目標達成に向けては極めて適切な教授活動である。この判断に基づきコードを「学生の物品準備思案状況への適切な判断に関連した学生行動開始促進に向けた効果的な発問」とした場合，〰〰線

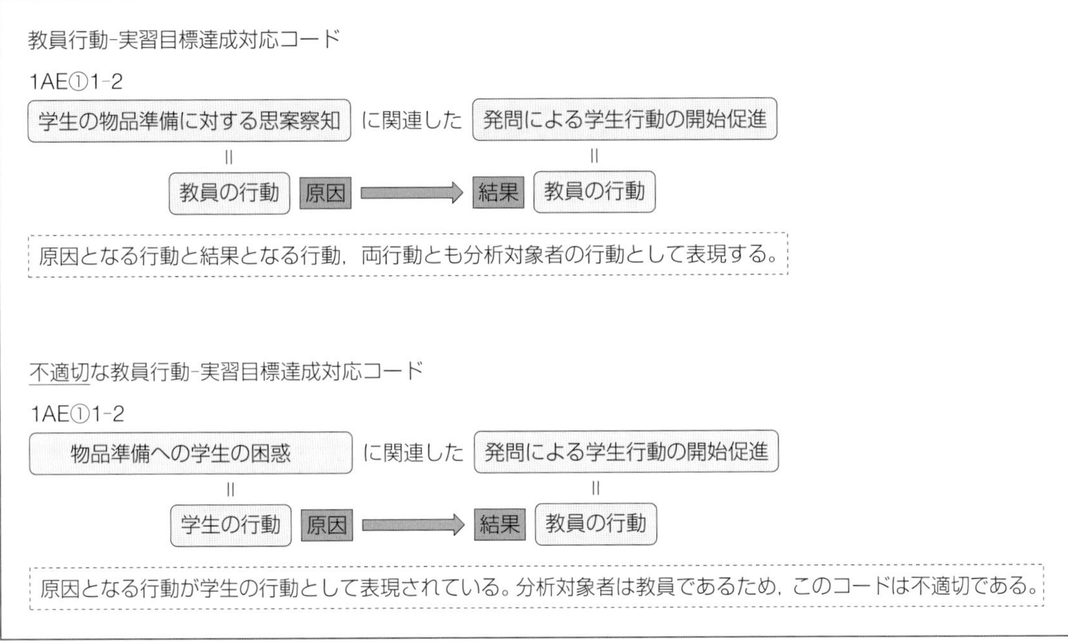

図 6-4　コードは原因と結果の関連を表す

表 6-13　評価的に命名され，修正の指摘を受けたコードの例

評価的命名を受けたコード名
物品準備への注意集中に関連した患者への不適切な対応
患者からの転倒情報聴取への対応方法不知に関連した打撲部位の不十分な観察
患者の心理状態の適切な判断に関連した患者へのゆっくりとした接近
過緊張による周囲への無関心に関連したクライエント身体症状の一方的観察
患者の聴・視力低下への配慮欠如に関連した不適切な接近
学生の物品準備思案状況への不適切な判断に関連した学生思考混乱誘発の発問
授業終了時間切迫による焦燥感知覚に関連した後片づけに関する不十分な説明
指導準備への集中に関連した不安表情学生存在への認知不可

の部分の教員の行動に対する研究者の評価的視点を含んでいる。教員の行動は，あくまでも，持続比較のための問いに対する回答であり，教員自身の立場に立った表現でなければならない。この研究における持続比較のための問いは，「この教員の行動は実習目標達成という視点からみるとどのような行動か」である。この問いに対しての回答を教員の立場に立った表現にすると，教員自身は「学生の物品準備に対する思案察知に関連した発問による学生行動の開始促進」となる。

また，この教員の発問を受けて学生は緊張している。しかし，この教員の行動は「学生の物品準備思案状況への不適切な判断に関連した学生思考混乱誘発の発問」とはコード化されない。この行動は，持続比較のための問いに対応させ，教員の立場からコード化すると「学生の物品準備に対する思案察知に関連した発問による学生行動の開始促進」である。

他の研究において，評価的視点を含んでしまったコードの例を表 6-13 に示した。

そして，このようにしてできたコードが「コード化の第 2 段階にできたコードと第 3 段階のコードは抽象度が一定であり，第3段階のコードは第1段階の初期コードよりは抽象度が高いが，初期コードを具体的に理解できる程度の抽象度を持つ」かどうかを確認する。

f．コードの確実性，信頼性，確証性の確保

上記の方法により抽出したコードが，「看護概念創出法」におけるコードの条件を満たしているかどうかを検討することは，その研究の信用性確保に向けて第2番目に行われる重要な作業である。コードが持続比較のための問いに対応し，精度の高いコードとしての5つの条件を満たしたとき，その確実性，信頼性が確保されたことを示す。また，コードがその行動や経験を忠実に反映したものとなったとき，その確証性が確保されたことを示す。

そのためには，次の2つの手続きを必要とする。第1は，研究者自身によるコードの査定である。査定に際しては，コードが持続比較のための問いに対応し，5つのコードとしての条件(153頁参照)を満たしているかどうかを再吟味する。

第2は，その現象に精通した複数の研究者に対するコードの提示と検討により行われる。提示する内容は，観察の場合，観察フォーム1，2，3もしくは観察フォーム1，3と分析フォーム，コード一覧表であり，面接の場合，面接フォーム1，2，3と分析フォーム，コード一覧表である。事前にこれらを熟読した複数の研究者は，次の内容を検討する。

- ・コードが持続比較のための問いに対応し，精度の高いコードとしての5つの条件(153頁参照)を満たしている。
- ・観察フォームもしくは面接フォームの内容と分析フォームの内容に矛盾が生じていない。
- ・コード化の根拠が，客観的な事実を基に具体的に記述されている。
- ・コード化の根拠からコードが示す内容が適切であると判断できる。
- ・コードに使用される同一の用語が一貫して同じ行動，経験を表している。

これらの資料の提示に際しては，データの確実性確保の項で述べたように，倫理的配慮として，データ提供者の所属を含め，その匿名性を守り，データが不用意に多数の人々の手元に残らないような方法を十分検討しなくてはならない。

カテゴリ化とその実際

a．カテゴリ化

カテゴリ化とは，分析の最終段階であり，サブカテゴリ，カテゴリ，コアカテゴリの形成と命名の過程である。これらは，次の手続きを踏むことを意味する。第1に，コード化の第3段階で得られた最終コードをその表現の同質性，異質性により分離，統合し，下位集合体(サブカテゴリ)を形成する。そして，それらに持続比較のための問いをかけ，そこに存在する行動もしくは経験の性質の共通性を発見，命名する。第2に，命名されたサブカテゴリに同様の方法を適用し，より抽象度の高い集合体(カテゴリ)とする。第3に，カテゴリに対しても同様の作業を反復する。その結果，形成された最終集合体(コアカテゴリ)に持続比較のための問いをかけ，問いに対する回答の性質に命名する。最終集合体(コアカテゴリ)とは，持続比較のための問いにより，個々の性質に適した命名を受けた集合

体(カテゴリ)のいくつかがまとまり，それらが，これ以上，分離することも結合することもできない状態を意味する。この状態に持続比較のための問いをかけ，その回答の性質への命名が，創出された概念名となる。

具体的には，以下のような手続きを踏む。

● 第 1 段階：コード一覧表の作成

確実性，信頼性，確証性の確保のための手続きを終了し，修正したコードの一覧表(表 6-14a)を作成する。このコード一覧表は，抽出されたコードを単純に並べたものである。コード一覧表作成上，注意を要する点は，コード化の際，割り振ったコード番号を落とさないようにすることである。この番号は，カテゴリ化のプロセスでもデータに戻る必要性が生じたときその機能を発揮する。

● 第 2 段階：サブカテゴリ(下位集合体)の形成と命名

コード一覧表に沿って，各コードを確認し，コードの表現を手がかりにしながら，意味内容の同質性，異質性に従いコードの下位集合体を形成する。これをサブカテゴリとし，このサブカテゴリに持続比較のための問いをかけ，その問いに対する回答をサブカテゴリとして命名する。

サブカテゴリ名は，コードの命名と同様に原因と結果の関係により記述することが望ましい。このように命名しておくことにより，サブカテゴリからカテゴリへと抽象度を上げていくとき，サブカテゴリ個々の性質を見極めやすくなる。

また，サブカテゴリの形成と命名にあたっては，同質性のあるコードの集合体ができるたびにそれに命名し，その命名に該当するコードの存在の有無をその都度確認しながら，次の集合体の形成に進むという方法を反復しながら，全コードが収束するサブカテゴリを形成していく必要がある。サブカテゴリは 300 以上のコードから形成され，数が多いため，コードすべてを分類してから命名しようとしたとき，同質性と異質性の判断に混乱を来すことがある。上記の方法はこれを回避するために有用であり，この方法により，コードの同質性，異質性を判断しやすくなり，輪郭が明瞭なサブカテゴリの形成が可能になる。

サブカテゴリは，コードより抽象度が高い。どのコードが集合し，どのサブカテゴリを形成したのかが判読可能なサブカテゴリ一覧表(表 6-14b)を作成する。

● 第 3 段階：カテゴリ(集合体)の形成と命名

サブカテゴリ一覧表に沿って各サブカテゴリを確認し，その行動を表す表現に着目し，意味内容の同質性，異質性に従いサブカテゴリの集合体を形成し，これをカテゴリとする。そのカテゴリに持続比較のための問いをかけ，その問いに対する回答をカテゴリとして命名する。このカテゴリは，サブカテゴリより抽象度が高い。

カテゴリ名は，サブカテゴリの命名と同様に原因と結果の関係により記述することが望ましい。このように命名しておくことにより，カテゴリからコアカテゴリへと抽象度を上げていくとき，カテゴリ個々の性質を見極めやすくなる。

また，カテゴリの形成と命名にあたっては，サブカテゴリの形成と命名に同じく，同質性のあるサブカテゴリの集合体ができるたびにそれに命名し，その命名に該当するサブカテゴリの存在の有無をその都度確認しながら，次の集合体の形成に進むという方法を反復しながら，全サブカテゴリが収束するカテゴリを形成していく必要がある。

表 6-14　カテゴリ化のためのコード，サブカテゴリ，カテゴリ一覧表の様式

a. コード一覧

場面番号	コード番号およびコードネーム

b. コード・サブカテゴリ一覧

コード番号およびコードネーム	サブカテゴリ番号およびサブカテゴリネーム

c. コード・サブカテゴリ・カテゴリ一覧

コード番号およびコードネーム	サブカテゴリ番号および サブカテゴリネーム	カテゴリ番号および カテゴリネーム

どのコードが集合し，どのサブカテゴリを形成し，さらにどのサブカテゴリが集合しカテゴリを形成したのかが判読可能なカテゴリ一覧表(表 6-14c)を作成する。

●第４段階：コアカテゴリ(最終集合体)の形成と命名

カテゴリ一覧表に沿って，各カテゴリを確認し，カテゴリ各々に持続比較のための問いをかける。その問いに対する回答の意味内容の同質性，異質性に従い，カテゴリの集合体を形成し，コアカテゴリとする。そのコアカテゴリに持続比較のための問いをかけ，その回答に共通の性質を発見し，命名する。

看護概念創出法を適用した研究の多くは，上記のカテゴリ化の過程を少なくとも３回から４回反復することを通して，洗練された概念を創出している。これは，例え全コードが確実性，信頼性，確証性を確保していても，その同質性，異質性を見極め，洗練された概念の創出に至るまでには，カテゴリ化の反復が必要であることを示している。洗練された概念は，個々の輪郭が非常に明瞭であり，研究対象となった現象を完全に記述する。

データを信じ，「焦らず」「狙わず」「諦めず」と自分に言い聞かせながら，一歩一歩前進する必要がある。

b．「看護学実習における教員の行動を概念化した研究」にみるカテゴリ化の実際

コード化の実際と同様に，看護学実習における教員の行動を概念化した研究[23)]を例にとり，カテゴリ化を具体的に説明する。

この研究は，教員4名，学生11名の相互行為場面の観察を行い，差異が著しく，相互行為の内容が豊かで変化に富む56場面からなる17の現象を分析対象としている。ここから，総数381のコードが抽出され，これらは，69のサブカテゴリを形成し，さらにこのサブカテゴリは35のカテゴリを形成した。このカテゴリは，8つのコアカテゴリすなわち学生との相互行為場面における教員の行動を表す8つの概念を創出した(表6-15)。ここに至る過程をカテゴリ化の各段階に沿って記述する。

●第1段階：コード一覧表の作成

第1段階のコード一覧表の作成は，カテゴリ化のために必要な作業と考えてよい。コンピュータを駆使すれば，それほど大きな問題は生じない。しかし，研究者の心構えとして，この作業の開始と共にこれまで脳裏から一時も離れることのなかったフィールドで観察した現象とは決別しなければならない。ここから始まる各段階は，すべてその運命をコードに委ねていく。これは，コードの精度の高さが，看護概念創出法を用いた研究の命であり，1つでも問いに対応していないコードが存在すると適切な研究結果を得られない場合があることを示している。したがって，コンピュータを駆使すれば，それほど大きな問題は生じない作業ではあるが，単純作業としてアルバイターに依頼することはできない。それは，研究者にとってこの作業が，コードの確実性，信頼性，確証性について確認する最終的な機会となるためである。

●第2段階：サブカテゴリ(下位集合体)の形成と命名

第2段階は，実質的なカテゴリ化の段階である。ここからは，コンピュータから離れ，はさみとのり，そしてコードを分類しつつ貼り付けていく模造紙が必要となる。のりは，通常のものではなく，貼ったりはがしたりできるものが便利である。

これらの必要物品がそろったら，まず，コード一覧表となった各コードを1つ1つ切り離しながらていねいに見ていくことが必要である。この段階では，行動のみに着目するのではなく，まず初めに，行動もその行動の種類も類似しているものを集め1つの固まりとして紙上に貼り付け，異質なコードは異なる位置に貼り付けていく。その結果，明らかに性質が同じであることがわかるいくつかのコードの集合体ができたならば，その集合体に持続比較のための問いをかけ，その回答をサブカテゴリ名とする。さらに，これまでは，異なるコードの集合体として存在していた固まりを再度見直し，表現や行動の種類は異なっても行動の性質が同様のものがあれば，統合してより大きな集合体としていく。

表6-15のコアカテゴリ【I．教材・教授技術の活用による看護，問題解決・学習方法の理解促進】を形成したカテゴリ「6. 教授技術活用による問題の主体的発見と未習得部分理解の促進」の中のサブカテゴリ〈11〉学生発言待機による思考の促進〉を例にとり，説明する。このサブカテゴリは，次の6つのコードが形成したものである(表6-16)。

A：学生の患者清拭理由に対する熟考認知に関連した静観による学生発言の待機

B：学生の他側面からの援助必要性への熟考認知に関連した静観による学生発言の待機

C：臨床実習指導者助言による学生の熟考認知に関連した助言への同意を伴う学生回答の待機

表6-15　サブカテゴリ，カテゴリ，コアカテゴリ

サブカテゴリ	カテゴリ	コアカテゴリ
1）既知の理論・知識の提示による患者状態・援助方法の理解促進 2）看護の原理原則提示による個別的援助・不足援助・看護の本質への理解促進	1. 既習学習内容活用による看護の対象・方法・本質の理解促進	Ⅰ. 教材・教授技術の活用による看護，問題解決・学習方法の理解促進
3）実施看護場面の再提示による不適切・不十分な援助・記録への理解促進 4）患者状態提示による不適切・不十分援助への理解促進	2. 既知看護現象活用による援助方法・記録への理解促進	
5）実習成果再提示による実施看護・看護方法の理解強化 6）実習成果活用による学習の拡大	3. 実習成果活用による実施看護・看護方法の理解強化と拡大	
7）学生・教員の生活体験活用による患者状態・援助必要性の理解促進	4. 生活体験活用による看護の対象・方法の理解促進	
8）実習要項提示による実習目標の理解促進	5. 実習教材活用による学習方法の理解促進	
9）発問・復唱・説明・口調変化による学生不知問題の主体的発見促進 10）物品準備の演示による習得不十分部分への理解促進 11）学生発言待機による思考の促進	6. 教授技術活用による問題の主体的発見と未習得部分理解の促進	
12）学生の理解不十分さの査定による発問の反復 13）問題未解決の発見による改善不可部分への指摘の反復	7. 発問・指摘の反復による改善・理解不可部分の修正	
14）指導意図提示による学習課題・問題解決方法の理解促進	8. 指導意図提示による学習課題・問題解決方法の理解促進	
15）学生の理解状況・技術習得状況把握による実習目標達成度の確認 16）継続的指導に基づく学生の実習目標達成状況査定による評価結果の伝達 17）継続的指導に基づく実習状況査定による達成目標と未達成目標の明示 18）指導目標達成による指導終了	9. 実習状況査定による目標達成度の評価と伝達	Ⅱ. 実習状況査定による目標達成度の評価と伝達
19）学生の理解状況把握による既習知識の習得度の確認 20）学生発言の査定による既習知識習得の承認	10. 学生発言・行動の査定による既習知識習得の承認	
21）学生発言の査定による不適切・不十分な患者状態・援助方法への理解承認 22）学生発言の査定による判断・看護技術の妥当性の承認	11. 学生発言の査定による患者状態・援助方法の理解の承認	
23）学生発言・行動の査定による学習意欲・主体的行動の承認	12. 学生発言・行動の査定による学習態度の適切性の承認	
24）問題発生可能性の予測による学生行動観察 25）問題発生の予測による問題の未然防止	13. 行動観察による問題発生の予測と未然防止	Ⅲ. 問題の未然防止と解決への支援
26）問題発生可能性の予測による問題原因の指摘 27）問題発生可能性の予測による未然防止のための学生行動誘導	14. 問題発生の予測による問題原因の指摘と行動誘導	
28）学生の記録点検・発言・行動査定による問題の発見と指摘 29）問題状況に直面する学生の観察による解決の方向性・資源の提示 30）学生の物品準備・行動観察・実習記録の査定に基づく問題の発見による解決の方向性の提示	15. 行動観察・記録査定による問題の発見・指摘と解決の方向性提示	
31）学習進行の混乱発見による実習目標達成のための学生行動の軌道修正	16. 実習進行混乱発見による学生行動の軌道修正	
32）実習計画の査定による不足援助・知識の補足 33）病棟状況・学習状況観察による欠落部分補足のための学生行動の指示	17. 学習環境・学習状況の把握による欠落部分の補足と行動指示	
34）学生との共同による問題解決の方向性の探索 35）問題状況に直面する学生の観察による問題解決の代行	18.　学生との共同・学生の代行による問題解決	

（つづく）

表 6-15　つづき

サブカテゴリ	カテゴリ	コアカテゴリ
36）視線合致・接近・声色変化による指導計画遂行のための学生刺激 37）身体接触による病棟環境圧倒に起因する実習計画遂行不可からの離脱支援	19. 教授技術転換による実習計画の推進	Ⅳ. 実習計画推進のための教授技術駆使と病棟状況変化による実習計画変更
38）複数実習目標設定下での特定実習目標達成による指導内容の移行	20. 複数実習目標設定下での特定目標達成による指導内容の移行	
39）病棟業務の流動性に伴う時間不足による指導の不本意な進行 40）病棟状況・患者状況変化による指導対象を取り巻く環境への関心の移行	21. 医療現場での実習進行による計画的指導遂行難渋	
41）患者変化に伴う情報不足による学生支援要請への対応困難 42）病棟業務の流動性に伴う時間不足・指導場所確保困難による指導の断念	22. 病棟・患者状況の変化に伴う指導困難・断念	
43）看護成果報告受理による学生の心情の受容 44）学習成果報告受理による学生の心情の受容 45）学習成果報告受理による学生心情への共感	23. 学習成果報告受理による学生心情の受容と共感	Ⅴ. 学生心情の受容と共感
46）問題解決による学生心情への共感	24. 問題解決による学生心情への共感	
47）複数学生担当下での個別指導のための学生の探索・移動と発見 48）不足物品受け渡しと患者・病棟情報伝達のための学生の探索・移動 49）複数学生担当下での個別実習進行把握のための学生の探索・移動と発見	25. 学生の探索・移動による学生指導・支援と個別実習進行状況の把握	Ⅵ. 複数学生個別指導のための好機・適所の探索・確保
50）複数学生担当下での指導終了・中断による指導対象の移行 51）複数学生担当下での指導外学生からの支援要請受理による指導対象の移行	26. 複数学生担当に伴う指導対象の移行	
52）複数学生担当下での学生の個別実習進行把握不可による指導好機の査定 53）学生行動観察による指導好機の待機 54）指導好機到来による指導開始	27. 指導開始に向けた好機の査定と待機	
55）騒然とした医療現場での思考整理不可の査定による落ち着いた指導環境の確保 56）効果的指導のための指導位置の決定	28. 指導開始に向けた適切な指導場所と位置の決定	
57）複数学生担当下での実習一斉開始・終了のための個別学生状況の確認と注意	29. 個別学生状況の確認・注意による実習一斉開始・終了	
58）学生の直面する問題解決のための看護スタッフ支援要請と獲得 59）看護スタッフの学生指導の誤り発見による誤りの調整	30. 問題解決に向けた看護スタッフの支援要請獲得・調整	Ⅶ. 医療現場への配慮を伴うスタッフへの支援要請と獲得
60）学生からの支援要請受理による問題解決の代行 61）学生からの支援要請受理による不足知識・情報の提供	31. 支援要請受理による問題解決の代行と知識・情報の提供	
62）看護スタッフによる学生指導の誤り調整によるスタッフ感情の配慮 63）看護スタッフ支援受理による謝意の表明 64）学生指導・看護師への支援要請による病棟業務と患者生活妨害への配慮	32. 医療現場での実習進行によるスタッフ感情侵害・病棟業務・患者生活妨害への配慮	
65）学生の理解状況把握・行動観察による指導効果確認 66）学生指導のための自己の指導内容の査定と修正	33. 指導効果確認による指導内容の自己評価と修正	Ⅷ. 効果確認による指導の評価と修正
67）学生行動理解不可による学生への質問 68）学生の思考理解のための学生発言の傾聴	34. 質問・学生発言の傾聴による行動・思考の理解	
69）指導の間隙時間活用による円滑な実習指導のための学生・患者情報の収集	35. 指導間隙時間活用による学生と患者の理解	

〔廣田登志子：実習目標達成を支える教員の行動に関する研究－学生との二者間相互行為場面に焦点を当てて．千葉大学大学院看護学研究科，平成 10 年度修士論文より引用〕

表 6-16　サブカテゴリの形成と命名の実際

コード	サブカテゴリ
A：4AB① 15-1 学生の患者清拭理由に対する熟考認知に関連した静観による学生発言の待機 B：8AE① 18-1 学生の他側面からの援助必要性への熟考認知に関連した静観による学生発言の待機 C：3AB① 10-1 臨床実習指導者助言による学生の熟考認知に関連した助言への同意を伴う学生回答の待機 D：7AE① 14-2 学生の不足援助への気づき欠如の認知に関連した静観による学生発言の待機 E：2BH6-2 学生の未報告実習成果保持の察知に関連した無言による学生発言の待機 F：1CO① 1-2 学生相談に対する学生への術後日数の確認に関連した学生からの回答の待機	11)学生発言待機による思考の促進

〔廣田登志子：実習目標達成を支える教員の行動に関する研究―学生との二者間相互行為場面に焦点を当てて．千葉大学大学院看護学研究科，平成10年度修士論文より引用〕

D：学生の不足援助への気づき欠如の認知に関連した静観による学生発言の待機
E：学生の未報告実習成果保持の察知に関連した無言による学生発言の待機
F：学生相談に対する学生への術後日数の確認に関連した学生からの回答の待機

この6つのコードのうち，最初の分類では，A，B，Cが1つの集合体を作り，D，E，Fは他のどの集合体にも所属できないコードであった。

集合体となったA，B，Cは，学生が熟考していると教員が認知し，学生の発言を待っている行動である。このうちA，Bの行動は，清拭を実施する理由や他側面からの援助の必要性を考えている学生の状態を認知して，教員が学生の自発的な発言を待っている行動である。すなわち，この行動は，学生が熟考している内容は異なるが，学生が熟考していると教員が認知し，学生の発言を待つという行動を結果として起こしている点に関しては全く同じである。また，Cは，臨床実習指導者の助言が刺激となり，学生が熟考していることを示すが，教員が学生の熟考状態を認知し，学生の発言を待つという行動をとっており，A，Bと全く同じ性質である。すなわち，行動の種類も性質も同じであり，この行動の種類，性質ともに同じコードに，「この教員の行動は実習目標達成という視点からみるとどのような行動か」という問いをかける。すると教員のこの行動は，熟考している学生の発言を待つことにより，目標達成に向けて学生の思考を促進している行動であり，〈**学生発言待機による思考の促進**〉という回答となる。

また，コードD，E，Fは，学生の発言を待つという結果としての行動は同じである。しかし原因は「学生の不足援助への気づきが欠如していることを認知した」，「学生の未報告の実習成果があることに気づいた」，「学生に術後日数を確認した」と各々異なり，同じ集合体には分類されなかった。しかし，コードA，B，Cの問いかけに対する回答が〈**学生発言待機による思考の促進**〉であることが判明し，再度，コードD，E，Fを見直すと，行動の性質が同じであることが見えてくる。それは，学生の不足援助への気づきが欠如していることを認知し学生の発言を待っている行動も，学生の未報告の実習成果があることに気づき学生の発言を待っている行動も，学生に術後日数を確認して学生の発言を待っている行動も，すべて，教員が学生の発言を待ち，学生自身が不足していた援助や未報告の実習成果に気づく，また術後日数を想起するように学生の思考を促進していることを示しているためである。

以上の理由により，コードD，E，Fは，コードA，B，Cの集合体に統合され，1つのサブカテゴリを形成するコードとなる。

カテゴリ化の第2段階は，300以上のコードすべてに関し，以上のような分離，統合を継続する過程である。この過程は，どのコードが集合し，どのサブカテゴリを形成したのかが判読可能なサブカテゴリ一覧表を作成することにより終了する。

● 第３段階：カテゴリ（集合体）の形成と命名

第3段階は，第2段階と同様にサブカテゴリ一覧表に沿って，各サブカテゴリを1つ1つ切り離しながらていねいに見ていくことから始まる。第2段階では，行動のみに着目するのではなく，行動の種類も性質も類似しているものをまずは集めた。しかし，この段階からは，サブカテゴリに表現されている行動の性質に着目し，行動の性質が類似するサブカテゴリを1つの固まりとして紙上に貼り付け，数個のサブカテゴリが1つの集合体を形成した時点で，その集合体に持続比較のための問いをかけ，問いに対する回答をカテゴリとして命名する。性質の異なるサブカテゴリは異なる位置に貼り付けていく。

これは，言い換えると，複数のサブカテゴリの中に包含されていた共通の性質を持続比較のための問いに対応させ，発見することである。したがって，おのずとカテゴリ名はサブカテゴリ名より高い抽象度を持つ。さらに，これまでは，異なるサブカテゴリの集合体として存在していた固まりを再度見直し，性質が明らかになったカテゴリと同様のものがあれば，統合してより大きな集合体としていく。

表6-15のカテゴリ「**6. 教授技術活用による問題の主体的発見と未習得部分理解の促進**」は，3つのサブカテゴリが集合体となって形成したカテゴリである。カテゴリ化を開始した当初，まず集合体を形成したサブカテゴリは，〈(9) **発問・復唱・説明・口調変化による学生不知問題の主体的発見促進**〉，〈(10) **物品準備の演示による習得不十分部分への理解促進**〉であった。

この2つのサブカテゴリは次のような根拠に基づき1つの集合体となった。この2つのサブカテゴリは，持続比較のための問いに対応させると，学生が気づいていない点の理解を促しているという共通性がある。この視点で〈(11) **学生発言待機による思考の促進**〉をみる。すると，教員が学生の発言を待機する行動も，学生が言語化できていない点を，学生の思考を促進し，学生が言語化できるようにしていることがわかる。また，3つのサブカテゴリは，いずれも発問・復唱・説明・口調変化，演示，発言の待機という教授技術を活用している。このような3つのサブカテゴリは，持続比較のための問いに対応させると教員が教授技術を活用して，学生が問題を主体的に発見したり，未習得の部分を理解できるように促進しているという共通の性質を持つ行動であることがわかる。

次に他の集合体もしくは未分類のサブカテゴリの中に，教授技術を活用して問題の主体的な発見と未習得部分の理解促進を行っている行動がないかどうかを探索する。その結果，他にこのカテゴリに統合される性質を持つサブカテゴリはなかった。

以上の結果，この3つのサブカテゴリは，「**6. 教授技術活用による問題の主体的発見と未習得部分理解の促進**」と命名されたカテゴリとなった。

カテゴリ化の第3段階は，サブカテゴリすべてに関し，以上のような分離，統合を継続する過程である。この過程は，どのサブカテゴリが集合し，どのカテゴリを形成したのかが判読可能なカテゴリ一覧表を作成することにより終了する。

●第4段階：コアカテゴリ（最終集合体）の形成と命名

第4段階は，第2，第3段階と同様にカテゴリ一覧表に沿って，各カテゴリを1つ1つ切り離しながらていねいに見ていくことから始まる。この段階では，第3段階同様に，カテゴリに表現されている行動の性質のみに着目し，行動の性質が類似するカテゴリを1つの固まりとして紙上に貼り付けていく。性質の異なるカテゴリは異なる位置に貼り付けていく。その結果，明らかに同質であると判断できる複数のカテゴリの集合体ができたとき，その集合体に持続比較のための問いをかけ，その問いに対する回答をコアカテゴリとして命名する。これは，言い換えると，複数のカテゴリの中に顕在もしくは潜在している共通の性質を持続比較のための問いに対応させ，発見することである。したがって，おのずとコアカテゴリ名はカテゴリ名より高い抽象度を持つ。さらに，これまでは，異なるカテゴリの集合体として存在していた固まりを再度見直し，行動の性質が明らかになったコアカテゴリと同質のものがあれば，統合し，これ以上は統合も分離も不可能という段階までこの作業を継続する。

表6-15のコアカテゴリ【**Ⅰ. 教材・教授技術の活用による看護，問題解決・学習方法の理解促進**】は，8つのカテゴリが集合体となって形成し，その集合体に対し持続比較のための問いをかけた結果，浮上した共通の性質である。この8つのカテゴリのうち，**1. 既習学習内容活用による看護の対象・方法・本質の理解促進**，**2. 既知看護現象活用による援助方法・記録への理解促進**，**3. 実習成果活用による実施看護・看護方法の理解強化と拡大**，**4. 生活体験活用による看護の対象・方法の理解促進**，**5. 実習教材活用による学習方法の理解促進**，**6. 教授技術活用による問題の主体的発見と未習得部分理解の促進**，**8. 指導意図提示による学習課題・問題解決方法の理解促進**は，すべて教員が学生の理解を促しているという点で共通している。また，**7. 発問・指摘の反復による改善・理解不可部分の修正**も，表現は異なるが，改善・理解不可部分を修正し，学生の理解を促しているため，上記カテゴリと共通性を持つ。すなわち，カテゴリ1から6と8，カテゴリ7は，すべて学生が理解できるように促しているという点で共通している。また，カテゴリ1から5が示す既習学習内容，既知看護現象，実習成果，生活体験，実習教材はすべて教員が活用していた教材である。さらに，カテゴリ7と8が示す発問・指摘の反復，指導意図提示は，教員が活用していた教授技術である。加えて，これらの教材や教授技術を用いて理解を促した内容である看護の対象・方法・本質，援助方法，記録，実施看護，学習方法，問題，未習得部分，改善・理解不可部分，学習課題，問題解決方法は，看護，問題解決方法，学習方法と言い換えられる。

これらを手がかりに，この8つのカテゴリに持続比較のための問い「この教員の行動は，実習目標達成という視点からみるとどのような行動か」をかけてみる。その結果，そこに存在する行動に共通する性質として，**【Ⅰ.教材・教授技術の活用による看護，問題解決・学習方法の理解促進】**という概念が創出された。

カテゴリ化の第4段階は，カテゴリすべてに関し，以上のような分離，統合を継続する過程である。この過程は，もうこれ以上，カテゴリの分離，統合が不可能なところまで行い，コード，サブカテゴリ，カテゴリ，コアカテゴリの関連が判読可能な一覧表を作成することにより終了する。

c．カテゴリの置換性，信頼性，確証性の確保

上記の過程を経たカテゴリ全体が，置換性，信頼性，確証性の基準を満たしたものであるかどうかを検討することは，その研究の信用性確保に向けて最終的に行われる重要な作業である。

カテゴリの置換性とは，その研究の成果としての概念が，その研究における対象者(グループ)とは異なる対象者(グループ)が，異なる場で展開する同様の現象にも，適合するか否かを表す。提示されたカテゴリに対し，その置換性を検討するためには，観察(面接)フォーム1，2，3の提示が必要である。その研究結果がどの程度，豊富なデータに基づくものかを提示することにより，カテゴリの置換性は検討可能となる。

また，いったん，研究結果を出した後に，カテゴリ全体の置換性向上を目指す場合，その研究における対象者(グループ)とは異なる対象者(グループ)が異なる場で展開する同様の現象に対して，同様の方法によりデータを収集し，分析を継続する必要がある。

これに関しては次のような具体例が提示できる。これまで例示した看護学実習における教員の行動を概念化した研究は，短期大学に所属し，関東近県の某大学病院において基礎看護学の実習指導を行う教員を対象者とした。この継続研究として看護系大学に所属し，総合病院において成人看護学の実習指導を行う教員を対象者にしたとき，データはより豊富な内容を包含し，カテゴリの置換性は向上する。

カテゴリは，一貫して持続比較のための問いに対応し，その現象を忠実に反映したものとなったとき，信頼性，確証性が確保されたことを示す。

以上のカテゴリの信用性確保に向けては，コード化の信用性の確保と同様に，その現象に精通した複数の研究者に対するカテゴリの提示とその検討が必要である。提示する内容は，観察フォーム1，2，3もしくは観察フォーム1，3と分析フォーム，コード，カテゴリ一覧表である。これらの資料の提示に際しては，データの確実性確保の項で述べたように，倫理的配慮として，データ提供者の所属を含め，その匿名性を守り，データが不用意に多数の人々の手元に残らないような方法を十分検討しなくてはならない。事前にこれらを熟読した研究者らは，次の内容につき検討する。

- カテゴリ名はすべて持続比較のための問いをかけた結果，浮上した共通の性質を表しているか。
- 観察フォームの内容と分析フォームの内容，コード，カテゴリ一覧表に矛盾が生じていないか。

・カテゴリは分析対象となった場面における現象を反映したものとなっており，しかも，異なる対象者の呈する同様の現象も記述しうる，すなわち現実適合性の高い概念となっているか。

以上の分析過程においては，「持続比較のための問いをかける」ということに対する正確な理解が最も重要である。これは，看護概念創出法の最大の特徴であり，この研究方法論を使用する研究者が困難を極める部分でもある。

看護概念創出法における持続比較のための問いとは，持続比較分析を一貫した視点で行うための基準であり，研究目的に対応し設定されるものである。コード化，カテゴリ化の各段階は，持続比較のための問いをかけ，それぞれの性質を比較し，命名していく過程である。このとき，初心者は往々にしてすべての行動や経験を持続比較のための問いの中に包含してしまうという過ちに陥りやすい。

例えば，看護学実習において教員が実習場である病棟のスタッフとの相互行為場面において，どのような行動を示しているかを明らかにするための研究を計画したとする。データ収集法は参加観察法(非参加型)である。収集したデータの中に，教員が朝の申し送りの前に，次の実習グループのオリエンテーションに関する打ち合わせの日時を決定するために臨床実習指導者を探している場面があった。その中に，病棟のスタッフである同窓生に出会い「あら…」といって驚きの声を上げ，思わず思い出話に花を咲かせる場面があったと仮定しよう。

この研究における持続比較のための問いは，「この教員の行動は実習目標の達成という視点からみるとどのような行動か」である。この問いを基準としたとき，この教員の行動は実習目標の達成には無関係である。すなわち，実習目標の達成という基準から全くはずれている行動である。実習指導を目的に臨床の場に存在する教員の行動の中に，このはずれた行動があったということ自体が，驚くほどのことではないが発見である。驚くほどのことではないとあえて記述したのは，いくら目的的な行動の最中であっても全く無駄のない行動をとれる人間など存在しないためである。

このような行動を観察し，それをコード化，カテゴリ化するとき，研究者はまずこの教員の行動が実習目標の達成という基準に合致しているかどうかを検討する。同窓生に出会い驚きの声を上げている教員の行動は，この基準に合致していないことは誰の目にも明らかであり，それをその教員の立場から素直に命名すればよい。例えば「旧友との再会による学生時代の想起に関連した思い出話への熱中」といった命名が可能である。

このような行動をとるべきではないとか，一見思い出話以外の何ものでもない教員のこの行動には何か深い目的があったはずだとか，あるに違いないとか深読みする必要はない。

5　研究結果の論述とその実際

研究結果の論述

看護概念創出法を適用した研究においては，研究結果の論述に以下の内容を包含するものと規定する。

a．分析対象とした相互行為場面とその背景

これは，特にデータ収集法として参加観察法(非参加型)を用いた場合，必要となる結果の論述である。分析対象とした相互行為場面とその背景は，その研究における結果をもたらした対象，相互行為場面の特徴を明らかにするために必要である。これらは，データがその現象に関わりのある人々の代表と，多様な場面により構成された現象を対象にしているか，すなわち結果の置換性を検討するための基準ともなる。

これに対し，半構造化面接をデータ収集法として用いた研究においては，他の研究と同様に，どのような人々が研究対象者となったのかを研究目的との関連において論述する。

b．コード，サブカテゴリ，カテゴリ，コアカテゴリ数の記述と一覧表の提示

看護概念創出法は，発見の文脈にある研究方法論でありながら，データ化，コード化，カテゴリ化の過程が明瞭であることを特徴の1つとする。そのため，分析対象とした看護現象から抽出もしくは形成，創出されたコード，サブカテゴリ，カテゴリ，コアカテゴリ数の記述と一覧表の提示は，分析過程の明瞭性を示す重要な指標となる。

c．中核となる結果の記述における下位概念の使用

看護概念創出法は，記述理論の開発に寄与する研究方法論である。記述理論は，現象を概観し，現象に存在する主要概念と出来事を示す。

さらに，看護概念創出法は，データからコードを抽出し，サブカテゴリ，カテゴリ，コアカテゴリを形成し，持続比較のための問いをかけながらその性質に命名していく過程をたどる。したがって，明らかになった現象を記述するためには，創出された概念やその概念間の関係をカテゴリ，サブカテゴリ，コードといった下位概念を活用し，説明のための文章を作成するという方法を必要とする。コアカテゴリ，カテゴリ，サブカテゴリ，コードが一貫して持続比較のための問いに対応し，安定した，しかも，その現象を忠実に反映したものとなったとき，初めて円滑な記述が可能となる。円滑に記述できたという事実は結果が信頼性，確証性を確保したことを示す。逆に，この方法による結果の記述が円滑に進まない状況は，結果の信頼性，確証性に未だ問題を残している可能性を示唆する。

● 研究結果論述の実際

看護概念創出法を適用した論文の結果として包含されるべき内容は，以上に示した3項目であるが，a. 参加観察法(非参加型)の場合は，分析対象とした相互行為場面とその背景，半構造化面接の場合は対象者の背景，b. コード，サブカテゴリ，カテゴリ，コアカテゴリ数の記述と一覧表の提示に関しては，一般的な研究とそれほど大きくは異ならない。

しかし，c. 中核となる結果の記述における下位概念の使用は，看護概念創出法独自の側面である。中核となる結果とは最終的に創出された概念であり，コアカテゴリが該当する。

これまで，例示してきた看護学実習における教員の行動を概念化した研究[23)]は，分析の結果，最終的に【教材・教授技術の活用による看護，問題解決・学習方法の理解促進】，【実習

状況査定による目標達成度の評価と伝達】,【問題の未然防止と解決への支援】,【実習計画推進のための教授技術駆使と病棟状況変化による実習計画変更】,【学生心情の受容と共感】,【複数学生個別指導のための好機・適所の探索・確保】,【医療現場への配慮を伴うスタッフへの支援要請と獲得】,【効果確認による指導の評価と修正】という8つの概念を創出した。この研究論文において【教材・教授技術の活用による看護，問題解決・学習方法の理解促進】は，下位概念であるカテゴリ，サブカテゴリを使用し，次のように記述されている。

【教材・教授技術の活用による看護，問題解決・学習方法の理解促進】

この概念は，実習目標達成を目指し，教員が教材や教授技術を活用して看護や問題解決・学習方法に関する学生の理解を促進するという行動を表す。

教員が活用していた教材には，学生の既習の知識や理論，看護の原理原則等の学習内容，学生が展開した看護場面や受け持ち患者の状態等の看護現象，学生の学習成果，学生や教員の生活体験，実習要項等の実習教材などを含む。また，教員が活用していた教授技術とは，発問，復唱，説明，口調の変化，発言の待機，演示，指導意図の提示などであった。教員はこれらの教材や教授技術を活用して，看護の対象や個別的な援助方法，看護の本質に関する看護への理解を促進すると共に，学生が自己の問題を主体的に発見し解決へと向かうよう問題解決の方法や学習方法に対する理解も促していた。

Ⅵ　看護概念創出法を適用した研究の実際

1　看護学実習における学生とクライエントの相互行為に関する研究[46]

すでに，多くの研究者が看護概念創出法を研究方法論として適用し，看護学教育に関わる多様な現象を解明している(**看護概念創出法を適用した研究一覧，187頁**)。それらの中には，看護学実習と看護技術演習，そして看護学の講義，グループワークを展開する教員の行動を含み，これは，看護基礎教育の場で用いられる全授業形態における教授活動が解明されたことを示す。同時に，看護学実習と看護技術演習を展開する学生の行動，すなわち学習活動も解明されている。また，新人看護師の行動や新人看護師を指導するプリセプターの行動など，看護継続教育に関わる現象や修士論文および博士論文作成過程の大学院生の経験という看護卒後教育に関する現象も解明されつつある。

本項は，その中から，看護学実習においてクライエントと相互行為を展開する学生の行動を解明した研究が実際にどのように行われたのかを紹介する。この研究を選択した第1の理由は，他の研究と同等に緻密な過程を経て，精度の高い成果を産出していることにある。また，看護学実習は，学外の医療機関等で行われる授業であり，多くの人々を巻き込むことを余儀なくするため，研究協力に同意を得て実際にデータを収集するために，極めて複雑な手続きを必要とする。第2の理由は，この研究がその複雑さを見事に乗り越えデータを収集し，研究成果を産出したことにある。

また，看護概念創出法を適用した研究は，行動の概念化を目的とする場合，データ収集法として参加観察法(非参加型)，経験を概念化する場合，データ収集法として半構造化面接法を用いることは前述したとおりである。看護学実習における学生とクライエントの相互行為に関する研究は，そのうち，行動の概念化を目的とし，参加観察法(非参加型)をデータ収集法とした研究である。

研究の背景

看護教育学には，看護学実習に関心を持つ研究者が相当数おり，これまでも例示したように看護概念創出法を方法論として適用し，看護学実習の多様な側面を解明した研究が複数存在する(表6-17)。これは，看護学実習が看護学教育の最大の特徴であることに起因する。

看護学実習における学生とクライエントの相互行為に関する研究もその1つである。研究者は，4年間，教員として看護学実習に携わり，その中で，クライエントとの相互行為に不安を持ったり，円滑な相互行為が展開できなかったりする学生への教授活動に難渋したという経験を契機として，この研究に着手した。研究に着手するに際し，行った文献検討の結果は，看護学実習における学生の学習活動に関して，その内容[47]，評価[48]，学習中の経験[49]，行動[50]などと共に，学生とクライエント，その他医療場面に存在する多様な人々との相互行為場面に焦点を当てた研究[51]も存在することを示した。しかし，クライエントと相互行為を展開する学生の行動に焦点化し，その行動を包括的に解明した研究は存在しないことがわかった。看護学実習中の学生とクライエントの関係性は，実習目標の達成度に強い影響力を持つと共に，学生のみならず学生から看護の提供を受けるクライエントにとってもストレス源ともなる重要な要素である。

研究者は，以上のような背景を確認し，次のように考え，この研究に着手した。「学生が看護学実習においてクライエントと相互行為を展開する場面に焦点を当て，学生の行動を表す概念を創出し，その特徴を明らかにしたい。その成果は，教員が看護学実習中の学生の学習活動の理解を深めることに貢献する。また，学生が看護学実習を開始するにあたり，クライエントとの相互行為に関する知識を持つことを支援し，準備状態を整えることに活用可能である。さらに，そのことを通して，学生のストレスや不安の軽減につながる可能性がある」。

研究の過程

a．研究の目的を設定し，用語を規定する

研究の目的，目標は，先行研究を検討した結果，研究者が関心を持つ研究の存在や質を確認した結果，決定される。また，その研究を進めていくために必要な用語を選定し，それらの用語を普遍的かつ妥当な内容として定義するためにも，文献の検討が必要となる。さらに，看護概念創出法の適用，研究目的を達成するために必要なデータ収集法の選択などもすべて文献検討を経て決定する。

この研究は，国内外の看護学実習における学生とクライエントの相互行為に関する文献，質的帰納的研究方法論に関する文献，さらに看護概念創出法を用いて行動を明らかにした研究等を検討の対象とした(図6-5)。

これらを前提として，研究者は，看護学実習においてクライエントと相互行為を展開す

表6-17　看護概念創出法を適用した看護学実習に関する研究

分類	研究テーマ〔出典〕/研究目的	結果(創出された概念)
看護学実習における教員の行動	実習目標達成に向けた教員の行動に関する研究―看護学実習における学生との相互行為場面に焦点を当てて 〔看護教育学研究, 10(1), 1-14, 2001〕 研究目的 看護学実習における学生との相互行為場面に焦点を当て，実習目標達成という視点から教員行動を表す概念を創出し，その総体から教授活動の特徴について考察する。	看護学実習において学生と相互行為を展開する教員の行動8概念 1. 教材・教授技術の活用による看護，問題解決・学習方法の理解促進 2. 実習状況査定による目標達成度の評価と伝達 3. 問題の未然防止と解決への支援 4. 実習計画推進のための教授技術駆使と病棟状況変化による実習計画変更 5. 学生心情の受容と共感 6. 複数学生個別指導のための好機・適所の探索・確保 7. 医療現場への配慮を伴うスタッフへの支援要請と獲得 8. 効果確認による指導の評価と修正
	看護学実習における教員の教授活動―学生と患者との相互行為場面における教員行動に焦点を当てて 〔千葉看護学会会誌, 4(1), 54-60, 1998〕 研究目的 看護学実習における教員行動を表す概念を創出し，看護学実習における教授活動の特徴を明らかにする。	看護学実習において学生および患者と相互行為を展開する教員の行動7概念 1. 実習目標達成のための実習環境包括的理解に基づく学生指導と評価 2. 看護の質保証に向けた学生の受け持ち患者に対する看護実践 3. 教員役割達成に向けた視座と指導方法の転換 4. 実習目標達成のための学習継続に向けた学生への支援 5. 看護現象活用による看護の本質理解の強化 6. 実習展開円滑化に向けた環境の調整 7. 学生の指導受け入れ不十分による戸惑いと不本意な相互行為
	看護学実習における現象の教材化の解明 〔看護教育学研究, 13(1), 65-78, 2004〕 研究目的 看護学実習における現象の教材化に関わる教員の行動を表す概念を創出し，現象の教材化を実現するために必要な教授活動の特徴について考察する。	看護学実習における現象の教材化に関わる教員の行動5概念 1. 学習活動査定による必須指導内容の選別と焦点化 2. 必須指導内容教授のための現象の確定と再現 3. 現象への教授資源投入によるモデル現象の作成 4. 現象からの重要要素抜粋と連結による必須指導内容への誘導 5. 教授活動査定による教授方略の検討と修正
	看護学実習カンファレンスにおける教授活動 〔看護教育学研究, 12(1), 1-14, 2003〕 研究目的 看護学実習カンファレンスにおける教員の行動を表す概念を創出し，その教授活動の特徴について考察する。	看護学実習カンファレンスにおける教員の行動6概念 1. 教授技術複合活用による看護現象解説と原理への統合 2. 目標達成状況査定による教授方略の維持と転換 3. 目標達成度向上のための学生個別体験の共有化 4. 問題発生回避による学習過程円滑化 5. 実習過程掌握による学生感情への共感 6. 疲労・緊張への配慮による学習停滞の黙認と打破
看護学実習における学生の行動・経験(次頁につづく)	看護学実習に取り組む学生行動の概念化―学生理解に資する指標の探究 〔日本教育学会第64回発表要旨集録, 208-209, 2005〕 研究目的 看護学実習における学生の行動を表す概念を創出し，看護学実習における学生の学習活動の特徴について考察する。	看護学実習における学生の行動7概念 1. 資源活用成否による目標達成とその難航 2. 学習機会獲得の試みと学習機会到来待機 3. 未熟さ自覚による他者支援要請と未熟さ隠蔽 4. 問題現象への専心による看護への関心喚起 5. 模範の発見と同一化 6. 学習者から援助者・援助者から学習者への立場転換の反復 7. 他者との関係形成と維持による学習進行の円滑化

(つづく)

表 6-17　つづき

分類	研究テーマ〔出典〕/研究目的	結果(創出された概念)
看護学実習における学生の行動・経験(つづき)	看護学実習における学生とクライエントの相互行為に関する研究―学生の行動に焦点を当てて 〔看護教育学研究, 18(1), 21-34, 2009〕 研究目的 看護学実習において学生がクライエントと相互行為を展開する場面に焦点を当てて, 学生の行動を表す概念を創出し, その学習活動の特徴を考察する。	看護学実習においてクライエントと相互行為を展開する学生の行動 14 概念 1. 許諾獲得によるクライエント個人空間への侵入と侵入好機獲得に向けた待機 2. 情報収集による対象理解と理解深化に向けた情報収集反復 3. 対象理解深化に伴う技術提供の個別化とクライエントへの共感 4. クライエント承諾獲得による技術提供とプライバシー配慮による技術提供機会喪失 5. 学習資源活用による技術提供と活用不可による技術提供中断 6. 技術提供不適切さの修正と修正不可による技術提供中断・強行 7. 技術提供円滑化に向けた協力獲得と未獲得による技術提供不可 8. 技術の未熟さ自覚によるクライエントへの苦痛惹起懸念と懸念払拭 9. 指導者演示の模倣による技術提供と指導者技術提供補助に向けた役割の負担 10. 反復学習による技術提供迅速化と技術提供迅速化に向けた原則からの逸脱 11. クライエント要求への応諾と棄却 12. 失敗反復によるクライエントからの疑念容認と疑念打破に向けた失敗の否定 13. クライエント行動変化解釈による関係悪化察知と黙殺 14. 関係形成確信によるクライエントへの心情開示と時間共有
	看護学実習における学生の「行動」と「経験」の関連―行動概念と経験概念のメタ統合を通して 〔看護教育学研究, 15(1), 20-33, 2006〕 研究目的 看護学実習中の学生の「行動」と「経験」がどのように関連しているのかを解明し, この結果に基づき, 実習目標達成に向けた教授活動を考察する。	看護学実習における学生の経験 11 概念 1. 資源稀少による状況への対応困難と資源蓄積による円滑な実習進行 2. 臨床状況実見による現状把握と批判 3. 問題解決困難による他者支援要請と状況観察による支援要請逡巡 4. 指導者への未熟さ露呈による指摘の甘受 5. 実習目標達成に向けた援助提供機会の獲得と喪失 6. 学習間隙時間消費のための場所・方法の探索 7. 他者との関係崩壊回避のための模範学生の装い 8. 実習状況多重比較による他者羨望と自己満足 9. 看護師との相互行為による看護職選択への価値づけと後悔 10. クライエントへの関心喚起による関係形成範囲と程度の拡大 11. 問題原因合理化による目標達成度向上の放棄

(つづく)

表6-17　つづき

分類	研究テーマ〔出典〕/研究目的	結果(創出された概念)
看護学実習指導に携わる看護師の行動	看護学実習指導に携わる看護師の行動に関する研究−病院をフィールドとする実習に焦点を当てて 〔看護教育学研究, 26(1), 39-54, 2017〕 研究目的 看護学実習に携わる看護師の行動を表す概念を創出し，その特徴の考察を通して看護学実習の目標達成に向けた指導を展開するための示唆を得る。	看護学実習に携わる看護師の行動19概念 1. 実習状況共有に向けた情報提供と入手 2. 学生保有の患者情報入手と情報再収集による正確さの確認 3. 実習進行円滑化に向けた指導計画立案準備と準備不十分による実習進行停滞懸念 4. 指導計画に沿った看護実践教示と業務進行中の予期せぬ看護実践教示 5. 実習進行に向けた患者協力の要請と業務進行に向けた学生協力の要請 6. 単独指導不可による指導分担要請と要請受理による指導負担 7. 患者加害回避に向けた学生援助への参画と安全対策不全による加害回避不可 8. 能力査定に基づく学生単独援助提案と提案への学生拒否受諾 9. 学生不適切部分の発見と修正に向けた指摘と叱責 10. 学生心情配慮による実習への慰労と成果承認 11. 学生行動観察による指導優先順位決定と順位逆転 12. 指導計画余儀なき変更に向けた提案と承諾獲得 13. 指導自己査定不可による査定依頼と依頼受諾による査定代替 14. 指導中断による業務復帰と業務中断による指導再開 15. 学生要請への対応と即時対応不可による対応保留 16. 教員との協議による指導見解適合と適合不可 17. 教員要請への対応と要請理解に向けた助力要請 18. 学生援助機会予期せぬ奪取と代替援助機会の確保 19. 通常の療養環境維持に向けた指導に伴う行動自制

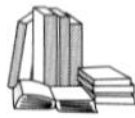

図6-5　文献検討の範囲とその結果

る学生の行動を表す概念を創出し，その学習活動の特徴を考察することを研究目的として掲げた。そして，この目的達成に向け，第1に看護学実習においてクライエントと相互行為を展開する学生の行動を表す概念を創出し，第2に創出された概念に基づき，クライエントと相互行為を展開する学生の学習活動の特徴について考察するという目標を設定した。同時に，この研究の探求のレベルを因子探索に設定する妥当性，研究方法論として看護概念創出法，データ収集法として参加観察法(非参加型)を採用する適切性を確認した。

また，文献を検討し，研究上重要な用語として「授業」「看護学実習」「学生」「相互行為」「行動」を選定し，これらを次のように規定した。

授業とは，教育目標の達成を目指して，相対的に独立した学習主体としての学生の活動と教授主体としての教員の活動が，教材を媒介にして相互に知的対決を展開する過程[52]である。また，**看護学実習**とは，学生が既習の知識・技術を基にクライエントと相互行為を展開し，看護目標達成に向かいつつ，そこに生じた看護現象を教材として，看護実践に必要な基礎的能力を修得するという学習目標達成を目指す授業[53]である。**学生**とは，看護基礎教育課程の看護学実習において，実習目標達成を目指して学習活動を展開する学習主体である。**相互行為**とは，人間と人間のあいだの知覚とコミュニケーションのプロセスである[54]。また，目標を目指す言語的もしくは非言語的行動で示され，直接，観察できる行動[55]である。**行動**とは，身ぶりや発話など言語的，非言語的に人間が示す振る舞いである。外部からの観察が可能であり，意識的なものと無意識的なものの両者を含む[10]。また，行動は人間の知覚から生じ，知覚の影響を受ける[56]。

b．持続比較のための問いを決定する

看護概念創出法は，参加観察から分析の最終段階まで一貫して持続比較分析を行う。また，分析の一貫性維持に向けた視点の固定，長期間にわたるデータ収集による研究目的混乱の回避，看護学の独自性を反映した研究成果の産出に向け，持続比較のための問いを用いる。この持続比較のための問いは，次の手続きを経て決定する。

その手続きとは，第1に，研究課題，研究目的を焦点化できたとき，最も適切と考えられた仮の問いを設定し，第2に，その問いがデータ収集段階から分析段階に至るまでその機能を発揮しうるかどうかを検討することである。これに基づき，看護学実習においてクライエントと相互行為を展開する学生の行動を表す概念の創出という目的を達成するために，持続比較のための問いを次のように決定した。

この研究は，看護学実習においてクライエントと相互行為を展開する学生の行動を表す概念の創出を目指していた。また，看護学実習は，学生が看護目標達成に向かいつつ，学習目標達成を目指す授業であると規定されたことが示すように，看護学実習という授業において，学生は，第一義的に学習目標である実習目標達成を目指した学習行動を展開する。これは，クライエントと相互行為を展開する学生行動が，看護学実習の学習目標すなわち実習目標の達成という視点からの持続比較を通して解明できる可能性が高いことを示す。また，看護学実習とは，学生と教員の両者が実習目標達成を目指して，教授＝学習過程を展開する授業であり，学生の行動を実習目標達成という視点から解明することは，学生と教員の両者に活用可能な成果の産出を導く可能性が高い。

さらに，看護概念創出法を適用して看護学実習における学生の行動を解明した研究[57]

は，「この学生の行動は，実習目標達成という視点からみるとどのような行動か」という持続比較のための問いを設定し，看護学教育の特徴を反映した概念の創出に成功していた。これを根拠として研究者は，この研究も実習目標達成という視点から一貫して分析することにより，看護学教育の特徴を反映した概念を創出できる可能性が高いと判断した。

そこで，この研究の持続比較のための問いを，クライエントと相互行為を展開する「この学生の行動は，実習目標達成という視点からみるとどのような行動か」に決定した。

c．倫理審査を受け，倫理的配慮の方法に関する承認を得る

主に，「自己決定の権利」「情報を得る権利」の保障，研究協力による研究対象者への不利益の排除，「プライバシーの権利」「尊厳の権利」の保障の観点から倫理的配慮を検討し，その方法を決定した。そして，それらを所定の書式に記入し，研究計画書と共に研究者が在籍する大学の倫理審査委員会に申請し，承認を得た。また，研究への協力に同意の意向を示した看護基礎教育機関のうち，B短期大学は，B短期大学の倫理審査委員会による承認を得る必要性を提示した。そのため，研究者は，研究者の在籍する大学の倫理審査委員会と共にB短期大学の倫理審査委員会にも書類を提出し，審査を受け，承認を得た。

決定した配慮の概要は次のとおりである。

●「自己決定の権利」「情報を得る権利」の保障

この研究は，看護学実習中の学生が病院に入院中のクライエントに看護を提供する場面を観察する。そのため，学生と学生から看護の提供を受けるクライエントと家族に加え，看護学実習を担当する教員，そのクライエントを担当する看護師が倫理的に配慮を要する対象となる。これらの人々の「自己決定の権利」「情報を得る権利」を保障するために，研究者は，学生，教員，クライエントもしくはその家族，看護師に次のような方法を用いた。

①研究計画書，研究協力依頼書を提示し，説明を加えて情報を得る権利を保障した上，研究協力への意思を確認した。

②その後，研究協力に同意した対象者に対して研究者の責任を明らかにするために，研究者が説明内容の遵守を明記した誓約書に署名すると共に，対象者から同意書に署名を得た。

③誓約書，同意書を複写し，研究者が正本，対象者が副本を保管した。

●研究協力による研究対象者への不利益の排除

研究協力による研究対象者への不利益を排除するために，研究者は，研究過程を通して対象者が被る可能性のある不利益を具体的に検討した。その結果，観察という研究者の行動が学生の学習活動，クライエントの療養，教員の教授活動，看護師の実習指導や看護の妨害となる可能性を予測した。このような不利益を排除するために，次のような方法を用いた。

①事前に十分な説明を行い，研究者の行動を予め伝え，観察する位置や視線，表情などに配慮しながら，慎重に行動した。

②学生やクライエントの緊張や不安などが顕著である場合には，参加観察を中止した。

③フィールドノートの記載に起因する心理的負担を考慮し，その記載の時機および場所に配慮した。

●「プライバシーの権利」「尊厳の権利」の保障

「プライバシーの権利」「尊厳の権利」を保障するために，研究者は次のような方法を用いた。

①看護記録や診療記録から情報を収集する場合，必ず病棟管理者，クライエントからの承諾を得た。

②研究者以外には如何なる人にも観察や看護記録および診療記録などにより収集した個人情報を漏洩しないこと，対象者を個人として特定できるような情報の記載や公表を行わないこと，研究以外の目的にデータを使用しないことを約束し，これを厳守した。

③研究者以外にフィールドノートの記録内容を見せないことを約束し，施錠できる場所に保管するなど適正に管理した。

④フィールドノート，データの記述および分析にはコードネームを使用し，対象者の匿名性を保持した。

d．データ収集の準備をする

●データ収集の協力を得られる看護基礎教育機関の探索

データ収集に向け，協力を得られる看護基礎教育機関の探索に当たり，研究者は大学，短期大学の看護学実習を選択した。複数の大学，短期大学に協力を依頼した結果，A大学とB短期大学が研究への協力に同意の意向を示した。

●観察対象となる人々から同意を得る

参加観察の主たる対象者は，クライエントに看護を提供する学生である。また，観察対象となる現象には，学生に加え，学生から看護の提供を受けるクライエントやその家族，クライエントを担当する看護師も存在する可能性がある。そのため，これらすべての人々から同意を得る必要があった。さらに，学生と教員は特定の看護基礎教育機関に所属しており，教員の直属の上司，学長，学部長，学科長，学科主任などの責任者に同意を得る必要があった。加えて，クライエントは，特定の医療機関に入院しており，医療機関の責任者である病院長，看護部長，病棟看護師長の同意も得る必要があった(図6-6)。

この研究は，看護基礎教育機関2校を参加観察の対象とし，その2校が看護学実習を行う2病院を参加観察の場としたため，同意を得る手続きは，極めて複雑であった。

●研究協力に同意した教育機関と医療機関において研修を行う

研究者は，データ収集に先立ち，研究協力に同意した教育機関A大学とB短期大学，2校が実習を行う医療機関2病院3病棟において研修を行った。

A大学とB短期大学における研修の目的は，次の3点であった。

①研究者が，観察対象場面に生じる現象を，その文脈を反映して分析するために，実習目標や実習内容を理解する。

②研究者が，観察対象となる学生の特性を理解する。

③研究者が，病棟内に自然な状態で存在できるよう学生や教員との関係を築く。

具体的には，実習オリエンテーションや学内において学生が自主的に行う実習前の看護技術演習等に，教員や学生の許可を得て参加した。

医療機関における研修の目的は，次の4点であった。

①研究者が，データ収集場所となる病棟全体の流れや特徴を理解する。

②研究者が，病棟内に自然な状態で存在できるよう看護師やクライエントと関係を築く。

③研究者が，個々の看護師やクライエントの特性および看護場面の内容を理解する。

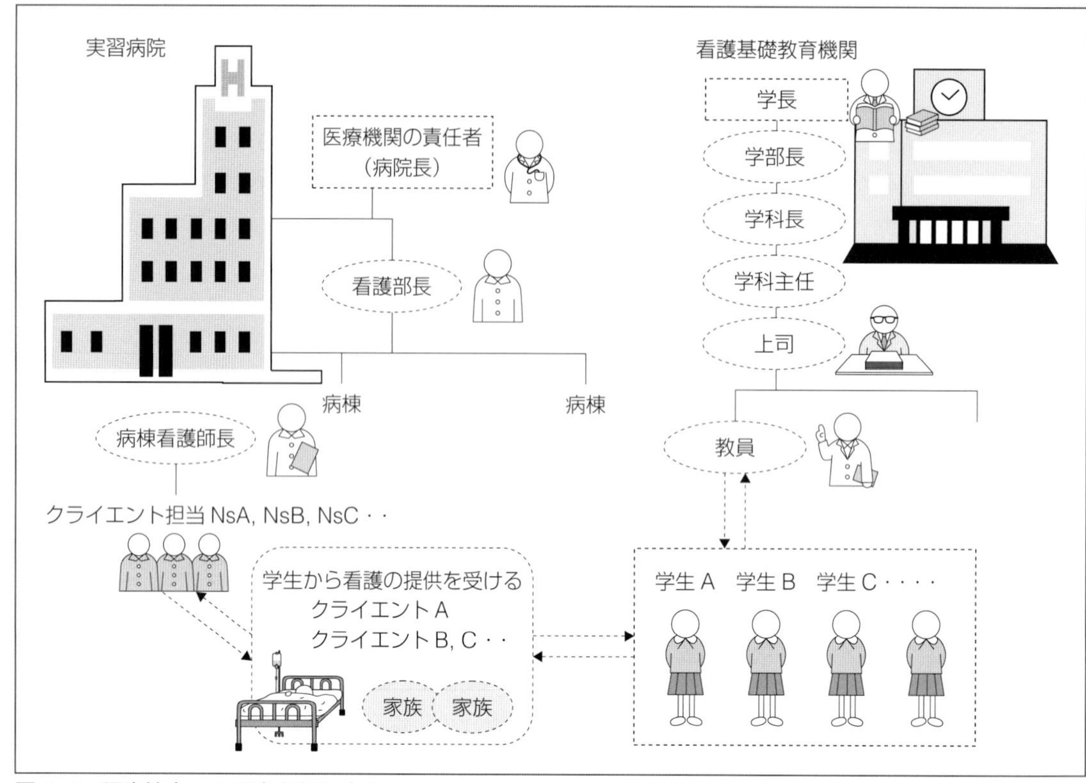

図6-6　研究協力への同意を得た人々

④研究者が，上記の経験を通して観察者としての精度を高める。

以上を目的とし，研究者も病棟スタッフと共に，クライエントへの援助に参加した。また，病棟全体の流れや特徴を理解するために，事前に病棟責任者の許可を得て，勤務交代時の引き継ぎやカンファレンスなどにも参加した。

- **医療機関において研究協力に同意した学生の実習状況の予備観察を行う**

予備観察の目的は，次の2点である。

①学生とクライエントの相互行為場面を観察し，観察場面に対する研究者自身の観察技術を高める。

②仮に設定した持続比較のための問いを用いて，観察対象の差異を見極めることが可能か，また相互行為の文脈を反映することが可能かを検討する。

具体的には，同意の得られた学生とクライエントの相互行為場面を観察し，両者の表情や具体的な行動をフィールドノートに記録した。また，1日の観察終了後，看護概念創出法および参加観察法に精通した研究者に観察した現象を報告し，次の3点に対するスーパービジョンを受けた。その3点とは，①観察場面選定の適切性，②観察技術，③仮に設定した持続比較のための問いの検討である。

e．データを収集し，飽和化を確認する

研修と予備観察終了後，研究者は，次のようにデータを収集した。

A大学，B短期大学の学生がクライエントと相互行為を展開する場面を観察し，両者の

表情や具体的な行動をフィールドノートに記録した。また，学生とクライエントの相互行為場面に教員や看護師，クライエントの家族，他職種の医療従事者などが存在する場合，これらの人々も観察し，同様に記録した。

また，クライエントと相互行為を展開する学生の行動を理解するために，付加的な情報収集にも努めた。具体的には，行動計画の発表，教員との関わり，カンファレンス，他学生との日常的な会話などの場面において，それぞれの対象者の負担を考慮しながら，適宜観察および質問を行った。加えて，看護記録や診療録なども，クライエントおよび病棟管理者に承諾を得て参考にした。

参加観察中は，日々の観察終了毎に，看護概念創出法および参加観察法に精通した研究者に観察した現象を報告し，研究者の観察技術および観察場面選定の適切性，観察終了の判断についてスーパービジョンを受けた。

その結果，性質の異なる20現象177相互行為場面を収集できた。それ以降，さらに観察を継続したが，すでに観察した現象と同質の現象が繰り返し出現し，新たな性質の現象は出現しなかった。そのため，観察現象は飽和化したと判断し，参加観察を終了した。

f．観察した現象をデータ化する

以上のような過程を経て観察した20現象177相互行為場面は，フィールドノートに詳細な記録が残されているものの，研究者の記憶としてもとどめられている。記憶が鮮明なうちに，速やかに分析可能な形態へと変換する必要がある。研究者は次のように観察した現象をデータ化した。

第1に，参加観察時のフィールドノートを基に，20現象すべてを構成する場面の概要を観察フォーム1〈場面の概要〉(表6-18)に順次，記述した。次に，観察フォーム1に記述した〈場面の概要〉に持続比較のための問いをかけ，その同質性と異質性を検討し，20現

表6-18　観察フォーム1〈場面の概要〉

観察現象番号	S●	年/月：	実習●日目，受け持ち●日目
観察対象者	学生S●：看護学実習名，在籍する教育機関，学年，性別		
	クライエントC▲：年齢，性別，診断名と状態		
	教員T■： 看護師N◆： クライエントの家族F▼： 理学療法士P□：		
観察場面			
場面番号	**場面の概要(◇は次段階の分析に向けて選定した場面)**		
S●①-1 ◇			
S●①-2 ◇			
S●①-3 ◇			

表 6-19　観察フォーム 2〈プロセスレコード〉

〈プロセスレコード①〉

<table>
<tr><td>観察現象番号</td><td>S●</td><td>年/月：</td><td colspan="2">実習●日目，受け持ち●日目</td></tr>
<tr><td rowspan="2">観察対象者</td><td colspan="4">学生S●：看護学実習名，在籍する教育機関，学年，性別</td></tr>
<tr><td colspan="4">クライエントC▲：年齢，性別，診断名と状態</td></tr>
<tr><td>観察場面</td><td colspan="4"></td></tr>
<tr><td colspan="5">学生S●の状況：</td></tr>
<tr><td colspan="5">クライエントC▲の状況：</td></tr>
<tr><th>時間</th><th>クライエントの行動</th><th>学生の行動</th><th colspan="2">観察者の視点</th></tr>
<tr><td colspan="5">この時の学生，クライエントの状況</td></tr>
<tr><td></td><td></td><td></td><td colspan="2"></td></tr>
</table>

〈プロセスレコード②〉

<table>
<tr><td>観察現象番号</td><td>S●</td><td>年/月：</td><td colspan="2">実習●日目，受け持ち●日目</td></tr>
<tr><td rowspan="3">観察対象者</td><td colspan="4">学生S●：看護学実習名，在籍する教育機関，学年，性別</td></tr>
<tr><td colspan="4">クライエントC▲：年齢，性別，診断名と状態</td></tr>
<tr><td colspan="4">教員T■：
看護師N◆：
クライエントの家族F▼：
理学療法士P□：</td></tr>
<tr><td>観察場面</td><td colspan="4"></td></tr>
<tr><td colspan="5">学生S●の状況：</td></tr>
<tr><td colspan="5">クライエントC▲の状況：</td></tr>
<tr><td colspan="5">その他の人(T■，N◆，F▼，P□)の状況</td></tr>
<tr><th>時間</th><th>クライエントの行動</th><th>学生の行動</th><th>その他の人の行動</th><th>観察者の視点</th></tr>
<tr><td colspan="5">この時の学生，クライエントの状況</td></tr>
<tr><td></td><td></td><td></td><td></td><td></td></tr>
</table>

象の中から最初にデータ化する現象1を選択した。現象1が選択された理由は，この中にクライエントと相互行為を展開するどの学生にも共通してよく見られる行動が多く含まれていると共に，多様な性質の学生行動を含むと判断されたためである。研究者は，現象1を観察フォーム2〈プロセスレコード〉(表6-19)に記述した。

第2に，現象1のデータ化終了後，再度〈場面の概要〉に持続比較のための問いをかけ，その問いに対する回答を現象1と比較し，差異が最大であると判断した現象2を観察フォーム2〈プロセスレコード〉を用いてデータ化した。同様に，〈場面の概要〉の観察場面に持続比較のための問いをかけ，性質の差異を絶えず比較し，それまでの性質と差異があると判断した場面を〈プロセスレコード〉に記述した。

観察を通してフィールドノートに記録した内容は，学生とクライエント，学生と教員，

表 6-20　観察現象の構成者

データ番号	観察現象	観察対象学生	観察対象クライエント	教員	看護師	その他
1	SI ①	SI	CJ	―	―	クライエント家族：FG
2	SM ①	SM	CN	―	―	理学療法士：PA
3	SK ②	SK	CL	―	NE	―
4	SB ①	SB	CB	―	―	―
5	SI ②	SI	CJ	―	―	―
6	SG ①	SG	CH	―	―	―
7	SK ①	SK	CL	―	―	―
8	SC ①	SC	CC	―	―	―
9	SA ①	SA	CA	―	NA	―
10	SE ③	SE	CE	―	NC	―
11	SQ ①	SQ	CR	―	―	―
12	SO ①	SO	CP	―	―	―
13	SB ②	SB	CB	―	ND	―
14	SH ①	SH	CI	TC	―	―
15	SL ①	SL	CM	―	NF	―
16	SE ①	SE	CE	TB	NB	―
17	SB ③	SB	CB	―	―	―
18	SK ③	SK	CL	―	―	―
19	SE ②	SE	CE	―	―	―
20	SC ②	SC	CC	―	―	―

表 6-21　分析フォーム

観察現象番号	分析対象学生(S●)	年/月：	実習 ● 日目，受け持ち ● 日目
観察場面：			
初期コード	学生行動コード	学生行動-実習目標達成対応コード	根拠

学生と看護師，学生とクライエントの家族という多様な相互行為場面(表 6-20)を含んでいた。そこで，研究者は，これらの相互行為の文脈を正確に理解するために，場面を構成した人々の組み合わせに応じた観察フォーム 2〈プロセスレコード②〉(表 6-19)を作成した。

g．データをコード化し，コードをカテゴリ化する

規定の分析フォームを用いて，次のようにコード化した。

①観察フォーム 2〈プロセスレコード〉に記述した「学生の行動」を分析フォーム(表 6-21)の「初期コード」欄に転記した。

②初期コードである「学生の行動」を「一般的な人間の行動としてみるとどのような行動か」という視点から抽象度をあげ命名し，分析フォームの「学生行動コード」欄に記述した。

③「学生行動コード」に「この学生の行動は，実習目標達成という視点からみるとどのような行動か」という持続比較のための問いをかけ，これに対する回答を「学生行動-実習目標達成対応コード」に記述した。
④「学生行動-実習目標達成対応コード」として命名した理由を分析フォームの「根拠」の欄に記述した。

研究者は，上記の手続きに則り，種類の異なる300以上のコード抽出を目指して分析対象となった現象のコード化を継続した。その結果，15現象62相互行為場面から，305の「学生行動-実習目標達成対応コード」を抽出した。それ以降，過去に抽出したコードと同様，もしくは，類似したコードが頻繁に出現するようになり，コードが飽和化したと判断し，コード化を終了した。

次に研究者は，305コードを次のようにカテゴリ化した。
①分析フォームの「学生行動-実習目標達成対応コード」欄に記述したコードの一覧表を作成した。
②コード一覧表に沿って各コードを確認し，学生の行動を表すコードの表現を手がかりにしながら，意味内容の同質性，異質性に従い分離，統合し，コードの集合体を形成してサブカテゴリとした。また，このサブカテゴリに「この学生の行動は，実習目標達成という視点からみるとどのような行動か」という持続比較のための問いをかけ，そこに存在する学生行動の共通性を発見し，問いに対する回答をサブカテゴリとして命名した。さらに，サブカテゴリの一覧表を作成した。
③サブカテゴリ一覧表に沿い各サブカテゴリを確認し，第2段階と同様の方法を用いてカテゴリの形成，命名を行い，カテゴリ一覧表を作成した。
④カテゴリ一覧表に沿い各カテゴリを確認し，カテゴリ各々に持続比較のための問いをかけ，問いに対する回答の意味内容の同質性，異質性に従いカテゴリの集合体を形成し，コアカテゴリとした。また，このコアカテゴリに持続比較のための問いをかけ，その回答に共通の性質を発見し命名した。

研究者は，上述の①から②までの過程を3回繰り返した後，さらに①から④までの過程を2回繰り返し行い，カテゴリ化を終了した。

研究の結果

以上の過程を経て，研究者は，看護学実習においてクライエントと相互行為を展開する学生の行動を表す14概念(図6-7)を創出した[46]。14の概念とは，【許諾獲得によるクライエント個人空間への侵入と侵入好機獲得に向けた待機】【情報収集による対象理解と理解深化に向けた情報収集反復】【クライエント承諾獲得による技術提供とプライバシー配慮による技術提供機会喪失】【学習資源活用による技術提供と活用不可による技術提供中断】【技術の未熟さ自覚によるクライエントへの苦痛惹起懸念と懸念払拭】【指導者演示の模倣による技術提供と指導者技術提供補助に向けた役割の負担】【技術提供不適切さの修正と修正不可による技術提供中断・強行】【クライエント要求への応諾と棄却】【失敗反復によるクライエントからの疑念容認と疑念打破に向けた失敗の否定】【技術提供円滑化に向けた協力獲得と未獲得による技術提供不可】【反復学習による技術提供迅速化と技術提供迅速化に向けた原則からの逸脱】【対象理解深化に伴う技術提供の個別化とクライエントへの共感】【クライエ

許諾獲得によるクライエント個人空間への侵入と侵入好機獲得に向けた待機

情報収集による対象理解と理解深化に向けた情報収集反復

クライエント承諾獲得による技術提供とプライバシー配慮による技術提供機会喪失

学習資源活用による技術提供と活用不可による技術提供中断

技術の未熟さ自覚によるクライエントへの苦痛惹起懸念と懸念払拭

指導者演示の模倣による技術提供と指導者技術提供補助に向けた役割の負担

技術提供不適切さの修正と修正不可による技術提供中断・強行

クライエント要求への応諾と棄却

失敗反復によるクライエントからの疑念容認と疑念打破に向けた失敗の否定

技術提供円滑化に向けた協力獲得と未獲得による技術提供不可

反復学習による技術提供迅速化と技術提供迅速化に向けた原則からの逸脱

対象理解深化に伴う技術提供の個別化とクライエントへの共感

クライエント行動変化解釈による関係悪化察知と黙殺

関係形成確信によるクライエントへの心情開示と時間共有

図6-7　看護学実習においてクライエントと相互行為を展開する学生行動を表す概念
〔阿部ケエ子，舟島なをみ他：看護学実習における学生とクライエントの相互行為に関する研究—学生の行動に焦点を当てて．看護教育学研究，18(1)，21-34，2009〕

ント行動変化解釈による関係悪化察知と黙殺】【関係形成確信によるクライエントへの心情開示と時間共有】である。

【許諾獲得によるクライエント個人空間への侵入と侵入好機獲得に向けた待機】

この概念は，学生がクライエントの個人空間を侵害しないように配慮し，クライエントの許諾を得た上でそこへ立ち入ったり，立ち入る時機を見計らい，待つという行動を表す。

学生が立ち入ろうとしていた個人空間とは，クライエントの病室やクライエントと第三者の相互行為によって生じる空間などであった。学生は，クライエントの個人空間へ立ち入ろうとするとき，クライエント・家族に挨拶し，侵入への許諾を確認した後，遠慮がちにそこへ立ち入っていた。また，クライエントと指導者，家族などの相互行為が開始されると，クライエントとの関わりを中断してその様子を見つめ，その相互行為に入り込む機会をうかがっていた。

【情報収集による対象理解と理解深化に向けた情報収集反復】

この概念は，学生が，さまざまな情報を集め，クライエントの状態を理解していくと共に，さらなる理解を目指し，より一層，詳しい情報の収集を重ねるという行動を表す。

学生が理解したクライエントの状態とは，身体的症状の有無やその原因，技術提供の必要性などであった。学生は，行動計画に則ってクライエントを観察したり，その発言を聴取したりして情報を集め，これらの状態を理解していた。また，理解を深めるために，クライエントの反応を注意深く観察したり，クライエントに何度も状態を尋ねたりしていた。

【クライエント承諾獲得による技術提供とプライバシー配慮による技術提供機会喪失】

この概念は，学生が，クライエントの承諾を得てから技術提供を開始したり，プライバシーに配慮するあまり，技術提供の機会を失ったりするという行動を表す。

学生は，意向を確認したり，懇願したりしてクライエントからの承諾を得た後に，技術を提供していた。その一方，プライバシーに配慮するあまり，脱衣中のクライエントから目をそらしたままでいたり，個人的な情報を聞き出すことを躊躇ったりして，技術提供の機会を失っていた。

【学習資源活用による技術提供と活用不可による技術提供中断】

この概念は，学生が，学習のための資源を活用しながらクライエントに技術を提供する一方，これらの資源を活用できず，クライエントへの技術提供をとりやめるという行動を表す。

学生が活用した学習資源とは，すでに学習した知識や技術，過去の経験などであった。学生は，これらの資源を活用しながら，原則に則ってクライエントに技術を提供したり，技術提供に伴って生じる問題を防いだりしていた。その一方，学生は，すでに学習した方法を思い出せず，クライエントへの技術提供を途中で諦めたり，これまで経験したことのない技術の必要性に直面し，指導者に交代を求めたりしていた。

【技術の未熟さ自覚によるクライエントへの苦痛惹起懸念と懸念払拭】

この概念は，学生が，技術の未熟さによりクライエントの苦痛を引き起こすのではないかと心配したり，その心配を拭い去ろうとしたりする行動を表す。

学生は，1度失敗した技術に再挑戦したり，クライエントに苦痛を与えてしまいそうな技術の提供を求められたりしたとき，技術の未熟さを自覚していた。また，技術の未熟さによってクライエントの苦痛を引き起こすことを心配し，遠慮がちに技術提供を申し出たり，クライエントからの技術提供への協力を辞退したりしていた。さらに学生は，クライエントに疲労や苦痛が生じていないかどうかをしきりに確認したり，それを生じさせないような支援を指導者に求めたりして，心配を拭い去ろうとしていた。

【指導者演示の模倣による技術提供と指導者技術提供補助に向けた役割の負担】

この概念は，学生が，指導者の技術を観察し，それを真似てクライエントに技術を提供する一方，指導者がクライエントに提供する技術を補助する役割を果たすという行動を表す。

学生は，指導者によるクライエントへの技術提供を観察し，観察したその手順，クライエントの体位，言葉かけ等をそのまま真似てクライエントに技術を提供していた。その一方，学生は，指導者がクライエントに提供している技術をほとんど観察することなく，必要物品を準備する，使用後の物品を片付けるなどして補助者としての役割に専念することもあった。

【技術提供不適切さの修正と修正不可による技術提供中断・強行】

この概念は，学生が，クライエントへ提供する技術の不適切さに気づいて，それを修正する一方，その修正が困難な場合には，クライエントへの技術提供を一時的に中断したり，強引に継続したりするという行動を表す。

学生が気づいた不適切さとは，物品の不足，手順の誤り，不用意な発言などであった。学生は，クライエントへ技術を提供しながら，これらに気づき，代替物品を工夫したり，手順を改めたりして不適切さを克服しようとしていた。その一方，自力では不適切さを克服できず，クライエントへの技術提供を一旦停止したり，不適切だと知りながらそのまま強引に技術の提供を進めたりしていた。

【クライエント要求への応諾と棄却】

この概念は，学生がクライエントから多様な依頼や要求を受けて，それに応じる一方，依頼や要求に了解できないときにはそれに応じないという行動を表す。

学生は，クライエントから食事や測定値などに関する情報提供の依頼を受けて，直ちにそれに返答したり，体位変換などの要求に応じたりしていた。その一方，洗濯や買い物など実習目標の達成に直結しない依頼を受けたとき，恐縮しながらもそれを断っていた。

【失敗反復によるクライエントからの疑念容認と疑念打破に向けた失敗の否定】

この概念は，学生が，失敗の繰り返しを起因とするクライエントからの不信感を受け入れたり，その不信感を打ち消すために失敗ではないと主張したりする行動を表す。

学生は，失敗を繰り返したとき，それを認めて直ちにクライエントへ謝罪したり，クライエントの不信感を仕方なく受け入れたりしていた。その一方，クライエントからの不信感を打ち消すように失敗を否定し，適切であると主張したりしていた。

【技術提供円滑化に向けた協力獲得と未獲得による技術提供不可】

この概念は，学生が，滞りなく技術を提供するためにクライエントや指導者からの協力を得る一方，その協力を得られず，クライエントへ技術を提供できなくなるという行動を表す。

学生は，技術の提供に際して，クライエントに体位を変えるよう依頼して協力を得たり，指導者からの指示や助言を受け入れて，滞りなくその提供を進行していた。その一方，指導者が傍にいない，対象となるクライエントが眠っているなどによって協力を得られないとき，クライエントへ技術を提供できず，その場に立ちつくしていた。

【反復学習による技術提供迅速化と技術提供迅速化に向けた原則からの逸脱】

この概念は，学生が同じ技術を繰り返しクライエントへ提供することにより，迅速に技術を提供できるようになる一方，迅速さを意図するあまり原則とは異なる手順を用いてクライエントへ技術を提供するという行動を表す。

学生が迅速に提供できるようになった技術とは，バイタルサイン測定，環境整備，清拭などであった。学生は，これらを繰り返すことを通して，クライエントを待たせることなく，手際よく技術を提供できるようになっていた。その一方，時間に逼迫しているときには，物品を確認せず技術を提供し始めたり，クライエントや家族との相互行為を省略したりしていた。

【対象理解深化に伴う技術提供の個別化とクライエントへの共感】

この概念は，学生が，クライエントに対する理解を深めるにつれ，その状態に合わせて技術を提供したり，心情に共感したりするという行動を表す。

学生は，実習進行に伴いクライエントの身体・心理状態や生活習慣等に対する理解を深め，その理解に基づいて，クライエントに痛みや不快感が生じないような工夫をしたり，クライエントの嗜好を取り入れたりして技術を提供していた。また，症状に苦しんだり，回復に向けて日々努力しているクライエントの状況を目の当たりにして，その心情を理解し，クライエントの訴えに耳を傾けたり，努力を認めて励ましたりしていた。

【クライエント行動変化解釈による関係悪化察知と黙殺】

この概念は，学生が，クライエントの反応の変化を感知し，それに基づいて関係が悪化したことを察する一方，それに気づいていないかのように振る舞うという行動を表す。

学生が感知したクライエントの反応とは，素っ気ない返答，すぐに閉眼してしまう様子などであった。学生は，これらを自己への否定的な反応であると解釈して関係の悪化を察し，クライエントと視線を合わせることを避けたり，その面前から立ち去ったりしていた。その一方，否定的反応を受け入れることができず，クライエントとの関係悪化を察しながらも，何事もなかったかのように振る舞い，技術を提供し続けることもあった。

【関係形成確信によるクライエントへの心情開示と時間共有】

この概念は，学生が，クライエントとの関係を形成できていると安心し，自己の心情を思わず口にしたり，クライエントと一緒の時間を過ごしたりするという行動を表す。

学生は，クライエントから受け入れられていることを確信すると，実習開始当初の緊張感から解放されていた。それに伴い，学生生活や私生活に関わる喜びや驚きをクライエントに伝えたり，クライエントの傍らにいて，ただ時間を共有したりしていた。

以上のように，研究者は，看護学実習における学習活動の特徴を考察することを目的としてクライエントと相互行為を展開する学生の行動を表す 14 の概念を創出した。これまで多くの研究者が看護概念創出法を適用し，看護教育学に関連する多様な現象を解明してきた。その中でも，14 もの概念が創出されたことは，看護学実習が学生にとってきわめて複雑な授業であることを裏付ける。また，14 概念の中には，【学習資源活用による技術提供と活用不可による技術提供中断】【技術提供不適切さの修正と修正不可による技術提供中断・強行】【技術提供円滑化に向けた協力獲得と未獲得による技術提供不可】といった，青年期にある学生にとって同一性の危機にも結びつきやすい行動の存在も明らかになった。さらに，【反復学習による技術提供迅速化と技術提供迅速化に向けた原則からの逸脱】【クライエント要求への応諾と棄却】【技術提供不適切さの修正と修正不可による技術提供中断・強行】といったインシデント，アクシデントを生じさせる契機となる行動の存在も明らかになった。看護学実習に携わる教員が学生を理解するために，また，これから実習という授業を経験する学生に是非，活用してほしい研究成果である。

この研究の成果は，看護学実習における学生の学習活動を表す 14 の概念であり，機能に着眼した理論の分類を適用すると，14 概念は記述理論に相当する。一方，第 1 部第 3 章に提示した看護教育学研究の分類を適用すると，この概念は看護教育学の基盤研究に該当する。これらは，この研究成果の活用可能性のさらなる向上にむけては，記述理論から説明理論，予測理論へと発展させていく必要があることを示す。そのためには，基盤研究から基盤研究発展型応用研究，基盤研究発展型応用研究から統合研究へと研究を継続しなければならない。

現在，研究者は基盤研究発展型応用研究として 14 概念を下位尺度とした測定用具開発に向けた準備を開始している。看護学実習における学生の学習活動を支援する研究は，この研究者のライフワークとなるに違いない。

看護概念創出法を適用した研究一覧

分類	研究テーマ〔出典〕/研究目的	結果（創出された概念）
講義を展開する看護学教員の行動	看護学の講義を展開する教員の教授活動の解明―看護実践の基盤となる講義に焦点を当てて 〔看護教育学研究, 19(1), 60-73, 2010〕 研究目的 看護実践の基盤となる知識を提供する講義を展開する教員の行動を表す概念を創出し，その教授活動の特徴を考察する。	看護実践の基盤となる講義を展開する教員の行動 14 概念 1. 目標達成に向けた授業計画全容の概説 2. 授業計画に即した知識の提供による看護実践教示 3. 目標達成度査定による授業計画進行と変更 4. 臨床状況描写に向けた看護実践の演示と機会提供 5. 教具の活用による知識の視覚化と確実な情報交換 6. 発言肯定と待機による学生発言推奨 7. 学生回答査定による適切さ承認と不適切さの指摘 8. 学生・他教員への協力要請による授業の進行と授業の質査定 9. 学生の緊張緩和に向けた雰囲気の演出 10. 問題発生による授業一時中断と即時対応による授業再開 11. 失念知識の補填に向けた支援獲得と支援獲得不可 12. 授業不参加学生への参加誘導と不参加状態看過 13. 課外学習推奨と課外学習のための資源提示 14. プライバシー尊重による学生情報披瀝回避
看護学演習を展開する教員の行動	看護学演習における教授活動の解明―援助技術の習得を目標とした演習に焦点を当てて 〔看護教育学研究, 14(1), 9-22, 2005〕 研究目的 技術習得を目標とする看護学演習における教員の行動を表す概念を創出し，その教授活動の特徴を明らかにする。	演習を展開する教員の行動 10 概念 1. 授業形態・教授技術の組織化と転換 2. 準備状態査定による授業進行中断・再開とその反復 3. 時間外授業展開のための環境確保 4. 解説・演示による指導計画推進とその修正・発展 5. 教員間の教授内容補正による目標達成度の均衡化 6. 授業過程円滑化のための学生協力受理と教員間協同 7. 目標達成度・学習態度の評価と伝達 8. 学生状況観察による問題の発見と是正 9. 学生要望への対応とその保留 10. 模擬状況から現実への接近に向けた臨場感の演出
グループ学習における看護学教員の行動	学生間討議を中心としたグループ学習における教授活動の解明―看護基礎教育において展開される授業に焦点を当てて 〔看護教育学研究, 16(1), 15-28, 2007〕 研究目的 看護基礎教育において学生間討議を中心としたグループ学習における教員の行動を表す概念を創出し，学習支援に必要な教授活動の特徴を考察する。	グループ学習における教員の行動 12 概念 1. 目標達成に向けた計画周知のための授業概要と意義説明 2. 集団から個へ，個から集団への視野縮小と拡大反復 3. 主体的学習尊重による関与保留と手がかりの提供による主体的学習推進 4. 授業進行可否決定に向けた学習状況の把握 5. 授業過程の観察による問題発見と介入方法・好機の探索・決定による解説の試み 6. 原因の見極めと介入による学生間討議停滞打破 7. 集団と個の目標達成度評価と両者への伝達 8. 目標達成度向上と均衡化のための教授活動の展開 9. 教授活動効果向上に向けた教授方略思案と転換 10. 要望受諾と緊張緩和による学生・教員間相互行為円滑化 11. 学生への対応不可自覚による他教員への役割委譲と役割遂行義務自覚による委譲謝絶 12. 不測事態発生による教授活動の中断と克服による再開
看護学実習を展開する教員の行動（次頁につづく）	看護学実習における現象の教材化の解明 〔看護教育学研究, 13(1), 65-78, 2004〕 研究目的 看護学実習における現象の教材化に関わる教員の行動を表す概念を創出し，現象の教材化を実現するために必要な教授活動の特徴について考察する。	看護学実習における現象の教材化に関わる教員の行動 5 概念 1. 学習活動査定による必須指導内容の選別と焦点化 2. 必須指導内容教授のための現象の確定と再現 3. 現象への教授資源投入によるモデル現象の作成 4. 現象からの重要要素抜粋と連結による必須指導内容への誘導 5. 教授活動査定による教授方略の検討と修正
	看護学実習カンファレンスにおける教授活動 〔看護教育学研究, 12(1), 1-14, 2003〕 研究目的 看護学実習カンファレンスにおける教員の行動を表す概念を創出し，その教授活動の特徴について考察する。	看護学実習カンファレンスにおける教員の行動 6 概念 1. 教授技術複合活用による看護現象解説と原理への統合 2. 目標達成状況査定による教授方略の維持と転換 3. 目標達成度向上のための学生個別体験の共有化 4. 問題発生回避による学習過程円滑化 5. 実習過程掌握による学生感情への共感 6. 疲労・緊張への配慮による学習停滞の黙認と打破
	実習目標達成に向けた教員の行動に関する研究―看護学実習における学生との相互行為場面に焦点を当てて 〔看護教育学研究, 10(1), 1-14, 2001〕 研究目的 看護学実習における学生との相互行為場面に焦点を当て，実習目標達成という視点から教員行動を表す概念を創出し，その総体から教授活動の特徴について考察する。	看護学実習において学生と相互行為を展開する教員の行動 8 概念 1. 教材・教授技術の活用による看護，問題解決・学習方法の理解促進 2. 実習状況査定による目標達成度の評価と伝達 3. 問題の未然防止と解決への支援 4. 実習計画推進のための教授技術駆使と病棟状況変化による実習計画変更 5. 学生心情の受容と共感 6. 複数学生個別指導のための好機・適所の探索・確保 7. 医療現場への配慮を伴うスタッフへの支援要請と獲得 8. 効果確認による指導の評価と修正

（つづく）

つづき

分類	研究テーマ〔出典〕/研究目的	結果(創出された概念)
看護学実習を展開する教員の行動(つづき)	**看護学実習における教員の教授活動—学生と患者との相互行為場面における教員行動に焦点を当てて** 〔千葉看護学会会誌, 4(1), 54-60, 1998〕 **研究目的** 看護学実習における教員行動を表す概念を創出し，看護学実習における教授活動の特徴を明らかにする。	**看護学実習において学生および患者と相互行為を展開する教員の行動7概念** 1. 実習目標達成のための実習環境包括的理解に基づく学生指導と評価 2. 看護の質保証に向けた学生の受け持ち患者に対する看護実践 3. 教員役割達成に向けた視座と指導方法の転換 4. 実習目標達成のための学習継続に向けた学生への支援 5. 看護現象活用による看護の本質理解の強化 6. 実習展開円滑化に向けた環境の調整 7. 学生の指導受け入れ不十分による戸惑いと不本意な相互行為
看護学演習における学生の行動	**看護技術演習における学習の最適化に必要な教授活動の解明—目標達成場面・未達成場面の学生・教員間相互行為を構成する要素の比較** 〔看護教育学研究, 17(1), 8-21, 2008〕 **研究目的** 看護技術演習における目標達成場面・未達成場面の学生・教員間相互行為を構成する要素と両場面の相違を解明し，考察を通して学習の最適化に必要な教授活動を明らかにする。	**看護技術演習における学生の行動12概念** 1. 模擬状況演出による技術の提供とその受け入れ 2. 学習成果活用による手順に沿った技術提供 3. 輪番学習による技術提供待機・観察と輪番学習進行に向けた模擬状況復元 4. 一定時間内での目標達成に向けた行動の迅速化と工夫 5. 実践適用への懸念払拭に向けた技術の反復練習 6. 他学生への技術習得状況査定要請と要請への対応可・不可 7. 保証獲得による円滑な技術練習 8. 学生間共働による技術練習の促進と阻害 9. 問題への直面による学習の中断・断念と資源活用によるその克服 10. 技術の未熟さ露呈による加害と被害 11. 指導内容理解による技術提供・練習の改善と理解困難による改善不可 12. 教員からの依頼受諾による教授活動支援と学習からの逸脱による教授活動妨害
看護学実習における学生の行動	**看護学実習における学生とクライエントの相互行為に関する研究—学生の行動に焦点を当てて** 〔看護教育学研究, 18(1), 21-34, 2009〕 **研究目的** 看護学実習において学生がクライエントと相互行為を展開する場面に焦点を当てて，学生の行動を表す概念を創出し，その学習活動の特徴を考察する。	**看護学実習においてクライエントと相互行為を展開する学生の行動14概念** 1. 許諾獲得によるクライエント個人空間への侵入と侵入好機獲得に向けた待機 2. 情報収集による対象理解と理解深化に向けた情報収集反復 3. 対象理解深化に伴う技術提供の個別化とクライエントへの共感 4. クライエント承諾獲得による技術提供とプライバシー配慮による技術提供機会喪失 5. 学習資源活用による技術提供と活用不可による技術提供中断 6. 技術提供不適切さの修正と修正不可による技術提供中断・強行 7. 技術提供円滑化に向けた協力獲得と未獲得による技術提供不可 8. 技術の未熟さ自覚によるクライエントへの苦痛惹起懸念と懸念払拭 9. 指導者演示の模倣による技術提供と指導者技術提供補助に向けた役割の負担 10. 反復学習による技術提供迅速化と技術提供迅速化に向けた原則からの逸脱 11. クライエント要求への応諾と棄却 12. 失敗反復によるクライエントからの疑念容認と疑念打破に向けた失敗の否定 13. クライエント行動変化解釈による関係悪化察知と黙殺 14. 関係形成確信によるクライエントへの心情開示と時間共有
	看護学実習に取り組む学生行動の概念化—学生理解に資する指標の探究 〔日本教育学会第64回発表要旨集録, 208-209, 2005〕 **研究目的** 看護学実習における学生の行動を表す概念を創出することにより，看護学実習における学生の学習活動の特徴を考察する。	**看護学実習における学生の行動7概念** 1. 資源活用成否による目標達成とその難航 2. 学習機会獲得の試みと学習機会到来待機 3. 未熟さ自覚による他者支援要請と未熟さ隠蔽 4. 問題現象への専心による看護への関心喚起 5. 模範の発見と同一化 6. 学習者から援助者・援助者から学習者への立場転換の反復 7. 他者との関係形成と維持による学習進行の円滑化
看護学実習指導に携わる看護師の行動(次頁につづく)	**看護学実習指導に携わる看護師の行動に関する研究—病院をフィールドとする実習に焦点を当てて** 〔看護教育学研究, 26(1), 39-54, 2017〕 **研究目的** 看護学実習指導に携わる看護師の行動を表す概念を創出し，その特徴を考察して看護学実習の目標達成に向けた指導を展開するための示唆を得る。	**看護学実習に携わる看護師の行動19概念** 1. 実習状況共有に向けた情報提供と入手 2. 学生保有の患者情報入手と情報再収集による正確さの確認 3. 実習進行円滑化に向けた指導計画立案準備と準備不十分による実習進行停滞懸念 4. 指導計画に沿った看護実践教示と業務進行中の予期せぬ看護実践教示 5. 実習進行に向けた患者協力の要請と業務進行に向けた学生協力の要請 6. 単独指導不可による指導分担要請と要請受理による指導負担 7. 患者加害回避に向けた学生援助への参画と安全対策不全による加害回避不可 8. 能力査定に基づく学生単独援助提案と提案への学生拒否受諾 9. 学生不適切部分の発見と修正に向けた指摘と叱責

(つづく)

つづき

分類	研究テーマ〔出典〕/研究目的	結果（創出された概念）
看護学実習指導に携わる看護師の行動 （つづき）		10. 学生心情配慮による実習への慰労と成果承認 11. 学生行動観察による指導優先順位決定と順位逆転 12. 指導計画余儀なき変更に向けた提案と承諾獲得 13. 指導自己査定不可による査定依頼と依頼受諾による査定代替 14. 指導中断による業務復帰と業務中断による指導再開 15. 学生要請への対応と即時対応不可による対応保留 16. 教員との協議による指導見解適合と適合不可 17. 教員要請への対応と要請理解に向けた助力要請 18. 学生援助機会予期せぬ奪取と代替援助機会の確保 19. 通常の療養環境維持に向けた指導に伴う行動自制
看護師・保健師の行動 （次頁につづく）	看護チームにおける看護師間相互行為に関する研究—病棟の勤務帯リーダーとメンバー二者間に着眼して 〔看護教育学研究, 26(1), 9-21, 2017〕 研究目的 病棟の看護チームを構成する勤務帯リーダー，メンバー二者間の相互行為パターンを解明し，チームがその機能を発揮，維持，向上するために必要な相互行為の特徴を考察し，チームの機能の発揮，維持，向上を導く看護職者の育成に向けて提言する。	病棟の看護チームを構成するメンバーの行動20概念 1. チーム機能円滑化意図による周辺の看視 2. チームメンバー共助による必要情報収集と提供 3. 複数クライエントへの個別性に即した援助提供と自己査定による援助修正 4. 援助開始に向けたクライエントからの同意獲得とプライバシーへの配慮 5. 療養環境観察と整備によるクライエントの安全安楽確保 6. クライエントへの協力要請と獲得による円滑な業務進行 7. クライエント要請への即応と即応不要判断による行動計画推進 8. 助力活用による円滑な援助と助力不要による独力援助 9. チームメンバー要請受理による助力と必要性独自判断による助力 10. 臨床状況変化に伴う援助主導者から助力者へ助力者から主導者への立場転換 11. 業務計画変更への提案と承認 12. 業務の委任と委任の受諾 13. 援助好機判断による業務中断・迅速終了と援助終了による中断業務再開 14. 目標達成効率化意図による並進可能業務探索と実施 15. 独力による問題解決と適任者探索を伴う共同による問題解決 16. 問題解決意図によるリーダーへの相談と相談好機獲得の試み 17. クライエント苦情への対処と対処に向けた原因の探索 18. チームメンバーへの不足知識教示と不足知識補足に向けたチームメンバーからの教示受理 19. チームメンバーの実践不備修正に向けた代替実施と能力把握による不備修正への諦め 20. チームメンバーからの指摘受理による援助不備の修正と不備指摘への否認
	看護師が展開する問題解決支援に関する研究—問題を予防・緩和・除去できた場面に焦点を当てて 〔看護教育学研究, 18(1), 35-48, 2009〕 研究目的 クライエントの問題を予防・緩和・除去のいずれかに導いた場面における看護師の行動を表す概念を創出し，その特徴を考察して，クライエントの問題解決を支援できる看護職者養成に向けた示唆を得る。	クライエントの問題を解決へ導いた看護師の行動9概念 1. 情報収集と査定反復による問題解決過程の推進 2. 問題解決支援に向けたクライエントへの意向確認と協力要請 3. 問題の優先順位決定に基づくクライエント要請への即座対応と対応順延 4. クライエント独力による問題解決に向けた助力と激励 5. 原則に則した手段による問題解決と個別状況に即した問題解決手段考案 6. 問題解決支援に伴う新たな問題発生予測と未然防止のための手段多用 7. 医療チームメンバー協議による問題解決支援への合意形成と共同 8. クライエント拒絶手段受け入れへの説得と説得不可による手段強行 9. 効果判定による問題解決支援継続と中断
	個別性のある看護に関する研究—看護実践場面における看護師行動に焦点を当てて 〔看護教育学研究, 17(1), 36-49, 2008〕 研究目的 個別性のある看護を展開する看護師の行動を表す概念を創出し，その特徴を考察して，個別性のある看護を実現できる看護職者養成に向けた示唆を得る。	個別性のある看護を展開する看護師の行動11概念 1. 援助の必要性明確化に向けた情報収集と異変感知による援助の必要性察知 2. 援助に伴う問題の発生回避と解決 3. クライエントの安全・安楽確保と優先 4. 説明と同意獲得によるクライエントの意思尊重 5. 援助継続に向けた関係者への情報提供 6. 目標達成確認による援助中止と未達成確認による代替手段導入 7. 援助適確化に向けた基本からの逸脱と関係者との連携 8. ニードの顕在化と表出役割の遂行に向けたクライエント潜在状況の言語化 9. 関連情報査定による援助のための手段決定と適確化 10. 必要性判断による援助の実行と不必要判断による援助の最少化 11. クライエント要請への即応と棄却

（つづく）

つづき

分類	研究テーマ〔出典〕/研究目的	結果(創出された概念)
看護師・保健師の行動 (つづき)	ベッドサイドの患者教育を展開する看護師行動の解明－目標達成場面に焦点を当てて 〔看護教育学研究, 17(1), 50-63, 2008〕 研究目的 日々の看護場面において患者教育を展開する看護師の行動を表す概念を創出し，教育目標達成に必要な教授活動の特徴を考察して，看護継続教育に向けた示唆を得る。	日々の看護場面において患者教育を展開する看護師の行動8概念 1. 教育の必要性感知と確認による教育計画立案 2. 患者準備完了による教育開始と未了による教育機会到来待機 3. 援助と教育の並進による教授活動中断と再開の反復 4. 目標達成に向けた標準的教授活動の採用と教授活動の個別化 5. 教育目標達成阻害要因の把握と克服に向けた教授技術駆使 6. 教育効果不顕確認による教授活動補填と効果確認による援助再開 7. 教育への患者同意獲得と意向尊重 8. 情報漏洩防止に向けた個人空間確保と教育効果波及に向けた同室患者同時聴取奨励
	身体侵襲を伴う診療場面の看護師行動解明－診療場面における看護師役割の成文化 〔看護教育学研究, 21(1), 41-56, 2012〕 研究目的 身体侵襲を伴う診療場面において，患者，医師との相互行為を展開する看護師の行動を表す概念を創出し，その特徴の考察を通して，診療場面における看護師役割を成文化する。	身体侵襲を伴う診療場面における看護師の行動19概念 1. 診療進行円滑化に向けた患者状態準備と必要物品調達 2. 補助必要性査定に向けた診療進行の全方位看視 3. 医師要請受理による要請の確認と対応 4. 医師への物品供給による診療進行推進と供給遅滞による診療進行阻害 5. 医師への患者情報提供と情報提供好機査定に向けた医師行動の観察 6. 診療効率向上に向けた環境調整と環境調整に向けた医師行動の観察 7. 患者要請への即応と医師への患者要請代弁 8. 問題発生未然防止に向けた手段多用 9. 手段多用による問題解決と医師への対応優先による問題解決不可 10. 診療進行への医師難渋実見と医師行動代行による難渋克服 11. 医師診療行動不十分さの補填と補塡の効果査定 12. 医師診療行動不適切さへの修正と看過 13. 不合理な医師要請への対応拒否と甘受 14. 医行為代行の習慣化と習慣にそった要請なき医行為代行 15. 医師指摘による診療補助行動不適切さの修正と指摘容認不可による修正拒否 16. 患者の誤解発見と誤解修正に向けた患者への情報提供 17. 診療継続に向けた患者忍耐への慰労と激励 18. 診療終了による患者日常生活の復元と再構成 19. 患者との信頼関係形成による診療への心情吐露
	新人看護師行動の概念化 〔看護教育学研究, 13(1), 51-64, 2004〕 研究目的 新人看護師の行動を表す概念を創出することにより，その総体を明らかにし，新人看護師の行動の特徴を考察する。	新人看護師の行動9概念 1. 先輩看護師追従による未修得部分の発見と獲得 2. 看護師としての模範の発見と同一化 3. 単独実施義務自覚による実践決行と支援要請躊躇 4. 否定的評価回避失敗と挽回の試み 5. 目標達成過程からの脱落と復帰 6. 資源依存による目標達成と資源枯渇による応用開始 7. 担当業務量時間内処理のための所要時間短縮化 8. 他者支援受け入れによる専門領域への参入 9. 臨床状況理解進展による看護の個別化と円滑な業務遂行
	在宅看護場面における看護職の行動に関する研究－保健師とクライエントの相互行為に焦点を当てて 〔看護教育学研究, 11(1), 12-25, 2002〕 研究目的 在宅看護場面における看護職の行動を看護学的視点から表す概念を創出することにより，その総体を明らかにし，在宅療養するクライエントを対象とする看護実践の特徴を考察する。	在宅看護場面における保健師の行動6概念 1. 問題の明確化と訪問家族との問題の共有 2. 知識・技術の提供，他職種との協力による問題解決・回避とその個別化 3. 訪問家族の問題対処の補足と強化 4. 訪問家族との関係性維持と発展 5. 訪問家族のプライバシー擁護とプライバシーへの過剰侵入回避 6. 家族構成員間の関係性維持と強化
	看護基礎教育課程における看護技術教育に関する研究－臨床ケア場面における看護技術提供の概念化をめざして 〔看護教育学研究, 6(1), 1-18, 1997〕 研究目的 看護基礎教育課程における「看護技術」の教育内容・教材について考察するために，臨床場面における看護師のケア行動を看護師による「看護技術の提供」という側面から，その構造を明らかにする。	看護ケア場面において看護技術を提供する看護師の行動6概念 1. 最良のケア展開に向けた技術活用 2. ケア展開における効率の追求 3. ケア展開における患者の尊厳維持 4. ケア展開時に示す患者・家族の心理状態への支援 5. ケア展開時に示す患者の反応に対する感情の触発と統制 6. 技術提供者の自己擁護

(つづく)

つづき

分類	研究テーマ〔出典〕/研究目的	結果（創出された概念）
特定の役割を担う看護師の行動	スタッフ看護師と相互行為を展開する看護師長の行動に関する研究―看護師長が発揮する教育的機能の解明に向けて 〔看護教育学研究, 19(1), 46-59, 2010〕 研究目的 スタッフ看護師と相互行為を展開する看護師長の行動を表す概念を創出し，考察を通して看護師長が発揮する教育的機能を明らかにする。	スタッフ看護師と相互行為を展開する看護師長の行動 12 概念 1. 目標達成推進に向けた医療チームメンバーとの情報交換 2. 教育の必要性査定によるスタッフ教育と教育への反発危惧による必要性看過 3. スタッフ教育の効果確認と確認結果の伝達 4. 教育環境確保に向けたスタッフからの協力獲得 5. スタッフ意見の採用と棄却を伴う目標達成手段の決定 6. 単独による問題解決と問題解決に向けたスタッフとの協働 7. スタッフ支援に向けた管理業務中断と支援終了による中断業務への復帰 8. スタッフ行動引責を伴う看護師長役割の遂行と役割完遂に向けたスタッフへの管理業務一部委譲 9. 学習の必要性査定によるスタッフからの知識享受 10. 守秘義務遵守意図による個人情報漏洩防止 11. 激励と慰安を伴うスタッフの苦境共有 12. 関係性深化によるスタッフへの心情吐露
	新人看護師を指導するプリセプター行動の概念化―プリセプター役割の成文化を目指して 〔看護教育学研究, 16(1), 1-14, 2007〕 研究目的 プリセプターの行動を表す概念を創出し，考察を通して，プリセプターの役割を成文化すると共に，プリセプター育成のための看護継続教育のあり方を提言する。	プリセプターの行動 13 概念 1. 指導計画個別化のための新人看護師情報の収集 2. 計画的・個別的指導と評価 3. 計画外指導着想と実施による指導計画の破綻 4. 新人看護師緊張緩和とクライエント不安防止による相互行為の円滑化 5. 新人看護師行動補足と代行による看護の質保証 6. 新人看護師業務継続推奨に向けた問題現象の解説 7. 新人看護師心情ケアによる悲嘆から平常心への誘導 8. 新人看護師観察による問題の発見と解決方法の提示 9. 自律的学習に向けた新人看護師への支援保留 10. 指導継続のための病棟看護師との連携 11. 指導者役割披露によるクライエントからの激励受理 12. 新人看護師指導・看護実践の並進と競合 13. 担当業務の問題対処に伴う指導の中断と再開
	病院においてリーダー役割を担う看護師の行動の解明―勤務帯リーダーに焦点を当てて 〔看護教育学研究, 15(1), 48-61, 2006〕 研究目的 勤務帯リーダーの行動を表す概念を創出し，その特徴を考察する。	勤務帯リーダーの行動 9 概念 1. 全方位の看視による先見と先見に基づく業務進行 2. 目標達成に向けた適任者の探索と業務の委任 3. 情報交換による確実な業務進行と医療チーム内情報の均衡化 4. 突発事項頻出による業務中断・再開の反復 5. 失念業務の発見と補完 6. 行動の効率化による業務処理時間短縮と必須援助実施 7. 援助方法決定に向けたメンバーへの問題提起と協議 8. メンバーからの支援によるリーダー役割遂行と変化への対応 9. メンバーへの学習機会提供とメンバーからの学習機会受理
医師の行動（次頁につづく）	身体侵襲を伴う診療場面に存在する医師と看護師間相互行為パターンの解明 〔看護教育学研究, 27(1), 67-80, 2018〕 研究目的 身体侵襲を伴う診療場面に存在する医師と看護師間相互行為パターンを解明し，診療目標を達成する医師と看護師間相互行為の特徴を解明する。	侵襲を伴う診療場面における医師の行動 20 概念 1. 診療開始意図による準備と準備完了による診療開始 2. 計画に沿った診療進行と進行阻害要因発出による診療一時中断と再開 3. 診療計画説明による同意獲得と獲得不可による診療計画変更 4. 診療計画説明反復による患者の不満・悲嘆の解消と解消諦念による診療計画強行 5. 病状悪化への防止策と増悪拡大防止に向けた即時対処 6. 医療過誤防止意図による診療原則遵守と原則共有に向けた診療チームメンバーへの説明 7. 診療に伴う患者の苦痛最小化と診療継続意図による苦痛耐忍要請 8. 診療進行難渋克服に向けた支援提供と克服 9. 看護師との情報共有意図による情報授受と不足情報補填に向けた看護師への情報収集依頼 10. 看護師の不適切な診療補助修正と看過 11. 診療チームメンバーからの診療方法変更案の受諾と変更案の不適切さ判断による却下 12. 診療行動不適切さへの指摘受理による診療行動修正と指摘受け入れ不可による適切さの修正 13. 診療補助要請への不合理さ指摘受理による看護師の指摘に沿った要請内容の変更 14. 患者要望の受諾と病態悪化判断による要望却下 15. 不安惹起防止に向けた患者への病状露呈回避と患者知覚機能不全判断による病状露呈 16. 診療効果向上意図による患者への生活行動変更要請と変更受け入れに向けた要請反復 17. 看護師への診療行動委譲と委譲不可による看護師への再指示

（つづく）

つづき

分類	研究テーマ〔出典〕/研究目的	結果(創出された概念)
医師の行動 (つづき)		18. 診療機会提供に向けた診療教示と教示受理による診療手技実践 19. 診療目標達成可否の評価と評価結果を反映した未達成部分への補填 20. 目標達成による診療終了と責任所在明確化に向けた診療記録の記載
クライエントの行動	問題解決場面におけるクライエント行動に関する研究―問題解決に向けた効果的な支援の実現を目ざして 〔看護教育学研究, 24(1), 9-24, 2015〕 研究目的 看護師との相互行為を通して問題解決できた場面におけるクライエントの行動を表す概念を創出し，その特徴を考察してクライエントの問題解決を導くために必要な支援への示唆を得る。	問題解決できた場面のクライエントの行動 11 概念 1. 情報収集による問題存在認知と解決に向けた情報提供 2. 看護師指摘受理による問題是認と問題否認による指摘への抵抗 3. 独力問題解決不可自覚による他者支援要請と獲得 4. 問題解決手段決定に向けた協議と問題状況悪化による協議中断 5. 看護師説得受理による支援の必要性理解と理解困難 6. 問題発生懸念による看護師支援拒否と抵抗 7. 問題解決意図による看護師支援への同意と独力解決不可による不本意な同意 8. 問題解決に向けた看護師支援受諾と支援に基づく問題解決手段実施 9. 看護師支援無効による支援受諾中止と異なる支援要請 10. 看護師静観下での自己対処と自己対処による問題発生回避と解決 11. 看護師支援有効による支援受諾継続と問題解決
	ベッドサイドの患者教育場面における患者・看護師間相互行為パターンの解明―教育目標達成に導く患者教育の実現に向けて 〔看護教育学研究, 22(1), 9-24, 2013〕 研究目的 ベッドサイドの患者教育において目標を達成できた場面の患者・看護師間相互行為を構成する要素と相互行為パターンを解明し，考察を通して患者教育の目標を達成できる看護職者育成に向け看護基礎教育，看護継続教育のあり方を提言する。	日々の看護場面において患者教育の目標達成できた患者の行動 15 概念 1. 学習開始に向けた準備と待機 2. 情報提供による看護師教示要請と看護師要講受理による情報提供 3. 看護師教示受理による学習進行 4. 看護師教示準拠不可による技術練習失敗と失敗回避に向けた支援要請 5. 反復学習による成果獲得と獲得不可による学習一時中断 6. 看護師教示への準拠と準拠拒否 7. 成果獲得不可による学習放棄 8. 看護師説明具現に向けた家族への同意要請 9. 継続に向けた模範患者の装い 10. 学習進行による不安増強と克服 11. 集団教育への参加と他患者教育機会への潜入 12. 好機到来による看護師への質問と好機亡失による質問断念 13. 看護師からの回答入手と入手不可によるさらなる回答要求 14. 質問内容勘案による質問躊躇 15. 学習成果提示による看護師判断要請と看護師判断要請による成果確認
	臨床場面における看護ケアの効果に関する研究―ケア場面における患者行動に焦点を当てて 〔看護教育学研究, 5(1), 1-21, 1996〕 研究目的 看護教育学の基礎資料とするために，看護ケア場面における患者行動を表す概念を創出することにより看護ケアの現状とその効果について考察する。	ケア場面における患者の行動 10 概念 1. 原疾患に関連した問題の発生 2. 入院による新たな問題の発生と変化 3. ケアへの受け入れと関与 4. 問題状況解決のための自己対策とその結果 5. ケアの適切さによる問題の好転と解決 6. ケアによる活性化と充足 7. ケアに伴う緊張と安定 8. ケア提供者との関係性の発展と変化 9. ケアの観察と査定 10. 情報の入手と提供
	家庭訪問場面におけるクライエントの行動の帰納的分析―クライエントと保健婦の相互行為に焦点を当てて 〔看護教育学研究, 5(1), 41-58, 1996〕 研究目的 家庭訪問場面におけるクライエントの行動を看護学的に表す概念を創出することにより，看護基礎教育課程の教育内容検討のための基礎資料とする。	家庭訪問場面におけるクライエントの行動 7 概念 1. 原疾患に関連した問題の発生 2. 公的サービス活用による問題の発生 3. 問題解決のための自己対処 4. 保健指導受け入れによる問題の浮上と自覚 5. 家庭訪問による心理的活性化と充足 6. 生活維持のための資源活用 7. 問題発覚に伴う家庭内プライバシーの露呈
	看護学実習においてケア対象者となる患者の行動に関する研究―学生との相互行為場面に焦点を当てて 〔看護教育学研究, 4(1), 18-37, 1995〕 研究目的 看護学実習においてケア対象者となる患者が，学生との相互行為場面でどのような行動を示しているのかを知ることにより，患者の行動の特徴，看護学実習の現状について考察し，看護学実習の構造化のための基礎資料とする。	看護学実習においてケア対象者となる患者の行動 4 概念 1. 身体・心理状態の提示と自己調整 2. ケアの受け入れと対応 3. ケア場面への教授学習活動の容認と対応 4. ケアの質への自己対処

（つづく）

つづき

分類	研究テーマ〔出典〕/研究目的	結果(創出された概念)
看護学生の経験	5年一貫看護師養成教育課程に在籍する生徒の学習経験に関する研究 〔看護教育学研究, 22(1), 41-56, 2013〕 研究目的 5年一貫看護師養成教育課程に在籍する生徒の学習経験を表す概念を創出し，その特徴の考察を通して，生徒の学習目標達成に向けた教育活動への示唆を得る。	5年一貫看護師養成教育課程に在籍する生徒の学習経験15概念 1. カリキュラム準拠による修了要件充足と修了要件充足に向けた学習の工夫 2. 問題解決への奮闘と奮闘放棄 3. 問題解決への支援要請による支援獲得と獲得不可 4. 指導者指示最優先による指示への追従と指示に反する自己主張 5. 問題露呈による教員からの叱責受理と叱責による学習継続不可懸念 6. 厳格な管理体制への従順と反発 7. 高学年への進級による変化実感と授業内容理解不可懸念 8. 学年進行に伴う意欲向上と減退の反復 9. 同級生との協同による団結と対立 10. 指導者との関係形成と関係形成難渋 11. 学習時間の捻出による課外活動完遂と完遂困難による在学継続躊躇 12. 看護実践実見による看護師への尊敬と批判 13. 学習目標達成による看護師適性への確信と達成不可による適性への疑念 14. 教育課程への劣等感と優越感の認知 15. 国家試験受験切迫への脅威と受験終了による脅威からの解放
	看護学実習における学生の「行動」と「経験」の関連—行動概念と経験概念のメタ統合を通して 〔看護教育学研究, 15(1), 20-33, 2006〕 研究目的 看護学実習中の学生の「行動」と「経験」がどのように関連しているのかを解明し，この結果に基づき，実習目標達成に向けた教授活動を考察する。	看護学実習における学生の経験11概念 1. 資源稀少による状況への対応困難と資源蓄積による円滑な実習進行 2. 臨床状況実見による現状把握と批判 3. 問題解決困難による他者支援要請と状況観察による支援要請逡巡 4. 指導者への未熟さ露呈による指摘の甘受 5. 実習目標達成に向けた援助提供機会の獲得と喪失 6. 学習間隙時間消費のための場所・方法の探索 7. 他者との関係崩壊回避のための模範学生の装い 8. 実習状況多重比較による他者羨望と自己満足 9. 看護師との相互行為による看護職選択への価値づけと後悔 10. クライエントへの関心喚起による関係形成範囲と程度の拡大 11. 問題原因合理化による目標達成度向上の放棄
	短期大学卒業直後に看護学士課程に編入学した学生の学習経験—短期大学を卒業した編入学生理解のための指標の探究 〔看護教育学研究, 11(1), 26-39, 2002〕 研究目的 短期大学卒業直後に看護学士課程に編入学した学生の学習経験を表す概念を創出し，実践経験を持つ編入学生の学習経験との同質性・異質性検討を通して，「短期大学を卒業した編入学生の学習経験の総体」を解明し，それに基づき，編入学生を理解するための指標を探究する。	短期大学卒業直後に看護学士課程に編入学した学生の学習経験7概念 1. 履修計画作成・遂行による学習進展と目標達成 2. 学習過程における問題への直面と克服 3. 大学教育の意義発見による編入学への価値づけ 4. 多様な人々との相互行為による自己・他者・看護への理解深化 5. 進路決定による学生生活との決別 6. 学習継続による看護実践からの乖離自覚と接近への試み 7. 自由時間獲得による新たな経験への模索と可能性の発見
	男子看護学生の学習経験に関する研究 〔看護教育学研究, 10(1), 15-28, 2001〕 研究目的 男子看護学生の学習経験を表す概念を創出し，その総体から卒業要件を充足する学生の学習経験の特徴を明らかにする。	男子看護学生の学習経験7概念 1. 卒業要件充足・看護師免許取得に向けた学習進行による成果の獲得 2. 問題遭遇による学習進行の難渋・停滞とその克服 3. 学習過程における看護への関心喚起による看護・自己・教育機関への価値づけ 4. 少数者としての利害受理 5. 男性としての体面の維持と失墜 6. 性差の克服と環境への順応 7. 看護職適性への迷いと進路の決定
	実務経験を持つ編入学生の看護学士課程における学習経験に関する研究 〔看護教育学研究, 9(1), 1-14, 2000〕 研究目的 看護学士課程における編入学生の学習経験を表す概念を創出し，その総体を明らかにする。	実務経験を持つ編入学生の学習経験6概念 1. 履修計画に沿った学習活動による学習の深化 2. 問題への遭遇と克服の試みによる成功と失敗 3. 学習への自己評価による問題解決方法の発見と編入学の価値づけ 4. 異なる世界観との出会いによる視野の拡大 5. 進路決定への挑戦と迷い 6. 職業生活から学生生活への移行に伴う獲得と喪失
大学院生の経験(次頁につづく)	大学院看護学研究科博士後期課程に在籍する学生の博士論文作成過程の経験 〔千葉看護学会会誌, 21(1), 33-42, 2015〕 研究目的 大学院看護学研究科博士後期課程に在籍する学生の博士論文作成過程の経験の総体を明らかにし，博士論文指導に向けての示唆を得る。	博士論文作成過程の学生の経験23概念 1. 計画に沿った研究推進と推進途上での研究計画余儀なき変更 2. 修了要件充足に向けた授業履修と副論文完成 3. 博士論文完成に向けた学習成果活用と活用不可による再学習 4. 博士論文完成難儀と難儀克服に向けた創意工夫 5. 博士論文完成に向けた研究への没頭と完成不可懸念による研究継続への迷い

(つづく)

つづき

分類	研究テーマ〔出典〕/研究目的	結果（創出された概念）
大学院生の経験 （つづき）		6. 合格不可懸念の払拭に向けた周到な審査受験準備と情報不足下での闇雲な準備 7. 審査受験による合格の獲得と不合格による論文修正を伴う再審査受験 8. 審査結果への理不尽さ認知による反論不可下での理不尽さの余儀なき受け入れ 9. 逃避願望湧出による論文修正一時放棄と論文修正不可による再審査受験断念 10. 研究遂行に向けた教員指導受理と指導受理不可による独力研究遂行 11. 指導受け入れ不可による教員への意向主張と説得 12. 審査合格による教員への信頼と審査不合格による教員への不信 13. 指導教員の論文完成意思追従による研究継続 14. 個別性の高い指導受理による研究指導者としての模範発見 15. 問題回避に向けた教員への指導要請と研究進行繰り上げ実施 16. 問題発生による研究への専念不可と問題放置による研究への専念 17. 研究者役割と社会人役割の並進と並進困難 18. 研究遂行のための経済的負担増大と経済的基盤確保に向けた余儀なき就労 19. 他大学院生との交流による学習機会と指導機会の獲得 20. 国内外の研究者との交流によるさらなる学習の必要性認知と論文完成への意欲喚起 21. 研究能力乏しさ認知による自己への失望と能力向上認知による研究者としての自負 22. 学位取得過程での苦悩増強と軽減の反復 23. 新たな知見の発見と論文完成への感慨
	大学院看護学研究科修士課程に在籍する学生の修士論文作成過程の経験に関する研究 〔千葉看護学会会誌, 21(1), 43-51, 2015〕 **研究目的** 大学院看護学研究科に在籍する学生の修士論文作成過程の経験を表す概念を創出し，その特徴を考察することを通して，修士課程に在籍する学生の円滑な修士論文作成に向けた基礎資料とする。	**修士論文作成過程の学生の経験20概念** 1. 修了要件充足に向けた授業履修と論文完成に向けた個別指導受理 2. 論文完成に向けた文献検索と閲読の反復 3. 論文完成に向けた計画立案と実行 4. 審査通過難航と難航予測に反する通過円滑 5. 緊張を伴う論文発表と発表への問題指摘受理 6. 計画遵守難航予測による難航回避に向けた周到な準備 7. 計画遵守不可による計画変更と進行遅延による遅延の挽回 8. 研究進行に向けた懸命努力と計画の曖昧さによる研究進行難航 9. 阻害要因発生による計画進行停滞と阻害要因排除に向けた工夫 10. 倫理規範遵守による研究進行と進行優先による倫理規範侵犯 11. 独力での問題解決不可による指導要請と獲得 12. 指導機会喪失による論文完成過程停滞と停滞打破に向けた不本意な指導受け入れ 13. 指導過剰への抵抗と指導過剰からの脱却 14. 指導実現不可による指導の無視と指導撤回に向けた教員との議論 15. 指導の適切さ確信による教員への信頼と確信不可による教員への疑念 16. 独断での異なる指導者探索と報告是非への戸惑い 17. 教員評価に伴う論文完成懸念と確信生起の反復 18. 論文完成への達成感と不全感の感知 19. 学生間の支援授受 20. 論文完成過程進行による研究と看護への理解深化
	大学院看護学研究科修士課程における学生の学習経験に関する研究―修士論文作成過程に焦点を当てて 〔看護教育学研究, 8(1), 1-14, 1999〕 **研究目的** 大学院看護学研究科における修士論文作成過程の学習経験を表す概念を創出し，その学習経験が示す特徴を明らかにする。	**修士論文作成過程の学習経験8概念** 1. 論文作成過程の実体験に伴う研究・自己・看護・人間・指導者・指導方法の理解 2. 研究遂行に必要な研究フィールドと対象者への働きかけと協力の確保 3. 研究遂行に必要な対人関係技能，研究的態度の習得 4. 論文作成過程における問題との遭遇とその克服に向けた多様な資源の活用 5. 研究推進と保証確保に向けた指導受け入れ 6. 論文作成過程における人間的・学術的交流による研究の推進 7. 修士課程における到達目標の設定と研究過程の振り返りによる目標の修正 8. 研究過程の自己評価による論文と自己への価値づけ

（つづく）

つづき

分類	研究テーマ〔出典〕/研究目的	結果（創出された概念）
看護学教員の経験	看護専門学校に所属する教員の職業経験に関する研究 〔日本看護学教育学会誌, 15(2), 1-12, 2005〕 研究目的 看護専門学校に所属する教員の職業経験を教育目標達成という視点から表す概念を創出することにより，その総体を明らかにし，看護専門学校に就業する教員の職業経験の特徴について考察する。	看護専門学校に就業する教員の職業経験 7 概念 1. 教育目標達成のための経験の継承と活用 2. 看護職養成教育への理解進展による教育活動の個別化と専門学校教育の限界への直面 3. 教員間協同による教育活動適正化 4. 目標達成困難の査定による教育内容補完と目標水準低減化 5. 学的基盤脆弱さの自覚と克服への試み 6. 教員経験累積に伴う役割拡大による充実感と不全感の知覚 7. 人事異動による教育職への就任と教育職への専心困難
	看護系大学・短期大学に所属する新人教員の職業経験に関する研究－5 年以上の看護実践経験を持つ教員に焦点を当てて 〔看護教育学研究, 14(1), 23-36, 2005〕 研究目的 新人教員の職業経験を表す概念を創出することにより，その総体を明らかにし，新人教員の職業経験の特徴を考察する。	新人教員の職業経験 12 概念 1. 学事追従による教育への理解進展と教育職への価値づけ 2. 手持ち資源活用による円滑な授業展開と資源枯渇による不確実な授業展開 3. 臨床看護師としての自負による教授活動への自信と教員としての未熟さ自覚による自己研鑽 4. 教育職への移行による職務遂行停滞と活動範囲拡大 5. 教授活動自己評価による教授能力開花の確認 6. 他者評価受理による教員としての承認獲得と喪失 7. 臨床看護師への未練による実践能力発揮機会の希求 8. 臨床経験活用機会獲得による自己存在意義発見と獲得不可による適応困難の懸念 9. あるべき教員像への固執と固執からの離脱 10. 理想と現実の乖離自覚による体制批判とキャリア形成への憂慮 11. 職務遂行円滑化に向けた他者関係形成への努力 12. 問題への直面による職業継続への迷いと妥協
看護師・保健師の経験（次頁につづく）	潜在看護師の離職から再就職に至る経験 〔看護教育学研究, 27(1), 23-36, 2018〕 研究目的 潜在看護師の離職から再就職に至る経験を表す概念を創出し，その特徴を考察することを通して，看護継続教育における潜在看護師の再就職支援に向けた示唆を得る。	潜在看護師の離職から再就職に至る経験 17 概念 1. 看護職放棄による自適生活実現と新たな興味探索 2. 看護職放棄に伴う新たな地位への心酔と心酔不可による地位放棄 3. 新たな地位への一時的満足と看護職放棄への後悔 4. 準備蓄積と難航を伴う他職種としての地位獲得と獲得断念 5. 収入確保に向けた就労再開好機勘案 6. 看護職への価値づけと嫌悪再燃 7. 看護職帰還勧奨への追従と却下 8. 看護職放棄への懐疑と看護職帰還への意欲萌芽 9. 準備蓄積と難航を伴う看護職帰還決断と決断躊躇 10. 看護職帰還に向けた家族の同意獲得と獲得不可 11. 看護職帰還に向けた情報入手と入手過剰による収集中断 12. 看護職帰還に向けた就労条件設定と現実への迎合による条件緩和 13. 就労条件適合施設探索と探索難渋 14. 就職審査受験と審査結果受理 15. 潜在看護師対象研修受講と受講不可 16. 就労施設決定への確信と確信不可 17. 看護職帰還後の役割遂行懸念と自負
	中堅看護師の職業経験に関する研究－大学院進学に至った看護師に着眼して 〔看護教育学研究, 23(1), 49-64, 2014〕 研究目的 大学院進学に至った中堅看護師の職業経験を表す概念を創出し，その特徴を明らかにすることを通して，看護継続教育における看護師のキャリア・ディベロップメント支援に向けた示唆を得る。	大学院進学に至った中堅看護師の職業経験 15 概念 1. 看護実践難渋から円滑化への移行 2. 経験累積に伴う新たな役割負担と役割遂行に伴う職業への意欲向上 3. 専門的知識技術活用不可による多職種協働困難と活用による協働 4. 実践改善に向けた指導受け入れと指導への反抗 5. 学習継続による不足知識と技術の修得 6. 職場環境への順応と順応に伴う惰性での業務反復 7. 模範とする看護師との出会いと模範への同一化 8. 目標設定と達成の反復による目標水準向上と目標喪失による就業継続への迷い 9. 院内研究実施による看護学研究への関心喚起 10. 仕事上の困難克服に向けた支援要請と受理 11. 心身の疲労蓄積による気分転換と休息 12. 職業活動と私的活動の両立困難と両立 13. 収入確保による経済的余裕獲得 14. 大学院進学に向けた家族協力獲得と発達課題達成延期の決意 15. 大学院進学に伴う退職決意と退職への慰留要請受理
	保健師の施策化に関する取り組み特性 〔日本地域看護学会誌, 11(1), 39-45, 2008〕 研究目的 保健師の行う施策化の取り組み特性を明らかにする。	施策化に関する取り組みの経験 5 概念 1. 確かな実態認識に基づく現場密着型の施策化展開 2. 行政を意識下におくことに伴い際立つ保健師職能発揮の施策化展開 3. 実態把握に基づく着実な施策化戦略の組み立て

（つづく）

つづき

分類	研究テーマ〔出典〕/研究目的	結果（創出された概念）
看護師・保健師の経験（つづき）		4. 施策化の熟達を支える自己基盤の構築 5. 施策化参画意義の実感による施策化担当職位の獲得・継承
	就職後早期に退職した新人看護師の経験に関する研究―就業を継続できた看護師の経験との比較を通して 〔看護教育学研究, 17(1), 22-35, 2008〕 研究目的 就職後1年以内に退職した新人看護師の経験と，1年以上就業を継続できた新人看護師の経験の比較を通して，退職した新人看護師の経験の特徴を明らかにし，看護基礎教育および看護継続教育の課題を考察する。	就業後1年以内に退職した新人看護師の経験15概念 1. 就業開始に伴う期待と落胆 2. 理想と現実の乖離知覚 3. 学生から看護専門職者への移行に向けた懸命努力と努力に反する問題惹起 4. 支援要請と獲得による問題解決と適切な支援獲得不可による問題解決困難 5. 円滑な看護実践困難と困難による平静さの喪失 6. 未熟さ露呈の予測による露呈回避の試み 7. 知識・技術の補填と補填不可 8. 業務量過多による心身疲弊蓄積 9. 先輩看護師への尊敬と蔑視 10. 不十分さ改善不可による自己への失望 11. 自己評価と他者評価の受け入れ反復 12. 失敗・成功経験累積による個別的援助実現 13. 職場内人間関係形成と人間関係悲観 14. 就業継続困難感知と就業継続断念 15. 次なる就業に向けての目標設定と目標達成への努力 就業を継続できた新人看護師の経験14概念 1. 学生から看護専門職者への移行に向けた懸命努力と努力に反する問題惹起 2. 支援の要請と獲得による円滑な看護実践と獲得不可による困難への直面 3. 適切な援助提供不可による平静さの喪失 4. 未熟さ露呈への恐れと露呈回避切望 5. 内的・外的動機付けによる学習への取り組み 6. 要求への対応困難による指導受け入れ不可 7. 能力不足による役割遂行困難 8. 先輩看護師への尊敬と蔑視 9. 就業への意欲向上と低下 10. 自己評価と他者評価の受け入れ反復 11. 失敗・成功経験累積による看護の個別化実現と効率的な役割遂行 12. 医療過誤惹起による看護師適性への疑念 13. 相互行為累積による職場内人間関係形成 14. 状況理解進展による看護専門職者としての態度獲得
	男性看護師の職業経験の解明 〔看護教育学研究, 13(1), 9-22, 2004〕 研究目的 男性看護師の職業経験を表す概念を創出することにより，その総体を明らかにし，看護職集団における少数者である男性看護師の職業経験の特徴について考察する。	男性看護師の職業経験6概念 1. 他者関係の円滑化による孤立回避 2. 期待・関心の享受と喪失による存在意義の模索 3. 付加価値獲得の試みと失敗 4. 職業選択への迷いと価値づけ 5. 問題克服による看護職者としての自立と役割の拡大 6. 職業活動と私的活動の均衡維持
	看護実践場面における研究成果活用の概念化―病院に就業する看護師の経験を通して 〔看護教育学研究, 13(1), 23-36, 2004〕 研究目的 研究成果に基づく看護実践の促進に向け，病院に就業する看護師による研究成果活用を表す概念を創出することにより，研究成果活用経験の総体を明らかにし，その特徴を考察する。	看護実践場面における看護師の研究成果活用経験7概念 1. 問題解決への責務実感による科学的知識の希求 2. 研究成果との遭遇による活用への興味触発 3. 研究成果の質査定による採用可否の決定 4. 研究成果導入への環境調整と方法の具体化 5. 障害克服に向けた導入方法修正と新たな研究成果探索 6. 効果査定による研究成果の活用促進と放棄 7. 研究成果の意義実感による活用過程公開と活用継続
	看護職者の職業経験に関する研究―病院に勤務する看護婦に焦点を当てて 〔看護教育学研究, 10(1), 43-56, 2001〕 研究目的 病院において職業を継続している看護師の職業経験を表す概念を創出し，その総体から看護師の職業経験が示す特徴を明らかにする。	看護師の職業経験6概念 1. 問題克服による看護実践能力の獲得と役割の深化 2. 日常生活構造の変調と再構築 3. 組織構成員との関係形成と維持 4. 発達課題達成と職業継続の対立 5. 職業継続への迷いと選択 6. 看護職への理解進展と価値基準の確立

引用文献(第６章)

1) 遠藤良仁他：病棟看護管理者における科学的根拠の情報収集の実態および研究成果活用の阻害要因に関する認識との関連．岩手県立大学看護学部紀要，11，1-12，2009.
2) 舟島なをみ：質的研究への挑戦第２版．医学書院，2007.
3) Kuhn, T. S.; 中山茂訳：科学革命の構造．みすず書房，1971.
4) 前掲書 3)，v.
5) 前掲書 3)，13.
6) 細谷俊夫他編：新教育学大事典 3，「実証主義」の項．465-466，第一法規出版，1990.
7) 前掲書 6)，「自然主義」の項．431-432.
8) Lincoln, Y. S., Guba, E. G.: Naturalistic Inquiry. 39-43, SAGE Publications, 1985.
9) King, I. M.; 杉森みど里訳：キング看護理論．179，医学書院，1985.
10) 見田宗介他編：社会学事典，「行動」の項．288，弘文堂，1988.
11) 前掲書 10)，「経験」の項．245.
12) 下中弘編：哲学事典，「体験」の項．888，平凡社，1971.
13) 前掲書 9)，178.
14) American Nurses' Association: Human Rights Guideline for Nurses in Clinical and Other Research. 6, 1985.
15) 深川章編：1995 年版現代用語の基礎知識，「プライバシーの権利」の項．658，自由国民社，1995.
16) 前掲書 12)，「尊厳」の項．877.
17) 前掲書 8)，290.
18) 前掲書 8)，300.
19) Diers, D.; 小島通代他訳：看護研究．168，日本看護協会出版会，1984.
20) 前掲書 10)，「比較研究法」の項．733-734.
21) 鈴木美和他：看護職者の職業経験に関する研究―病院に勤務する看護婦に焦点を当てて．看護教育学研究，10(1)，43-56，2001.
22) 松田安弘他：男子看護学生の学習経験に関する研究．看護教育学研究，10(1)，15-28，2001.
23) 廣田登志子他：実習目標達成に向けた教員の行動に関する研究―看護学実習における学生との相互行為場面に焦点を当てて．看護教育学研究，10(1)，1-14，2001.
24) 小川妙子，舟島なをみ：看護学実習における教員の教授活動―学生と患者との相互行為場面における教員行動に焦点を当てて．千葉看護学会会誌，4(1)，54-60，1998.
25) 福武直他：社会調査法．42-43，有斐閣，1967.
26) Polit, D. F., et al.: Nursing Research; Generating and Assessing Evidence for Nursing Practice. 10th ed., 517, Wolters Kluwer, 2017.
27) 前掲書 25)，81.
28) 続有恒他編：心理学研究法 11，面接．82，東京大学出版会，1975.
29) 前掲書 28)，69.
30) 小林茂：社会調査論．188，文眞堂，1981.
31) 前掲書 28)，76.
32) 前掲書 28)，72.
33) 前掲書 28)，83.
34) Berelson, B., et al.; 南博訳：行動科学事典．35-36，誠信書房，1966.
35) Cragg, C. E.: Professional Resocialization of Post-RN Baccalaureate Students by Distance Education. Journal of Nursing Education, 30(6), 256-260, 1991.
36) 前掲書 35)，259-260.
37) 野本百合子他：看護基礎教育課程における看護技術教育に関する研究―臨床ケア場面における看護技術提供の概念化をめざして．看護教育学研究，6(1)，1-18，1997.
38) 続有恒他編：心理学研究法 10，観察．155，東京大学出版会，1974.
39) 前掲書 8)，301.
40) 前掲書 38)，151.
41) 望月美知代他：大学院看護学研究科修士課程における学生の学習経験に関する研究―修士論文作成過程に焦点を当てて．看護教育学研究，8(1)，1-14，1999.
42) Neisser, U.; 富田達彦訳：観察された記憶―自然文脈での想起〈上〉．105，誠信書房，1988.
43) 前掲書 30)，213-222.
44) Chenitz, W. C., et al. (Eds.).; 樋口康子他監訳：グラウンデッド・セオリー―看護の質的研究のために．76-89，医学書院，1995.
45) 前掲書 26)，745.
46) 阿部ケエ子他：看護学実習における学生とクライエントの相互行為に関する研究―学生の行動に焦点

を当てて．看護教育学研究，18(1)，21-34，2009.
47）例えば，以下の文献がある。
①入澤友紀他：精神看護学実習における学生の「学び」の内容分析—感想文における患者-看護者の相互行為に参加しての「学び」．群馬県立医療短期大学紀要，10，71-79，2003.
②原美香子他：実習における「1日看護師体験」の意義—学生の学びから．愛媛県立医療技術大学紀要，1(1)，41-48，2004.
48）例えば，以下の文献がある。
①小川佳代他：小児看護学実習における「関係作り」に関する学生の自己評価と記述内容の分析．香川県立医療短期大学紀要，4，79-85，2002.
②長田艶子：基礎看護学実習におけるコミュニケーション技術—自己評価による検討．第36回日本看護学会論文集(看護教育)，48-50，2005.
49）例えば，以下の文献がある。
①Chesser-Smith, P. A.: The Lived Experiences of General Student Nurses on Their First Clinical Placement: A Phenomenological Study. Nurse Education in Practice, 5, 320-327, 2005.
②熊谷圭子他：精神看護学実習における看護学生の「ゆらぎ」体験への影響因子．第36回日本看護学会論文集(看護教育)，122-124，2005.
③Spovse, J.: Workplace Learning; Pre-registration Nursing Students' Perspectives. Nurse Education in Practice, 1, 149-156, 2001.
④Cooper, C., et al.: Preparing for Practice; Students' Reflections on Their Final Clinical Experience. Journal of Professional Nursing, 21(5), 293-302, 2005.
50）例えば，以下の文献がある。
①山下暢子他：看護学実習における学生行動の概念化．看護教育学研究，12(1)，15-28，2003.
②澁谷浩子：小児看護学実習における看護学生の行動傾向とその意味—親子の関わり場面を通して．第36回日本看護学会論文集(看護教育)，125-127，2005.
③真壁五月他：看護学臨地実習における学生の行動型と成長発達過程．日本看護研究学会雑誌，22(4)，27-47，1999.
51）例えば，以下の文献がある。
①柴邦代：小児看護学実習における学生と受け持ち患児との関係形成プロセス．看護研究，38(5)，51-63，2005.
②海野浩美他：看護学実習における学生のケア行動に関する研究．看護教育学研究，6(1)，27-44，1997.
③Tuohy, D.: Student Nurse-older Person Communication. Nurse Education Today, 23(1), 19-26, 2003.
④山下暢子他：看護学実習における学生行動の概念化．看護教育学研究，12(1)，15-29，2003.
52）吉本均編：講座現代教育学5現代教授学．61，福村出版，1977.
53）杉森みど里，舟島なをみ：看護教育学(第6版)．254，医学書院，2016.
54）前掲書9)，180.
55）前掲書9)，180-181.
56）前掲書9)，27.
57）前掲書50)①

看護教育学における内容分析 —方法論と研究の実際

I 内容分析の歴史と特徴

内容分析には長い歴史的背景があり，18 世紀，スウェーデンにおいて賛美歌の分析にその先駆的試みを見ることができる。19 世紀後半から 20 世紀初頭にかけ，米国において新聞の大量印刷が急速に進み，内容分析は，大衆市場の掌握や世論に対する関心の増大に伴い，現象の実証的研究に対する要請と科学的客観主義とが結びつき，新聞の量的分析として発展した。やがて Berelson, B. が 1952 年に著書[1]として集約したことを契機とし，心理，社会，政治などの学問分野が研究方法論として内容分析を取り入れるようになった[2]。

これらの歴史的背景を持ち出発した内容分析は時代の変遷と共に，この方法論を構成する定義，対象，方法などが変化している研究方法論である。

例えば，内容分析の定義に焦点を当ててみると，Berelson, B. は，「内容分析とは，表明されたコミュニケーション内容を客観的，体系的，かつ数量的に記述するための調査技法である」[3]としている。これに対し，Holsti, O.R. は，「内容分析とは，メッセージのある特定の属性を客観的かつ体系的に同定することによって推論を行うための技法である」[4]と定義している。一方，Krippendorff, K. は，「内容分析とは，データをもとにそこから(それに組み込まれた)文脈に関して反復可能で，かつ妥当な推論を行うための 1 つの調査技術である」[5]としている(表 7-1)。

また，この 3 者の定義において，Berelson, B. は研究対象をコミュニケーションに限定しているのに対し，Holsti, O. R. と Krippendorff, K. はメッセージとしている。しかも，Krippendorff, K. は，この対象をメディアの選択(チャンネル)と情報の流れ，コミュニケーション過程やその社会機能と効果，システムを含む構造的なもの[6]ととらえている。そのため，研究の具体的な対象は，言語的データに加え，形式[7]，行動[8]をも含む方法論となっている。

さらに，Holsti, O. R. と Krippendorff, K. は，「推論」という要素を内容分析の定義の中に大きく位置づけたが，Berelson, B. の定義にはこの要素は存在しない。一方，Krippen-

表 7-1　内容分析の変遷

著者	定義	対象
Berelson, B. (1952)	表明されたコミュニケーション内容を客観的，体系的，数量的に記述するための調査技法	言語的コミュニケーション
Holsti, O. R. (1969)	メッセージのある特定の属性を客観的，体系的に同定し推論を行うための技法	メッセージ
Krippendorff, K. (1980)	データをもとにそこから文脈に関して反復可能で，妥当な推論を行う調査技術	言語，形式，行動を含むメッセージ

dorff, K. は，研究対象のメッセージを構造的にとらえるという立場を反映し，メッセージの生じた文脈を重視する必要性を定義の中にも打ち出しており，Berelson, B. と Holsti, O. R. の定義はこういった要素を含んでいない。

加えて，Berelson, B. の内容分析は，言語的に記述されたものをデータとするという特徴を持つため，現象からデータを取り出す方法を論述していない。そのため，実際に生きた現象の中で表明されたコミュニケーションであっても，それを観察などを通しデータとする必要のある質的研究にこの方法は適さない。一方，Holsti, O. R. と Krippendorff, K. の内容分析は，サンプリング単位の決定方法[9]，現象から得たデータを分析可能なものとする方法[10]に関する詳細な記述がある。しかし，現象からデータをどのように取り出すかについては言及しておらず，研究者各自に任されている。

以上は，内容分析という研究方法論が，時代とともに，少しずつ，複雑な方法論として変容しつつあることを示している。また，研究結果の信頼性，妥当性も各研究者により異なる方法[11,12]が提示されている。すなわち，内容分析は，どの研究者の立場を採用するかによって，データの種類，分析の視点と範囲，信頼性・妥当性の検証方法が大きく異なる研究方法である。そのため，内容分析という方法を質的研究，もしくは量質併用研究に用いる場合，その研究が何を目指しているのかという観点から，どの立場の内容分析を選択するのかについて入念に検討し，決定する必要がある。

II　看護教育学研究と内容分析

1988 年以降，看護教育学を専攻する多くの研究者が，Berelson, B. の方法論を使用し，修士論文，博士論文を含む多様な研究成果を産出[13]してきた(表 7-2，7-3)。

Berelson, B. の内容分析に関する図書は，1957 年にわが国においても『内容分析』[3]という書名により翻訳本が出版されている。この本はすでに絶版になっているが，一部の図書館に残っており，相互貸借システムの活用により入手可能である。そのため，詳細についてはこの図書の精読による理解を勧めるが，方法の概要は以下のとおりである。

Berelson, B. が，内容分析を「表明されたコミュニケーション内容を客観的，体系的，かつ数量的に記述するための調査技法である」と定義していることは先述した。この定義が示す「表明されたコミュニケーション」とは，内容分析がその対象を記述の外面的意味に限定し，それらから推測可能なコミュニケーションを発した人の意図や効果を考慮に入れないことを意味している。また，「客観的」とは分析者の主観や偏見を除去することであ

表 7-2　Berelson, B. の方法論を使用した看護教育学研究

レポート，新聞記事の分析に Berelson, B. の方法論を使用した看護教育学研究

発表年	内容
1988	〔修論〕大学における授業評価に関する研究―レポートの内容分析を通して
1991	〔原著〕ケース・スタディにおける学習経験の分析―学生の終了後レポートの内容分析による
1998	〔原著〕新聞記事にみる看護への論評と看護学教育の課題

先行研究文献の分析に Berelson, B. の方法論を使用した看護教育学研究

発表年	内容
1996	〔原著〕Grounded Theory を用いた看護学研究の動向―1967 年から 1995 年の研究文献，方法論文献を対象として
2004	〔学会発表〕看護基礎教育課程における講義・演習の評価を目的とした研究の動向―1999 年から 2003 年に発表された研究の分析
	〔学会発表〕過去 5 年間の日本の看護継続教育研究の動向
	〔原著〕新人看護師の指導体制としてのプリセプターシップに関する研究の動向
2005	〔学会発表〕小児看護学教育学研究の動向―1999 年から 2003 年の研究に焦点を当てて

既存データの分析に Berelson, B. の方法論を使用した看護教育学研究

発表年	内容
1996	〔学会発表〕家庭で療養するクライエントの看護問題の検討―内容分析によるカテゴリー表作成の試み
2004	〔学会発表〕看護基礎教育課程において男子学生が直面する問題

質問紙を用いて収集したデータの分析に Berelson, B. の方法論を使用した看護教育学研究

発表年	内容
1991	〔原著〕内容分析の手法を用いた継続看護婦教育の学習成果測定のためのカテゴリシステム開発への試み―臨床実習指導者講習会に焦点を当てて
1998	〔学会発表〕専門学校を卒業した看護職が認識する学位取得の意味
	〔修論/原著〕授業過程を評価する学生の視点に関する研究―講義
	〔原著〕授業過程を評価する学生の視点に関する研究―実習
1999	〔原著〕看護学演習における授業過程の評価に関する研究―演習に焦点を当てた学生による評価視点の明確化
2000	〔原著〕看護学教員のロールモデル行動に関する研究
2001	〔学会発表〕看護専門学校教員が知覚する専門学校独自の役割
	〔原著〕看護専門学校に所属する教員の学位取得ニードに関する研究―教員が希望する学位の学問領域とその決定理由
2002	〔修論/原著〕看護学教員のロールモデル行動に関する研究―ファカルティ・ディベロップメントの指標の探求
2004	〔学会発表〕看護職者の学習ニードに関する研究―病院に就業する看護職者に焦点を当てて
	〔学会発表〕わが国の病院看護部が設定する院内教育の目的・目標
2005	〔修論/原著〕病院に就業する看護師が展開する卓越した看護に関する研究
	〔原著〕新人看護師の指導体制としてのプリセプターシップに関する研究の動向
	〔学会発表〕看護学教員が職業上直面する問題の解明
	〔原著〕看護師が知覚する看護師のロールモデル行動
	〔学会発表〕保健師の学習ニードに関する研究
2006	〔修論/原著〕患者の安全保証に向けた看護師の対策と実践
	〔博論/原著〕看護学教員の倫理的行動に関する研究―倫理的行動指針の探求
	〔原著〕学生が知覚する看護師のロールモデル行動に関する研究
2007	〔学会発表〕養護教諭のロールモデル行動
2008	〔原著〕病院に就業する看護職者が職業上直面する問題とその特徴
2009	〔修論/原著〕看護基礎教育課程に在籍する学生の就職先選択に関する研究―病院に 1 年以上就業を継続できた看護師を対象として
2010	〔原著〕保健師のロールモデル行動の解明

表 7-3　Berelson, B. の方法論を参考にした看護教育学における内容分析を使用した研究

発表年	内容
2008	〔学会発表〕新人看護師を指導するプリセプターの役割遂行上直面する問題
	〔学会発表〕助産師のロールモデル行動
2009	〔学会発表〕Problem that Midwives in Japan Encounter in the Nursing Profession-Solving the Problems Through Continuing Education in Nursing
	〔学会発表〕助産師の学習ニードに関する研究
2010	〔原著〕訪問看護師のロールモデル行動に関する研究
2011	〔原著〕新人看護師を指導するプリセプターのロールモデル行動の解明
	〔学会発表〕中途採用看護師の学習ニードの解明
	〔学会発表〕実習指導者の学習ニードに関する研究
2012	〔学会発表〕看護系大学院修士課程に在学する学生が授業を評価する視点の解明
	〔学会発表〕実習指導者のロールモデル行動
	〔学会発表〕院内教育担当者の学習ニードの解明―学習ニードアセスメントツール「院内教育担当者用」開発に向けて
	〔修論/原著〕看護基礎教育課程における就職ガイダンスに関する研究―学生時代に受けた就職ガイダンスの内容に焦点を当てて
2013	〔博論/原著〕「研修過程評価スケール―院内教育用―」の開発
	〔学会発表〕看護部長としての望ましい行動に関する研究
	〔学会発表〕院内教育担当者としての望ましい行動の解明
	〔学会発表〕看護部長の学習ニードの解明「学習ニードアセスメントツール―看護部長用―」の開発に向けて
	〔学会発表〕新人看護師を指導するプリセプターの学習ニードの解明
2014	〔修論/原著〕院内研究に関する研究―看護職者が直面する研究遂行上の困難とその克服法
	〔原著〕看護師が必要と知覚した看護基礎教育課程の就職ガイダンス内容―学生時代に受けた就職ガイダンス内容との共通性と相違性
	〔原著〕看護師長としての望ましい行動―看護師長の知覚を通して
2015	〔学会発表〕看護師長の学習ニードの解明「学習ニードアセスメントツール―看護師長用―」の開発に向けて
	〔学会発表〕看護学実習中の学生が直面する問題の解明
	〔学会発表〕病院に勤務する看護師の倫理的行動
	〔原著〕看護学実習中の医療事故防止に向けた教員の対策と実践
2016	〔学会発表〕小児看護に携わる看護師の学習ニードに関する研究
	〔修論/原著〕看護師が知覚する「働きやすさ」を決定づける基準の解明―病院に就業するスタッフ看護師に焦点を当てて
	〔学会発表〕助産師が講じている医療事故防止対策の解明
2017	〔学会発表〕看護師長が講じている医療事故防止対策に関する研究
	〔学会発表〕学生の医療事故防止に向けた実習指導者による対策と実践の解明
	〔学会発表〕スタッフ看護師が職業上直面する問題―2004年と2015年の比較を通した看護継続教育への示唆
	〔学会発表〕実習指導者が直面する問題の解明
2018	〔修論/原著〕看護単位別学習会の企画・運営に伴う困難とその克服法―院内教育の質向上を目指して
	〔博論/原著〕看護職者のための研究倫理行動自己評価尺度の開発と有効性の検証―看護職者の研究倫理行動の質の改善に向けて

り，異なる人が分析を行っても同一の内容は同一のカテゴリに属すると判断できるようカテゴリを精密に規定することを意味する。さらに，「体系的」とは，自分の見解や仮説に都合のよい記述だけを拾い，それ以外のものは捨てるというようなことはなく，与えられた資料に含まれるすべての記述を首尾一貫して分類，整理できるような包括的分類カテゴリを設けることである。加えて，「数量的」とは，特定のカテゴリに属する内容が何回現れたかを問題にすることを意味するが，これは分析の目的と資料によって決定され，必ずしも内容分析の結果として必要不可欠なものではない[14)]。

内容分析は，先述したとおり新聞の量的分析として始まり，さまざまな用途に用いら

れ，それらは次の５つの型[15)]に分類できる。すなわち，①特定の対象を指示する記号を拾い出す指示物分析，②与えられた記号集合がそこで言及される対象の属性をどのように規定しているかという点に着目する属性分析，③ある対象に関連してどのような事柄が述べられているかという言及事項分析，④その言及の修辞的な特徴に着目する表現分析，⑤分析対象とする資料の中に登場する人物のみを取り出し，その人物が持つ各種の特質を記述する人物分析という型である。

看護教育学研究の多くは，「現にある状態」から本質を取り出すための一研究方法論として内容分析を扱うため，上述の５つの型のうち，その型は自ずと記述された資料に基づく精密かつ包括的なカテゴリのセットを設定するための言及事項分析型の内容分析になる。また，分析対象となったデータは，そのほとんどが質問紙法により収集された自由回答式質問への回答である。また，方法論の一部は先行研究分析にも使用されている。

1988年以降，Berelson, B. の方法論を使用し，多くの研究成果を産出してきた過程を通して，その手続きをより正確に展開するためにさまざまな工夫がなされ，その工夫は研究者から研究者へと受け継がれている。また，それらは，すでにBerelson, B. の方法論を参考として精度の高い結果を得るために必要不可欠になりつつある。

看護教育学における内容分析とは，それらを文章化したものであり，その目的は次の３点に集約される。第１は，研究者から研究者への口頭説明，分析に参加することによる体験学習という原始的な方法によってのみ知ることができた方法論展開の詳細を開示することにある。第２は，この方法を使用したいと願う研究者が効率よく精度の高い結果を獲得できるよう支援することにある。そして，第３は，その結果を活用して，看護と看護職養成教育の質向上を実現することにある。

内容分析は，その起源が賛美歌の分析にあるように多様な言語的コミュニケーションの分析に適用可能である。しかし，以下は，質問紙の自由回答式質問への回答を分析するためのみに限定して工夫された方法である。

この方法を５段階に分類して記述する。第１段階は「研究のための問い」と「問いに対する回答文」の決定，第２段階は自由回答式質問への回答のデータ化である。また，第３段階は基礎分析，第４段階は本分析，第５段階はカテゴリの信頼性の確認である（表7-4）。

表7-4　Berelson, B. の方法論を参考にした看護教育学における内容分析の段階

段階	内容
第１段階	「研究のための問い」と「問いに対する回答文」の決定 基礎分析，本分析において用いる「研究のための問い」と「問いに対する回答文」を決定する。
第２段階	自由回答式質問への回答のデータ化 自由回答式質問への回答の中から不要な部分等を削除し，素データを分析に耐えうるようデータ化する。
第３段階	基礎分析 本分析の準備として，大量のデータをできる限り単純化する。
第４段階	本分析 意味内容の類似した記録単位群を探し，それらを的確に表す表現へと置き換え，それを反復する。
第５段階	カテゴリの信頼性の確認 形成されたカテゴリの信頼性を確認する。

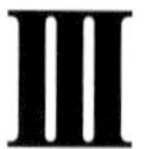 Berelson, B.の方法論を参考にした看護教育学における内容分析

1 第1段階：「研究のための問い」と「問いに対する回答文」の決定

Berelson, B.の方法論を参考とした看護教育学研究の多くは自由回答式質問への回答をデータとしている。それらは，普遍的な研究成果を得るために，153名から588名の研究対象者の回答を分析している。また，その回答は内容，表現，文章形態など，実に多様性がある。例えば，箇条書きによりわかりやすく文語体を用いた回答もある一方，文語体と口語体の混同，「超～…」といった流行語を用いた回答，質問には関係のない内容の回答，意味が理解できない回答など多様である。

質問そのものが十分に吟味されていない場合，このような状態が生じやすい。表7-3(202頁)に示した研究すべては，専門家もしくは測定用具を使用する立場にある第三者との会議を開催し，質問項目の内容的妥当性を確認し，パイロットスタディを行って回答しやすさを確認し，洗練に洗練を重ねた質問紙を使用している。しかし，多数のデータを収集すると前述のようなデータが少なからず存在する。そのため，少なくとも基礎分析と本分析の2段階にわたる分析過程が必要である。

基礎分析，本分析は，ともに同じ「研究のための問い」を用いる。研究のための問い(research question)とは，研究目的を達成するために何を研究の結果として得ようとしているのかを言語化した内容である。例えば，「看護学教育における授業評価に関する研究」[16]の「研究のための問い」は，「学生は何を基準に授業の良否を決定しているのか」であった。また，この問いに対する回答文は「学生は～～を基準に授業の善し悪しを決定している」であった。先行研究が用いた研究のための問いを表7-5に示した。

「研究のための問い」と「問いに対する回答文」の適切性が，研究成果の質に多大なる影響を及ぼす。内容分析を方法論とする研究に取り組む研究者の中には，「研究のための問い」と「問いに対する回答文」を十分，吟味しないまま，分析に移行してしまう研究者が少なからず存在する。これは，その研究者が研究における方法論の重要性を軽んじているわけではなく，データを入手すると少しでも早く分析したいという誘惑に駆られた結果生じることが多い。十分に吟味，確認しないまま決定した「研究のための問い」と「問いに対する回答文」を使用し分析を開始しても，分析途上でそれらが機能しなくなることが多々ある。その結果，新たな「研究のための問い」と「問いに対する回答文」を設定し，数百もの記録単位を再度，分析しなければならないという状況も生じる。

Berelson, B.の方法論を参考にした看護教育学における内容分析の最大の特徴は，「研究のための問い」と「問いに対する回答文」の存在にある。分析の開始に先立ち，これを吟味，再確認しておくことは，研究者がデータの多様性に惑わされることなく，研究目的を達成するために重要である。

「研究のための問い」とこれに対する回答を導く「問いに対する回答文」を次のように決定する。

表 7-5　先行研究が用いた研究のための問い

研究テーマ	研究目的	研究のための問い
保健師の学習ニードに関する研究	保健師の学習ニードを解明し，学習ニードに基づく看護継続教育のあり方を検討する	「保健師は何を学びたいと要望しているのか」
看護学教育における授業過程の評価に関する研究	看護学生の授業過程に対する評価視点を明らかにする	「学生は何を基準に授業の良否を決定しているのか」
看護学教員のロールモデル行動に関する研究	看護学教員が知覚する教員のロールモデル行動を明らかにし，その特徴を考察する	「看護学教員は他の教員のどのような行動を見たときあのような教員になりたいと思うのか」
看護実践場面における患者の安全保証に関する研究―病院に就業する看護師に焦点を当てて	患者の安全保証に向け看護師が講じている対策と実践を明らかにし，その特徴を考察する	「看護師は患者の安全保証に向けてどのような対策を講じ，それを実践しているのか」
看護学教員が職業上直面する問題の解明	看護学教員の職業的発達を支援する方略を検討するために，看護学教員が職業上直面する問題を明らかにする	「看護学教員は職業上どのような問題に直面しているのか」

●「研究のための問い」と「問いに対する回答文」の決定

「研究のための問い」とは，データを分析して何を明らかにしたいのかを質問文の表現を用いて文章化したものである。また，「問いに対する回答文」とは，分析した結果をその空欄に書き込むことにより，「研究のための問い」の回答として成立する１文である。

決定した「研究のための問い」と「問いに対する回答文」は，原則として基礎分析，本分析を通して変更することなく使用される。しかし，時として，分析途上，回答文を変更したくなる事態が生じる場合がある。それは，「研究のための問い」と「問いに対する回答文」が不適切であるか，質問への回答になっていないデータが混在している可能性を示す。いずれの原因で回答文を変更したくなる事態が生じているのかを十分に吟味し，原因に応じた対応を必要とする。

研究者は「研究のための問い」と「問いに対する回答文」を常に見える場所に掲示し，確認しながら分析することが重要である。

●「研究のための問い」と「問いに対する回答文」決定の実際

〈「保健師の学習ニードに関する研究」[17]の場合〉

この研究は，保健師の学習ニードの解明を目的としている。解明された結果は，保健師の学習ニードアセスメントツール開発，保健師を対象とする継続教育プログラム立案の基盤となる。データ収集に用いた質問紙は，学習ニードの有無を問う選択回答式質問，学習ニードがあると回答した保健師にその内容を問う自由回答式質問から構成されている。自由回答式質問は，「あなたが『もっと詳しく知りたい，勉強したいと思う内容』『もっと自分を高めたいと思う内容』について具体的にお書きください」とした。

研究者は，この質問への回答（データ）を分析して，保健師がどのような内容を学習したいと要望しているのかを明らかにすることを目指していた。そこで，まず「研究のための

表7-6 「研究のための問い」と「問いに対する回答文」の確認の具体例
〈保健師の学習ニードの解明を目的とした研究〉

「研究のための問い」	「保健師は何を学びたいと要望しているのか」
「問いに対する回答文」	「保健師は(　　)を学びたいと要望している」

問い」が「保健師は何を学びたいと要望しているのか」であることを確認，決定した。

また，研究者は，分析した結果として保健師が学習したいと要望している内容を明らかにすることを目指していた。そこで，「問いに対する回答文」を「保健師は(　　　)を学びたいと要望している」とし，括弧内に保健師が学習したいと思う内容を書き込めるようにした(表7-6)。

2　第2段階：自由回答式質問への回答のデータ化

「研究のための問い」と「問いに対する回答文」を決定できたら，次の段階である自由回答式質問への回答のデータ化の段階に進む。自由回答式質問への回答は，内容，表現，文章形態などに多様性がある。そのため，この段階は，回答の中から不要な部分を削除する，質問に答えていない回答を除外するなどして，素データを分析に耐えうるようデータ化することを目的とする。

この段階は特に慎重を要する。それは，重要な部分を削除してしまったり，異なる内容を1つにまとめてしまったり，また，回答として記述された内容を研究者が解釈した記述へと置き換えてしまったら，対象者の知覚を反映した妥当な結果を得られないことによる。Berelson, B. の内容分析は，Scott, W. A. の計算式を用いて，カテゴリ分類への判断に対する一致の程度を算出することにより結果の信頼性を確認できる。しかし，これはあくまでも「異なる研究者が同一のデータをどの程度同一のカテゴリに分類できるか」その程度を偶然の一致を排除して算出するものである。そのため，もしデータ化の段階が不適切に進んでも，この一致率としては高い数値を得られる可能性がある。基礎分析以降は，自由回答式質問への回答が適切にデータ化されていることを大前提とする。

データ化は，3つの手続きを必要とする。

①全回答にデータ番号をつけ，データ番号と回答としての全記述内容(素データ)を入力し，素データ一覧表を作成する。

②素データの文脈単位から記録単位に分割し，各記録単位に番号をつける。

③記録単位を整理しながら，記録単位一覧表を作成する。

具体的には，以下のような手続きを踏む。

① 全回答にデータ番号をつけ，データ番号と全記述内容を入力し，素データ一覧表を作成する

データ化の第1段階である。この段階は，あくまでも素データとしての回答全記述の入力である。入力しながら，例えば，「こういうことは普段考えていないので答えられません」などといった質問に答えていない回答を発見する場合がある。このような場合も，それを素データの入力の時点で除外してはいけない。素データとしては入力し，基礎分析時

に除外する。収集した素データのうち，分析対象となったデータ数は質問項目の妥当性を実証するためにも明確にする必要がある。

②　素データの文脈単位から記録単位に分割し，各記録単位に番号をつける

a．記録単位，文脈単位を決定する

記録単位とは，記述内容の出現を算出するため最小形の内容[18]であり，内容を分析し分類する際の基礎となる単位である。これに対して，文脈単位とは，記録単位を性格づける際に吟味されるであろう最大形をとった内容[18]である。研究者は，それぞれの研究目的に応じて記録単位と文脈単位を決定しなければならない。

例えば，「保健師の学習ニードに関する研究」は，次のように記録単位と文脈単位を決定した。この研究の目的は，保健師が学習したいと要望している内容を明らかにすることであった。そこで，内容を分析し分類する基礎として，保健師が学習したいと要望している内容1つ，すなわち，「研究のための問い」に対する回答1つのみを含む単語，フレーズ(句)，文章を記録単位とした。また，各記録単位は，質問に対する回答全体を吟味しない限り，正確に理解できない。そのため，1人の回答全体を文脈単位とした。

b．文脈単位から記録単位に分割し，各記録単位に番号をつける

記録単位，文脈単位が決定したら，「研究のための問い」に対する回答1つのみを含むよう文脈単位を記録単位へと分割する。文脈単位は，「研究のための問い」に対する複数の回答を含んでいることが多く，その場合，記録単位の数も複数となる。研究者は，文脈を損ねないように注意して分割しなければならない。

表7-7は，文脈単位から記録単位への分割の具体例である。この文脈単位は，「研究のための問い：保健師は何を学びたいと要望しているのか」に対する回答3つを含む。そのため，この文脈単位を，1，2，3の3つに分割した。また，1，2，3をこの記録単位の番号とした。このデータは，№158であり，記録単位1は158-1，記録単位2は158-2，記録単位3は158-3となる。この番号は原則として最終段階まで変更されることはない。

表7-7　文脈単位から記録単位への分割の具体例
〈保健師の学習ニードの解明を目的とした研究〉

データ番号158
(文脈単位)
カウンセリングについて勉強したいです。人を相手にする仕事なので安心して話してもらえるように。あわせてコーチングについても勉強したいです。その人を前向きに後ろからそっと押してあげるように支援できると思うからです。それとケアマネジャーの資格もまだ取ってないので，その勉強を本格的にやります。

(分割された記録単位)

158-1	カウンセリングについて勉強したいです。人を相手にする仕事なので安心して話してもらえるように。
158-2	あわせてコーチングについても勉強したいです。その人を前向きに後ろからそっと押してあげるように支援できると思うからです。
158-3	それとケアマネジャーの資格もまだ取ってないので，その勉強を本格的にやります。

表 7-8　記録単位に含まれる不要な記述の削除の具体例
〈保健師の学習ニードの解明を目的とした研究〉

（記録単位）
158-2　あわせてコーチングについても勉強したいです。その人を前向きに後ろからそっと押してあげるように支援できると思うからです。

適切な削除の例 A

158-2　~~あわせて~~コーチングについても勉強したい~~です。~~その人を前向きに後ろからそっと押してあげるように支援できると思うから~~です。~~

不適切な削除の例 B

158-2　~~あわせて~~コーチングについても勉強したい~~です。その人を前向きに後ろからそっと押してあげるように支援できると思うからです。~~

③ 記録単位を整理しながら，記録単位一覧表を作成する

文脈単位を記録単位に分割できたら，記録単位に含まれる不要な部分を削除する。② b. と同様に，研究者は文脈を損ねないように注意して削除しなければならない。

表 7-8 は，記録単位に含まれる不要な記述を削除した具体例である。この記録単位の「研究のための問い：保健師は何を学びたいと要望しているのか」に対する回答は，(対象支援のためのコーチング)である。削除の例 A は，保健師が(対象支援のためのコーチング)を要望していることを示しており，文脈を損ねていない。しかし，削除の例 B は，保健師が(コーチング)を学びたいと要望していることのみしかわからなくなってしまう。この保健師は，看護の対象へのコーチングの学習を要望しており，部下やスタッフへのコーチングではない。削除の例 B は，何を目的とした(コーチング)なのかが不明になってしまい，文脈の意味を損ねており，不適切な削除である。

また，同時に意味を損なわないように表現をそろえたり，重文を単文に修正したりする。

この作業を行いながら記録単位一覧表を作成する(表 7-9)。

3　第 3 段階：基礎分析

記録単位一覧表が完成したら，その一覧表を使用し，基礎分析の段階に進む。内容分析により普遍的な結果を得ようとするとき，1 人の対象者が研究のための問いに対して複数の回答を記述してくることが多いため，1,000 以上の記録単位を分析することもそう珍しいことではない。内容分析は記録単位個々の意味内容の類似性に従い分類し，その分類に命名していくことを繰り返していく。大量の記録単位の意味内容を正確に見極めていくためには，本分析に入る前に，表現が完全に一致している記録単位，表現は少し異なるが完全に意味が一致している記録単位などを分類，整理しておく必要がある。これが基礎分析であり，基礎分析とは本分析の準備として，大量のデータをできる限り単純化することを目的としている。

ここでは，コンピュータの検索機能を活用し，記録単位を検索し，整理する手続きについて述べる。しかし，基礎分析は，本分析同様，記録単位を模造紙の上で動かしながら分類，整理するという方法によっても実施できる。コンピュータの検索機能を活用した基礎

表 7-9　記録単位一覧表

データ No	記録単位
001-1	子どもの発達について
001-2	面接技術
001-3	ケースサポートのアセスメント
001-4	ケースサポートの面接技術
002-1	地域のアセスメント方法についてもっと勉強し，予防活動に活用したい。
003-1	医療の現状や実技について。日々進歩している検査法などについていけない。
003-2	家族から相談を受けたときなど自分の器の小ささを感じる。人間性を高めたい。
005-1	行政における計画策定の手法
005-2	組織における連携の取り方
005-3	住民参加による計画策定と推進について
005-4	計画の評価について
009-1	市町村の保健事業に携わっているので保健事業全般に関すること。
009-2	コミュニケーションスキル
010-1	最新の医療(くすりなど)情報
010-2	カウンセリング技能
011-1	思春期保健について。ニーズが多種多様。
011-2	面接技術(カウンセリング技法)
012-1	疾患知識
012-2	最新情報
012-3	疾患を持つ人々の生活の状況
012-4	疾患を持つ人々を取り巻くサービス
013-1	各分野(疾患)ごとの知識
015-1	特定疾患・重度障害を持つ方たちが在宅で安心して生活できるため，呼吸器，食事，排泄の管理など勉強し，家族や本人の支えになりたい。
015-2	嚥下困難者への口腔リハビリ
016-1	苦情処理
016-2	疾患への理解
016-3	面接技術の向上
017-1	地域での精神保健の援助について
017-2	障害児の療育について，自閉症などについての知識
017-3	地域での精神保健の援助についての知識
017-4	精神保健の援助・自閉症などについての知識を使用した面接技術について
018-1	介護保険制度について
018-2	乳幼児虐待について保健師の役割
018-3	子育てに関する知識
019-1	接遇に関すること
020-1	面接の技術
020-2	子どもの発達について(ことばなど)

分析は，キーワードとして設定した用語を見落とすことなく検索する。しかし，視野に入る記録単位はコンピュータの画面上のものに限定され，全記録単位を視野に入れながら分析を進めることはできない。それに対して，記録単位を模造紙の上で動かしながら分類，整理する方法は，全記録単位を視野に入れながら分析を進められるが，同一の記録単位を見落とす可能性がある。どちらを選択するかは，研究者の判断による。

経験的には，研究のための問いに対する回答が単純な用語によって表現しやすいもの，例えば，保健師の学習ニードなどは，コンピュータの検索機能を活用することにより基礎分析の効率が上がる。しかし，研究のための問いに対する回答が単純な用語のみによって表現できないものは，記録単位を模造紙の上で動かしながら分類，整理する方法が適している。例えば，学生が知覚する教員のロールモデル行動に関する研究は，研究のための問いを「学生は教員のどのような行動を見たときあのような看護職者になりたいと思うのか」とし，回答文を「学生は教員の〜〜という行動を見たとき，あのような看護職者になりたいと思う」とした。この回答は，教員の行動であり，それも「熱意を持って学生を指導する」といった行動の性質が特定される。そのため，問いに対する回答は単一の単語によってのみ表現できる可能性は低く，この場合，模造紙の上で，全体を見ながら1つ1つ記録単位を動かしていくという方法を基礎分析に選択すべきであろう。

どちらの方法を採用するにしても「ていねいに，注意深く」は，分析の鉄則である。また，これは，内容分析の基礎分析，本分析のみならず，すべての質的研究の鉄則である。

検索のためのキーワードの選択

基礎分析は，本分析の準備段階として大量なデータをできる限り単純化することを目的としている。コンピュータの検索機能を活用しこの目的を達成するためには，次の2点に留意して適切なキーワードを選択する必要がある。

- 留意点1：「研究のための問い」に対する回答となる単語（内容）をキーワードとする

内容分析を方法論として用いた研究結果は，「研究のための問い」に対する回答である。そこで，記録単位を概観し，その中から，「研究のための問い」に対する回答となる単語（内容）を順に選択し，キーワードとして設定する。

先述の「保健師の学習ニードに関する研究」を例にとり説明する。この研究の記録単位一覧表を概観すると，**“カウンセリング”**，**“面接技術”**などの用語が数多く存在することを確認できた。これらは，「研究のための問い：保健師は何を学びたいと要望しているのか」に対する回答となる。また，**“集団”**，**“臨床”**，**“知識”**などの用語も数多く存在することを確認できた。しかし，これらは，「研究のための問い：保健師は何を学びたいと要望しているのか」の回答とならない。実際に問いに対する回答文の中に**“集団”**，**“臨床”**，**“知識”**などの用語を入れてみよう。すると「保健師は（集団）を学びたいと要望している」，「保健師は（臨床）を学びたいと要望している」となり，これが回答とはならず，適切なキーワードではないことが明白である。

- 留意点2：出現頻度が高い単語（内容）から順にキーワードとする

研究方法論に内容分析を採用した研究の多くは，膨大な記録単位を対象とする。例えば，病院に就業する看護師の学習ニードに関する研究[19]は，2,434記録単位を分析対象とした。基礎分析は，このような大量のデータを本分析に向け単純化することを目的としている。この目的を効率よく達成するためには，記録単位一覧表を概観して出現頻度が高い単語（内容）から順にキーワードとして設定することにより，単純化の作業が効率よく進む。

キーワードを用いた記録単位の検索・整理

コンピュータの機能を活用しながら，決定したキーワードを用いて記録単位を検索する（図7-1）。研究者は，個々の記録単位が示す内容を1つ1つていねいに確認する必要がある。これは，記述に含まれる異なる内容を埋没させないために重要である。

また，研究者は検索できた記録単位を次の手順に沿って整理する。

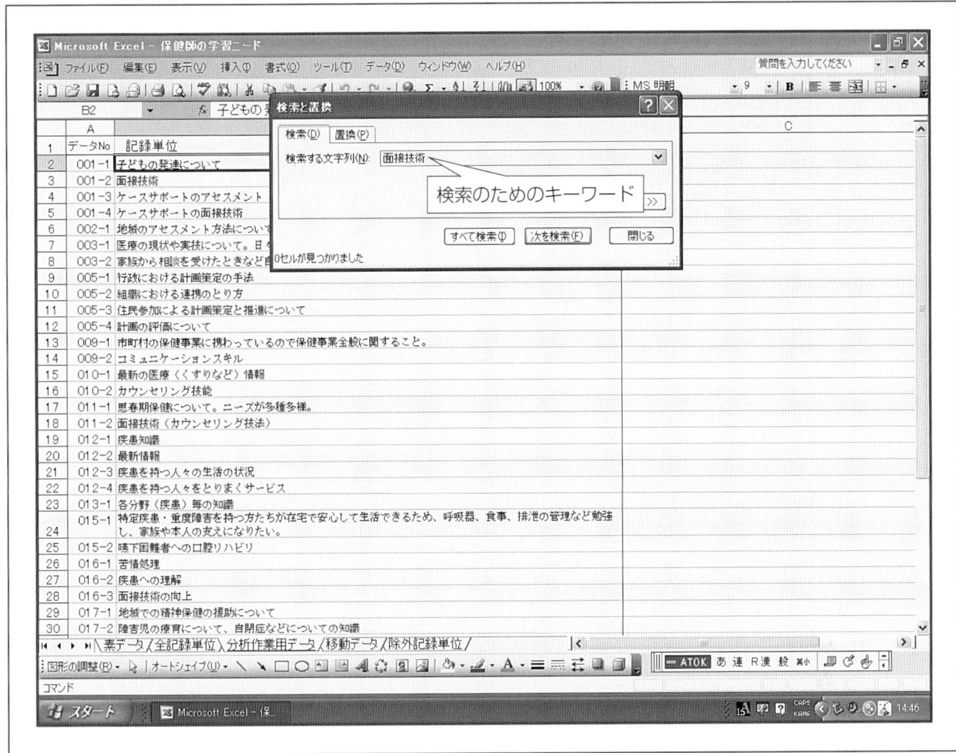

図 7-1　キーワードを用いた記録単位検索時のコンピュータ画面

a．同一表現の記録単位の集約

まず，全く同じ記録単位を１ヶ所に集約する。

先述の「保健師の学習ニードに関する研究」の場合，キーワード“面接技術”を用いて記録単位を検索した結果，同一の記録単位として 001-2，020-1，213-1 の３記録単位の存在を確認できた。そこで，これら３記録単位を切り取り，別のシートに移動させ，１ヶ所に集めた（図 7-2）。

b．a. と表現は異なるが意味が同一の記録単位の集約

次に，表現は完全に一致していないが意味が同一の記録単位を検索し，１ヶ所に集約する。

「保健師の学習ニードに関する研究」の場合，第１に“面接技術”をキーワードとして記録単位を検索し，検索できた記録単位を別のシートに移動させ，１ヶ所に集めた。その過程を通して，「面接技法」という記録単位や「特に面接技術を磨きたい」という記録単位が一覧表の中にあることを確認した。「面接技法」は“面接技術”と表現は異なるが意味は同一である。そこで，「面接技法」をキーワードとして記録単位を検索し，検索できた記録単位をすでに１ヶ所に集められた記録単位“面接技術”の下に移動した。「特に面接技術を磨きたい」も同様の理由と方法により記録単位“面接技術”の下に移動した。

“面接技術”「面接技法」「特に面接技術を磨きたい」という３種類の記録単位は，「研究のための問い：保健師は何を学びたいと要望しているのか」に対して，表現が異なる。しかし，保健師が（面接技術）もしくはこれと同義の（面接技法）を学びたいと要望していること

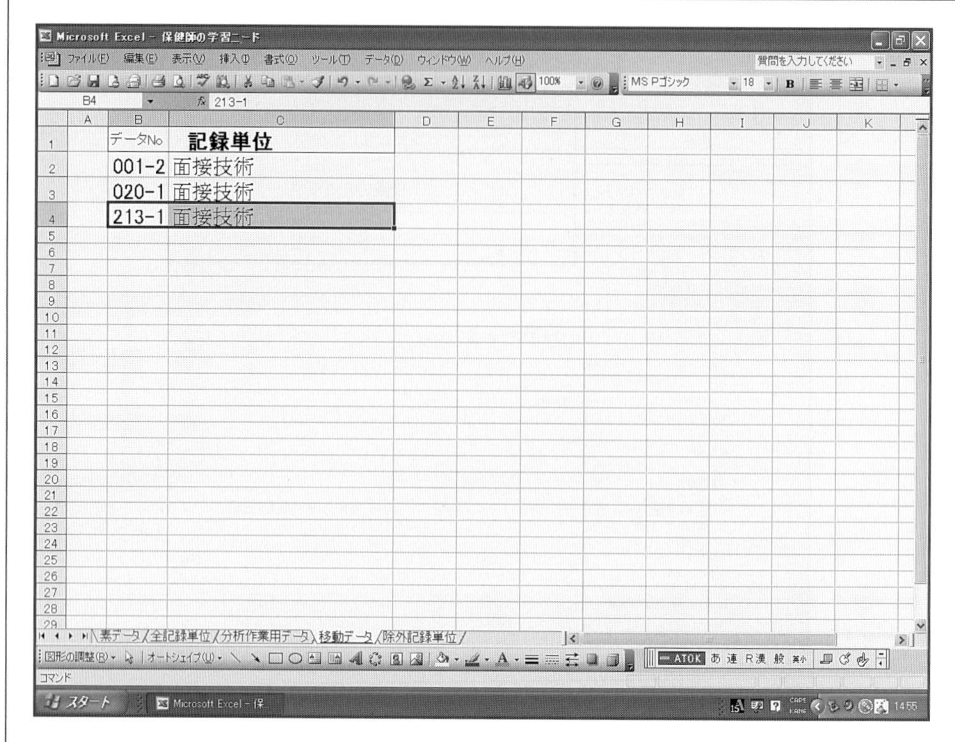

図 7-2　同一表現の記録単位の集約

を示しており，この3種類の記録単位は同一である。このように，a.，b.を通して集約された記録単位の「研究のための問い」への回答が，「面接技術」であることを確認し，表の右側に「面接技術」と記入した(表 7-10)。このとき，「問いに対する回答文」と照合し，記述した内容が「研究のための問い」に対する回答になっているかどうかを吟味することが重要である。

c．検討を要する記録単位への＊印の付記

キーワードを用いて検索されたいくつかの記録単位の中には，a.，b.を通して作られた「記録単位のまとまり」に類似してはいるものの，意味や内容に相違があり，すでに作られた「記録単位のまとまり」の中に入れてよいか否か検討を要することもある。このような記録単位には＊印をつけ，すでに作られた「記録単位のまとまり」の近くに置いておく。これは，すでに整理した記録単位と未整理の記録単位を明確にするために必要である。

「保健師の学習ニードに関する研究」の場合，「111-1 発達障害に関する面接技術」と「131-3 自閉症に関する面接技術」は，a.，b.を通してのまとまりと合わせてよいか否か検討を要すると判断できたため，＊印をつけ，このまとまりの近くに置いて次の段階に進んだ(表 7-10)。

d．「少数もしくは単一の記録単位」と「分析から除外する記録単位」の処理

a.，b.，c.を根気強く反復していくと，記録単位数は徐々に減少する。その結果，開始当初とは異なり，1つのキーワードに対して数少ない記録単位を検索すればよい状況が

表 7-10　キーワードを用いた記録単位の検索・整理の具体例
〈保健師の学習ニードの解明を目的とした研究〉

	001-2 020-1 213-1 251-1 046-3 198-1	面接技術 面接技術 面接技術 面接技法 面接技法 特に面接技術を磨きたい	面接技術
＊	111-1		発達障害に関する面接技術
＊	131-3		自閉症に関する面接技術

到来する。また，それまで記録単位一覧表を見ながら「研究のための問い」に対応する適切なキーワードを設定できていたにもかかわらず，残された記録単位にはキーワードとして適切でないように見えるものもある。このような状況の到来は，基礎分析が終了に近いことを表している。

残された記録単位は，次のようなものを含む。

・同一もしくは類似した記録単位が他に存在しない。

・記録単位が「研究のための問い」に対応していない。

・記録単位は「研究のための問い」に対応しているが，その表現が抽象的すぎたり，意味が明瞭にわからない。

● 同一もしくは類似した記録単位が他に存在しない場合

基礎分析は，本分析の準備として大量のデータをできる限り単純化することを目的とする。これは，基礎分析が意味内容の類似性による分類を目的としないことを表す。そのため，検索できた**記録単位が 1 記録単位**であっても，意味内容の類似性による分類を行うことなく，その表現を抽象化したり他の用語に置き換えることなくそのまま残す。意味内容の類似性による分析は本分析にまわす。

表 7-11 は，同一もしくは類似した表現が 1 記録単位しかない場合の具体例である。**分析の例 A** は，記録単位一覧表の中に(018-1 介護保険制度)が残っており，これは「研究のための問い」に対応している。そこで(介護保険制度)をキーワードに設定して検索したが，1 記録単位のみが検索できた。そのため，1 記録単位(018-1 介護保険制度)の表現を抽象化したり他の用語に置き換えることなく，そのまま残した。

このように書くと当たり前すぎて，不思議に感じる読者もおられよう。しかし，大量のデータを一刻も早く分析し終えたいと焦るあまり，基礎分析の記録単位が減少してきたあたりから，基礎分析本来の目的を忘れ，混乱を来すことはそう珍しいことではない。**分析の例 B** は，この記録単位を意味内容の類似性により医療保険制度，年金保険制度と合わせて分類しており，混乱を来した例である。

● 記録単位が「研究のための問い」に対応していない場合

数多くの記録単位の中には必ず「研究のための問い」に対応していない，すなわち自由回答式質問への回答になっていない記述が存在する。このような記録単位は，分析から除外する必要があり，除外記録単位専用シートに移動させる。しかし，分析の客観性を確保するためには，どのような理由によりどれくらいの数の記録単位を除外したのかを明瞭にし

表7-11　同一もしくは類似した記録単位が他に存在しない場合の具体例
〈保健師の学習ニードの解明を目的とした研究〉

分析の例A

059-1 109-2 110-1	医療保険制度について 医療保険の制度 医療保険制度の知識	医療保険制度
043-1 221-1	年金保険制度について 年金保険制度に関すること	年金保険制度
018-1		介護保険制度

分析の例B

059-1 109-2 110-1 043-1 221-1 113-3	医療保険制度について 医療保険の制度 医療保険制度の知識 年金保険制度について 年金保険制度に関すること 介護保険制度	社会保険制度

ておかなければならない。

研究のための問いに対応していない記録単位を発見した場合，次の文章を使用し，その都度，処理する。この文章とは，「この回答者は質問に対して，「研究のための問い」に対する回答ではなく，［　］を記述した」である。その記録単位が何を表しているのか，すなわち文中の［　］に入る内容を検討し，除外記録単位専用シートに移動したその記録単位の横に記入しておく。

研究者の中には，分析を少しでも早く終了させようと，除外記録単位専用シートへの移動のみで，除外理由を分析終了後に検討しようとする場合がある。しかし，これはかえって，時間を要し，急がば回れ，「1つ1つていねいに…」が最高の精度の分析を最大効率で行うことにつながる。

- 記録単位は「研究のための問い」に対応しているが，表現が抽象的すぎたり，意味が不明瞭な場合

このような記録単位は，上述の記録単位と同様に，分析から除外する必要があり，除外記録単位専用シートに移動させる。そして，除外理由を例えば「抽象的な記述」や「意味不明な記述」というように記録単位の横に記入しておく。

表7-12に，分析対象から除外する記録単位の具体例を示す。

e．基礎分析結果一覧表の作成

すべての記録単位の基礎分析を終了した後，次の2種類の一覧表Aと一覧表Bを作成する。

- 一覧表A

一覧表A(表7-13)は，どの記録単位がどこに集約されたのかを示した表である。研究者は，この表を，各記録単位と集約された記録単位の関連を判別するために使用する。以後，基礎分析により集約されたひとまとまりの記録単位を分析対象となる記録単位，本分析の結果であるカテゴリと区別するために同一記録単位群と呼ぶ。

表 7-12　分析対象から除外する記録単位の具体例〈保健師の学習ニードの解明を目的とした研究〉

ア．研究のための問いに対応していない記録単位１つ１つについて「この回答者は質問に対して，学びたい学習内容ではなく，[　　]を記述した」の[　　]に入る内容を検討した。[　　]内に入る答えには，次のようなものがあった。

記録単位(記述)	→学習内容ではなく，[　　]を記述した
069-1　判断力	→学習内容ではなく，[学習成果]を記述した
105-4　今後も積極的に学ぶ姿勢でいたい	→学習内容ではなく，[心がけていること]を記述した
194-3　自分を充実させるための趣味余暇活動	→学習内容ではなく，[自己の充実のために行いたい活動]を記述した

イ．「047-3 技術」は学びたい内容ではあるが，いろいろな技術としてとらえられるため，「**抽象的な記述**」とした。

ウ．「271-1 いろいろありすぎて，具体的には難しい」は，回答できないという記述内容であるため，「**回答不可**」とした。

エ．「224-1 緊急対応を適切に」は，どのような緊急事態への対応なのかが不明であり，何を学びたいのか記述の意味が不明であるため，「**意味不明**」とした。

表 7-13　一覧表Ａの例〈保健師の学習ニードの解明を目的とした研究〉

059-1 109-2 110-1	医療保険制度について 医療保険の制度 医療保険制度の知識	医療保険制度(3)
043-1 221-1	年金保険制度について 年金保険制度に関すること	年金保険制度(2)
018-1		介護保険制度(1)

表 7-14　一覧表Ｂの例〈保健師の学習ニードの解明を目的とした研究〉

通し番号．同一記録単位群(記録単位数)
1. 医療保険制度(3)
2. 年金保険制度(2)
3. 介護保険制度(1)

● 一覧表Ｂ

一覧表Ｂ(**表 7-14**)は，一覧表Ａの左列を削除して右列のみを残した表である。研究者は，この表を１つ１つ切り離し，本分析に使用する。また，研究者は，一覧表Ｂに同一記録単位群を構成した記録単位数，同一記録単位群の通し番号を記入する必要がある。同一記録単位群を構成する記録単位数は，最終的に得られた同一記録単位群がいくつの記録単位から構成されたのかを算出する際に必要となる。また，同一記録単位群の通し番号は，分析中にデータに戻る必要性が生じたとき，その機能を発揮する。

4　第４段階：本分析

基礎分析を終了したら，コンピュータから離れ，本分析の準備を開始しよう。

本分析の準備

a．コンピュータから模造紙へ

基礎分析を終了して，大量のデータは同一記録単位群となり，かなり縮小，単純化された。また，分析から除外する記録単位もその数，理由が明白となっている。本分析は，同一記録単位群の意味内容の類似性によって分析を進めていくために，常に分析過程全体を視野に入れておく必要がある。また，複数の同一記録単位群が意味内容の類似性によりさらに集約され，それらを表す的確な用語へと置き換えられ，カテゴリは形成される。そのとき，意味内容が異なると見えていた同一記録単位群が，本分析結果としてのカテゴリネームとして採用された表現から見たとき意味内容が一致していたと判断されることも少なからず生じる。コンピュータから離れることを推奨する理由はここにあり，画面上の限定された情報下で，分析過程全体を視野に入れ，行きつ戻りつしながら意味内容の類似性のある同一記録単位群を探すことは至難の業であろう。

b．必要物品の準備

必要物品(表 7-15)は，基礎分析結果としての一覧表 A と B，模造紙，カッターもしくははさみ，糊，付箋，テープである。このうち，糊，付箋，テープは貼付と剝離が可能なものを準備する。本分析は一覧表 B を同一記録単位群ごとに切断し，それを模造紙の上で動かしながらカテゴリを形成していくが，その際，一覧表 A はその同一記録単位群を形成した記録単位を確認したくなったとき必要になる。模造紙は，同一記録単位群を貼り付けていく台紙として，カッターもしくははさみは，一覧表 B から同一記録単位群を切り取っていくために，糊は，切断した同一記録単位群を模造紙に貼り付けるために使用する。また，付箋はひとまとまりとなった同一記録単位群のカテゴリネームを記述するために使用する。さらに，テープは，カテゴリとしてひとまとまりとなった同一記録単位群がはがれて紛失しないよう固定するために必要である。特に，1 日の分析が終了し，模造紙を明日の分析まで保管するために移動を要するような場合，テープを用い同一記録単位群を模造紙に確実に固定する必要がある。

c．本分析における「研究のための問い」と「問いに対する回答文」

先述したように，基礎分析，本分析は，共に同じ「研究のための問い」「問いに対する回

表 7-15　本分析に向けての必要物品

必要物品	
①一覧表 A と B(基礎分析の結果)	
②模造紙	
③カッターもしくははさみ	
④糊	※貼付と剝離が可能なもの
⑤付箋	※貼付と剝離が可能なもの
⑥テープ	※貼付と剝離が可能なもの

答文」を用いる。本分析に先立ち，基礎分析と同様に，研究者は「研究のための問い」と「問いに対する回答文」を常に見える場所に掲示し，確認しながら分析することが重要である。

本分析

本分析は，同一記録単位群個々を「**研究のための問い**」に照らしながらていねいにみることから始まる。そして，意味内容の類似した同一記録単位群を一覧表Ｂから切り取り，1ヶ所に貼り付けていく。複数の同一記録単位群の意味内容が類似していると判断でき，1ヶ所に貼り付けられたら，それらを類似性に着目し，その類似性を的確に表す表現を探し，その表現をカテゴリネームとして置き換える。置き換えたカテゴリネームは付箋に記述し，記録単位群の横に貼りつける。このとき，「問いに対する回答文」と照合し，記述した内容が「研究のための問い」に対する回答になっているかどうかを吟味することが重要である。

基礎分析により同一表現や表現は異なるが意味内容が完全に一致している記録単位は，すべて同一記録単位群となっている。そのため，本分析の段階は，同一表現の記録単位や完全に同一の意味を持つ記録単位が複数一覧表Ｂに存在することはない。本分析は，最初から最後まで意味内容の類似した記録単位群を探し，それらを的確に表す表現へと置き換え，それを反復する。この反復も常に一定の難易度で進行するわけではない。次に示すようなその類似性を単純に見抜けるものと，単純には見抜けない場合がある。しかし，いずれの場合も，対象者の知覚を推論を交えることなく的確に表す表現へと置き換えることには変わりはない。

a．類似性を単純に見抜くことができる場合

例えば，基礎分析の例として用いた保健師の学習ニードに関する研究は，わが国の保健師の学習ニードを網羅するカテゴリを導出し，それをもとに学習ニードアセスメントツールを開発することを最終目的としている。また，開発を目指す学習ニードアセスメントツールは，日本のあらゆる組織に在職し，看護活動に従事する保健師に適用可能な測定用具となることを目指す。看護継続教育機関や保健師が所属する組織は，この学習ニードアセスメントツールの測定結果を活用し，保健師の学習ニードを充足した教育プログラムを立案できる。

このような展望の基に基礎分析の結果を意味内容の類似性に基づき分析を継続する。どのように同一記録単位群が集約されていくのかを具体的に説明しよう。一覧表Ｂをていねいに見ていくと，虐待・家庭内暴力への対応方法(6)，虐待に関する知識(2)，虐待(8)という記録単位群がある。これらは，いずれも家庭の中で発生している事件であり，家庭内の弱者が被害を被り，今や深刻な社会的問題となっている。保健師を含むこれらの問題に関わる職種が十分に対応できないとき，被害者は生命を失う可能性も高い。しかし，家庭内で発生している事件であり，被害者は家庭内の弱者であるため，問題が問題として浮上しにくいという側面もある。保健師は，このような複雑な問題の発生を予防すると共に，発見，対応の責務を持ち，この責務を果たすためには虐待や家庭内暴力のメカニズムや徴候に関する知識，また，具体的な対応方法を理解している必要がある。

そこでこれら３記録単位群を１カテゴリとして集約し，このカテゴリに「虐待・家庭内

表7-16　3つの同一記録単位群が形成したカテゴリ

同一記録単位群(記録単位数)	カテゴリ(記録単位数)
80. 虐待・家庭内暴力への対応方法(6)	虐待・家庭内暴力への対応方法(16)
78. 虐待に関する知識(2)	
79. 虐待(8)	

表7-17　同一記録単位群が形成したカテゴリ

同一記録単位群　(記録単位数)	カテゴリ(記録単位数)
176. 保健活動に必要な幅広い知識・技術(7)	担当外の分野をも含む地域保健に関する幅広い知識(15)
34. 地域保健に関する幅広い知識(4)	
37. 担当分野以外の知識(4)	

暴力への対応方法」と命名した(表7-16)。この「研究のための問い」は，「保健師は何を学びたいと要望しているのか」，「問いに対する回答文」は「保健師は(　　　)を学びたいと要望している」であった。そこで，括弧の中に「虐待・家庭内暴力への対応方法」という用語を入れ確認してみた結果，学習ニードとして妥当な表現になっていることを確認した。この際，回答文を声に出して読んでみる確認は重要である。声に出して読んでみると妥当な表現となっているのかいないのか判断しやすい。

b．類似性を単純に見抜きにくい場合

上記と同様に一覧表Bをていねいに見ていくと次のような同一記録単位群複数が存在した。この同一記録単位群とは，176. 保健活動に必要な幅広い知識・技術(7)，34. 地域保健に関する幅広い知識(4)，37. 担当分野以外の知識(4)である。これらは保健師がそれぞれ保健活動や地域保健という内容の学習を要望しており，異なる種類の内容の学習を要望しているように見える。しかし，この同一記録単位群には類似性がある。それは，176と34は幅広い知識と技術，37も「担当分野以外」という表現が担当領域や内容にとどまることなく，知識の幅を広げる，すなわち幅広い知識を希求しているという類似性である。また，保健活動は地域保健に吸収できる表現である。

保健師は多くの場合，多様な部署を移動しながら経験を累積していく。そのため，現在，担当している領域の学習に加え，将来，移動の可能性のある領域に関連する内容にも目を向け学習する必要がある。このような観点からすると176と34，そして37は，表現に違いはあるものの，意味内容が類似している。そこでこれら3記録単位群を1カテゴリとして集約し，このカテゴリに「担当外の分野をも含む地域保健に関する幅広い知識」と命名した。

この「研究のための問い」は，「保健師は何を学びたいと要望しているのか」，「問いに対する回答文」は「保健師は(　　　)を学びたいと要望している」であった。そこで，括弧の中に「担当外の分野をも含む地域保健に関する幅広い知識」という用語を入れ確認してみた結果，学習ニードとして妥当な表現になっていることを確認した(表7-17)。

この類似性を見抜けず，学習内容としてこれらの同一記録単位群から保健活動という内容のみに着目した場合，保健活動を表す同一記録単位群は他にも存在し，ここに集約されてしまった場合，このカテゴリは形成されない。それでも研究結果としてのカテゴリシステムは導出されるが対象者の知覚を的確に表しているとはいえない。表現に違いがあっても一語一語をていねいに見てその類似性を見抜き，その類似性を表す適切な表現へと置き換えていく必要がある。対象者の知覚を正確に掘り起こすことが要求されている。

この作業を反復した結果，232の同一記録単位群は，その意味内容の類似性により31のカテゴリに集約できた。これは，31種類により日本の保健師の学習ニードが網羅できていることを示す。

この方法を用いた多くの研究は，前述した全作業，カテゴリ形成に至る全プロセスを少なくとも3回は反復して行っている。

本分析結果一覧表の作成

すべての同一記録単位群の分析を終了した後，次の2種類の一覧表CとDを作成する。

a．一覧表C(表7-18)

一覧表Cは，記録単位，同一記録単位群，カテゴリの関連を表す。対象者のどのような記述からそのカテゴリが形成されたのかは，分析終了後，論文として整理したり，学会発表に際しても常に念頭に置く必要があり，この表は重要である。

また，内容分析の結果は，対象者の特性との関連を明らかにするといった場合にも利用できる。具体的に説明しよう。例えば，保健師の学習ニードを解明した研究者が，その分析の過程で次のような疑問を抱いたとする。それは，「職業経験が短い保健師と長い保健師は，その学習ニードに相違があるのではないか」という疑問である。このような疑問に対しても，記録単位，同一記録単位群，カテゴリの関連が明瞭に整理されていれば，そのカテゴリを形成した記録単位をデータとして提供した対象者がどのような職業経験を持つのかを明らかにできる。

先に例示したカテゴリ「担当外の分野をも含む地域保健に関する幅広い知識」は15記録単位，すなわち延べ15人の保健師が提供したデータである。第2段階：自由回答式質問への回答のデータ化の項に述べたように，対象者から得た記述をデータとするために次の3つの手続きを経た。

①全回答にデータ番号をつけ，データ番号と回答としての全記述内容(素データ)を入力し，素データ一覧表を作成する。
②素データの文脈単位から記録単位に分割し各記録単位に番号をつける。
③記録単位を整理しながら，記録単位一覧表を作成する。

このような手続きを経ているため，すべての記録単位にはデータ番号がふられている。そこに戻ることにより，保健師15人の背景は掌握でき，各々の職業経験年数も明瞭となる。保健師15人の職業経験年数が1名を除く14名が10年以上職業を継続している保健師であった場合，これは，職業経験年数の長い保健師の学習ニードであることを示す。

b．一覧表D(表7-19)

一覧表Dは，カテゴリ，記録単位数(比率)を表し，研究結果として提示できる表である。

表7-18　一覧表C

記録単位		同一記録単位群	カテゴリ	
036-1	2から3年に1回担当が変わるので，最低担当する分野に対応できる専門的な知識	36. 担当分野に関する専門的な知識(7)	1-1. 担当分野・担当業務に必要な専門的な知識・技術(24)	1. 母子・老人・精神・感染・難病など担当分野に関する専門的な知識・技術(148)
120-2	今，自分の担当している分野について			
121-1	自分の担当する専門的知識			
102-1	専門的な知識(病気について，予防や対処法など)			
011-5	専門的な知識			
189-1	専門知識を深める			
122-5	現在担当している母子保健について保健分野はもちろん福祉なども学んでみたい			
240-1	担当業務に関する知識	35. 担当業務に関する知識(14)		
036-2	業務上の専門的知識：それぞれの対象者に応じた指導ができるように			
120-3	業務が転勤により変わる。自分の業務を深めたい			
121-2	各業務に関する専門的なこと			
102-2	業務に関すること			
011-6	業務に関すること			
189-2	今，担当している係りの勉強			
122-6	日常業務に反映できる分野について			
251-1	自分の担当している事業に関すること。健康診査について			
036-3	自分の担当している事業に関すること。がん検診について			
120-4	自分の担当している事業に関すること。生活習慣病について			
121-3	自分の担当している事業に関すること。禁煙教室について			
102-3	自分の担当している事業に関すること。運動指導について			
011-7	苦情処理			
189-3	業務上の専門的知識(社会資源)：それぞれの対象者に応じた指導ができるように	126. 担当業務の遂行に必要な社会資源に関する知識(2)		
122-7	活用できる社会資源が何々あるかの知識			
240-3	業務上の専門的知識(疾患)：それぞれの対象者に応じた指導ができるように	203. 担当業務遂行に必要な医学的知識(1)		
036-4	地域での精神保健援助について	40. 精神保健活動に必要な知識・技術(11)	1-2. 精神保健活動に必要な知識・技術(29)	
120-5	地域での精神保健援助についての知識			
121-4	町の保健師としてはじめから仕事をしめているため，精神保健の分野の知識や対応の力が弱いので基礎から研修を受けたい			

表7-19　一覧表D

カテゴリ名	記録単位数
1. 母子・老人・精神・感染・難病など担当分野に関する専門的な知識・技術	148(20.5%)
2. 効果的に住民の相談に応じるためのカウンセリング・面接の技術	108(14.9%)
3. 心理学・統計学・医学・薬理学・栄養学など保健活動の基盤となる他学問領域の知識	53(7.3%)
4. 保健活動に必要なコミュニケーションの知識・技術・態度	51(7.1%)
5. 担当地域の現状に応じた政策立案と事業展開に必要な知識・技術	35(4.8%)
6. 保健活動に必要な法律・制度の知識	30(4.1%)
7. 効果的な健康教育・相談に必要な知識・技術	30(4.1%)
8. 在宅療養者への看護実践・療養生活支援に必要な知識・技術・態度	30(4.1%)
9. 保健・医療・看護の現状	29(4.0%)
10. 地域住民と連携し保健活動を展開するために必要な知識・技術	22(3.0%)
11. 保健・医療・看護・法律・制度に関する最新の知識	21(2.9%)
12. 看護専門職者としての人間的成長に必要な知識・要素	17(2.4%)
13. 看護過程展開に必要な知識・技術・態度	16(2.2%)
14. 虐待・家庭内暴力への対応方法	16(2.2%)
15. 対象の人権に配慮し家族・組織内外の関連職種との関係を調整するための知識・技術	16(2.2%)
16. 担当外の分野をも含む地域保健に関する幅広い知識	15(2.1%)
17. 地区診断に必要な知識・技術	13(1.8%)
18. 家族援助の理論・知識・技術	12(1.7%)
19. 行政機関における看護の専門性	11(1.5%)
20. 対象への心理的支援に必要な精神看護の知識・技術	7(1.0%)
21. 地域看護管理に必要な知識・技術	7(1.0%)
22. ヘルスプロモーション推進に必要な知識・技術	6(0.8%)
23. 保健福祉行政に携わるために必要な知識	5(0.7%)
24. 情報システム構築のためのコンピュータ活用に必要な知識・技術	5(0.7%)
25. 記録の書き方	4(0.6%)
26. 業務効率化・地域看護の質維持・向上のために必要な知識・技術・態度	4(0.6%)
27. 保健活動上の問題解決に必要な研究の知識・技術	3(0.4%)
28. 自己評価・自己管理に必要な知識・技術・態度	3(0.4%)
29. 看護に必要な宗教に関する知識	3(0.4%)
30. 地域看護学の理論・知識	2(0.3%)
31. 災害看護	1(0.1%)
記録単位総数	723(100%)

5 第5段階：カテゴリの信頼性の確認

結果の整理を終了し，一覧表を完成したら，第5段階としてカテゴリの信頼性を確認する。内容分析の結果は，分析者が異なったり，同一の分析者であっても時間が異なっても，同じ記述を分析した場合，同一のカテゴリが形成，すなわち，カテゴリへの判断が一致しなければならない。カテゴリへの判断の一致の程度を計算する方法として，Scott, W. A. の計算式(表7-20)[11]が有用である。この式は，カテゴリの一致率算出にあたり，偶然から生じる一致を加味し，その頻度を補正した一致率を得ることができる。

Scott, W. A. の計算式を用いて一致率を算出するためには，次に示す2種類の表を準備する必要がある。第1は，カテゴリ一覧表である(表7-21)。第2は，分析フォームである(表7-22)。この分析フォームは，一致率の算出に用いる記録単位の欄とカテゴリ番号の記入欄から構成される。この表に提示する記録単位は，全記録単位の中から無作為に抽出されたものである。多くの場合，全記録単位の中から10%から20%を抽出する。しかし，これはあくまでも目安であり，一致率を確認するために用いる記録単位数は，データ数やデータの性質によって変化する。

この2種類の表を提示し，分析フォームの空欄にその記録単位を表すと判断したカテゴリを選択し，その番号を記入するよう依頼する。

カテゴリの信頼性確認への協力をどのような人に依頼するかは，その研究によって異なる。多くの場合，その内容に日々関わっていたり，関心を持ち，しかも快く協力を承諾してくれる方に依頼する。

保健師の学習ニードを解明した研究の場合，77記録単位を一致率算出のために用いた。これは，全記録単位のうち，約11%に該当する。また，看護教育学を専門とし，看護職者の学習ニードに関心を持つ2名の研究者に一致率算出のための協力を依頼した。その結果，カテゴリの分類の一致率は84.3%，82.9%(表7-23)といずれも70%を超えており，信頼性が確保できていると判断した。

表7-24(225頁)は以上の経過を経て，作成できた学会抄録である。

表 7-20　Scott, W. A. の計算式

Scott, W. A. の計算式

$$\pi = \frac{Po - Pe}{1 - Pe}$$

上記の式のうち，「π」は Scott, W. A. の一致率であり，獲得された一致率と偶然による一致率の間の現実の差(Po－Pe)を，獲得された一致率と偶然による一致率の間の最大の差(1－Pe)で割った値である。「Po」は観察された一致率，すなわち，独立に同じデータをカテゴリ化しているとき，2人の分析者が一致する判断の割合を示す。

また，「Pe」は，偶然による一致率であり，次の式により算出される。

$$Pe = \sum_{i=1}^{k} Pi^2$$

偶然による一致率 Pe を算出するための上記の式のうち，「k」はカテゴリ数，「Pi」は i のカテゴリに分類したサンプル数の全サンプル数中の割合，π (Scott, W. A. の一致率)は，獲得された一致率と偶然による一致率の間の現実の差(Po－Pe)を，獲得された一致率と偶然による一致率の間の最大の差(1－Pe)で割った値である。

表 7-21　カテゴリ一覧表

カテゴリ名
1. 母子・老人・精神・感染・難病など担当分野に関する専門的な知識・技術
2. 効果的に住民の相談に応じるためのカウンセリング・面接の技術
3. 心理学・統計学・医学・薬理学・栄養学など保健活動の基盤となる他学問領域の知識
4. 保健活動に必要なコミュニケーションの知識・技術・態度
5. 担当地域の現状に応じた政策立案と事業展開に必要な知識・技術
6. 保健活動に必要な法律・制度の知識
7. 効果的な健康教育・相談に必要な知識・技術
8. 在宅療養者への看護実践・療養生活支援に必要な知識・技術・態度
9. 保健・医療・看護の現状
10. 地域住民と連携し保健活動を展開するために必要な知識・技術
11. 保健・医療・看護・法律・制度に関する最新の知識
12. 看護専門職者としての人間的成長に必要な知識・要素
13. 看護過程展開に必要な知識・技術・態度
14. 虐待・家庭内暴力への対応方法
15. 対象の人権に配慮し家族・組織内外の関連職種との関係を調整するための知識・技術
16. 担当外の分野をも含む地域保健に関する幅広い知識
17. 地区診断に必要な知識・技術
18. 家族援助の理論・知識・技術
19. 行政機関における看護の専門性
20. 対象への心理的支援に必要な精神看護の知識・技術
21. 地域看護管理に必要な知識・技術
22. ヘルスプロモーション推進に必要な知識・技術
23. 保健福祉行政に携わるために必要な知識
24. 情報システム構築のためのコンピュータ活用に必要な知識・技術
25. 記録の書き方
26. 業務効率化・地域看護の質維持・向上のために必要な知識・技術・態度
27. 保健活動上の問題解決に必要な研究の知識・技術
28. 自己評価・自己管理に必要な知識・技術・態度
29. 看護に必要な宗教に関する知識
30. 地域看護学の理論・知識
31. 災害看護

表 7-22　分析フォーム

整理番号	カテゴリ番号	記録単位
1		感染関係の知識
2		ターミナルケアのこと
3		業務上の専門的な知識―それぞれの対象者に応じた指導ができるように
4		虐待の対応
5		
6		
7		
8		

表 7-23　Scott, W. A. の計算式を用いた一致率算出の具体例

保健師の学習ニードを解明した研究を例に Scott, W. A. の計算式を用いた一致率の算出方法を具体的に示す。

・Scott, W. A. の計算式のうち，「k」はカテゴリ数である。
保健師の学習ニードを解明した研究の場合，カテゴリ数は 31 であり，k＝31 である。

・Scott, W. A. の計算式のうち，「Pi」は i のカテゴリに分類した全記録単位数中の割合である。
保健師の学習ニードを解明した研究の場合，カテゴリ 1 は全記録単位 723 中の 148 記録単位であり，20.5% である。同様に，カテゴリ 2 は 14.9%，カテゴリ 3 は 7.3%，…（中略）…カテゴリ 31 は 0.1% である（表 7-19 参照）。

・Scott, W. A. の計算式のうち，「Pe」は偶然による一致率であり，次の式により算出される。

$Pe=\sum_{i=1}^{k} Pi^2=$ k 個のカテゴリ各々の「Pi」の 2 乗の総和。

保健師の学習ニードを解明した研究の場合，

$Pe=\sum_{i=1}^{k} Pi^2=$ 31 個のカテゴリ各々の「全カテゴリに占める割合」の 2 乗の和。

$Pe=(0.205)^2+(0.149)^2+(0.073)^2\cdots$（中略）$\cdots+(0.001)^2=0.0892$

・Scott, W. A. の計算式のうち，Po は獲得された一致率である。
保健師の学習ニードを解明した研究は，77 記録単位を一致率算出のために用い，研究者 A と研究者 B の 2 名に一致率算出のための協力を依頼した。
その結果，研究者 A が記入したカテゴリ番号と内容分析の結果のカテゴリ番号が一致したのは，77 記録単位中 66 記録単位であった。研究者 B は，65 記録単位であった。
研究者 A の $Po=66\div77=0.8571$
研究者 B の $Po=65\div77=0.8442$

・Scott の計算式は，$\pi=\frac{Po-Pe}{1-Pe}$ である

したがって，
研究者 A の一致率は

$$\pi=\frac{Po-Pe}{1-Pe}=\frac{0.8571-0.0892}{1-0.0892}=0.843=84.3\%$$

研究者 B の一致率は

$$\pi=\frac{Po-Pe}{1-Pe}=\frac{0.8442-0.0892}{1-0.0892}=0.829=82.9\%$$

表 7-24　「保健師の学習ニードに関する研究」の学会抄録[17)]

キーワード：保健師，学習ニード，看護継続教育

○三浦弘恵，舟島なをみ(千葉大学)

【研究目的】保健師の学習ニードを解明し，学習ニードに基づく看護継続教育のあり方を検討する。【研究方法】層化無作為抽出法により抽出した全国の保健所・市町村250施設のうち，研究協力に承諾した66施設に所属する保健師474名を対象に郵送法による質問紙調査を行った。調査期間は平成16年1月14日から2月26日であった。測定用具には先行研究[1)]が開発し，既に内容妥協当性が確保されている①学習ニードに関する質問紙の修正版と自作の②特性調査紙を用いた。①は学習ニードの有無を問う選択回答式質問とその内容を問う自由回答式質問から構成されている。②は専門家会議・パイロットスタディにより内容的妥当性を確保した。分析にはベレルソンの内容分析の手法を用いた。また，看護教育学研究者2名によるカテゴリ分類への一致率をスコットの式に基づき算出し，分析結果の信頼性を検討した。【論理的配慮】無記名，個別投函による質問紙の回収を通し，対象者の匿名性と任意の参加を保証した。【結果】配布した474部のうち，回収された質問紙は278(回収率58.6%)，有効回答は232であった。1)対象者の特性：年齢は平均37.5歳(SD9.7)，臨床経験は平均13.8年(SD9.6)であった。職位は，課長相当職3名(1.3%)，補佐相当職15名(6.5%)，係長相当職32名(13.8%)，スタッフ相当職168名(72.4%)，その他・不明14名(6.0%)であった。2)保健師の学習ニード(表)：分析対象となった232名の記述は821記録単位に分割できた。このうち，抽象度が高く意味不明の記述など98記録単位を除く，723記録単位を分析した。その結果，保健師の学習ニードを表す31カテゴリが形成された。カテゴリ分類への一致率は84.3%，82.9%であり，31カテゴリが信頼性を確保していることを示した。【考察】本研究の結果である31カテゴリ，すなわち，保健師の学習ニード31種類は，行政サービスとしての看護の実践と担当地域の住民の健康問題に責任を持つ保健師独自の活動に特徴づけられていた。これらは，学習ニード31種類が保健師の多くに共通する専門性の高い内容であり，その充足支援にはスタッフ数の少ない施設内の教育よりも看護継続教育機関の教育が効果的・効率的である可能性を示唆する。今後の課題は，本研究の成果である学習ニード31種類を用い，信頼性・妥当性を備えた保健師の学習ニードアセスメントツールを開発することである。

〈引用文献〉

1)三浦弘恵，舟島なをみ他：看護職者の学習ニードに関する研究．看護教育学研究，11(1)；40-53，2002.

表　保健師の学習ニード31カテゴリ　n＝723

カテゴリ名	記録単位数
1. 母子・老人・精神・感染・難病など担当分野に関する専門的な知識・技術	148(20.5%)
2. 効果的に住民の相談に応じるためのカウンセリング・面接の技術	108(14.9%)
3. 心理学・統計学・医学・薬理学・栄養学など保健活動の基盤となる他学問領域の知識	53(7.3%)
4. 保健活動に必要なコミュニケーションの知識・技術・態度	51(7.1%)
5. 担当地域の現状に応じた政策立案と事業展開に必要な知識・技術	35(4.8%)
6. 保健活動に必要な法律・制度の知識	30(4.1%)
7. 効果的な健康教育・相談に必要な知識・技術	30(4.1%)
8. 在宅療養者への看護実践・療養生活支援に必要な知識・技術・態度	30(4.1%)
9. 保健・医療・看護の現状	29(4.0%)
10. 地域住民と連携し保健活動を展開するために必要な知識・技術	22(3.0%)
11. 保健・医療・看護・法律・制度に関する最新の知識	21(2.9%)
12. 看護専門職者としての人間的成長に必要な知識・要素	17(2.4%)
13. 看護過程展開に必要な知識・技術・態度	16(2.2%)
14. 虐待・家庭内暴力への対応方法	16(2.2%)
15. 対象の人権に配慮し家族・組織内外の関連職種との関係を調整するための知識・技術	16(2.2%)
16. 担当外の分野をも含む地域保健に関する幅広い知識	15(2.1%)
17. 地区診断に必要な知識・技術	13(1.8%)
18. 家族援助の理論・知識・技術	12(1.7%)
19. 行政機関における看護の専門性	11(1.5%)
20. 対象への心理的支援に必要な精神看護の知識・技術	7(1.0%)
21. 地域看護管理に必要な知識・技術	7(1.0%)
22. ヘルスプロモーション推進に必要な知識・技術	6(0.8%)
23. 保健福祉行政に携わるために必要な知識・技術	5(0.7%)
24. 情報システム構築のためのコンピュータ活用に必要な知識・技術	5(0.7%)
25. 記録の書き方	4(0.6%)
26. 業務効率化・地域看護の質維持・向上のために必要な知識・技術・態度	4(0.6%)
27. 保健活動上の問題解決に必要な研究の知識・技術	3(0.4%)
28. 自己評価・自己管理に必要な知識・技術・態度	3(0.4%)
29. 看護に必要な宗教に関する知識	3(0.4%)
30. 地域看護学の理論・知識	2(0.3%)
31. 災害看護	1(0.1%)

※抄録の誤りを一部修正した。

Ⅳ Berelson, B. の方法論を参考にした看護教育学における内容分析の実際

1 看護基礎教育課程に在籍する学生の就職先選択に関する研究[20)]

すでに，多くの研究者がBerelson, B. の方法論を参考にした看護教育学における内容分析を研究方法論として採用し，看護学教育に関わる多様な現象を解明している。それらの中には，これまで例示してきた保健師の学習ニードをはじめとして助産師や訪問看護師の学習ニードやロールモデル行動，看護学教員の倫理的行動，助産師や新人看護師を指導するプリセプターが直面する問題などがある。これらはいずれも自由回答式質問を主たる質問項目とする質問紙法によりデータを収集している。また，その多くは，郵送法を用い，質問紙の配布と回収を行っている。しかし，なかには，複雑な現象の解明を目的とした研究の場合，対象者を訪問し，口頭により研究の趣旨や質問紙の内容を説明し，300以上のデータを収集した研究もあった。授業過程を評価する学生の視点に関する研究[16)]，看護学教員の倫理的行動に関する研究[21)]がそれに該当する。

本項は，その中から，看護学生がどのような根拠で就職先を選択するのかを明らかにした研究を選択し，この研究が実際にどのように行われたのかを紹介する。この研究は，Berelson, B. の方法論を参考にした看護教育学における内容分析を方法論として採用し，質問紙法によりデータを収集した。また，質問紙の配布と回収を郵送法により行った。

この研究を選択した最大の理由は，他の研究と同等に緻密な過程を経て，精度の高い成果を産出していることにある。また，その過程は，研究者にとってさまざまな困難への直面の連続であったが，研究者は見事にそれを乗り越えた。研究成果のすばらしさに加え，研究者のこのような経験もまた，今後，看護教育学における内容分析を研究方法論とした研究を行おうとする研究者にとって重大な示唆を提供するであろうと予測するためである。

● 研究の背景

看護基礎教育課程を卒業し新たに看護師免許を取得した者の圧倒的多数は，最初の就職先として病院を選択する。しかし，新人看護師にとって就業の継続は必ずしも容易ではない。

新人看護師の退職理由に着目すると，調査結果は，新人看護師の30％以上が，就職前，考えていた仕事と実際の仕事のギャップに悩み，それが退職に結びついている[22)]ことを明らかにした。また，病院の看護管理者や看護基礎教育課程の責任者は，このような職場不適応による退職が増加傾向にある[23)]ことを指摘している。これらは，新人看護師の就業継続に向け，学生時代の適切な就職先選択が重要であること，しかし，看護基礎教育課程に在籍する学生が必ずしも適切に就職先を選択できていないことを示す。また，自己の状況の客観的な理解の困難さ，病院の現実に関する理解不足等に関連し，学生が独力により適切に就職先を選択するには限界がある[24)]という指摘も存在する。

これらは，学生時代の適切な就職先選択に向け，看護学教員が効果的なキャリアガイダンスを提供する必要性を示唆する。キャリアガイダンスとは，学生個々が自己の人生設計をもとに，また，看護職者としての発達を見通し，進路を選択・決定すると共に，将来の職業活動を通して自己実現をはかることを意図し，看護学教員が総合的，体系的，継続的に行う教育的支援である。就職先選択への支援もこのキャリアガイダンスに包含され，看護学教員が効果的なキャリアガイダンスを行うためには，学生がどのような基準により就職先を選択しているかを把握することが不可欠である。

先行研究を検討した結果，看護基礎教育課程に在籍する学生が就職先を選択する基準の全容は解明されていなかった。また，先行研究の結果は，学生が就職先を選択する理由には就職先選択の基準が反映されており，学生の就職選択理由の解明が，就職先選択基準の探求につながることを示した。

以上のような背景を確認した研究者は，次のように考え，この研究に着手した。「効果的なキャリアガイダンスに活用できる知識の産出に向け，まずはじめに学生が就職先を選択する基準の全容を探究する必要がある。また，各看護基礎教育課程に在籍する学生に，適切な就職先選択への支援を提供するには，その看護基礎教育課程に在籍する学生が就職先を選択する理由の特徴を明らかにし，その特徴を反映する必要がある。さらに，今日学生が看護基礎教育課程卒業後，新人看護師として就業を継続できるための支援が急務課題となっており，就職先選択基準の全容探求を目的とする研究は，この課題に応えられる可能性が高い」。

研究の過程

a．研究の目的を設定し，用語を規定する

研究の目的，目標は，先行研究を検討した結果，研究者が関心を持つ研究の存在や質を確認した結果，決定される。また，その研究を進めていくために文献の検討を通して必要な用語を選定し，さらにそれらの用語を普遍的かつ妥当な内容として定義するためにも，文献の検討が必要となる。加えて，看護教育学における内容分析の適用，研究目的を達成するための必要なデータ収集法の選択などもすべて文献検討を経て決定する。

この研究の文献検討は，キャリアガイダンスの概念規定に向け必要な関連文献，国内外の看護基礎教育課程に在籍する学生の就職先選択に関する文献，質的帰納的研究方法論に関する文献，さらに内容分析を研究方法論として採用し，しかも質問紙法によりデータを収集した文献に及んだ(図7-3)。

これらを前提として，研究者は，看護基礎教育課程に在籍する学生が就職先を選択する理由の全容を明らかにし，考察を通して，学生の就職先選択基準を導くことを研究目的として掲げた。そして，この目的達成に向け，次に示す３つの目標を設定した。第１の目標は，同一病院に１年以上就業を継続できた看護師が，学生時代，どのような理由により就職先を選択していたかを質的帰納的に明らかにすることであった。第２の目標は，この結果に基づき，考察を通して看護基礎教育課程に在籍する学生の就職先選択基準を導くと共に，教育課程による就職先選択理由の特徴を考察することであった。第３の目標は，看護基礎教育課程に在籍する学生への効果的なキャリアガイダンスの実施に向けた示唆を得ることであった。

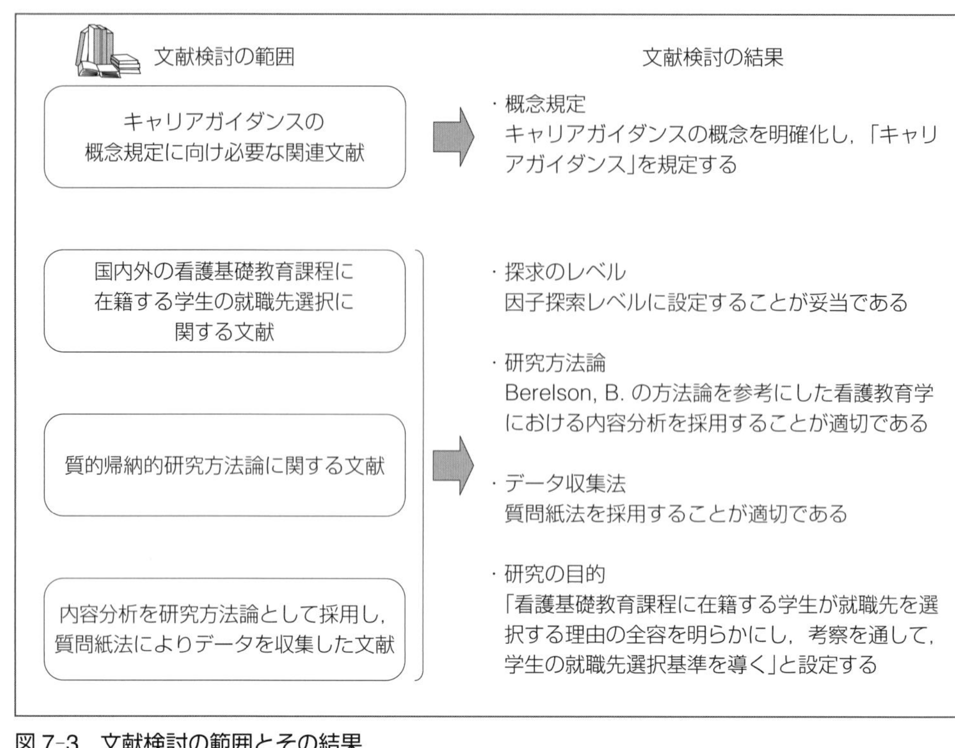

図 7-3　文献検討の範囲とその結果

また，文献を検討し，研究上，重要な用語として，「看護基礎教育課程に在籍する学生」「就職先」「キャリアガイダンス」を選出し，これらを次のように規定した。

看護基礎教育課程に在籍する学生とは，看護実践のための基礎的能力の習得に向け，高等教育ないしは専門教育の機関に在籍し，目標達成を目指して学習活動を展開する学習主体である。また，**就職先**とは，看護基礎教育課程を卒業直後，保健師助産師看護師法の規定により免許を取得した後，初めて就業する病院を指す。**キャリアガイダンス**とは，看護基礎教育課程に在籍する学生が，自己の人生設計をもとに，自ら将来の職業的発達を目指して進路を選択・決定し，自己実現をはかることができるよう，看護学教員が総合的・体系的・継続的に行う教育的支援である。

b．研究方法の詳細を決定する

●研究対象者の決定

研究者は，文献検討を通して，看護基礎教育課程卒業後，同一病院に1年以上就業を継続している看護師を研究対象者とし，質問紙法による自由回答式質問を通してデータを収集することの有効性を確認していた。また，収集するデータは，対象者が学生時代に現在の病院を就職先として選択した理由である。これらは，対象者となる看護師に，学生時代の記憶の再生を求めることを意味し，記憶の再生には，「経験してからの期間」[25]が影響し，それが長くなるほど記憶の再生は困難になる。また，自分の経験の忘却率は，1年間に5%[26]とされる。このことは，就職後4年未満の看護師を対象者にした場合，学生時代の記憶を約80%は再生でき，比較的明瞭に就職先選択の理由を回答できることを表す。

さらに，看護師の中には，看護基礎教育課程を卒業した直後に就職しない者も存在する。そのような看護師は，特別な事情を持つこともあり，そのような対象者からのデータが，結果の普遍性確保への障害となる可能性を持つ。そこで普遍性の高い研究結果を得るために，看護基礎教育課程卒業直後に就職した者を研究対象者とすることとした。

以上を前提として，次の３条件を満たす者をこの研究の対象者とした。

①看護基礎教育課程を卒業した直後に看護師免許を取得している。

②看護師免許を取得した直後に就職した病院に継続して勤務し，現在に至っており，就職後１年以上４年未満である。

③研究参加を任意に承諾している。

●質問紙の作成

研究者は，次の３要素，15の質問により構成された質問紙を作成した。

第１の要素は，対象者が，現在勤務している病院を就職先に選択した理由を問う自由回答式の質問である。第２の要素は，前述の研究対象者としての３条件を充足しているか否かを確認する質問である。第３の要素は，対象者の特性を問う質問である。普遍的な結果を得るためには，一定数以上のデータと共に，偏りのない多様な背景を持つ対象者からデータを収集する必要がある。第３の要素は，それを確認するために必要であった。また，先行研究は，卒業した看護基礎教育課程，奨学金受給の有無などが就職先選択に影響を及ぼすことを明らかにしており，第３の要素の中にはこれらも質問項目として含めた。

●専門家会議とパイロットスタディによる質問紙の内容的妥当性の検討と洗練

内容的妥当性確保の可否を客観的に評価する方法は存在しない[27)]。そのため次のような主観的方法を用いる[27)]。それは，偏りのない回答を得るための質問紙作成に向け，測定対象としている内容領域を熟知した複数の専門家にチェックを受ける[28)]方法である。これを前提とし，３要素15質問項目により構成した質問紙の内容的妥当性確保と洗練を目的に，専門家会議を開催した。

質問紙の内容的妥当性は，次の３側面から検討する必要があった。第１の側面は，調査対象となる看護師からみた質問内容の妥当性である。第２の側面は，看護基礎教育課程に在籍する学生から就職相談を受ける看護学教員からみた質問内容の妥当性である。第３の側面は，質問紙調査経験を持つ看護学研究者からみた質問内容および形式の妥当性である。そこで，各側面の検討に必要な会議構成員として病院に就業する看護師２名，看護学教員３名，看護学研究者１名に会議への出席を依頼し，協力を得た。

６名の会議構成員から得た意見を元に，質問表現や順序等を修正し，質問紙を洗練した。

パイロットスタディは，本調査に向けた発送の手順とともに，必要とするデータが収集可能な質問紙であるか否かの確認，すなわち，質問紙の内容的妥当性を確保することを目的とした。対象者は，62名であった。パイロットスタディの回収率は45.1％であり，回答を反映した微修正を行い，質問紙を完成させた。

c．倫理審査を受け，倫理的配慮の方法に関する承認を得る

主に，(1)「自己決定の権利」「情報を得る権利」の保障，(2)研究協力による研究対象者への不利益の排除，(3)「プライバシーの権利」「尊厳の権利」の保障の観点から倫理的配慮を検討し，その方法を決定した。そして，それらを所定の書式に記入し，研究計画書と作成

した質問紙と共に研究者が在籍する大学の倫理審査委員会に申請し，承認を得た。

決定した配慮の概要は次のとおりである。

(1)「自己決定の権利」「情報を得る権利」の保障

この研究の対象者は，現在，病院に就業する看護師である。看護師個々がデータ提供者となるか否かを自己決定できるように，看護師個々が質問紙を個別に投函できる返信用封筒を準備し，質問紙と共に入手できるよう配慮した。また，研究協力依頼状を作成し，その中に研究の目的や意義，成果の公表方法を記載し，対象者の情報を得る権利を保障した。

(2) 研究協力による研究対象者への不利益の排除

この研究のデータ提供者となった看護師が受ける不利益は，質問紙の記載による時間の消費である。そこで質問紙作成時に入念な文献検討を行い，質問数を必要最小限にした。また，作成した質問紙の記載に要する時間を測定し，それらを研究協力依頼状に記載した。

(3)「プライバシーの権利」「尊厳の権利」の保障

調査を無記名により行うこと，質問紙を受け取っても回答し投函するか否かは，看護師個々の自由であることを研究協力依頼状に記載し，実施した。

d．データを収集する

データ収集に先立ち，病院情報(北海道・東北[29]，関東[30]，中部[31]，近畿[32]，中国・四国[33]，九州・沖縄[34])に掲載された病院 9,198 から 400 を抽出し，各病院の看護管理責任者に往復はがきを用いて研究協力を依頼した。400 病院の抽出方法には，地域を層化変数とする層化無作為抽出法を用いた。これは，設置されている病院の数や種類，看護師の充足状況等が地域により異なり，そのことが看護基礎教育課程に在籍する学生の就職先選択に関係する可能性があるためである。

その結果，92 病院が研究協力を承諾し，研究対象者数は，92 病院に所属する看護師 1,400 名であった。92 病院の看護管理責任者宛に，質問紙配布依頼状，質問紙，返信用封筒，対象者への研究協力依頼状を同封し送付した。対象となる看護師の選択と配布方法は，看護管理責任者に一任した。

対象者となる看護師個々には，研究の目的と意義，調査の必要性，倫理的配慮，研究の公表方法を明記した依頼状と共に返信用封筒を添付し，これを用いて回答を個別に投函するように依頼した。

e．データを分析する

● 第 1 段階：「研究のための問い」と「問いに対する回答文」の決定

Berelson, B. の方法論を参考にした看護教育学における内容分析の最大の特徴は，「研究のための問い」と「問いに対する回答文」の存在にある。それは，「研究のための問い」と「問いに対する回答文」の適切性が，研究成果の質に多大なる影響を及ぼすことに起因する。「研究のための問い」とは，データを分析して何を明らかにしたいのかを質問文の表現を用いて文章化したものである。また，「問いに対する回答文」とは，分析した結果をその空欄に書き込むことにより，「研究のための問い」の回答として成立する 1 文である。決定した「研究のための問い」と「問いに対する回答文」は，原則として基礎分析，本分析を通して変更することなく使用される。

この研究は，看護学生の就職先選択の理由の解明を目的としている。解明された結果は，キャリアガイダンスに活用可能な資料となる。データ収集に用いた質問紙は，3要素により構成された。そのうち，就職先選択の理由を問うために「あなたが就職先として現在の病院を選んだ理由は何ですか。看護学生時代のことを思い浮かべ，思いつく限りすべてお書き下さい」という自由回答式質問を設定した。

研究者は，この質問への回答(データ)を分析して，看護師が学生時代，何故，その病院を就職先として選択したのかを明らかにすることを目指していた。そこで，まず「研究のための問い」が「**看護師が学生時代，現在，就業する病院を就職先として選んだ理由は何か**」であることを確認，決定した。また，研究者は，分析した結果として看護学生の就職先選択の理由を明らかにすることを目指していた。そこで，「問いに対する回答文」を「**看護師は，学生時代(　　　)という理由によりその病院を就職先として選択した**」とし，括弧内に看護師の就職先選択の理由を書き込めるようにした。

●第2段階：自由回答式質問への回答のデータ化

研究協力を依頼した400病院のうち，23%にあたる92病院より承諾を得，総数1,400部の質問紙を看護管理者に送付した。その結果，684名の看護師から回答があり，回収率は48.9%であった。また，この684名のうち，232名(34.0%)が就職先を選択した理由を問う質問紙の自由記述に回答していなかったり，この研究対象者としての条件を充足していなかった。残る452名の質問紙を有効回答とし，次に示す3つの手続きを経てデータ化した。

①全回答にデータ番号をつけ，データ番号と回答としての全記述内容(素データ)を入力し，素データ一覧表を作成した。

②1内容を含む「センテンス」を1記録単位とし，2内容以上を含む「センテンス」を1内容の記録単位になるよう分割した。分析対象者が自由回答式質問に回答した「就職先を選択した理由」に関する記述全体を文脈単位とした。素データを文脈単位から記録単位に分割し，各記録単位に番号を付した。

③記録単位を整理した結果，452名の回答は，1,070記録単位に分割でき，それに基づく記録単位一覧表を作成した。

●第3段階：基礎分析

この研究の場合，452名の回答は，1,070記録単位に分割できた。このように大量の記録単位の意味内容を正確に見極めていくためには，本分析に入る前に，表現が完全に一致している記録単位，表現は少し異なるが完全に意味が一致している記録単位などを分類整理しておく必要がある。これが基礎分析であり，基礎分析とは本分析の準備として，大量のデータをできる限り単純化することを目的としている。

基礎分析は，コンピュータの検索機能を活用できるが，研究者は，それをせず，本分析同様，記録単位を模造紙の上で動かしながら分類，整理するという方法を採用した。それは，記録単位を整理する過程を通して，データが極めて複雑な内容を包含することを把握したため，記録単位を模造紙の上で動かし，全記録単位を視野に入れながら分析を進める必要があると判断した結果の反映である。研究者は，1,070記録単位を個別に丁寧かつ慎重に確認し，①同一表現の記録単位の集約，②①と表現は異なるが意味が同一の記録単位の集約，③検討を要する記録単位への＊印の付記，④「少数もしくは単一の記録単位」と「分析から除外する記録単位」の処理を行った。この際，常に研究のための問い「**看護師が学生時代，現在，就業する病院を就職先として選んだ理由は何か**」，そして，問いに対する回答文「**看護師は，学生時代（　　　）という理由によりその病院を就職先として選択した**」を見える場所に掲示し，確認しながらこの作業を進めた。

さらにこの結果に基づき基礎分析結果一覧表A（表7-25）と一覧表B（表7-26）を作成した。

● 第4段階：本分析

一覧表B（表7-26）は，一覧表A（表7-25）の左列を削除して右列のみを残した表である。研究者は，この表の同一記録単位群を1つ1つ切り離し，その意味内容の類似性に基づきカテゴリ化した。この際，基礎分析同様，常に研究のための問い「**看護師が学生時代，現在，就業する病院を就職先として選んだ理由は何か**」，そして，問いに対する回答文「**看護師は，学生時代（　　　）という理由によりその病院を就職先として選択した**」を見える場所に掲示し，確認しながらこの作業を進めたことはいうまでもない。

● 第5段階：カテゴリの信頼性の確認

研究者は，カテゴリの信頼性を確認するために，看護学研究者3名に，無作為に抽出した記録単位の28カテゴリへの分類を依頼した。そして，その一致率をScott, W. A.の計算式を用いて算出した。その結果，カテゴリへの分類の一致率は，90.3％，89.2％，80.0％であり，28カテゴリが信頼性を確保していることを確認した。

研究の結果

カテゴリは総数28であり，看護基礎教育課程に在籍する学生の就職先選択理由が28種類（表7-27）であることを示した。研究結果は，表と文章によって表現されており，カテゴリ1，2，3の文章例を次に示す。

【1. その病院の所在地と生まれ育った地域の距離が希望に合致している 167記録単位：15.6％**】**

このカテゴリは，「実家から近い」「親元を離れたかった」「実家に週末や休みには帰れる位置にある」「自宅から通勤できる距離である」などの記述から形成された。これらの記述は，同一病院に1年以上就業を継続できた看護師が，学生時代，病院の所在地と生まれ育った地域の距離が希望に合致しているという理由により就職先を選択していることを表していた。

【2. 設置主体・病床数・診療科・看護の特徴・勤務体制が希望に合致している 109記録単位：10.2％**】**

このカテゴリは，「国立病院である」「大きな病院である」「中規模の病院に勤務したかった」「200床程の病院である」「複数の診療科がある」「他病院に比べて保清面等のケアがしっかりできている」「2交替制勤務である」などの記述から形成された。これらの記述は，同一病院に1年以上就業を継続できた看護師が，学生時代，病院の設置主体・病床数・診療科・看護の特徴・勤務体制が希望に合致しているという理由により就職先を選択していることを表していた。

【3. 興味ある領域の看護を実践できる 87記録単位：8.1％**】**

このカテゴリは，「高齢者が多く入院している病院を選び，老人看護に携わりたかった」「元々精神科に興味があり，実習を経験して決定した」「地域に根ざした病院であることから，地域との連携に対する看護もできると思い決めた」「自分の興味ある診療科があった」などの記

表 7-25　一覧表 A

データ番号	記録単位	同一記録単位群(記録単位数)
1196-02 1223-01 1226-02 1280-01 1313-01 1419-01 1007-01 1022-01 1030-02 1038-01 1044-01 1424-01 1125-01 1210-01 1282-02 1063-01 1235-01	自宅から近い 自宅から近い 自宅から近い 自宅から近い 自宅から近い 自宅から近い 自宅から近い 自宅から近い 自宅から近い 自宅から近い 自宅から近いから 自宅から近いから 自宅から近いこと 自宅からも近いこと 自宅から近いため 自宅から近いため 自宅から近かったため	自宅から近い(17)
1089-02 1149-02 1240-03	一人暮らしをしてみたかった 一人暮らしをしたいと思っていたため 一人暮らしがしたかったから	一人暮らしをしたい(3)
1349-03		自宅からはなれ一人暮らしをしたい(1)
1009-01 1378-02 1381-01 1300-02 1026-05 1326-01 1400-01 1152-02	二交替制勤務 2交替制度 2交替であるから 2交替制であること 2交替制だから 勤務体制(2交替が良かった) 2交替制を導入中であった 2交替	勤務体制が2交替制である(8)
1199-01		体に軽負担と言われる二交替制勤務ができる(1)
1142-05 1153-02 1185-07 1146-05 1211-07 1326-03 1109-02	立地条件がよい 立地が良かった 立地が良い 立地環境がよい(自然，緑が多く閑静) 周囲が緑豊かで環境もよいようだった 場所が良かった 場所がよかったから	立地条件が良い(7)
1041-02 1292-03 1336-05 1042-03 1051-02	国立病院だから 国立病院 国立であること 国立であること 『国立』というブランド	国立病院である(5)
1016-02		公立病院である(1)
1386-03		市民病院である(1)
1297-01		個人病院じゃない(1)
1157-03 1173-04 1287-02 1297-03	自宅から通勤できる 自宅から通勤できたから 自宅から通勤できる距離だから 自宅から通勤可能な場所だったから	自宅から通勤可能な距離にある(13)

表7-26　一覧表B

通し番号．同一記録単位群(記録単位数)
1. 自宅から近い(17)
2. 一人暮らしをしたい(3)
3. 自宅からはなれ一人暮らしをしたい(1)
4. 勤務体制が2交替制である(8)
5. 体に軽負担と言われる二交替制勤務ができる(1)
6. 立地条件が良い(7)
7. 国立病院である(5)
8. 公立病院である(1)
9. 市民病院である(1)
10. 個人病院じゃない(1)
11. 自宅から通勤可能な距離にある(13)
12. 家から近い(29)
13. 実家から近い(32)
14. 実家に週末や休みには帰れる位置にある(1)
15. 実家と同じ県内にあり帰省も楽である(1)
16. 地元にある(28)
17. 県内にある(5)
18. 大きな病院である(12)

述から形成された。これらの記述は，同一病院に1年以上就業を継続できた看護師が，学生時代，興味ある領域の看護を実践できる病院であるという理由により就職先を選択していることを表していた。

以上のように，研究者は，看護基礎教育課程に在籍する学生が就職先を選択する理由の全容を明らかにし，考察を通して，学生の就職先選択基準を導くことを研究目的として掲げ，就職先選択理由28種類を明らかにした。

28種類のカテゴリは，多くの学生が，病院の所在地と出身地の距離に対する希望，すなわち，自宅から通勤可能な距離にある病院，もしくは，一人暮らしを希望しており自宅から通勤不可能な距離にある病院，これを就職先選択理由としていることを示した。また，28種類のうち，4種類は，実習の経験に関連しており，当然のことながら，学生にとって看護学実習中の肯定的な経験が，就職先選択の際，重要な影響をもたらすことを示した。

この4種類とは，カテゴリ「4. 実習病院であり，既知の人間関係・業務・組織が存在する」，カテゴリ「13. 実習や病院説明会時，患者・学生に対する看護師・医師の対応が良かった」，カテゴリ「21. 印象深い実習ができた」，カテゴリ「26. 実習病院であり，ロールモデルとなる看護師が存在する」である。

また，研究者は，28種類の就職先選択理由個々を考察し，学生の就職先選択基準13(表7-28)を導いた。学生は，就職先選択に際し，学生個人の基準によって就職先を選択する。しかし，就職後，早期に退職するものも少なくない。その一要因として，学生が用いた基準がある特定の側面に限局していたり，また，どのような基準により就職先を選択したらよいのかがわからない学生も少なからず存在する場合がある。

教員がこのような学生の存在を念頭に置き，就職先選択の基準13を提示することにより，学生は自身が就職先選択に際し，どのような基準があるのかを把握できる。また，他

表 7-27　看護基礎教育課程に在籍する学生の就職先選択理由 28 種類

カテゴリ名	記録単位数(%)
1. その病院の所在地と生まれ育った地域の距離が希望に合致している	167(15.6%)
2. 設置主体・病床数・診療科・看護の特徴・勤務体制が希望に合致している	109(10.2%)
3. 興味ある領域の看護を実践できる	87(8.1%)
4. 実習病院であり，既知の人間関係・業務・組織が存在する	73(6.8%)
5. 納得のいく給与・労働時間・福利厚生等の労働条件を設定している	68(6.3%)
6. 希望する知識・技術を習得できる可能性がある	63(5.8%)
7. 教育環境が充実している	61(5.7%)
8. 友人・先輩・知人・親族が就業している	54(5.0%)
9. 就職と引き替えに受給した奨学金の返還を免除される	47(4.4%)
10. その病院の所在する地域が希望に合致している	46(4.3%)
11. 出身校の関連機関であった	38(3.5%)
12. 建物が新しく，設備が整い，清潔である	35(3.3%)
13. 実習や病院説明会時，患者・学生に対する看護師・医師の対応が良かった	35(3.3%)
14. 看護師・職員等が良い雰囲気を醸し出していた	34(3.2%)
15. 出身校の教員・事務職・卒業生および友人・知人・親族により推奨を受けた	34(3.2%)
16. 患者・職員・地域住民等から良い評価を受けている	20(1.9%)
17. 就職により，公務員の身分を獲得できる	17(1.6%)
18. 就職試験の日時と難易度が希望に合致している	15(1.4%)
19. 確実に就職できるという保証がある	11(1.0%)
20. 一日看護体験や入院などの機会を通し，実践されている看護に親近感を抱いた	11(1.0%)
21. 印象深い実習ができた	10(0.9%)
22. 魅力を感じる理念や方針を掲げている	7(0.7%)
23. 未知の人間関係・業務・組織が存在する可能性がある	6(0.6%)
24. 将来，就職を希望する病院に異動できる	6(0.6%)
25. 一定水準以上の医療・看護を提供している	5(0.5%)
26. 実習病院であり，ロールモデルとなる看護師が存在する	5(0.5%)
27. 知名度が高い	5(0.5%)
28. 保健師と看護師両資格を生かせる	1(0.1%)
記録単位総数	1,070(100%)

〔大井千鶴，舟島なをみ他：看護基礎教育課程に在籍する学生の就職先選択に関する研究－病院に１年以上就業を継続できた看護師を対象として．看護教育学研究，18(1)，12，2009〕

にどのような基準があるのかも確認できる。それを通して，自身が用いようとしている基準の妥当性を確認できる。

この研究の成果は，第１部第３章に提示した看護教育学研究の分類を適用すると，看護教育学の基盤研究に該当する。これらは，成果の活用可能性のさらなる向上にむけては，基盤研究から基盤研究発展型応用研究，基盤研究発展型応用研究から統合研究へと研究を継続しなければならない。

表7-28　学生の就職先選択基準13

基準1：居住希望地域と病院所在地の適合度
基準2：医療機関の果たすべき社会的役割・機能への価値観とその病院が組織として持つ特徴の適合度
基準3：確実な身分保障と得心のいく労働条件の有無
基準4：関心領域看護の実践とそれに向けた知識・技術獲得の可・不可
基準5：看護学実習における学習経験の良否とロールモデル存在の有無
基準6：院内教育充実の程度
基準7：役割移行円滑化にむけた既知環境存在の有無
基準8：病院の社会的・文化的・物理的環境の良否
基準9：多様な立場にある人々からの評価の高低
基準10：採用の確実性
基準11：第三者からの推奨の有無
基準12：奨学金返還免除条件への諾否
基準13：予測される変化への対応可・不可

その後，研究者は，看護基礎教育課程終了時，どのようなキャリアガイダンスを受けているのかを明らかにするための基盤研究を行っている[35, 36]。上述の成果も含め，複数の成果が統合されたとき，研究成果に基づく看護基礎教育課程におけるキャリアガイダンスの指針が構築されるに違いない。

引用文献(第7章)

1) Berelson, B.: Content Analysis in Communication Research. Free Press, 1952.
2) Krippendorff, K.; 三上俊治他訳：メッセージ分析の技法「内容分析」への招待．20，勁草書房，1989.
3) Berelson, B.; 稲葉三千男他訳：内容分析．5，みすず書房，1957.
4) Holsti, O. R.: Content Analysis for the Social Sciences and Humanities. 14, Addison-Wesley, 1969.
5) 前掲書2)，21.
6) 前掲書2)，3.
7) 前掲書2)，68.
8) 前掲書2)，76.
9) 前掲書2)，94，100.
10) 前掲書2)，73-74.
11) Scott, W. A.: Reliability of Content Analysis; The Case of Nominal Scale Coding. Public Opinion Quarterly, 19, 321-325, 1955.
12) 前掲書2)，202，265.
13) 次のような研究がある
①福田友栄：大学における授業評価に関する研究－レポートの内容分析を通して．千葉大学大学院看護学研究科修士論文，1988.
②舟島なをみ：内容分析の手法を用いた継続看護婦教育の学習成果測定のためのカテゴリシステム開発への試み－臨床実習指導者講習会に焦点を当てて．埼玉医科大学短期大学紀要，2，33-44，1991.
③森明子，舟島なをみ：ケース・スタディにおける学習経験の分析－学生の終了後レポートの内容分析による．聖母女子短期大学紀要，4号，47-55，1991.
④舟島なをみ他：Grounded Theoryを用いた看護学研究の動向－1967年から1995年の研究文献，方法論文献を対象として．Quality Nursing，2(9)，36-43，1996.
⑤鈴木恵子他：家庭で療養するクライエントの看護問題の検討－内容分析によるカテゴリー表作成の試み．第14回千葉県看護研究学会集録，22-24，1996.
⑥望月美知代他：専門学校を卒業した看護職が認識する学位取得の意味．第29回日本看護学会抄録集(看護教育)，15，1998.
⑦中谷啓子他：授業過程を評価する学生の視点に関する研究－講義．看護教育学研究，7(1)，16-30，1998.
⑧中谷啓子：授業過程を評価する学生の視点に関する研究－実習．Quality Nursing，4(3)，47-53，1998.
⑨舟島なをみ他：新聞記事にみる看護への論評と看護学教育の課題．千葉看護学会会誌，4(1)，1-7，

1998.
⑩中谷啓子他：看護学演習における授業過程の評価に関する研究―学生による評価視点の明確化. Quality Nursing, 5(8), 55-62, 1999.
⑪松田安弘他：看護学教員のロールモデル行動に関する研究. 千葉看護学会会誌, 6(2), 1-8, 2000.
⑫廣田登志子他：看護専門学校教員が知覚する専門学校独自の役割. 日本看護学教育学会第11回学術集会講演集, 136, 2001.
⑬舟島なをみ他：看護専門学校に所属する教員の学位取得ニードに関する研究―教員が希望する学位の学問領域とその決定理由. 千葉大学看護学部紀要, 23, 1-6, 2001.
⑭村上みち子他：看護学教員のロールモデル行動に関する研究―ファカルティ・ディベロップメントの指標の探求. 看護研究, 35(6), 35-46, 2002.
⑮三浦弘恵他：看護職者の学習ニードに関する研究―病院に就業する看護職者に焦点を当てて. 看護教育学研究, 11(1), 40-53, 2002.
⑯三浦弘恵他：看護学教員の学習ニードに関する研究. 第35回日本看護学会抄録集(看護教育), 20, 2004.
⑰松田安弘他：わが国の病院看護部が設定する院内教育の目的・目標. 第35回日本看護学会抄録集(看護教育), 28, 2004.
⑱亀岡智美他：看護基礎教育課程における講義・演習の評価を目的とした研究の動向―1999年から2003年に発表された研究の分析. 第35回日本看護学会抄録集(看護教育), 62, 2004.
⑲松田安弘他：看護基礎教育課程において男子学生が直面する問題. 第9回日中看護学会論文集録, 86-88, 2004
⑳三浦弘恵他：過去5年間の日本の看護継続教育研究の動向. 第9回日中看護学会論文集録, 73-75, 2004
㉑上田貴子他：病院に就業する看護師が展開する卓越した看護に関する研究. 看護教育学研究, 14(1), 37-50, 2005.
㉒吉富美佐江他：新人看護師の指導体制としてのプリセプターシップに関する研究の動向. 看護教育学研究, 14(1), 65-75, 2005.
㉓横山京子他：小児看護学教育研究の動向―1999年から2003年の研究に焦点を当てて. 日本看護学教育学会第15回学術集会講演集, 86, 2005.
㉔村上みち子他：看護学教員が職業上直面する問題の解明. 日本看護学教育学会第15回学術集会講演集, 181, 2005.
㉕舟島なをみ他：看護師が知覚する看護師のロールモデル行動. 日本看護学会誌, 14(2), 40-50, 2005
㉖三浦弘恵他：保健師の学習ニードに関する研究, 第36回日本看護学会抄録集(看護教育), 40, 2005.
㉗伊藤正子他：患者の安全保証に向けた看護師の対策と実践. 看護教育学研究, 15(1), 62-75, 2006.
㉘村上みち子他：看護学教員の倫理的行動に関する研究―倫理的行動指針の探求. 看護教育学研究, 15(1), 34-47, 2006.
㉙中谷啓子他：学生が知覚する看護師のロールモデル行動に関する研究. 東海大学短期大学紀要, 40, 13-21, 2006.
㉚中谷啓子他：養護教諭が知覚する養護教諭のロールモデル行動. 日本教育学会第66回大會研究発表要項, 290-291, 2007.
㉛亀岡智美他：病院に就業する看護職者が職業上直面する問題とその特徴. 国立看護大学校研究紀要, 7(1), 18-25, 2008.
㉜大井千鶴他：看護基礎教育課程に在籍する学生の就職先選択に関する研究―病院に1年以上就業を継続できた看護師を対象として. 看護教育学研究, 18(1), 7-20, 2009.
㉝村上みち子他：保健師のロールモデル行動の解明. 群馬県立県民健康科学大学紀要, 5, 43-56, 2010.
㉞吉富美佐江他：新人看護師を指導するプリセプターの役割遂行上直面する問題. 看護教育学研究, 17(2), 14-15, 2008.
㉟中山登志子他：助産師のロールモデル行動. 第28回日本看護科学学会学術集会講演集, 239, 2008.
㊱ Nakayama, T., Funashima, N.: Problems that Midwives in Japan Encounter in the Nursing Profession-Solving the Problems Through Continuing Education in Nursing. 第1回日中韓看護学会抄録集, 181-182, 2009.
㊲中山登志子他：助産師の学習ニードに関する研究. 第40回日本看護学会抄録集(母性看護), 20, 2009.
㊳横山京子他：訪問看護師のロールモデル行動に関する研究. 看護教育学研究, 19(1), 11-20,

2010.
㊴吉富美佐江他：新人看護師を指導するプリセプターのロールモデル行動の解明．千葉看護学会会誌，17(2)，11-19，2011.
㊵三浦弘恵他：中途採用看護師の学習ニードの解明．日本看護学教育学学会第21回学術集会講演集，128，2011.
㊶中山登志子他：実習指導者の学習ニードに関する研究．日本看護研究学会雑誌，34(3)，253，2011.
㊷中山登志子他：看護系大学院修士課程に在学する学生が授業を評価する視点の解明．第32回日本看護科学学会学術集会講演集，199，2012.
㊸中山登志子他：実習指導者のロールモデル行動．第43回日本看護学会抄録集(看護総合)，222，2012.
㊹松田安弘他：院内教育担当者の学習ニードの解明―学習ニードアセスメントツール「院内教育担当者用」開発に向けて．第43回日本看護学会抄録集(看護管理)，250，2012.
㊺大井千鶴他：看護基礎教育課程における就職ガイダンスに関する研究―学生時代に受けた就職ガイダンスの内容に焦点を当てて．武蔵野大学看護学部紀要，6号，1-10，2012.
㊻山澄直美他：「研修過程評価スケール―院内教育用―」の開発．看護教育学研究，22(1)，25-40，2013.
㊼田嶋紀子他：看護部長としての望ましい行動に関する研究．第33回日本看護科学学会学術集会講演集，247，2013.
㊽中山登志子他：院内教育担当者としての望ましい行動の解明．第33回日本看護科学学会学術集会講演集，423，2013.
㊾岩波浩美他：看護部長の学習ニードの解明―「学習ニードアセスメントツール―看護部長用―」の開発に向けて．第44回日本看護学会学術集会抄録集(看護管理)，88，2013.
㊿吉富美佐江他：新人看護師を指導するプリセプターの学習ニードの解明．第34回日本看護科学学会学術集会講演集，246，2014.
51中山登志子他：院内研究に関する研究―看護職者が直面する研究遂行上の困難とその克服法．看護教育学研究，23(1)，17-32，2014.
52大井千鶴他：看護師が必要と知覚した看護基礎教育課程の就職ガイダンス内容―学生時代に受けた就職ガイダンス内容との共通性と相違性．武蔵野大学看護学部紀要，8号，1-10，2014.
53森山美香他：看護師長としての望ましい行動―看護師長の知覚を通して．看護教育学研究，24(1)，57-68，2015.
54中山登志子他：看護師長の学習ニードの解明―「学習ニードアセスメントツール―看護師長用―」の開発に向けて．日本看護学教育学会第25回学術集会講演集，223，2015.
55山下暢子他：看護学実習中の学生が直面する問題―学生の能動的学修の支援に向けて．看護教育学研究，27(1)，51-65，2018.
56永野光子他：病院に勤務する看護師の倫理的行動．看護教育学研究，24(2)，12-13，2015.
57定廣和香子他：看護学実習中の医療事故防止に向けた教員の対策と実践．看護教育学研究，24(1)，41-55，2015.
58横山京子他：小児看護に携わる看護師の学習ニードに関する研究．第35回日本看護科学学会学術集会講演集，368，2015.
59鹿島嘉佐音他：看護師が知覚する「働きやすさ」を決定づける基準の解明―病院に就業するスタッフ看護師に焦点を当てて．看護教育学研究，25(1)，7-20，2016.
60中山登志子他：助産師が講じている医療事故防止対策の解明．第36回日本看護科学学会学術集会講演集，324，2016.
61上國料美香他：看護師長が講じている医療事故防止対策．千葉看護学会会誌，24(2)，85-93，2019.
62伊勢根尚美他：実習指導者が看護学実習中の学生による医療事故防止に向けて講じている対策．看護教育学研究，28(1)，57-70，2019.
63服部美香他：スタッフ看護師が職業上直面する問題―2004年と2015年の比較を通した看護継続教育への示唆．日本看護研究学会雑誌，40 (3)，358, 2017.
64中山登志子他：実習指導者が直面する問題の解明．日本看護研究学会雑誌，40(3)，504，2017.
65渡辺健太郎他：看護単位別学習会の企画・運営に伴う困難とその克服法の解明．看護教育学研究，27(1)，37-49，2018.
66金谷悦子他：「看護職者のための研究倫理行動自己評価尺度」の開発と尺度を用いた自己評価の有効性の検証．看護教育学研究，27(1)，9-22，2018.
14）南博編：調査方法，応用社会心理学講座，第2巻．168，光文社，1959.
15）前掲書14)，178.
16）中谷啓子，舟島なをみ他：授業過程を評価する学生の視点に関する研究―講義．看護教育学研究，7

(1), 16-30, 1998.
17) 三浦弘恵, 舟島なをみ：保健師の学習ニードに関する研究. 第36回日本看護学会抄録集(看護教育), 40, 2005.
18) 前掲書3), 47.
19) 三浦弘恵他：看護職者の学習ニードに関する研究―病院に就業する看護職者に焦点を当てて. 看護教育学研究, 11(1), 40-53, 2002.
20) 大井千鶴, 舟島なをみ他：看護基礎教育課程に在籍する学生の就職先選択に関する研究―病院に1年以上就業を継続できた看護師を対象として. 看護教育学研究, 18(1), 7-20, 2009.
21) 村上みち子, 舟島なをみ他：看護学教員の倫理的行動に関する研究―倫理的行動指針の探求. 看護教育学研究, 15(1), 34-47, 2006.
22) 日本看護協会中央ナースセンター：2004年新卒看護職員の早期離職等実態調査報告書. 46, 2005.
23) 前掲書22), 14.
24) 日本看護協会中央ナースセンター事業部：2005年新卒看護職員の入職後早期離職防止対策報告書. 9, 2006.
25) Berelson, B., et al.; 南博他訳：行動科学事典. 211, 誠信書房, 1966.
26) Neisser, U.; 富田達彦訳：観察された記憶―自然文脈での想起〈上〉. 105, 誠信書房, 1988.
27) Polit, D. F., et al.: Nursing Research; Generating and Assessing Evidence for Nursing Practice. 10th ed., 311, Wolters Kluwer, 2017.
28) 鎌原雅彦他編：心理学マニュアル　質問紙法. 69, 北大路書房, 1998.
29) 北海道・東北病院情報, 医事日報, 2006.
30) 関東病院情報, 医事日報, 2006.
31) 中部病院情報, 医事日報, 2006.
32) 近畿病院情報, 医事日報, 2007.
33) 中国・四国病院情報, 医事日報, 2005.
34) 九州・沖縄病院情報, 医事日報, 2006.
35) 前掲書13)㊺
36) 前掲書13)52

第8章 看護教育学における測定用具開発 ―方法論と研究の実際

I 測定用具開発の理念

測定とは，さまざまな現象を定量的に記述することを目的とし，これらの現象に関連する量の大きさを数値，または符号を用いて表すための作業である。また，測定用具とは，ある特定の現象を数量化もしくは符号化して記述する道具であり，心理学，社会学など他の学問分野は，すでにその開発方法を確立している。

看護教育学においては，1995年，他の学問分野が確立してきた方法を参考に測定用具開発に着手した。その後，多種多様な測定用具の開発経験(表1-2，6頁参照)を累積しており，これは，看護教育学における測定用具開発に共通する2つの特徴を浮き彫りにすることにつながった。

第1に，測定用具開発研究の過程は，発見の文脈から創造の文脈へ，創造の文脈から証明の文脈へという移行を必要とする。看護教育学における測定用具開発研究の多くは，その第1段階として，関心を持つ現象について「これは何か」という問いに答えるための質的帰納的研究を行っており，これは，測定用具開発過程の発見の文脈に位置づけられる。また，第2段階として，その質的帰納的研究の成果を用い測定用具開発研究のための理論的枠組みを構築すると共に，これに基づいて測定用具そのものを作り上げる。これは，測定用具開発過程の創造の文脈に位置づけられる。さらに，第3段階として，理論的枠組みに基づき各測定用具の信頼性，妥当性を検証する。これは，測定用具開発過程の証明の文脈に位置づけられる(図8-1)。

第2に，上述した測定用具開発研究の過程は，次の4つの理念に貫かれている。

第1の理念は，看護職者の自律的活動としての自己評価の促進であり，測定用具開発者は，最終的に完成する測定用具が，看護職者にとって自己評価しやすいものになることを重視してさまざまな意思決定を行う。これは，「人間としての看護職者は理性を持ち，自律的かつ目的を持った存在であるため，他者に依存することなく自律的な活動を通して，職業的にも発展することを望み，それを実現できる存在」であるという看護教育学の基盤

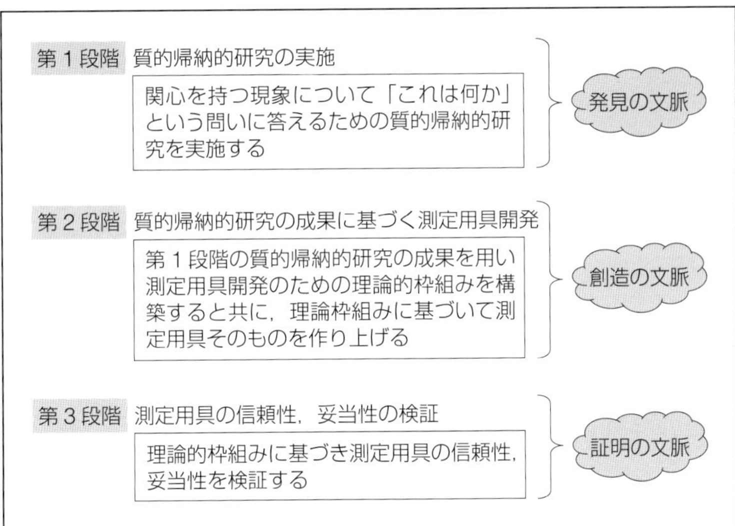

図 8-1　看護教育学における測定用具開発研究の過程

となる人間観を反映している。

第 2 の理念は，看護職者への研究成果の還元である。看護教育学は，看護職者個々の発達を支援し，看護の対象に質の高い看護を提供することを究極的な目的とする。その研究の圧倒的多数は，看護職者の方々からのデータ提供を受け成立している。看護職者への研究成果の還元は，データを提供してくださった方々に報いることであると同時に，それらの方々による研究成果の活用を促進し，ひいては人々への質の高い看護の提供という看護教育学の究極的目的を達成することにつながっていく。

後述するように，看護教育学は，質的帰納的研究の成果に基づいて測定用具を開発することを重視する。質的帰納的研究の成果は，抽象度が高いため，実践に携わる看護職者にとって活用しにくい可能性もある。このため，その成果に基づき開発される測定用具は，前述したように看護職者にとっての「自己評価しやすさ」を重視する。これは，このような測定用具開発が，その基盤となった質的帰納的研究をはじめ，さまざまな看護教育学研究に協力してくださった看護職者の方々への活用可能性の高い研究成果の還元となることを示す。

第 3 の理念は，現実適合性の高い測定用具の開発である。測定用具の現実適合性とは，その測定用具を構成する項目の内容が，現にある状況や状態にあてはまる程度を意味する。

例えば，測定用具の項目が，「あるべき理想」を表しているとする。しかし，これが，「論理演繹的には理想であるが実現することは極めて困難な理想」である場合，看護職者は，それを自己の職業活動を改善するための指標や目標にすることはできない。これに対し，測定用具の項目が，現にある状況や状態によく当てはまるならば，それは，「実現困難な理想」ではなく，看護職者にとって，職業活動を改善するための「現実的な指標」，あるいは「努力によって実現可能な目標」になる。すでに述べたとおり，看護教育学における測定用具開発は，看護職者の自律的活動としての自己評価への活用を目指している。開発する測定用具が高い現実適合性を備えていることは，看護職者個々による自己評価への活用が，着実に職業活動の改善につながるための必須の要件である。

第4の理念は，看護教育学における予測理論の開発である。理論は，その機能から記述理論，説明理論，予測理論に分類できる。予測理論は，研究に基づく理論開発の最終到着点であり，ある現象がどのようにしたら起こるのか，ある現象をどのようにしたら起こせるのかを示す。その開発には，同時に起こるあるいは連続して起こる現象と現象の関連を量的研究によって確かめることが不可欠であり，このような研究は，関心を持ついくつかの現象を量化するための測定用具が存在してこそ成立する。看護教育学は，研究を通した予測理論開発を目指しており[1,2]，関心を持つ現象を量的に把握するための測定用具の開発は，これを実現するための布石となる。

II　測定用具の開発過程

看護教育学における測定用具の開発は，次の2種類に大別できる。第1は，質的帰納的研究の成果を基盤にした測定用具開発，第2は，既存の測定用具を基盤にした翻訳版の開発である。

1　質的帰納的研究の成果を基盤にした測定用具開発

質的帰納的研究の成果を基盤にした測定用具の開発は，①理論的枠組みの構築，②尺度の構成，③測定用具の信頼性と妥当性検証，の3段階の過程を要する。このうち，①理論的枠組みの構築，②尺度の構成の段階は，看護教育学における独自の測定用具開発方法を包含する。また，③測定用具の信頼性と妥当性検証の段階には，測定用具開発方法をすでに確立している心理学などの他の学問領域の知識を活用する。

①　理論的枠組みの構築

理論的枠組みとは，「抽象的かつ論理的な意味の構造であり，看護学の知識体系の中に研究結果がどのように関連するかを理解することを可能にするもの」[3]と定義される。この理論的枠組みは，既存の理論や先行研究との関連から論理的に導き出されるものであり，研究者は，方法論をも含めて注意深くこれを構造化し，明確に示す必要がある[3]。質的帰納的研究の成果を基盤にした測定用具開発研究の理論的枠組みは，次の5つの段階を経て構築される(図8-2)。

第1段階：何を測定するのか，測定の意義は何かを明らかにする

理論的枠組み構築の第1段階は，何を測定するのか，測定の意義は何かを明らかにすることである。そのためには，何を知りたいのか，それを知ることにどのような意義があるのかという問いに答える必要があり，この問いへの答えを得る方法の1つは，事例分析である。すなわち，研究者は，疑問に思う現象を事例として記述し，その現象をどのように表現することが適切であるかを検討する。それに基づき，関連する文献を検索し，その現象を解明した研究成果の有無を確認する。同時にそれを知ることにどのような意義があるのかについて，看護教育学の目的との関連から検討する。その結果，現象が解明されてい

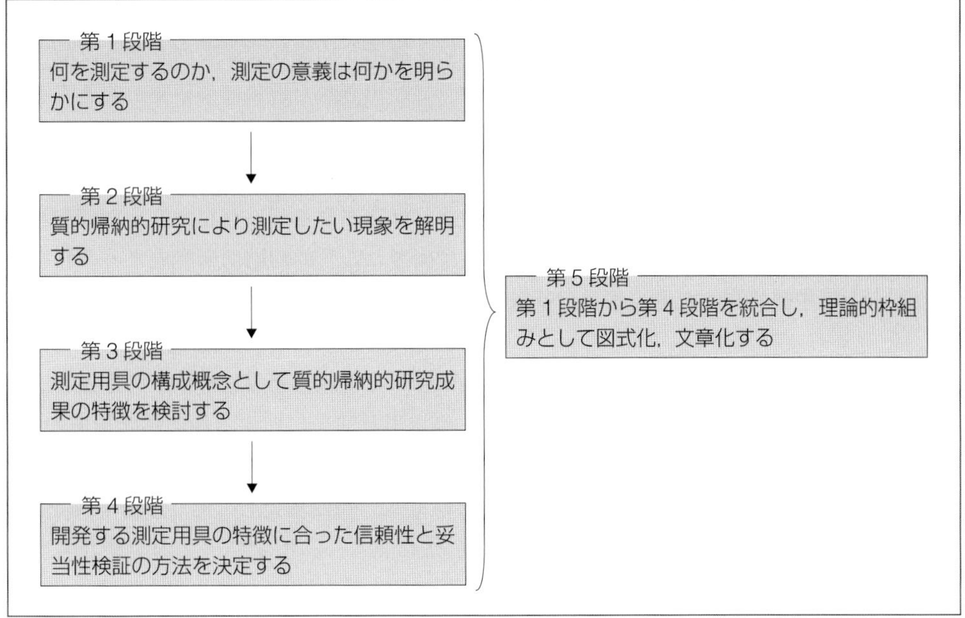

図8-2　理論的枠組み構築の段階

ない場合，もしくは，解明されていても測定用具開発の基盤として何らかの理由で適切でないと判断した場合は，第2段階に進む。この場合，研究者は，測定用具開発に向け，質的研究と量的研究の両方を行うことになる。これは，研究者にとって，発見と証明の両文脈の研究を要求されることを意味する。しかし，自分自身が産出した研究成果を用いて測定用具を開発できるということは，研究者自身の考え方を一貫して反映した独自性の高い測定用具を開発することにもつながり，非常に魅力的なことである。

また，疑問に思う現象が質的帰納的研究により解明されており，しかも，それに基づく測定用具開発が可能な場合は，理論的枠組み構築の第2段階をとばし，第3段階に進む。この過程をたどり開発された測定用具には，看護の対象理解自己評価尺度があり，関心のある方にはこの開発過程を示した論文[4)]を参照いただきたい。

第2段階：質的帰納的研究により測定したい現象を解明する

理論的枠組み構築の第2段階は，質的帰納的研究の段階である。質的帰納的研究方法論には，看護概念創出法，内容分析[5)]，グラウンデッド・セオリー・アプローチ(Grounded Theory Approach)[6)]等がある。研究者は，測定したい現象をよく吟味し，その特徴に適合した方法論を選択する必要がある。また，選択した質的帰納的研究方法論を用いて産出される成果は，信用性もしくは信頼性を確保し，普遍的もしくは一般化可能な段階に達している必要がある。それは，この成果が測定用具開発の中核をなし，測定用具の性質や特徴に大きく影響するためである。

例えば，看護概念創出法を用いて測定したい現象を表す概念を創出した場合には，それが完全に飽和化したデータを分析した結果として得られたことを確認する必要がある。また，内容分析を用いて測定したい現象を解明した場合には，対象者数とその特徴が研究成果を一般化するために十分であるかを確認する必要がある。

第3段階：測定用具の構成概念として質的帰納的研究成果の特徴を検討する

理論的枠組み構築の第3段階は，第1段階と同様に文献と向き合う段階であり，研究者は，第2段階の質的帰納的研究を通して産出された成果について，関連する先行研究の成果と照合し，その独自性や特徴を明瞭に言語化することを試みる。先行研究の成果と質的帰納的研究の成果が関連し合っている部分があるのか，あるならばそれはどこか，そして何故か。どちらかに全く関連しない部分は存在するか，存在するならばそれは何故か。これらをていねいに検討することは，産出された質的帰納的研究成果とそれを理論的枠組みの中核に据えた測定用具の特徴を見いだすことにつながっていく。

第4段階：開発する測定用具の特徴に合った信頼性と妥当性検証の方法を決定する

理論的枠組み構築の第4段階は，測定用具開発に関する他の学問領域の知識を学習し，それに基づき測定用具の特徴に合った信頼性と妥当性の検証方法を決定する段階である。

信頼性は，誰がその測定用具を用いても，何回測定しても，同じものを測定した場合，概ね同じ値が得られる程度を表す概念[7)]であり，①安定性，②内的整合性，③同等性などの種類がある。

妥当性は，その測定用具が，関心を持ち測定しようとしているものを実際に測っている程度を表す概念[8)]であり，①内容的妥当性，②基準関連妥当性，③構成概念妥当性などの種類がある。また，妥当性はいくつかの種類に分けられるものではなく，1つの統合された概念[41)]であるという考え方もある。

信頼性と妥当性の検証には多様な方法があり，研究者は，開発を目指す測定用具の特徴を十分に吟味し，適切な方法を選択する必要がある(**表8-1**)。なお，構成概念妥当性の検証に頻繁に用いられる方法は因子分析であり，共分散構造分析も多く用いられている。こ

表8-1　測定用具の信頼性と妥当性の定義，検証方法

	種類	定義	方法
信頼性	①安定性	同じ測定用具による測定を同一対象に期間を置いて同一条件で複数回実施したとき，どの程度同じ測定値が得られるかを示す	再テスト法 平行テスト法
	②内的整合性	測定用具を構成する項目が互いに同じものを測定しているかを示す	折半法 クロンバックα信頼性係数
	③同等性	同じ測定用具を用いて2人以上の観察者が独立して同時に同じ現象を測定したとき，どの程度一致した測定値が得られるかを示す	評定者間信頼性
妥当性	①内容的妥当性	測定用具が測定対象を測定しかつ測定対象の内容領域の要素を網羅しているかを示す	専門家による評価 パイロットスタディ 因子分析
	②基準関連妥当性	問題としている測定概念と関連のある基準(外部変数)があり，その基準と測定値が高度に対応しているかを示す	相関
	③構成概念妥当性	測定用具の測定結果があらかじめ計画された構成概念から理論的に推定される事柄と一致しているかを示す	因子分析 共分散構造分析 既知グループ技法

のうち，因子分析における因子抽出法として主因子法，共通因子軸の回転法として直交回転であるバリマックス回転を採用してきた。主因子法は，項目全体の分散を可能なかぎり少ない因子で説明しようとする方法である[42]。また，バリマックス回転は，１つの項目をある特定の１つの因子によって説明しようとする方法であり，結果の解釈が容易である[42]。因子分析に際し，主因子法によるバリマックス回転が多く用いられてきたことは，両者のこのような利点に加え，コンピュータ用統計ソフトを用いても主因子法によるバリマックス回転しか行えなかった状況を背景とする[42,43]。しかし，近年，コンピュータに用いる統計ソフトの開発が進み，多様な因子抽出法や回転法を比較的容易に行えるようになった。そのため，因子分析に際し，因子抽出法として最尤法，共通因子軸の回転法として斜交回転であるプロマックス回転を採用する研究が増えている[43]。最尤法は，データの分布にセンシティブであるため，因子抽出に際し，主因子法よりも厳しい推定を行える[42]。プロマックス回転は，バリマックス回転が現実的ではないにもかかわらず因子間の相関を０と仮定するのに対し，因子間の相関の存在を前提に解釈の容易な因子を得やすいという特徴がある[42]。そのため，最近の統計学文献の多くは，最尤法によるプロマックス回転を推奨している[42,43]。

看護教育学研究における測定用具開発においても，従来は，構成概念妥当性の検証に主因子法によるバリマックス回転を用いる因子分析を実施してきた。しかし，最近は，上記の状況を背景に，最尤法によるプロマックス回転を実施している。

第５段階：第１段階から第４段階を統合し，理論的枠組みとして図式化，文章化する

理論的枠組み構築の第５段階は，これまでの段階を経て確定した内容を測定用具開発研究の理論的枠組みとして図式化する（図 8-3）とともに，作成した図に従い文章化する段階である。測定用具開発研究は，ここから先，この理論的枠組みに沿って展開される。換言すれば，理論的枠組みは，研究を進めるためのすべての根拠であり，確信である。そのため，研究者は，これが完全に論理的であるという確信を持っていない場合，強い信念を持って研究を遂行することに困難をきたす可能性がある。これは，この第５段階が，その後の測定用具開発を進めていくために極めて重要であり，研究者が，図式化，文章化の過程を通し，論理的な飛躍や矛盾がないかを慎重に検討する必要があることを示す。

② 尺度の構成

理論的枠組み構築が終了すると，実際に測定用具を作成し，その信頼性と妥当性を検証するための準備段階に入る。この段階は，看護教育学における測定用具開発の４つの理念「看護職者の自律的活動としての自己評価の促進」，「看護職者への研究成果の還元」，「現実適合性の高い測定用具の開発」，「看護教育学における予測理論の開発」を常に念頭に置き，具体的な作業を展開することが重要である。この４つの理念は，理論的枠組みにも反映されているが，それらを意識しながら質問項目の作成などを進めることは，最終的に完成する測定用具が確実にこの４つの理念の具現化に結びつくことを促進する。

尺度の構成は，次に示す第６から第８の３つの段階を通して展開される。

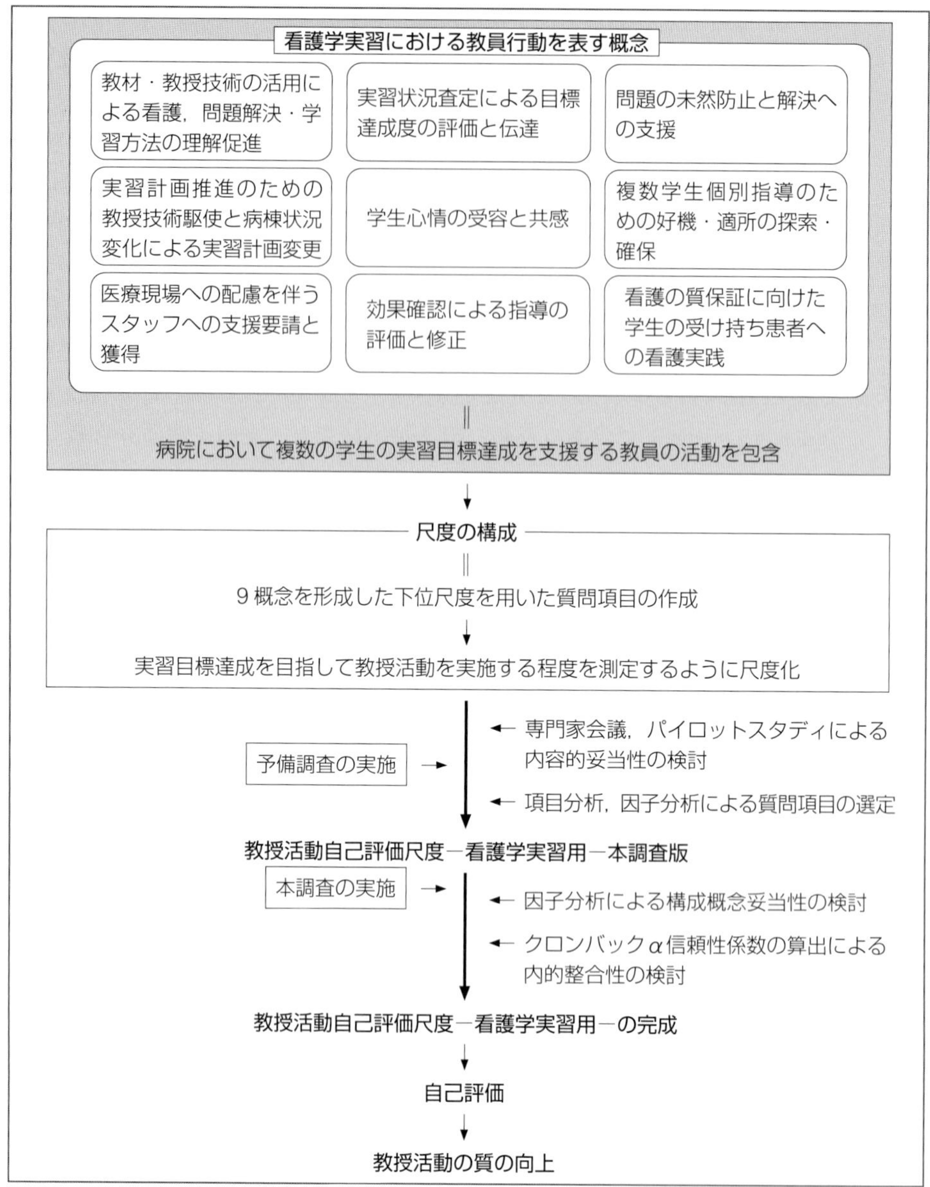

図8-3　質的帰納的研究の成果を基盤にした測定用具開発研究の理論的枠組みの1例
（教授活動自己評価尺度−看護学実習用−開発のための理論的枠組み）

第6段階：質的帰納的研究の成果を活用して質問項目の作成と尺度化，レイアウトを行う

この段階は，a. 質問項目作成の準備，b. 質問項目の作成と数の決定，c. 尺度化，d. レイアウトの4つの主要要素から構成される。

a．質問項目作成の準備

質問項目を作成する前に，次の3点を再確認する必要がある。第1に，研究者が測定したい現象は，質的帰納的研究の成果として解明されており，その現象を測定できる質問項目を作成するために，この研究成果を活用する。第2に，測定対象は，質的帰納的研究により産出された概念個々もしくはカテゴリ個々が集まり，表す現象である。第3に，普遍化の過程を経た概念個々は測定対象である構成概念の下位概念となる。

例えば，看護学実習における教授活動の質に関する測定用具を開発するために，看護概念創出法を用いて実習指導中の教員の行動を表す9つの概念を創出した。この場合，「看護学実習における教授活動の質」が構成概念であるとともに測定対象である。9概念(コアカテゴリ)は，構成概念「看護学実習における教授活動の質」の下位概念に位置づけられ，看護学実習における教授活動を対象とした測定用具の下位尺度を構成する(図8-4)。

下位尺度を構成する9概念個々は，さらに下位の概念(カテゴリとサブカテゴリ)から形成されており，これらは下位尺度を構成する概念よりも具体性を帯びているため，質問項目にはこれらを活用し，実習目標達成に向かう教授活動の質を問うように作成する。

また，看護学教員のロールモデル行動の測定用具を開発するために，Berelson, B.の内容分析を用いてこの行動を表す35カテゴリを産出した場合，看護学教員のロールモデル行動が構成概念であると共に測定対象である。しかし，看護概念創出法とは異なり，Berelson, B.の内容分析は推論を加えず対象者の生の声を反映するという特徴を持つため，カテゴリがそのまま測定用具の下位尺度を構成する下位概念にはならない。Berelson, B.の内容分析を用いた場合には，開発を目指す測定用具の特徴をよく吟味し，下位尺度を決定する必要がある。

Berelson, B.の内容分析により産出されたカテゴリを使用した測定用具開発研究がこれまでに用いた下位尺度決定の方法には，次の2種類がある。1つは，カテゴリを反映した質問項目を作成し，調査データの収集，因子分析を行い，各因子を構成する複数の質問項

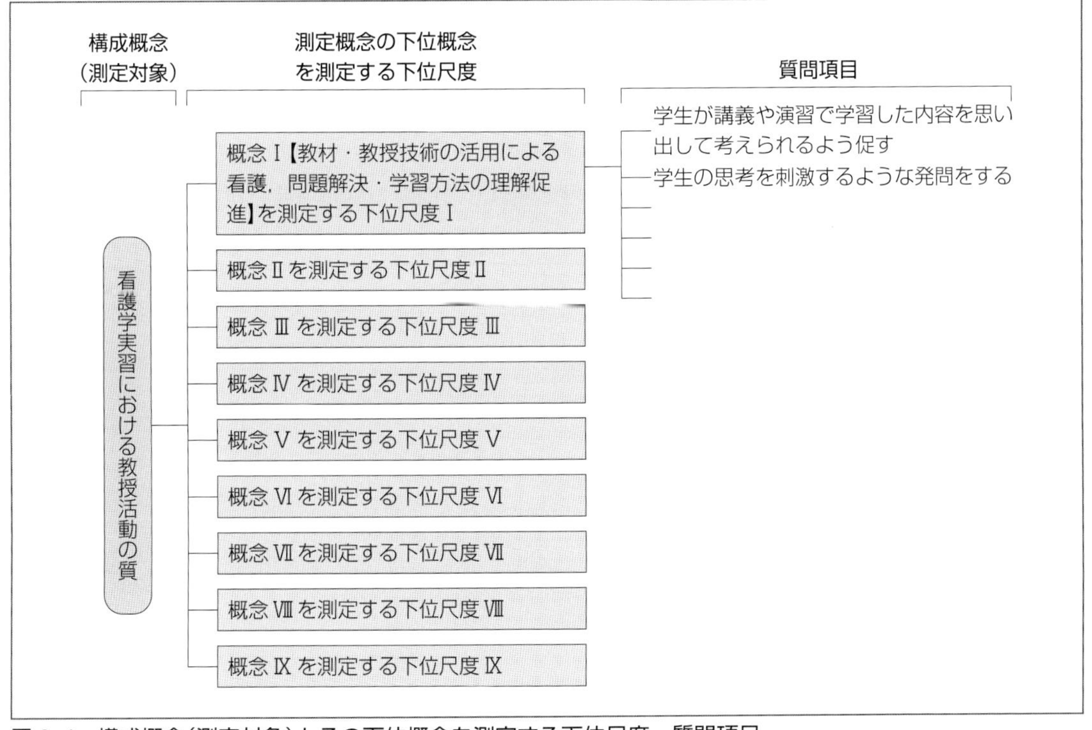

図8-4　構成概念(測定対象)とその下位概念を測定する下位尺度，質問項目

目の共通性を命名し下位尺度とする方法である。もう１つは，産出したカテゴリを考察し，そのカテゴリの構造を明らかにすることを通し，その構造を下位尺度とする方法である。その一方，Berelson, B. の内容分析により産出されたカテゴリを使用した複数の測定用具開発研究は，その特徴を吟味した結果，下位尺度を持たない一元性の測定用具を開発している。

b．質問項目の作成と数の決定

質問項目の作成

質問項目は概念個々，カテゴリ個々を網羅するように作成する。測定したい現象はその現象から創出された概念すべてにより表される。そのため，特別な場合を除いてその現象から創出された概念が３つある場合には，３つの概念個々を表す複数の質問項目を作成し(図 8-5)，特定の概念のみを選んではならない。これは，内容分析の結果として得られたカテゴリの場合も同様である。

また，質問項目の内容は，概念や最終カテゴリを形成した下位の概念やカテゴリの内容を参考に決定する。さらに，各質問項目は，できるだけ単一の内容を問うように作成し，測定用具を使用する人の立場に立ち，平易な表現，具体的かつ簡潔な表現を用いる。１つの質問項目が複数の内容を含んだり，専門用語や難解な用語を用いると，回答者が答えづらいため，尺度の測定値について因子分析を行った際に，下位尺度と同様の因子構造を示さない可能性がある。

看護教育学は，測定用具を構成する下位尺度を次の理由により重要視する。すなわち，看護教育学が開発する測定用具は，自己評価を主眼とし，この自己評価を職業活動にかかわる態度や行動の改善につなげるためには，対象者各自の傾向を，現象レベルではなく，抽象度を上げた下位尺度レベルで把握することが必然である。それは，現象は人的物的環境の変化により多種多様に出現し，ある具体的な現象に対する自己評価を行ったとしても，環境が変わった場合，その結果が適合しないことが多いためである。

研究者は，以上のように，異なる概念やカテゴリに基づき質問項目を作成する。しかし，その過程では，以前作成した内容と類似した内容の質問項目を作成してしまうことが

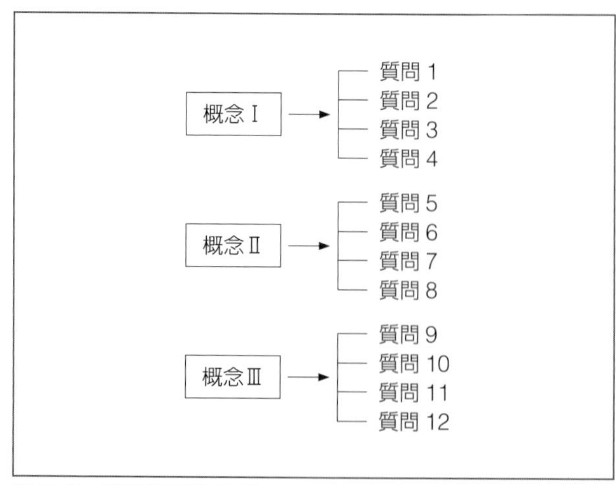

図 8-5　質問項目の作成

よく起こる。どれほど注意深く行っても，多数の質問項目を作成するにあたり，このような事態を完全に防ぐことはできない。そこで，質問項目をすべて作成し終わった時点で，内容の類似性に基づき全質問項目を分類する作業を実施する(図 8-6)。

この作業は，内容分析に近似している。分類の結果として，質問項目が，作成の基盤とした概念，カテゴリ別に集合していれば，その概念やカテゴリを反映した質問項目ができ上がっていると判断してよい。しかし，複数の概念やカテゴリに基づく質問項目が混在して集合している場合には，概念，カテゴリを反映していない質問項目ができている可能性があり，再度，質問項目を見直す必要がある。

質問項目数の決定

尺度の信頼性は質問項目数が多いほど高くなる[9]。しかし，質問項目数は，回答時間を考慮して決定する必要がある。一般には，対象者の疲労などを考慮し，1 つの尺度の回答時間は 45 分から 50 分以内とされる[10, 11]が，短時間で質問項目に答え，目的を達成できればそれにこしたことはない。これを前提に，最終的に開発する尺度に対する回答時間を 50 分以下にすることを目指すとすると，1 質問項目の回答時間を 1 分前後と仮定した場合，最終的に尺度を構成する質問項目数を 50 以下にすることが妥当である。

また，この段階で作成する質問項目は，後の段階を通して取捨選択される。そのため，このことをも考慮し，最終的に尺度を構成する質問項目数の目標値よりも多めに作成する必要がある。

c．尺度化

尺度タイプの選択と選択肢数の決定

尺度タイプには，サーストン法，リカート法，ガットマン法，セマンティック・ディファレンシャル法がある(表 8-2)。研究者は，開発を目指す測定用具の特徴をよく吟味

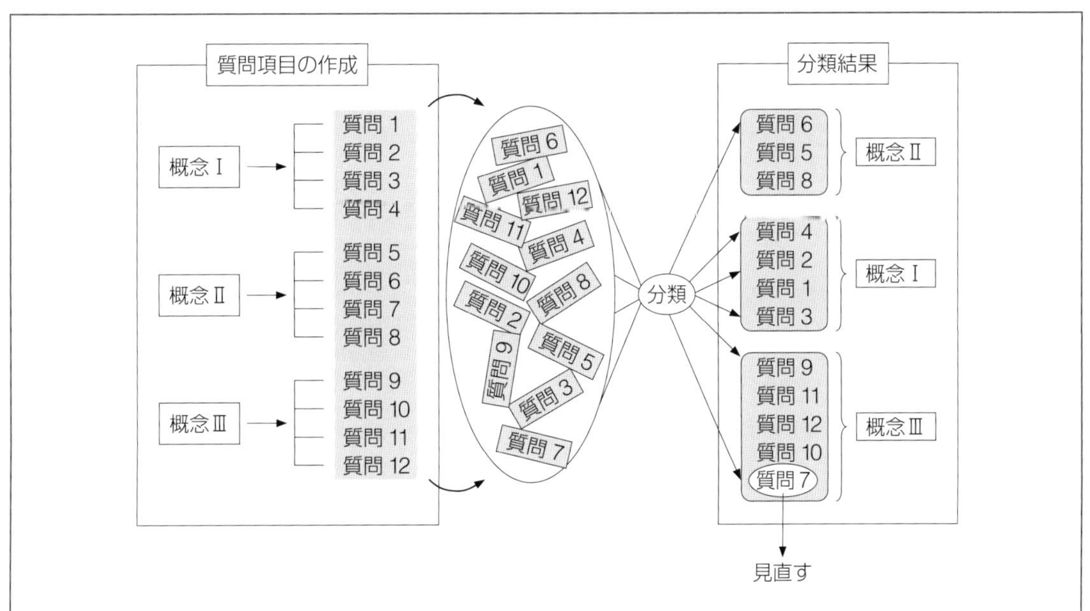

図 8-6　内容の類似性に基づく質問項目の分類過程

表8-2　尺度のタイプ

タイプ名	形状	特徴
サーストン法	・7，9，11段階の判定カテゴリを用いる。 ・判定カテゴリは，両端にポジティブとネガティブのカテゴリを置き，中央に中立的カテゴリを置く。 例：看護師についての意見 次の意見に対し，あなたの考えに最も近いところに○をつけてください。 意見1：看護師は，患者の不安を真摯に受けとめてくれる。 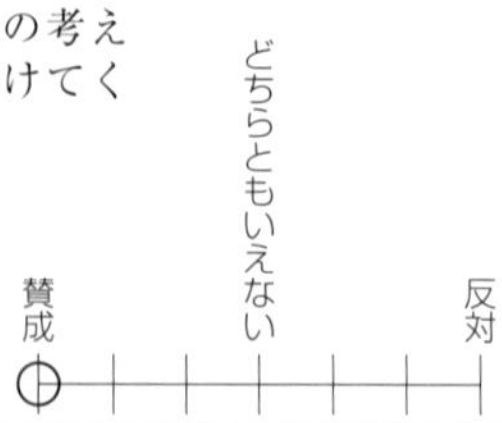 賛成（○）　どちらともいえない　反対	一次元尺度 ・意識や態度などを数量的に測定。 ・測定値は個人のある態度に関する「絶対的位置」を示す。そのため，測定に向け，各意見の尺度値をあらかじめ決定しておく。尺度値決定の際，左記の判定カテゴリを用いる。 ・測定は，意見に対し「はい・いいえ」(1・0点)の2件法により回答を求め，合計得点を態度得点とする。または，回答者の考えと一致している意見の選択を求め，その意見の尺度値の平均値または中央値を得点とする。
リカート法	・項目得点を合計して総合点を算出する尺度 ・3から7段階の判定カテゴリを用いられることが多い。 ・判定カテゴリには，「賛成」「反対」などの両極を持つカテゴリを使用し，中立的カテゴリを含む方がよい。 ・カテゴリにあらかじめ評定点を与える。 例：看護学教員のロールモデル行動 あなたの日々の行動を思い浮かべ，該当する番号に○をつけてください。 問1．看護技術を手際よく学生に示している。 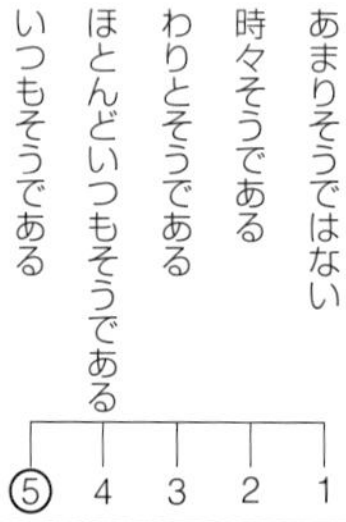 いつもそうである ⑤　ほとんどいつもそうである 4　わりとそうである 3　時々そうである 2　あまりそうではない 1	一次元尺度 ・意識や態度などを数量的に測定。 ・測定値は個人の調査集団における「相対的位置」を示す。 ・測定は，回答者が選択したカテゴリの評定点を合計し，その得点を態度得点とする。
ガットマン法	・2段階の判定カテゴリを用いる。 ・判定カテゴリには，「賛成」，「反対」などの両極を持つカテゴリを置く。 ・ポジティブなカテゴリには1点を，ネガティブなカテゴリには0点を配す。 例：問題解決学習に対する意識 あなたの考えに一致する番号に○をつけてください。 1-a　学士課程において問題解決学習の科目は，必要ですか。 (回答)①必要　②不必要 1-b　学生が学士課程で問題解決学習の科目を受講することにより得るものは大きいと思いますか。 (回答)③思う　④思わない 1-c　問題解決学習の科目は，学士課程の学生にとって最も関心の高い科目だと思いますか。 (回答)⑤思う　⑥思わない	一次元尺度 ・意識や態度などを数量的に測定。 ・測定値は個人の調査集団における「相対的位置」を示す。 ・測定は，回答者が選択した回答の得点を合計し，その得点を態度得点とする。左記の〈例〉において，3点の獲得者は，①，③，⑤と回答しているという構図が成立する。また，質問項目間の段階づけ(1-a>1-b>1-c)により，1点の獲得者は，①，④，⑥と回答しているという構図が成立する。これは，3点の獲得者が，問題解決学習を重要な科目と位置づけ，1点の獲得者が，それを必要とは思っているが，重要性を感じていないことを示す。
セマンティック・ディファレンシャル法	・5，7，9段階の判定カテゴリを用いる。 ・判定カテゴリには「明るい」，「暗い」などの形容詞対のカテゴリを置く。 ・カテゴリにあらかじめ評定点を与えることもできる。 例：将来に対するイメージ あなたは「将来の生活」に対して，どのようなイメージを持っていますか。近いところに○をつけてください。 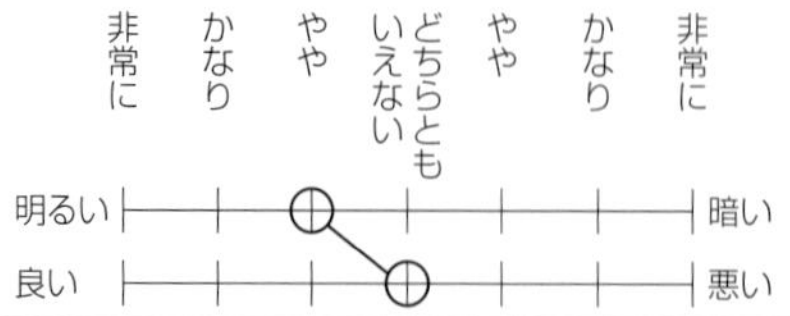 非常に　かなり　やや　どちらともいえない　やや　かなり　非常に 明るい　　　○　　　　　　　　暗い 良い　　　　　　○　　　　　　悪い	多次元的尺度 ・刺激から受ける情緒的意味，イメージを数量的に測定。 ・測定値は，個人の内的な心理状態を示す。 ・測定は，いくつかの形容詞対に対する回答を線で結び，それを回答者のプロフィールとする。あるいは，回答者が選択したカテゴリの評定点から情緒的意味やイメージを解釈する。この際，尺度には，評価，力量，活動性に該当する形容詞対を採用しているため，評定点は，この3側面から解釈できる。

し，どのタイプを選択するかを決定する必要がある。

実際には，看護教育学が開発した測定用具の多くはリカート法を用いている。これは，リカート法が，測定しようとする現象の質的な差異をある程度の段階にわたり量化するための比較的簡便な測定方法であることに起因する。また，本書は，リカート法を間隔尺度として扱う。それは，４段階以上の段階評定項目であれば，間隔尺度として扱っても多くの場合，結果が大きくゆがむことがない[12]ためである。このようにリカート法を間隔尺度として扱うことにより，測定結果をより高い水準の統計解析方法を用いて分析することが可能になる。

リカート法を選択した場合，選択肢数には，３件法から７件法までがよく用いられる。また，選択肢数がこの範囲である場合，結果にほとんど違いがないことが知られている[13]。選択肢数は，尺度タイプの決定と同様に，開発を目指す測定用具の特徴をよく吟味し，決定する。

選択肢の表現の決定

選択肢の表現に用いる副詞には，①実現の程度量（確信）表現用語，②時間的程度量（頻度）表現用語，③心理的時間の程度量（過去）表現用語，④心理的時間の程度量（未来）表現用語，⑤現実の程度量表現用語などがある[14]（表 8-3）。選択肢の表現も開発を目指す測定用具の特徴を十分検討し，決定する。

d．レイアウト

最後に，質問項目を回答しやすいようにレイアウトする。「b. 質問項目の作成と数の決定」に述べたとおり，看護教育学が開発する測定用具は，自己評価を主眼とし，回答者が下位尺度レベルで自己の傾向を把握することを目指す。そのため，質問項目に回答することを通して回答者が，下位尺度が測定する側面から自己の傾向を把握できるように，下位尺度ごとに質問項目を配置する。また，下位尺度や下位尺度内の各質問項目は，理解の容易さなどを考慮し回答しやすい配列とする。

第７段階：専門家もしくは測定用具を使用する立場にある第三者より測定用具の改善点について指摘を受け，修正し，予備調査版となる尺度を構成する

この段階は，a. 測定用具の内容的妥当性を確保するための会議の開催，b. その結果に基づく測定用具の修正，c. その測定用具を使用した小規模な調査であるパイロットスタディの結果に基づく修正，の３つの主要要素から構成される。

a．会議の開催

構成員

会議は，第６段階までに作成，尺度化した質問項目群が構成する測定用具に対し，その内容的妥当性を確認するための資料を得ることを目的とする。会議の構成員は，その測定用具の特徴により異なり，下記の事項を検討するために必要な人材に出席を依頼する。

検討事項

内容的妥当性とは，測定用具が測定対象を測定し，かつ測定対象の内容領域の要素を網羅しているかを示し，「測定用具がその内容を測定しているようにみえるか」を示す表面妥

表 8-3　選択肢の表現に用いる副詞

①実現の程度量(確信)表現用語	1.0 最強度の確信を量ることば 4つに下位分類され，確信の強い順に次のとおりである 1.1 「絶対に」(「必ず」) 1.2 (「必ず」)(「断然」) 1.3 (「断然」)「きっと」「たしかに」「うたがいなく」 2.0 中程度の確信を表現することば 「たいてい」「たいがい」「たぶん」「おそらく」「おおかた」 3.0 低度の確信を表現することば 「もしかしたら」「ことによると」「どちらかといえば」「ひょっとして」
②時間的程度量(頻度)表現用語	1.0 高頻度を意味することば 「いつも」「しじゅう」「しょっちゅう」「よく」 2.0 中度の頻度を意味することば 2つに下位分類され，頻度の高い順に次のとおりである 2.1 「たびたび」「しばしば」「ときどき」「ちょいちょい」 2.2 「たまに」「ときたま」 3.0 低頻度を表すことば 2つに下位分類され，次の通りである 3.1 「あまり」「まれに」 3.2 「めったに」「ほとんど」 4.0 零度表現語 「ぜんぜん」「まったく」
③心理的時間の程度量(過去)表現用語	1.0 古い過去を表現することば 3つに下位分類され，古い順に次のとおりである 1.1 「とうに」 1.2 「すでに」「せんこく」(「もう」) 1.3 (「もう」)「さきほど」「さっき」 2.0 新しい過去を表現することば 3つに下位分類され，新しい順に次のとおりである 2.1 「たったいま」 2.2 「いま」 2.3 「いましがた」
④心理的時間の程度量(未来)表現用語	1.0 ごく近い未来を表現することば 「ただちに」「すぐに」「いまにも」 2.0 少し遠い未来を表現することば 「いまに」「まもなく」「ほどなく」「やがて」「ちかぢか」 3.0 遠い未来を表現することば 「そのうちに」「とおからず」
⑤現実の程度量表現用語	1.0 最高度を表すことば 2つに下位分類できる 1.1 「すごく」「非常に」(「たいへん」) 1.2 (「たいへん」)「とても」「かなり」「だいぶ」 2.0 中程度を表すことば 「わりに」と修飾語を取らない表現 3.0 低度を表すことば 2つに下位分類できる 3.1 「やや」「すこし」(「たしょう」) 3.2 (「たしょう」)「どちらかといえば」「わずかに」 4.0 零度を表すことば 3つに下位分類できる 4.1 「あまり」(「どちらともいえない」) 4.2 (「どちらともいえない」)(「ほとんど」) 4.3 (「ほとんど」)「すこしも」 5.0 絶対零度を表すことば 「ぜんぜん」

〔織田揮準：日本語の程度量表現用語に関する研究．教育心理学研究，18(3)，166-176，1970より引用〕

当性を含む[15)]。会議は，「測定用具の内容的妥当性の確認」という目的を達成するために，主に次の４項目を検討する。

①構成概念を測定するものとしての質問項目の妥当性（質問内容の妥当性）
②具体的に現象を想起できない質問項目，実際に経験することのない質問項目，意味内容を理解できない質問項目の有無とその理由（質問表現の適切性）
③質問項目数に対する負担感あるいは抵抗感の有無（質問項目数の適切性）
④その他

会議終了後，４項目の検討結果を十分に吟味し，測定用具修正の資料とする。そのためには正確な議事録が必要であり，出席者の了承をとり，会議の内容を録音する場合もある。

b．会議の結果に基づく測定用具の修正

会議への参加者が指摘した内容を十分に吟味し，測定用具に修正を加える。修正に向けては，「会議の検討事項は，あくまでも出席者１人ひとりの立場からの意見である」ことを確認しておかなければならない。何をどのように修正するかは，出された意見をもとに十分吟味し，最終的には研究者が意思決定する。

c．パイロットスタディの結果に基づく修正

会議を経て修正された測定用具を用いて，調査を開始する。この調査をパイロットスタディと呼び，これは，後に続く予備調査や本調査とは目的も調査規模も異なる。目的は，内容的妥当性の確認であり，そのなかでも特に測定用具の使いやすさ，すなわち表面妥当性の確認である。この目的を達成するために，調査時には作成した測定用具と共に，測定用具に対する意見を回答者が記述する自由記述式の質問項目を加える。対象者数は50名前後でよいが，その構成は測定用具を使用する母集団に類似している必要がある。

研究者は，収集したデータを用いて無回答の質問項目の有無，回答者の意見などを確認し，それらをよく吟味し，修正の必要性を判断した場合には，その部分について修正する。

以上の過程を経て，測定用具開発のための予備調査版を完成する。

第８段階：予備調査の結果に基づき，質問項目を取捨選択し，測定用具本調査版となる尺度を構成する

この段階は，予備調査により収集したデータを統計学的手法を用いて分析し，その結果をもとに予備調査版を最終調整し，信頼性と妥当性を確保した測定用具の完成に向かう段階である。

予備調査は，その測定用具を使用する母集団を構成する人々を対象として実施する。データ数は質問項目数と分析方法により異なるが，分析に耐えうる最小限度の数を確保する必要がある。

収集したデータは，理論的枠組み構築の段階において決定した方法により分析する。そ

の結果，予備調査版の信頼性と妥当性に負の影響を与えている項目，また，統計上の数値から類似した内容を測定していると判断できる項目などを削除し，本調査版を作成する。この段階に到達すると，質問項目を修正することも新しい質問項目を加えることもできない。

なお，その際，統計学的数値のみを頼りにその意思決定を行うことは適切ではない。統計学的数値のみを頼りに意思決定を行う場合，高いクロンバック α 信頼性係数を得られ，想定した下位尺度を反映した因子分析結果を得られる一方，その尺度にとって重要な内容の質問項目が削除される可能性があるからである。研究者は，自分が作ろうとしている尺度の特徴を再確認し，その観点からも，どの質問項目を削除し，最終的にどの質問項目を採用するのかを決定する必要がある。

第8段階の最終調整は，あくまでも質問項目の削除のみである。これは，もし質問項目を修正，新設した場合，再度，その質問項目により作成した測定用具の予備調査を実施する必要性が生じるからである。調査対象者の負担を最小限にするためにも，第7段階までに十分な検討を実施しておく必要がある。

③ 測定用具の信頼性と妥当性検証

第9段階：本調査の結果に基づき，本調査版の信頼性と妥当性を検証する

この段階は，予備調査の結果に基づき最終調整した測定用具を用い，本調査を行い，本調査版の信頼性と妥当性を検証する段階である。

本調査は，予備調査と同様に，その測定用具を使用する母集団を構成する人々を対象として選択し，実施する。データ数は質問項目数と分析方法により異なるが，分析に耐えうる最小限度の数を確保する必要がある。収集したデータは，理論的枠組み構築の段階において決定した方法により分析する。その結果，信頼性と妥当性にかかわる問題の有無を確認する。

2　既存の測定用具を基盤にした翻訳版の開発

看護教育学は，前項に述べた質的帰納的研究の成果を基盤にした新たな測定用具に加え，次のような測定用具の開発にも着手している。その第1は，海外の研究者が海外の人々を対象に開発した測定用具の日本語翻訳版[16]を開発することである。各日本語翻訳版は，日本の看護職者を対象にした調査に用いることを目的として開発された。第2は，日本の研究者が日本の人々を対象に開発した測定用具の海外翻訳版[17]を開発することであり，国際比較研究を目的とする。これらは，いずれも既存の測定用具を基盤とした他言語への翻訳版開発であり，本項においては，この翻訳版測定用具の開発過程を概説する。

翻訳版の開発は，研究者が関心を持つ現象の測定に使用可能な測定用具があり，特定の言語を話す人々を対象にした調査に向け，その翻訳版を開発する必要があるという意思決定を行うところから出発する。また，翻訳版測定用具の開発にあたっては，原版となる測定用具の著作権を持つ者(著作権者)より，翻訳版開発の許諾を取得する必要がある。

それを前提に，翻訳版測定用具の開発に実際に着手する過程である理論的枠組みの構築，翻訳版測定用具の作成，翻訳版測定用具の信頼性と妥当性検証へと移行する必要があ

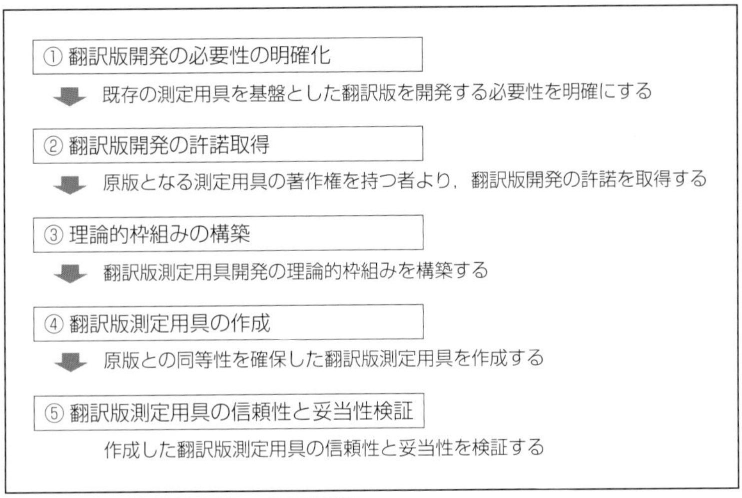

① 翻訳版開発の必要性の明確化
既存の測定用具を基盤とした翻訳版を開発する必要性を明確にする
② 翻訳版開発の許諾取得
原版となる測定用具の著作権を持つ者より，翻訳版開発の許諾を取得する
③ 理論的枠組みの構築
翻訳版測定用具開発の理論的枠組みを構築する
④ 翻訳版測定用具の作成
原版との同等性を確保した翻訳版測定用具を作成する
⑤ 翻訳版測定用具の信頼性と妥当性検証
作成した翻訳版測定用具の信頼性と妥当性を検証する

図8-7　翻訳版測定用具の開発過程

る(図8-7)。

なお，翻訳版測定用具の開発は，心理学[18)]や教育学[19)]などの比較文化研究を通してその方法論が検討されてきた。これらが蓄積してきた翻訳版測定用具開発のための知識は，看護学を含むさまざまな学問領域の研究が活用している。看護教育学研究もこれを知識基盤とし，発展的に活用しながら翻訳版測定用具を開発する。

既存の測定用具を基盤にした翻訳版開発の必要性の明確化

前述した質的帰納的研究の成果に基づく測定用具開発過程が示すとおり(242頁参照)，新たな測定用具の開発は，膨大な労力を必要とする。しかし，既存の測定用具を基盤にした翻訳版も，同様の労力なくして開発することはできない。そのため，研究者は，これに着手するにあたり，翻訳版開発の必要性を明確にしなければならない。

研究者は，どのような場合に，既存の測定用具を基盤にした翻訳版を開発する必要があると判断するのであろうか。それは，次の3点を確認した場合である。

a．その測定用具を用いて研究者が関心を持つ現象を測定できることの確認
b．その測定用具が信頼性・妥当性を確保していることの確認
c．その測定用具の翻訳版が開発されていないことの確認

a．その測定用具を用いて研究者が関心を持つ現象を測定できることの確認

この確認に向けて，研究者は，関心を持つ現象を明瞭かつ厳密に定義すると共に，その定義と測定用具の構成概念の定義を照合し，それらが本当に合致するかどうかを十分に吟味する必要がある。

例えば，研究者が，看護師のストレスに関心を持っているとする。周知のとおり，ストレスに関しては，多種多様な測定用具が開発されている。研究者は，これらの中から自らが関心を持っている現象「看護師のストレス」を適切に測定できる測定用具を検索し，選択

する必要がある。研究者が関心を持つ「看護師のストレス」が心理社会的ストレスである場合，身体的ストレスに焦点をあてた測定用具を選択することは適切ではない。あるいは，患者との相互行為を通して看護師が知覚するストレスに関心を持っている場合，研究者は，人間一般を対象に開発された測定用具ではなく，患者との相互行為を通して看護師が知覚するストレスに焦点をあてて開発された測定用具を選択しなければならない。研究者が関心を持つ現象の定義と測定用具の構成概念の定義との照合は，このような選択を適切に行うと共に，その測定用具を用いて関心を持っている現象が確かに測定できることを確認する上で不可欠である。

b．その測定用具が信頼性と妥当性を確保していることの確認

測定用具の翻訳版を開発し，調査や研究に使用するためには，その翻訳版が信頼性と妥当性を確保している必要がある。また，そのような翻訳版を開発するためには，原版自体が信頼性と妥当性を確保している必要がある。原版が信頼性と妥当性を確保していない場合，どれほど緻密な過程を経て翻訳版を開発したとしても，その翻訳版が信頼性と妥当性を確保することは期待できない。

前述したとおり，測定用具の信頼性と妥当性の検証にはさまざまな方法が用いられる。研究者は，これらを熟知した上で，関心を持つ現象の測定への適用を検討する測定用具について，その開発過程に着目し，信頼性と妥当性がどのような方法を通して検証されているか，その結果はどのようであったのかを確認する必要がある。

加えて，測定用具の信頼性と妥当性は，測定用具と測定対象の関係に影響を受ける。そのため，文献検索を通して，測定用具がどのような対象に活用されており，その際，信頼性と妥当性についてどのような結果が得られているのかも確認する必要がある。

例えば，看護実践能力を測定する測定用具Ａの信頼性と妥当性が，がん看護に携わる看護師を対象にした調査を通して検証されているとする。これは，その測定用具Ａの信頼性と妥当性が，がん看護以外のさまざまな領域の看護師を対象に看護実践能力を測定する場合にも確保されていることを必ずしも保証しない。そのため，実践領域にかかわらない看護師全般の看護実践能力に関心を持つ場合，研究者は，その測定用具の適用可能性を慎重に検討する必要がある。

c．その測定用具の翻訳版が開発されていないことの確認

既存の測定用具について，研究上必要な言語への翻訳版がすでに開発されているならば，研究者は，その翻訳版を使用すればよい。しかし，そのような翻訳版が開発されていない場合，研究者は，自らこれを開発しなければならない。そのため，この意思決定に向けて，研究者は，その測定用具の当該言語への翻訳版が開発されていないことを確認する必要がある。これは，当然のことではあるが，既存の測定用具の翻訳版開発が膨大な労力を要することを考えると，欠くことのできない過程である。

ただし，必要な言語への翻訳版が開発されている場合であっても，その開発手続きに課題があったり，完成し公表されている翻訳版がさらなる洗練の可能性を持つ場合，研究者は，改めて翻訳版の作成に着手することになる。

原版測定用具の著作権者からの翻訳版開発の許諾取得

前項の過程を経て，既存の測定用具の翻訳版開発の必要性を明確化した後，研究者は，次に，原版測定用具の著作権者から翻訳版作成に関する許諾を取得する必要がある。

測定用具は，著作権法上の著作物に該当し[20]（**著作権法 第十条**），著作者には測定用具を創作した時点から著作権が発生する[21]（**著作権法 第十七条 2**）。また，わが国は，多くの国とベルヌ条約，万国著作権条約などを結んでおり[22]，これらの条約締結国の著作物もわが国の著作権法の保護対象となる（**著作権法 第六条**）。

著作権には，さまざまな種類の権利が含まれ，翻訳権（**著作権法 第二十七条**）もこの 1 つである。

著作権者は，その著作物を翻訳する権利を持っており，無断で既存の測定用具の翻訳版を開発することは，著作権者が持つ著作権のなかの翻訳権に抵触することになる。そのため，翻訳版開発にあたっては，原版測定用具の著作権者に連絡をとり，開発の目的や方法を説明し，その許諾を得なければならない。

また，開発される翻訳版は，著作物である原版に対する二次的著作物に該当し，この二次的著作物の利用に関する権利も著作権者に帰属する（**著作権法 第二十八条**）。これは，たとえ二次的著作物の作成者であったとしても，自由にそれを利用できるわけではなく，その利用にも著作権者の許諾が必要であることを意味する。そのため，現実的には，研究者は，翻訳の許諾を得る際，次の内容について著作権者と文書による契約を交わす必要がある。①翻訳版を開発すること，②その成果を学会や学術誌上において公表すること，③その後の調査や研究に複製して使用することなどの二次的著作物の利用，④利用にあたっての制限や費用負担など。当然のことながら，研究者は，これらの契約内容を遵守する責務を持つ契約書の例を付録（361 頁）に示す。

以上は，既存の測定用具の翻訳版開発，公表，その後の利用まで含め，研究の全過程を通し，原版の著作権者の権利を侵害しないための必要不可欠な手続きである。

翻訳版測定用具作成にあたっては，それに関わる著作権法の条文を理解しておく必要がある（**表 8-4**）。

表 8-4　翻訳版測定用具作成にかかわる著作権法

第六条	著作物は，次の各号のいずれかに該当するものに限り，この法律による保護を受ける。 一　日本国民の著作物 二　最初に国内において発行された著作物 三　前二号に掲げるもののほか，条約によりわが国が保護の義務を負う著作物
第十条	この法律にいう著作物を例示すると，おおむね次のとおりである。 一　小説，脚本，論文，講演その他の言語の著作物 〈略〉
第十七条 2	著作者人格権及び著作権の享有には，いかなる方式の履行をも要しない。
第二十七条	著作者は，その著作物を翻訳し，編曲し，若しくは変形し，又は脚色し，映画化し，その他翻案する権利を専有する。
第二十八条	二次的著作物の原著作物の著作者は，当該二次的著作物の利用に関し，この款に規定する権利で当該二次的著作物の著作者が有するものと同一の種類の権利を専有する。

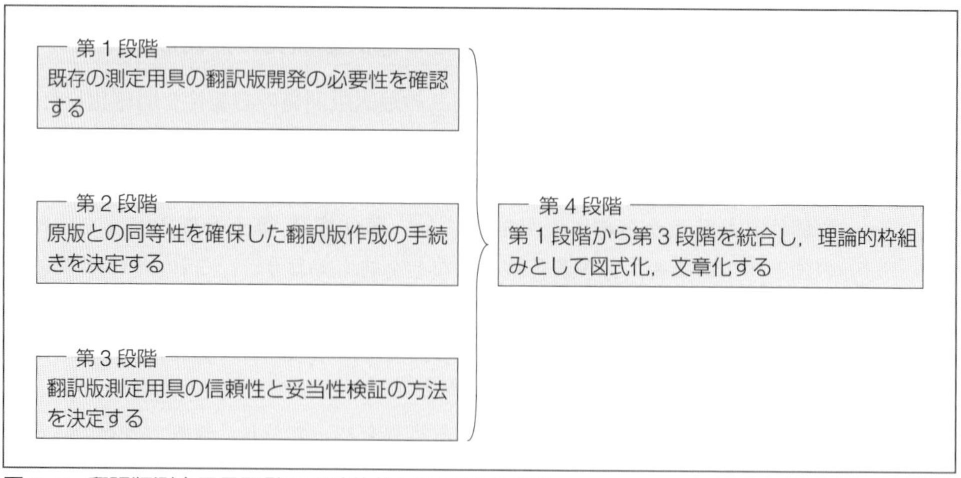

第1段階
既存の測定用具の翻訳版開発の必要性を確認する

第2段階
原版との同等性を確保した翻訳版作成の手続きを決定する

第3段階
翻訳版測定用具の信頼性と妥当性検証の方法を決定する

第4段階
第1段階から第3段階を統合し，理論的枠組みとして図式化，文章化する

図8-8　翻訳版測定用具開発の理論的枠組み構築の段階

理論的枠組みの構築

翻訳版測定用具開発の理論的枠組みは，次の4つの段階を経て構築される(図8-8)。

第1段階：既存の測定用具の翻訳版開発の必要性を確認する

理論的枠組み構築の第1段階は，①を通して明らかになった既存の測定用具の翻訳版開発の必要性を言語化することである。すなわち，関心を持つ現象はどのように定義できるか，測定用具の構成概念はどのように定義されているか，両者が合致しているといえる根拠は何か，測定用具の信頼性と妥当性はどのように確保されているかなどについて，言語化しておく必要がある。

第2段階：原版との同等性を確保した翻訳版作成の手続きを決定する

理論的枠組み構築の第2段階は，原版測定用具との同等性を確保した翻訳版を作成するための手続きを決定する段階である。

既存の測定用具の翻訳版開発は，その原版が，研究者が関心を持つ現象を測定することを大前提に行われる。そのため，研究者は，言語が異なっても，同じ現象を同じように測定できる測定用具を作成する必要がある。これは，原版と翻訳版を同じ対象の同じ現象の測定に同時に用いた場合，その測定値の整合性が確保されることを意味し，これを測定用具の同等性(equivalence)[23]と呼ぶ。また，ある測定用具の翻訳版が原版との同等性を確保しているためには，言語が異なるにもかかわらず，原版と翻訳版の質問項目が，回答者に対し同じ意味を伝えるものになっている必要がある。バックトランスレーションは，このような翻訳版を作成するための代表的な手続き[24]である。

バックトランスレーションは，次の3段階を含む(図8-9)。

①測定用具の原版から翻訳版を作成する。

②翻訳版をもとに原版の言語への逆翻訳版を作成する。

③原版と逆翻訳版をつき合わせ，意味の一致を検討する。

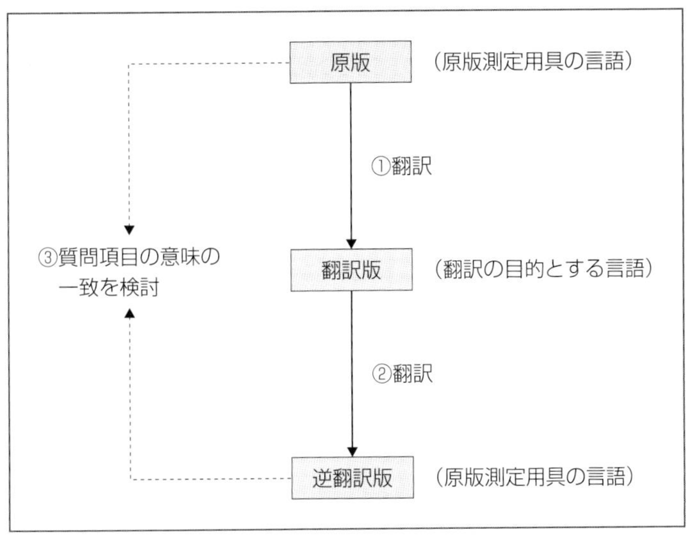

図 8-9　バックトランスレーション
①，②，③は本文中の番号に対応

表 8-5　測定用具の同等性確保の方法

バックトランスレーション（back-translation）	原版を翻訳した後，翻訳版をさらに原版の言語に逆翻訳し，原版と逆翻訳版を照合し意味の一致を検討する方法
コミッティアプローチ（committee approach）	複数のバイリンガルが協働し，翻訳を実施する方法
バイリンガルテクニック（bilingual technique）	原版と翻訳版双方の測定用具への回答をバイリンガルに求め，その回答を比較し，質問項目の意味の一致を検討する方法

同等性を確保した翻訳版測定用具を作成するためには，全質問項目について原版と逆翻訳版との意味の一致がみられるまでこの手続きを繰り返す必要がある。

また，原版との同等性を確保した翻訳版測定用具を作成する方法には，バックトランスレーションのほか，コミッティアプローチ，バイリンガルテクニックなども存在する。コミッティアプローチとは，複数のバイリンガルが協働し，翻訳を行う方法である[25)]。バイリンガルテクニックとは，原版と翻訳版の両方の測定用具に対する回答をバイリンガルに求め，回答の比較を通し，回答者に意味が異なって伝わっている質問項目を明らかにする方法[26)]である（表 8-5）。さらに，原版との同等性を確保した翻訳版測定用具の作成には，これら複数の方法の併用も推奨されている[27)]。

第 3 段階：翻訳版測定用具の信頼性と妥当性検証の方法を決定する

理論的枠組み構築の第 3 段階は，翻訳版測定用具の信頼性と妥当性の検証方法を決定する段階である。これには，前項の質的帰納的研究を基盤にした測定用具開発に述べた信頼性と妥当性検証のさまざまな方法が参考になる。また，翻訳版測定用具の信頼性と妥当性検証は，特に，原版の信頼性・妥当性がどのように検証されているかに着目することが有用である。

例えば，因子分析は，ある心理学的尺度が異なった文化圏で原版との同等性を有するか否かを検討するために最も適切で強力な方法であるとされている[28]。そのため，原版の開発において因子分析が用いられている場合，翻訳版の開発も因子分析を行うことにより，原版と翻訳版の因子構造の比較が可能になる。また，それは，翻訳版の構成概念妥当性や原版との同等性を判断する根拠になる。

第4段階：第1段階から第3段階を統合し，理論的枠組みとして図式化，文章化する

理論的枠組み構築の第4段階は，これまでの段階を経て確定した内容を翻訳版測定用具開発の理論的枠組みとして図式化すると共に，作成した図に従い文章化する段階である。

翻訳版測定用具の開発は，ここから先，この理論的枠組みに沿って展開される。翻訳版測定用具の開発過程は，その完成までに多大なエネルギーと時間を要する。理論的枠組みは，翻訳版開発研究の根拠となり，研究者は，この図式化，文章化の過程を通し，論理的な飛躍や矛盾がないかを慎重に検討しておく必要がある。

翻訳版測定用具の作成

翻訳版開発に対して原版の著作権者から許諾を取得し，理論的枠組み構築が終了すると，いよいよ測定用具の翻訳版を作成し，その信頼性と妥当性を検証するための準備段階に入る。前述したバックトランスレーションを用いた翻訳版測定用具の作成は，次の4段階を通して展開する(図8-10)。

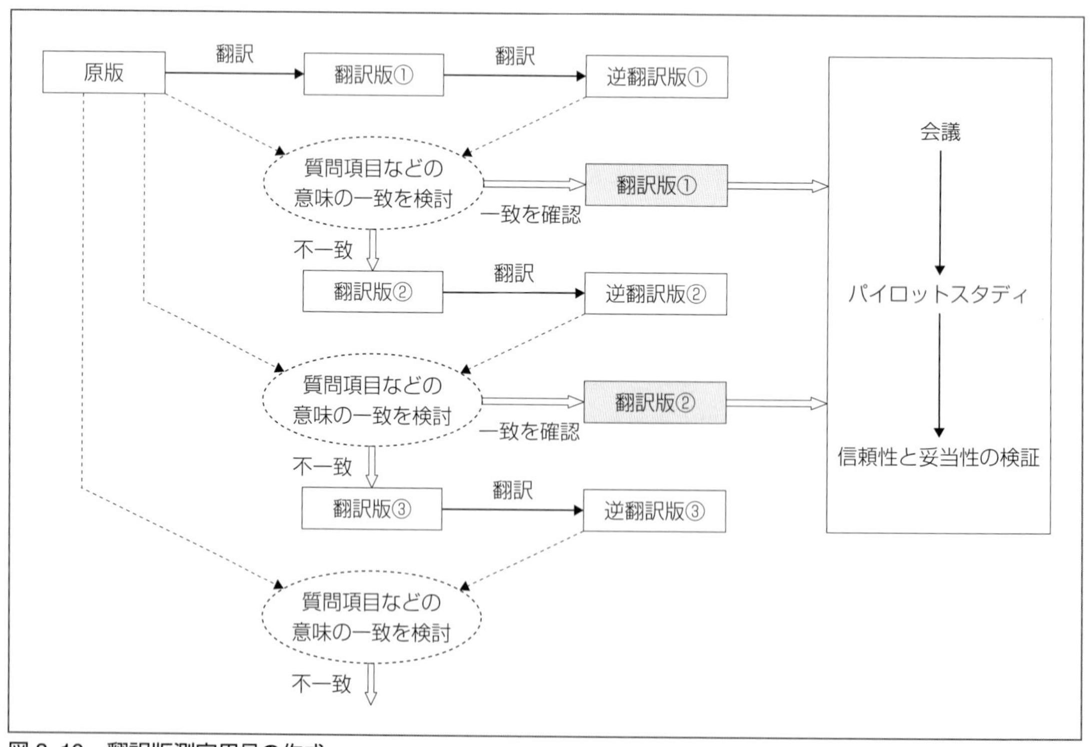

図8-10　翻訳版測定用具の作成

第５段階：原版に対する翻訳版を作成する

まず，原版をもとにその翻訳版を作成する。その際，測定用具の質問項目の意味を正確に伝える翻訳を心がける。

比較文化研究の際，一般に，原版の言語と翻訳しようとする言語のバイリンガルが翻訳版の作成を担当することが望ましいとされる。例えば，原版が英語であり，日本語翻訳版を作成したい場合には，英語と日本語のバイリンガルが日本語版作成を担当することが望ましい。また，この際，そのバイリンガルは，翻訳の能力が優れていると共に，測定用具の内容に精通していることが重要とされる[27)]。これは，例えば，病院に勤務する看護師の職務満足に関する英語版測定用具の日本語翻訳版を作成するにあたっては，英語と日本語が堪能であり，病院への就業経験を持つ看護師が翻訳版作成を担当することが望ましいことを意味する。

実際の研究において，研究者は，少なくとも測定用具の内容に精通しているという条件を満たしているであろう。その一方，「バイリンガル」と呼べるほど原版と翻訳版の両方の言語に堪能であるとはかぎらない。その際，研究者は，可能なかぎり，上述した条件を満たすバイリンガルを探し，翻訳版作成への協力を求めることになる。しかし，研究者は，研究の全過程に対する責任を有している。そのため，このような場合にも，翻訳版作成をそのバイリンガルに一任するのでなく，原版測定用具の質問項目の意味を正確に伝える翻訳を行うという観点から，バイリンガルと共に十分にディスカッションを行い，自らが納得のいく翻訳版を作成することが重要である。

第６段階：翻訳版をもとに原版の言語へと翻訳した逆翻訳版を作成する

翻訳版の作成に続いて，その翻訳版をもとに原版の言語に翻訳した逆翻訳版を作成する。例えば，英語の原版から日本語版を作成した場合には，日本語版をもとに英語の逆翻訳版を作成する。また，この逆翻訳版の作成は，原版と翻訳版の両言語に堪能であり，測定用具の内容にも精通しているバイリンガルに依頼する。さらに，このバイリンガルは「原版を知らない」という条件を満たしている必要がある。それは，原版を知っていることが，逆翻訳版の作成に影響することを防ぐためである。

この逆翻訳版の作成を，何名のバイリンガルに依頼するかに関する明確な基準はない。しかし，複数のバイリンガルが独立してこの逆翻訳版を作成し，作成された複数の逆翻訳版を原版に照らし合わせて検討することが，原版との同等性を確保した翻訳版を作成するために望ましい。

例えば，バイリンガルA，B，C３名が３つの逆翻訳版を作成したとする。原版とつき合わせた結果，ある質問項目について，バイリンガルAが作成した逆翻訳版は原版と同じ意味を表現しているが，バイリンガルBとバイリンガルCが作成した逆翻訳版は，原版とは異なる意味を表現していた。これは，逆翻訳版を作成するもとになった翻訳版の質問項目が，必ずしも原版と同じ意味を伝えておらず，その表現を修正する必要があることを示す。しかし，逆翻訳版の作成をバイリンガルAのみに依頼していたとしたら，研究者は，この質問項目の翻訳の問題を見逃す可能性が高い。

第7段階：原版と逆翻訳版を照合して質問項目などの意味の一致を検討し，翻訳版を修正する

次は，第6段階までに作成した逆翻訳版と原版をつき合わせて，測定用具の教示文や質問項目，選択肢について，その意味が一致しているかどうかを検討する段階である。原版と逆翻訳版の表現が一字一句同じでなくとも，意味が一致していることが重要であり，意味が一致していない部分は，逆翻訳版を作成するもとになった翻訳版に問題があると考える。そのため，研究者は，原版と逆翻訳版の意味が一致しない部分について，翻訳版の修正を検討する。この意味の一致の検討および翻訳版の修正は，研究者が単独で行うこともできるが，翻訳版や逆翻訳版の作成を担当したバイリンガルが参加することにより，より効果的，効率的に進められる。

研究者は，このような過程を経て修正された翻訳版について，原版を知らないバイリンガルにさらなる逆翻訳版作成を依頼すると共に，作成された逆翻訳版を原版とつき合わせて意味の一致を検討する。また，必要があれば，翻訳版をさらに修正し，同様の過程を繰り返すことになる。原版との同等性を確保した翻訳版測定用具の開発に向け，研究者は，原版と逆翻訳版について，確かに意味の一致が得られたと確信できるまで，根気強くこの過程を繰り返す必要がある。

第8段階：専門家もしくは翻訳版を使用する立場にある第三者より翻訳版測定用具の表現についての指摘を受けるとともに，パイロットスタディを行い，その結果により測定用具を修正する

第7段階までを通し，翻訳版の作成をいったん終了したら，a. 翻訳版測定用具の内容的妥当性を検討するための会議の開催，b. その結果に基づく翻訳版測定用具の修正，c. 修正した翻訳版測定用具を使用したパイロットスタディの結果に基づく修正を行う。

a．会議の開催

会議は，第7段階までに修正し作成された翻訳版測定用具について，その内容的妥当性を確認するための資料を得ることを目的に開催する。この会議の検討事項は，前述した質的帰納的研究の成果を基盤にした測定用具開発の会議と同様である。しかし，翻訳版測定用具が原版との同等性を確保することを重視するため，特に，「具体的に現象を想起できない質問項目，実際に経験することのない質問項目，意味内容を理解できない質問項目の有無とその理由」の検討が重要になる。

b．会議の結果に基づく測定用具の修正

会議への参加者が指摘した内容について十分に吟味し，測定用具に修正を加える。会議の検討事項は，あくまでも出席者個々の立場からの意見である。そのため，修正に向けては，それらの意見をもとに第7段階までの原版との同等性確保の経過を踏まえ，十分吟味し，最終的に研究者が意思決定する。

c．パイロットスタディの結果に基づく修正

会議を経て修正された翻訳版測定用具を用いてパイロットスタディを行う。パイロット

スタディの目的も，内容的妥当性の確認であり，特に，測定用具の使いやすさ，すなわち表面妥当性の確認に焦点をあてる。研究者は，この目的を達成するために，調査に際し，作成した測定用具と共に，測定用具に対する意見を回答者が記述する自由記述式の質問項目を加える。対象者には，測定用具を使用する母集団に類似した者を選択する。また，収集したデータを用いて各質問項目に対する無回答者の数，回答者の意見などを確認し，それらをよく吟味し，修正の必要性を判断した場合にはその部分を修正する。この際，第７段階までの翻訳の経過を踏まえ，原版との同等性を損なわないように留意する必要がある。

また，翻訳版測定用具の原版との同等性を確認するためには，バイリンガルを対象に，原版と翻訳版の両方を用い，回答を求める方法を使用できる[29,30]。原版との同等性を確保した翻訳版が作成できているならば，同じ対象者から得られた原版と翻訳版に対する回答は，その平均値，標準偏差，信頼性係数について同様の結果を示すことが予測される。Brislin, R. W. は，このような方法を用いることにより，バックトランスレーションの過程では発見できなかった意味の不一致を発見できると述べている[27]。

翻訳版測定用具の信頼性と妥当性検証

第９段階：本調査の結果に基づき翻訳版測定用具の信頼性と妥当性を検証する

第９段階は，第８段階までを経て最終的に調整した翻訳版測定用具を用いて本調査を行い，その信頼性と妥当性を検証する段階である。

本調査は，その翻訳版測定用具を使用する母集団を構成する人々を対象として選択し，実施する。データ数は質問項目数と分析方法により異なるが，分析に耐えうる最小限度の数を確保する必要がある。収集したデータにより，信頼性と妥当性に関わる問題の有無を確認する。

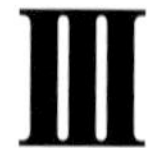 開発された測定用具の特徴

質的帰納的研究の成果を基盤とした測定用具，そして既存の測定用具を基盤としたその翻訳版の２種類の開発過程について説明した。そのうち，前者，質的帰納的研究の成果を基盤として開発された測定用具は，次の２つの特徴を持つ。

第１は，現実適合性が高いという特徴である。看護教育学研究によって開発された測定用具の圧倒的多数は，質的帰納的研究の成果を基盤にしている。質的帰納的研究は，看護職者の実際の行動を観察し，あるいは，看護職者の実際の知覚を面接や質問紙によりデータとして収集し，その分析を通して成果を産出する。これは，質的帰納的研究の成果が，「あるべき状態」ではなく「現にある状態」を表していることを示す。そのため，質的帰納的研究の成果を基盤に開発することにより，その測定用具は，現にある状態をよく反映した，すなわち，現実適合性が高いものにおのずとなっていく。

測定用具の現実適合性が高いということは，それを構成する質問項目個々が，「理想ではあるが実現困難なあるべき状態」ではなく，「看護職者にとって必ず実現可能な目標」になりえることでもある。

「Ⅰ．測定用具開発の理念」に述べたとおり，看護教育学は，看護職者の自律的な自己評価を重視する。自己評価とは，自分で自分の学業，行動，性格，態度などを査定し，それによって得た情報に基づき自分を確認し，自分の今後の学習や行動を改善するという一連の行動[31)]である。看護職者は，実現可能な目標となる質問項目を備えた測定用具を活用することにより，自己の職業活動を着実に改善していくことができる。

第２は，精度の高い測定が可能であるという特徴である。「Ⅱ．測定用具の開発過程」に述べたとおり，看護教育学研究は，まず，先行研究の検討を含む綿密な検討を経て理論的枠組みを構築し，その理論的枠組みに沿った手続きを厳密に実施し，測定用具を完成させていく。そのため，完成した測定用具は，高い信頼性と妥当性を確保している。これは，誰が測定しても，何を測定しても，同じものを測定した場合，同じ結果が得られること，すなわち，精度の高い測定が可能であることを意味し，それは，関心を持っている現状やそこに潜む問題の客観的な把握にもつながる。

そのため，看護職者は，看護教育学研究が開発した精度の高い測定用具の活用を通して，自己の職業活動の現状や問題点を客観的に把握できる。現状や問題点の客観的な把握は，看護職者が，自己の職業活動を改善していくために不可欠である。そのため，精度の高い測定が可能であるという特徴もまた，測定用具を活用する看護職者が，自己の職業活動を着実に改善していくことを促進する。

また，これまで開発した測定用具の中には，自己の職業活動改善に向けて他者から評価を受けること，教育的支援の検討に向けて対象者の自己評価結果を把握することを目指し，開発されたものも含まれている。上述した「現実適合性を確保している」，「精度の高い測定が可能である」という特徴は，看護職者が，それぞれの測定用具の活用を通し，自律的な職業活動の改善，あるいは，看護学生や他の看護職者への教育的支援を効果的に展開することを保証する要件でもある。

Ⅳ　看護教育学における測定用具開発の実際

1　教授活動自己評価尺度－看護学実習用－[32)]

看護教育学においては数種類の測定用具がすでに開発されている。この開発過程を通して，測定用具開発に関わる他学問領域の知識に学びつつ，不足の知識を補足し，看護教育学の理念を反映した測定用具を開発するための知識としてこれらを整理，統合してきた。前述した測定用具開発のための方法は，整理，統合した結果の論述である。

看護教育学を専攻する大学院生の中には，博士前期課程においては看護概念創出法を適用し，測定したい現象を解明する研究を行い，博士後期課程においてはその結果を活用し測定用具開発研究に臨む研究者も出現している。5年がかりの壮大な研究であり，基盤研究から基盤研究発展型応用研究，そして基盤研究発展型応用研究から統合研究へと進み，予測理論開発へと限りなく接近する可能性の高い研究でもある。

以下，このような研究の中から一例を選択し，解説する。この測定用具は，看護学実習における教員の教授活動の質を自己評価する尺度であり，看護概念創出法により産出された概念に基づき開発された。測定用具名は「教授活動自己評価尺度－看護学実習用－」である。「教授活動自己評価尺度－看護学実習用－」は，看護学教員が自己の提供する教授活動の質を把握し，その質の維持向上に向けての資料とすることを主目的とするが，もちろん，研究のデータ収集のための測定用具としても活用可能である。

また，看護教育学における測定用具開発の方法は，小規模調査であるパイロットスタディ，大規模調査である予備調査と本調査の３段階調査を基本とするが，この研究は小規模調査と１回の大規模調査の結果に基づき測定用具開発を目指したという特徴を持つ。

● 教授活動自己評価尺度－看護学実習用－開発研究のための【理論的枠組みの構築】

第１段階：何を測定するのか，測定の意義は何かを明らかにする

「何を測定するのか」という問いに対するこの研究の答えは，看護学教員の実習目標達成に向かう教授活動の質である。この答えの中で最も重要視しなければならないのは，「実習目標の達成に向かう」という部分である。看護学実習における教授活動の質を測定する尺度がすでに何種類か開発されているにもかかわらずこの測定用具開発に着手し，また，この研究のための理論的枠組みの構築において，「実習目標達成」という視点を重視したのは次のような理由による。

看護学実習は，看護実践に必要な基礎的能力の修得を目的とした看護学教育に特徴的かつ集約的な授業である。看護学教員は，看護学各領域の実践の基礎となる能力を実習目標として提示し，この目標達成に向け，教授活動を展開する。しかし，先行研究[33〜35)]は，多くの教員が自己の教授活動を不十分だと感じ，改善を要する課題が存在することを示した。

そのような現状を改善するためには，教員個々が，常に教授活動を適正に自己評価することが必要不可欠である。自己評価とは，「自分で自分の学業，行動，性格，態度等を評

価し，それによって得た情報(知見)によって自分を確認し，自分の今後の学習や行動を改善・調整するという一連の行動」[31)]である。看護学実習において，教員が教授活動を自己評価することは，自己の課題や問題点の改善につながり，教授活動の質の向上に貢献する。

看護学実習における学習成果は，個々の学生が，実習目標をどの程度達成できたかにより表される[36)]。また，看護学実習における教授活動は，実習目標の達成度に影響を及ぼす[37)]。このことは，実習目標達成に向かう教員の行動が，看護学実習における学習成果に多大な影響を及ぼすことを意味し，実習目標達成に向かう教授活動の質を測定し，教員がそれを情報源として自己評価できれば，学生の実習目標の達成度が向上することが容易に予測できる。

この研究が何を測定する尺度を開発するのか，また，その意義は何かに対する答えは，次のとおりである。測定対象は，看護学教員の実習目標達成に向かう教授活動の質であり，その意義は，教員がそれを情報源として自己評価することを通して学生の実習目標の達成度が向上する，すなわち，授業としての実習の質が向上することにある。

多角的な文献検討の結果は，前述したように看護学実習における教授活動の質を評価する測定用具が数種類開発されていることを示した。しかし，学生の実習目標の達成度向上を目指し教員がその教授活動を実習目標達成という視点から自己評価することを目的とした測定用具は開発されていないことが明らかになった。また，看護学実習における教授活動は多様な側面から研究されているが，実習目標達成に向かう教授活動の総体を解明した研究も存在しなかった。このような過程を経て，「質的帰納的研究により測定したい現象を解明する」第2段階へと移行した。

以上のことを明らかにするために用いた方法は，事例分析と文献検討である。また，この測定用具開発研究にたどり着く以前には，研究課題確定型応用研究として既存の測定用具を使用し，量的研究を行っている。具体的には，看護学実習における教授活動の実態を把握するために既存の測定用具を用いた研究課題確定型応用研究[33)]，実習目標達成という視点を見つけるために事例分析と文献検討を行い，その意義を文献により裏づけた。

第2段階：質的帰納的研究により測定したい現象を解明する

第1段階を経て，第2段階は看護学実習における教授活動を解明する質的帰納的研究を行う。それは，測定したい現象は実習目標達成に向かう教授活動の質であり，そのためには看護学実習において学生を指導する教員の行動の概念化が必要であったためである。そこで，第6章に提示した看護概念創出法を適用し，学生と教員の2者間相互行為場面，学生，患者，教員の3者間相互行為場面を参加観察し，それらをデータとした研究[38, 39)]を行った。

また，この研究は，両者とも実習目標達成に向かう教授活動を包含する教員の全行動を表す概念を創出するために「この教員の行動は，実習目標達成という視点からみるとどのような行動か」という持続比較のための問いを設定した。その結果，看護学実習における教授活動を表す9つの概念が創出された。この9概念とは，**【教材・教授技術の活用による看護，問題解決・学習方法の理解促進】**，**【実習状況査定による目標達成度の評価と伝達】**，**【問題の未然防止と解決への支援】**，**【実習計画推進のための教授技術駆使と病棟状況**

変化による実習計画変更】，【学生心情の受容と共感】，【複数学生個別指導のための好機・適所の探索・確保】，【医療現場への配慮を伴うスタッフへの支援要請と獲得】，【効果確認による指導の評価と修正】，【看護の質保証に向けた学生の受け持ち患者への看護実践】である。なお，この研究の詳細に関しては第６章を参考にしていただきたい。

前述したようにこの測定用具開発研究において測定したい現象は看護学実習における教授活動の質である。言い換えると測定用具の構成概念は看護学実習における教授活動であり，この９概念は看護学実習における教授活動という構成概念を形作る全要素である。すなわち，９概念は看護学実習における教授活動の質を測定するための下位尺度である。

第３段階：測定用具の構成概念として質的帰納的研究成果の特徴を検討する

第３段階は測定用具の構成概念を形作る要素，すなわち下位尺度となる質的帰納的研究の成果がどのような特徴を持っているのかを確認することである。この目的を達成するために，この研究は，すでに開発されている看護学実習における教授活動の質を評価する測定用具をすべて入手し，その下位尺度と質問項目をていねいに検討するという方法を選択した。

この方法を選択した根拠は，次のとおりである。一般的には，測定用具を開発するために測定対象となる現象に関する先行研究の成果や研究者の経験，そしてその道の専門家の意見に基づき質問項目を作成し，それらに統計学的な処理を加え，統計学的に関連しあう質問項目の集合体に下位尺度として命名する方法が用いられる。そのため，測定用具の下位尺度や質問項目が先行研究の成果や多様な研究者の経験，専門家の見解などを含む。それらと質的帰納的研究の成果である９概念を照合することにより，９概念にどのような特徴があるのか，また，その特徴を反映してどのような測定用具が完成するのかを明確にできる。もし，この方法によりその概念が特徴を全く持たない場合には，測定用具を新たに開発する必要はない。上記の方法は，すでに先行研究が測定用具を開発している場合のみに適用可能な方法であり，それに関連ある測定用具が全く開発されていない場合には他の方法を用いなければならない。いずれにせよ，この段階は文献と再度向き合うことを必然とする。

入手できた測定用具は９人の研究者が開発した９種類（**表8-6**）である。

この９種類の測定用具は，その特徴に応じた下位尺度もしくは質問項目から構成されており，それら１つ１つと第２段階の質的帰納的研究が産出した９つの概念を対比した。その結果，測定用具９種類の中に，９概念のうち６概念と同様，もしくは類似した性質の下位尺度，質問項目があることを確認した。この６概念とは【教材・教授技術の活用による看護，問題解決・学習方法の理解促進】，【実習状況査定による目標達成度の評価と伝達】，【問題の未然防止と解決への支援】，【学生心情の受容と共感】，【医療現場への配慮を伴うスタッフへの支援要請と獲得】，【看護の質保証に向けた学生の受け持ち患者への看護実践】である。このうち，【看護の質保証に向けた学生の受け持ち患者への看護実践】は測定用具９種類ほとんどが下位尺度もしくは質問項目としている要素であり，国内外を問わず看護学実習における教授活動の中で非常に重要な位置を占めることがわかる。

また，測定用具９種類の中には，教員の人格，人間性を測定する下位尺度と質問項目の存在を確認したが，これに該当する内容は９概念の中に存在しない。これは，９概念が看

表8-6　入手できた測定用具9種類

研究者［文献］	開発した測定用具
Brown, D. L. 他 ［Evaluation Tools: Student's Assessment of Faculty. Nursing Outlook, 27(12), 778-781, 1979.］	学生が教員の教授活動を評価することを目的とする，文献から演繹的に抽出した10質問項目から成る測定用具。
Brown, S. T. ［Faculty and Student Perceptions of Effective Clinical Teachers. Journal of Nursing Education, 20(9), 4-15, 1981.］	効果的な教授活動を展開する教員の特性に対する学生と教員の知覚の差を調査することを目的とする，文献から抽出した20質問項目から成る測定用具。この測定用具は，専門的力量，人間関係，人格等の質問項目から構成される。
Curry, M. A. ［Clinical Evaluation of the Nursing Instructor: Another Dimension of Professional Accountability. Nursing Forum, 20(1), 62-71, 1981.］	施設の看護管理者が教員を評価することを目的とする，文献から抽出した4下位尺度，23質問項目から成る測定用具。4下位尺度とは，専門性，コミュニケーション，問題解決，指導性である。
Knox, J. E. 他 ［Important Clinical Teacher Behaviours as Perceived by University Nursing Faculty, Students and Graduates. Journal of Advanced Nursing, 10(1), 25-30, 1985.］	教授活動に対する学部学生，卒業生，教員の知覚の差を調査することを目的とする，学生が知覚する効果的な教授活動を文献との照合を通して抽出した5下位尺度，47質問項目から成る測定用具。5下位尺度とは，教授能力，看護実践能力，人間性，評価，個人的関係である。
Zimmerman, L. 他 ［The Development and Validation of a Scale Measuring Effective Clinical Teaching Behaviors. Journal of Nursing Education, 27(6), 274-277, 1988.］	学生が教員の教授活動を評価することを目的とする，文献から抽出した43質問項目から成る測定用具。この測定用具は，学生との相互行為，一般教授技術，患者の看護の質保証，学生の看護実践の査定，教材の構造化などの質問項目から構成される。
Flagler, S. 他 ［Clinical Teaching is More Than Evaluation Alone!. Journal of Nursing Education, 27(8), 342-348, 1988.］	学生が看護師としての自信を獲得するために重要な教授活動を評価することを目的する，文献検討と看護学実習指導経験を基に5下位尺度，16質問項目から成る測定用具。5下位尺度とは，情報源，評価者，学習の促進者，看護実践の促進者，優しい存在である。
Pugh, E. J. ［Factors Influencing Congruence between Beliefs, Intentions, and Behaviour in the Clinical Teaching of Nursing. Dissertation Abstracts International, 41(6), 2521A-2522A, 1980.］	学生が教員の教授活動を評価することを目的とする，文献から抽出した5下位尺度，20質問項目から成る測定用具。5下位尺度とは，教授者としての行動，看護師としての行動，評価に関わる行動，実践に理論を適用する行動，新しい状況への適応を促進する行動である。
Whitman, N., I. ［Clinical Colleagues as a Source of Data for Faculty Evaluation. Western Journal of Nursing Research, 12(5), 644-658, 1990.］	臨床看護師が教員の教授活動を評価することを目的として，臨床看護師と教員の知覚を調査した結果を基に3下位尺度，60質問項目から成る測定用具。3下位尺度とは，看護実践に関わる技術，関係形成を促す技術，教授技術である。
Reeve, M. M. ［Development of an Instrument to Measure Effectiveness of Clinical Instructors. Journal of Nursing Education, 33(1), 15-20, 1994.］	学生が教員の教授活動を評価することを目的とする，文献検討と教員の意見を基に27質問項目から成る測定用具。

護学実習において教員の展開する教授活動を実習目標達成を目指す教員の行動そのものに焦点化し，教員がその教授活動を展開するにふさわしい人格や人間性を有する人物か否かという視点は反映していないという特徴を持つことに起因する。

測定用具９種類の中には９概念のうち３概念と同様，もしくは類似した下位尺度，質問項目が完全に欠落していた。この３概念とは，【実習計画推進のための教授技術駆使と病棟状況変化による実習計画変更】，【複数学生個別指導のための好機・適所の探索・確保】，【効果確認による指導の評価と修正】である。このうち，【実習計画推進のための教授技術駆使と病棟状況変化による実習計画変更】は，この研究がデータを病院における看護学実習を対象として収集したことにより創出された可能性が高い概念である。病院は正常を逸脱した健康のレベルにある人々が治療を受けるために生活する場であり，非常に変化の激しい場でもある。そのため，教員はその変化に伴い少なからず実習計画の変更を余儀なくされる。しかし，訪問看護学実習のように在宅療養に励む対象が生活する家庭における看護学実習の教授活動を対象にデータ収集したときには，この概念は創出されない可能性が高い。それは，家庭という場が病院ほど変化が激しいとは予測しにくいためである。以上は，９概念が病院における看護学実習の教授活動を表すという特徴を持つことを示す。

また，【複数学生個別指導のための好機・適所の探索・確保】は，この研究がすべて複数の学生が個別に患者を受け持ち，個別の体験をしながら実習目標の達成を目指す実習を対象とした結果として産出された概念である。これは，９概念がこのような形態の看護学実習における教授活動を表し，患者を受け持たず，病棟スタッフの行動を観察するといった実習の教授活動には適用できないという特徴を持つことを示す。

さらに，【効果確認による指導の評価と修正】は，教員が自分自身でその教授活動を学生の実習目標の達成度という視点から査定し，その結果を教授活動の質向上に向け反映しようとする形成的評価を表す概念である。教授活動に対する形成的評価は，授業のプロセスで行われる評価活動であり，実習終了時の学生の目標達成度に直結し，適切な形成的評価の反復は目標の達成度を向上させる。これは，９概念が目標の達成度向上につながる教員の形成的評価活動を含むという特徴を持つことを示す。

以上は，質的帰納的研究の成果である９概念が，次の特徴４項目を持つことを示す。

①９概念は，看護学実習における実習目標達成に向かう教授活動を包含する教員の全行動を表す。
②９概念は，病院における看護学実習の教授活動を表す。
③９概念は，複数の学生が個別に患者を受け持つ看護学実習の教授活動を表す。
④９概念は，目標の達成度向上につながる教員の形成的評価活動を含む。

これら４項目の特徴は，質的帰納的研究の成果として産出された９概念を下位尺度とした測定用具が次のような特徴を持つことにつながる。

①９概念は，実習目標達成に向かう看護学教員の全行動を包含している。そのため，これに基づき実習目標達成に向け重要な教授活動として質問項目を表現し，尺度化す

ることにより，教授活動の質向上に有用な自己評価尺度となる。

②9概念を下位尺度とした測定用具は，病院という場において複数の学生が1つの病棟で個別に患者を受け持つ看護学実習に活用可能である。

③9概念を下位尺度とした測定用具は，教員の形成的評価活動を促進する。

第4段階：開発する測定用具の特徴に合った信頼性と妥当性検証の方法を決定する

この段階は，少なくとも3点について十分に学習，検討する必要があることは前述したとおりである。その3点とは，第1に測定用具の信頼性，妥当性とは何を意味するのか，第2に信頼性，妥当性の検証にはどのような方法があるのか。そして，第3にそれらのうち，開発を目指す測定用具の特徴を考慮したとき，どの方法を選択すべきかを多角的に検討することであった。

上記3点について詳細な検討を重ねた結果，教授活動自己評価尺度—看護学実習用—開発研究は，質問項目の内容的妥当性を確保するために専門家会議，内的整合性を確認するためにクロンバック α 信頼性係数の算出，構成概念妥当性を確認するために因子分析を行うこととした。

第5段階：第1段階から第4段階を統合し，理論的枠組みとして図式化，文章化する

第5段階はこれまでの段階を経て確定した内容を測定用具開発研究の理論的枠組みとして図式化し，その図に従い文章化する。教授活動自己評価尺度—看護学実習用—開発研究においてもこれに従い，理論的枠組みを次のように図式化(図8-11)，文章化(枠内①～⑥)した。

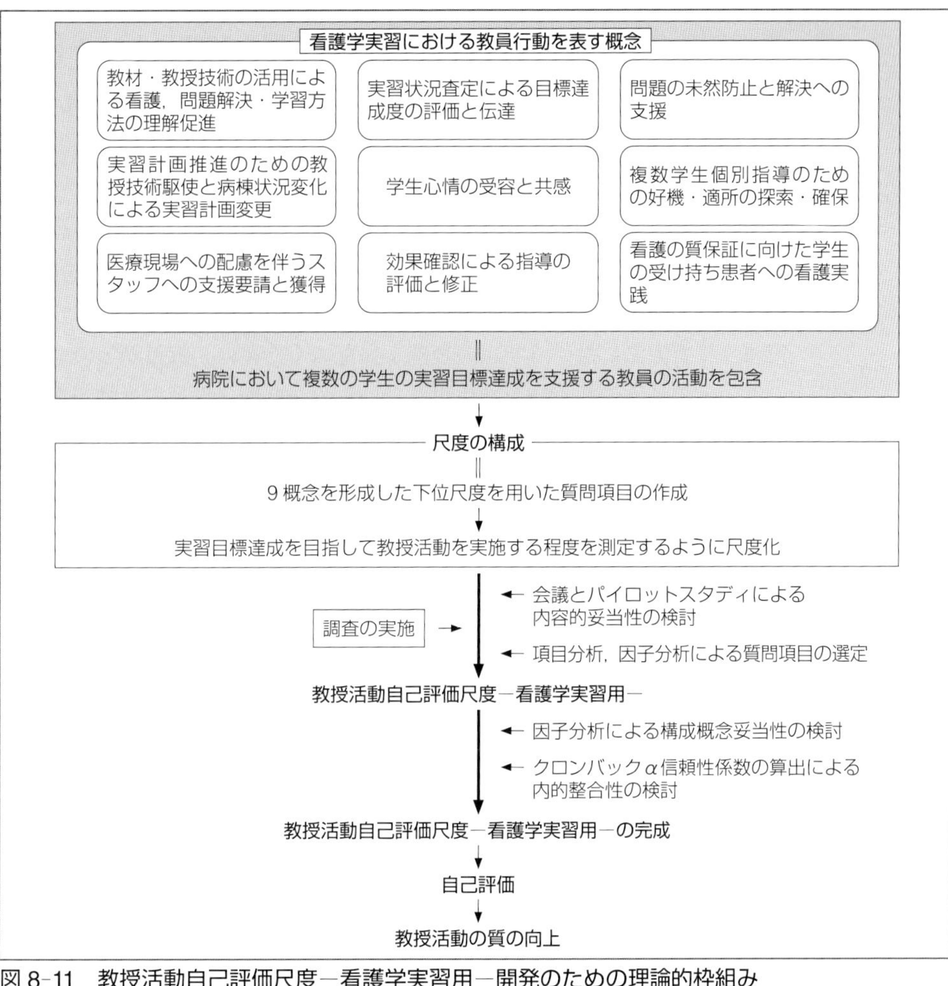

図8-11　教授活動自己評価尺度—看護学実習用—開発のための理論的枠組み

① 看護学実習における教授活動は，9概念により表すことができる。この9概念とは，【教材・教授技術の活用による看護，問題解決・学習方法の理解促進】，【実習状況査定による目標達成度の評価と伝達】，【問題の未然防止と解決への支援】，【実習計画推進のための教授技術駆使と病棟状況変化による実習計画変更】，【学生心情の受容と共感】，【複数学生個別指導のための好機・適所の探索・確保】，【医療現場への配慮を伴うスタッフへの支援要請と獲得】，【効果確認による指導の評価と修正】，【看護の質保証に向けた学生の受け持ち患者への看護実践】である。

② 9概念は，病院において複数の学生の実習目標達成を支援する教員の活動を包含する。

③「看護学実習における教授活動」は，教員個々が実習目標達成を目指して教授活動を実施する程度として測定できる。

④ 質問項目を作成，尺度化し，会議とパイロットスタディにより内容的妥当性を検討した測定用具を用いた調査に対する項目分析を行うことを通して，適切な質問項目を選定できる。

⑤ 選定した質問項目により構成される測定用具は，構成概念妥当性を因子分析，内的整合性をクロンバックα信頼性係数の算出により検討できる。

⑥ このような検討を経て，信頼性，妥当性を確保した測定用具は，教授活動の形成的評価活動を含む適切な自己評価を可能にし，教授活動の質の向上をもたらす。

教授活動自己評価尺度—看護学実習用—開発研究における【尺度の構成】

第6段階：質的帰納的研究の成果を活用して質問項目の作成と尺度化，レイアウトを行う

a．質問項目の作成と数の決定

この研究においては次の3点に留意して質問項目を作成した。

- 実習目標達成を向かう教授活動として重要性の高い教員の行動を各概念を形成した下位概念を基に検討し，その行動を問う質問項目を作成した。具体的には，【教材・教授技術の活用による看護，問題解決・学習方法の理解促進】に関しては，看護や問題解決，学習方法に対する学生の理解を促進するために，教員がどのような教材を用いたり，どのように教授技術を活用しているのかを問う教員の行動が重要であると判断した。そして，これを示す教員の行動を問う質問項目を作成した。
- すべての回答者が質問項目を正確に解釈できるように，1質問項目に対して1行動を測定することを原則として，文章を簡潔明瞭に表現した。
- 測定しようとする内容領域を網羅し，測定用具の内容的妥当性を確保するために，9概念おのおのに対して同数の質問項目を作成した。

上記に基づき，1概念8質問項目，合計72質問項目を作成した。

b．尺度化

教授活動自己評価尺度—看護学実習用—は，教員の教授活動の質の高低を量化して測定する。また，多忙な看護学教員が日々の教授活動の中で身近に，しかも簡便に活用でき，教授活動における自己の変化を的確に把握できることを目指す。これを前提とし，質問項目を次のように尺度化した。

尺度タイプの選択

尺度のタイプとして，リカート法を採用した。これは，リカート法が教員にとって簡便であり，しかも自己の変化を的確かつ明瞭に把握できると判断し，しかも，調査対象集団における個人の「相対的位置」を示し，研究のデータ収集法としても活用性が高いことに起因する。

選択肢数の決定

尺度の選択肢数として，5件法を採用した。これは，尺度の選択肢数が3件法から7件法の範囲である場合，結果にほとんど違いはなく[13)]，5件法の回答が比較的容易であることに起因する。しかし，奇数の選択肢数は中央に回答が集中しやすいという問題もある。これは逆にいうと奇数選択肢が低得点でもなく高得点でもない中央があるため，質に対する判定を下しやすいともとれる。教授活動自己評価尺度—看護学実習用—は「自己評価」を主眼とし，その評価の時間軸にそった変化を重要視する。そのため，自己評価しやすさという観点から奇数の選択肢を選択した。

選択肢の表現

選択肢の表現として，物事を行う頻度に関する用語である時間的程度量(頻度)表現用語を用いた。また，このリカート法尺度の目盛りは等間隔であるため，目盛りの意味を示す選択肢に用いる用語として，回答者が等間隔にとらえられる表現を用いた。すなわち，最

高度の５点を「いつも」，中等度の４点を「たびたび」，低度の３点を「時々」，零度の２点を「あまり…ない」，絶対零度の１点を「全く…ない」とした。

c．レイアウト

教授活動自己評価尺度－看護学実習用－は，教員が自己の教授活動を客観的に評価し，その評価結果に基づき教授活動を改善することを目的とした測定用具である。この目的を達成するためには，この測定用具使用に伴う教員の負担感を軽減する必要がある。「この測定用具はよいものらしいけれど，全質問項目に答えるのに時間がかかりすぎる」と言って使用してもらえない測定用具を開発しても意味はない。そのため，質問項目数にはおのずと限界があり，各概念（下位尺度）の重要部分を質問項目として表現し，その結果を概念（下位尺度）と関連付け，包括的にとらえ教授活動の改善に向かう必要がある。また，質的帰納的研究の成果である９概念は，信用性を確認された普遍的なものであり，限定された数の質問項目への回答結果は，その概念が包括する性質が同様で種類の異なる行動へも反映できる要件を備えている。これらを根拠に，教授活動自己評価尺度－看護学実習用－の質問項目を９つの概念別に配置した。

また，概念別に配置した質問項目の冒頭には概念を下位尺度として平易に表現しなおし提示した。

第７段階：専門家もしくは使用する立場にある第三者より測定用具の改善点について指摘を受け，修正し，調査版となる尺度を構成する

a．会議の開催

会議のメンバーは，日々看護学実習指導に携わっている教員５名から成り，看護系大学に所属する教員１名，看護系短期大学に所属する教員２名，看護専門学校に所属する教員２名であった。これら５名の専門領域は，基礎看護学１名，成人看護学３名，母性看護学１名であった。また，５名に加え，本研究と同様の方法で尺度を開発した研究者にも協力を依頼し，参加を得た。

会議における検討事項は，「各質問内容の妥当性」，「各質問表現の適切性」，「その他」とした。

b．会議の結果に基づく測定用具の修正

教授活動自己評価尺度－看護学実習用－には専門家会議を経て次のような修正を加えた。

教示文の修正

回答者が，質問項目に回答する際に，看護学実習のどの場面を想起すればよいかが明確に伝わるよう教示文を修正した。

質問項目の順序の修正

質問内容の類似性，実習指導の進行過程等を考慮し，教員が回答し易いように質問項目の順序を修正した。

質問内容の修正

・概念「問題の未然防止と解決への支援」の質問項目は，「学生の問題」が抽象的過ぎて理

解しにくいという指摘を受けたため，具体的にその問題を表現した。
・1つの質問項目が他の質問項目の内容を包含していたり，質問項目全体の抽象度が高いものに関しては，内容の重複を避け，教員が現象を容易に想起できるように具体的な表現に修正した。
・内容が不明確な質問項目に関しては，教員が実習指導において日常使用している表現を用い，内容が正確に伝わるよう修正した。

c．パイロットスタディの結果に基づく測定用具の修正

この尺度を用いて，便宜的標本抽出により41名の看護学教員を対象としたパイロットスタディを行い，回答のない質問項目の有無，回答上問題の有無を確認した。その結果，質問項目の表現を一部修正すると共に，順序を入れ替えた。

以上の過程を経て，9下位尺度，72項目から成る5段階リカート型尺度である教授活動自己評価尺度—看護学実習用—を作成した。

第8段階：調査結果に基づき，質問項目を取捨選択する

第7段階を経て作成した測定用具を用い調査を行った。前述したように看護教育学における測定用具開発は，予備調査，本調査という2段階の調査を基本とする。しかし，この研究においては，1回の調査結果を基に，質問項目を取捨選択し，信頼性と妥当性を確認した。これは，教授活動自己評価尺度—看護学実習用—が看護学教員を対象者とし，看護学教員の母集団が小さいことに起因する。このようにさまざまな理由により1回の調査結果に基づき質問項目の取捨選択，信頼性と妥当性の確認を行うこともあるが，このような場合には7段階に至る過程をより一層ていねいに進む必要がある。

調査対象者は無作為抽出した看護系大学，短期大学，看護専門学校の教員1,216名であり，調査方法は郵送法である。

回答のあった761名(回答率62.6%)のうち726名の有効回答をデータとし，項目分析により質問項目を選定した。まず，各質問項目を除外した場合のクロンバックα信頼性係数の変化の検討，I-T相関分析，項目間相関係数の算出を実施した。その結果，尺度全体との相関が低く，内的整合性を脅かす4項目，類似性の高い内容を測定している可能性のある15項目が明らかになった。次に，因子分析を実施し，各下位尺度に対応する因子に0.3以上の因子負荷量を示さない7項目が明らかになった。そこで，これら計26項目を削除し，さらに，各下位尺度の質問項目数が4となるよう質問項目の内容を検討した上で項目を選択し，配置した。

この研究が項目分析として因子分析を加え，その結果を加味して質問項目を選択した根拠は，次の3点である。

第1に，教授活動自己評価尺度—看護学実習用—が「自己評価」を主眼としている。

第2に，教授活動を具体的に表現している質問項目への回答結果に基づき，教員各自が日々展開する教授活動のその部分の改善に取り組むことも重要である。しかし，測定用具の質問項目数にはおのずと限界があり，すべての教授活動を網羅することはできない。

第3に，質問項目は質的帰納的研究の成果である教授活動を表す9概念を形成した下位概念から作られている。概念は現象を抽象化したものであり，しかもこの9概念はありの

ままの現象から生み出されているため現実適合性が高く，その普遍性も確認されている。そのため，複数の質問項目への回答結果，すなわち得点をその質問項目の基となった概念に返り抽象化してとらえることを通して，各質問項目と本質的には同質であり，しかも質問項目に表現されていない具体的な教授活動をも自己評価できる。

教授活動自己評価尺度ー看護学実習用ー開発研究における【信頼性と妥当性検証】

第 9 段階：調査結果に基づき，測定用具の信頼性と妥当性を検証する

第 8 段階を経て 36 質問項目から成る『教授活動自己評価尺度ー看護学実習用ー』(図 8-12)[40]が完成した。第 9 段階は測定用具の信頼性と妥当性を検証する段階である。この研究の理論的枠組みに示したように教授活動自己評価尺度ー看護学実習用ーの信頼性は内的整合性としてクロンバック α 信頼性係数，妥当性は構成概念妥当性として因子分析により確認することを決定している。

前述したように，この研究は項目分析による質問項目の選定を目的として因子分析を実施した。また，因子分析の結果，9 下位尺度を概ね反映した 9 因子解が抽出され，累積寄与率は，62.3% であった。これは，教授活動自己評価尺度ー看護学実習用ーがすでに構成概念妥当性を概ね確保していることを示している。

また，クロンバック α 信頼性係数は 0.960 であり，この測定用具が内的整合性による信頼性を確保していることを確認した。

あなたは，病棟で看護学実習指導を行うとき，以下の教授活動をどの程度行っていますか。
該当する番号に○をつけてください。

	いつも行っている	たびたび行っている	時々行っている	あまり行っていない	全く行っていない
Ⅰ．看護，問題解決・学習方法の理解促進に向けた教材・教授技術の活用					
1. 学生が講義や演習で学習した内容を思い出して考えられるよう促す	5	4	3	2	1
2. 学生が理解し易い日常的な経験を具体例として用いる	5	4	3	2	1
3. 学生の思考を刺激するような発問をする	5	4	3	2	1
4. 状況に合わせて発問・説明・復唱等の教授技術を組み合わせる	5	4	3	2	1
Ⅱ．実習状況の査定による目標達成度の評価・伝達					
5. 学生の行動計画が実習目標の達成に適切かどうかを査定する	5	4	3	2	1
6. 学生が現在の目標達成度を自己評価できるように促す	5	4	3	2	1
7. 達成できた目標と達成できていない目標を学生と確認する	5	4	3	2	1
8. 現在の目標達成状況を学生に伝える	5	4	3	2	1
Ⅲ．問題の未然防止と解決に向けた支援					
9. 学習方法に関する課題を学生に示す	5	4	3	2	1
10. 行き詰まっている学生に他の方向から考えるよう提案する	5	4	3	2	1
11. 困難に直面している学生に解決の方向性を示す	5	4	3	2	1
12. 学生が対処できない問題への解決策を学生と一緒に考える	5	4	3	2	1
Ⅳ．病棟状況の変化による実習計画の変更					
13. 病棟の看護の流れに合わせて学生の行動計画を調整する	5	4	3	2	1
14. 病棟の業務に支障を来さないように指導時間を調整する	5	4	3	2	1
15. 病棟の状況に応じて指導方法を変更する	5	4	3	2	1
16. 周囲の状況を総合的に判断し必要時指導を中断する	5	4	3	2	1
Ⅴ．学生の心情の受容・共感					
17. 学生の個性を把握しようと努める	5	4	3	2	1
18. 学生が自由に発言できる雰囲気を作る	5	4	3	2	1
19. 学生の意見に耳を傾ける	5	4	3	2	1
20. 学生の考えや主張を学生の立場に立って受けとめる	5	4	3	2	1
Ⅵ．複数の学生への個別指導に向けた適切な時間・場所の検討					
21. 学生個々の実習進行を妨げないように指導の時機を決定する	5	4	3	2	1
22. 学生個々への指導内容に応じて優先的に指導する学生を選択する	5	4	3	2	1
23. 学生が落ち着いて指導を受けられるように適切な場所を選択する	5	4	3	2	1
24. 学生の行動計画に応じて指導の優先度や時間配分を決定する	5	4	3	2	1
Ⅶ．医療現場への配慮を伴うスタッフへの支援要請・獲得					
25. 実習に関連する病棟業務についての情報を看護スタッフから収集する	5	4	3	2	1
26. 学生の看護実践状況について看護スタッフから情報収集する	5	4	3	2	1
27. 病棟の業務に支障を来さない範囲で看護スタッフに支援を求める	5	4	3	2	1
28. 看護スタッフと連携をとりながら指導を調整する	5	4	3	2	1
Ⅷ．指導効果の確認による指導の評価・修正					
29. 効果的な指導に向けて自己の看護技術を査定する	5	4	3	2	1
30. 学生個々の学習状況と実習目標を照らし合わせて指導内容を検討する	5	4	3	2	1
31. 指導の効果があがらない原因を追求する	5	4	3	2	1
32. 学生の学習状況や実習進行状況に合わせて指導計画を修正する	5	4	3	2	1
Ⅸ．看護の質保証に向けた学生の受け持ち患者への看護実践					
33. 患者に起こり得る問題を予測しながら学生の看護実践に参加する	5	4	3	2	1
34. 学生に協力し効率よく看護を実践する	5	4	3	2	1
35. 学生の看護実践に加わり患者の苦痛の緩和に努める	5	4	3	2	1
36. 学生が対応できない状況を瞬時に判断し対処する	5	4	3	2	1

図 8-12　教授活動自己評価尺度―看護学実習用―

注：この尺度の使用許諾の手続きおよび詳細は，『看護実践・教育のための測定用具ファイル第3版』(医学書院，2015)を参照

引用文献（第８章）

1）舟島なをみ：看護教育学における理論開発，第１章　理論開発への道．看護研究，37(3)，3-11，2004.
2）舟島なをみ他：看護教育学における理論開発，第２章　予測理論の開発に向けた研究の実際と課題．看護研究，37(3)，13-20，2004.
3）Gray, J. R., et al.: Burns and Grove's the Practice of Nursing Research; Appraisal, Synthesis, and Generation of Evidence. 8th ed., 138, Saunders, 2017.
4）川島理恵他：看護の対象理解に関する自己評価尺度開発における初期的研究—質的帰納的研究成果に基づく質問項目の作成と選定．看護教育学研究，9(1)，26-39，2000.
5）舟島なをみ：質的研究への挑戦第２版．40-79，医学書院，2007.
6）前掲書 5），95-110.
7）塩見邦雄他：心理検査法．99，ナカニシヤ出版，1991.
8）堀洋道他編：心理尺度ファイル—人間と社会を測る．630，垣内出版，1994.
9）前掲書 7），71.
10）続有恒他編：心理学研究法 9，質問紙調査．113，東京大学出版会，1975.
11）Converse, J. M., et. al.; 根岸龍雄他監訳：アンケート調査．113，廣川書店，1994.
12）石井秀宗：統計分析のここが知りたい—保健・看護・心理・教育系研究のまとめ方．14-16，文光堂，2005.
13）塩見邦雄他編：心理検査・測定ガイドブック．74，ナカニシヤ出版，1982.
14）織田揮準：日本語の程度量表現用語に関する研究．教育心理学研究，18(3)，166-176，1970.
15）LoBiond-Wood, G., et al.: Nursing Research; Methods and Critical Appraisal for Evidence-Based Practice. 9th ed., 226, Elsevier, 2018.
16）例えば次のような研究がある。
①舟島なをみ他：Role Conflict and Ambiguity Scale(RCAS)と Nursing Stress Scale(NSS)の日本語版作成と信頼性・妥当性の検証—キング目標達成理論の検証に向けて．千葉看護学会会誌，3(2)，17-24，1997.
②本郷久美子他：日本語版 Role Model Behaviors in the Clinical Setting 教員用の信頼性・内容妥当性の検討．日本看護学教育学会誌，8(2)，119，1998.
17）Gorzka, P. A., Funashima, N., et al.: Pilot Study to Test the Face Validity of the English Version of the Japanese Self-Evaluation Scale on Role Model Behaviors for Nursing Faculty and Faculty Attributes Questionnaire, 17th International Nursing Research Congress(CD-ROM). Sigma Theta Tau International, 2006.
18）Brislin, R. W., et al.: Cross-Cultural Research Methods. JohnWiely & Sons, 1973.
19）Chapman, D. W., et al.: Translation Procedure for the Cross Cultural Use of Measurement Instruments. Educational Evaluation and Policy Analysis, 1(3), 71-76, 1979.
20）作花文雄：著作権法講座第２版．25，著作権情報センター，2008.
21）前掲書 20），27-28.
22）前掲書 20），46.
23）Polit, D. F., et al.: Nursing Research; Generating and Assessing Evidence for Nursing Practice. 11th ed., 785, Wolters Kluwer, 2021.
24）前掲書 18），57-58.
25）Brislin, R. W.: Back-Translation for Cross-Cultural Research. Journal of Cross-Cultural Psychology, 1(3), 187, 1970.
26）Prince, R., et al.: A Technique for Improving Linguistic Equivalence in Cross-cultural Surveys. International Journal of Social Psychiatry, 13(3), 229-237, 1967.
27）前掲書 25），185-216.
28）前掲書 18），255-288.
29）McDermott, M. A., et al.: A Process for Translating and Testing a Quantitative Measure for Cross-Cultural Nursing Research. Journal of the New York State Nurses Association, 23(4), 12-15, 1992.
30）Jones, P. S., et al.: An Adaptation of Brislin's Translation Model for Cross-cultural Research. Nursing Research, 50(5), 300-304, 2001.
31）橋本重治：指導と評価「教育評価基本用語解説」，自己評価の項．日本教育評価研究会誌，臨時増刊号，38，1983.
32）中山登志子他：看護学実習教授活動自己評価尺度(SCTB)の開発—看護教育学における基盤研究発展型応用研究として．看護研究，37(3)，39-53，2004.
33）小川妙子他：看護学実習における教授活動に関する研究—教員特性と教授活動の関係に焦点を当てて．看護教育学研究，5(1)，22-40，1996.

34）三浦麗子他：臨床実習における学生の学習効果にかかわる指導者の指導内容の実態と課題―学生が認知した指導者の態度・行動．第27回日本看護学会集録（看護教育），28-31，1996．
35）安斎由貴子：看護学実習の構成要因に関する研究．看護教育学研究，1（1），5-20，1992．
36）杉森みど里他：看護教育学第6版．283，医学書院，2016．
37）前掲書36），287．
38）廣田登志子他：実習目標達成に向けた教員の行動に関する研究―看護学実習における学生との相互行為場面に焦点を当てて．看護教育学研究，10（1），1-14，2001．
39）小川妙子他：看護学実習における教員の教授活動―学生と患者との相互行為場面における教員行動に焦点を当てて．千葉看護学会会誌，4（1），54-60，1998．
40）舟島なをみ：教授活動自己評価尺度―看護学実習用―．看護実践・教育のための測定用具ファイル第3版．190-199，医学書院，2015．
41）Linn, R.L. 編；池田央他日本語版編：教育測定学原著第3版．上巻，21，みくに出版，1992．
42）松尾太加志他：誰も教えてくれなかった因子分析．北大路書房，2002．
43）柳井晴夫：因子分析法の利用をめぐる問題点を中心にして．教育心理学年報，第39集，96-108，2000．

看護教育学における先行研究分析 ―方法論と研究の実際

看護教育学における先行研究分析とは，設定した目的を達成するために系統立った一連の方法に基づき，看護基礎教育，看護卒後教育，看護継続教育に資する既存の研究をデータとして網羅的に収集，分析することを意味する。

1988年以降，国内外の看護学教育研究を対象とした多数の先行研究が分析され，学術集会の演題として，また，学術雑誌の原著論文として発表されている(表9-1)。

日本の看護学教育研究の動向を5年ごとに明らかにした研究，米国の看護学教育研究の動向を明らかにするために博士論文抄録5年分を分析した研究は，これらを代表するものであり，対象とした研究の数も膨大である。このうち，日本の看護学教育研究に関しては，2006年までに発表された研究のデータ化を終了しており，いつの間にか18年分のデータを集積している。この活動を開始した当初，これを文献研究と称していた。同時に，この活動が研究として成立するか否かという原初的な疑問を常に付帯しつつ継続してきた。その一方，この活動は，看護教育学研究を遂行するにあたり，極めて重要であることを実証しつつの継続であった。

この間，看護教育学の研究者が実施してきた先行研究の分析と「文献研究」は，どこが同じでどこが異なるのか。また，研究を行う際の必須条件である「文献検討」とは，どこが同じでどこが異なるのか。これらを繰り返し検討すると共に，先行研究分析を系統的・科学的方法により実施するために，アイディアを出し合ってきた。このような経緯を経て完成した看護教育学における先行研究分析とその方法論について論述する。

表 9-1　看護教育学における先行研究分析一覧

発表年	発表内容
1992	【学会発表】米国における看護学教育に関する研究動向の分析－過去2年間の博士論文要約の中から
1993	【原著】米国の博士論文にみる看護学教育研究の現状－研究デザイン，研究内容に焦点をあてて
1993	【学会発表】我が国における看護学教育研究の現状の分析－過去2年間の学会誌から
1994	【学会発表】わが国における過去5年間の看護学教育研究動向の分析－各領域の教育研究動向に焦点をあてて
1994	【学会発表】わが国における看護学教育研究の研究内容に関する分析－1991年～1992年の学会抄録から研究内容の再分類の試み
1994	【学会発表】わが国における地域看護学教育研究の動向－1989年～1993年の主要学会誌より
1995	【学会発表】わが国における成人看護学教育研究の動向－研究内容に焦点をあてて
1995	【学会発表】看護と生命倫理－看護教育研究からみる倫理上の問題点
1995	【学会発表】米国の博士論文における過去5年間の看護学教育研究の動向
1996	【原著】米国の博士論文にみる看護教育研究の現状－質的研究の方法論に焦点をあてて
1996	【原著】Grounded Theory を用いた看護学研究の動向－1967年から1995年の研究文献，方法論文献を対象として
2001	【学会発表】日本における看護学教育研究の動向と課題
2002	【原著】わが国における看護継続教育研究の動向
2002	【学会発表】An Analysis of the Trends in Qualitative Research in Nursing Education in Japan: From 1994 to 1998
2002	【学会発表】看護学教育研究の動向－小児看護学に焦点を当てて
2002	【学会発表】日本における看護学教育研究の動向－看護継続教育に焦点を当てて
2002	【学会発表】看護学実習に関する研究の現状と課題－学生を対象とした研究に焦点をあてて
2003	【原著】1994年から1998年における看護学実習に関する研究内容の分析－学生を対象とした研究に焦点をあてて
2003	【学会発表】看護学実習における学生の経験に関する研究の現状－1982年から2002年の研究を対象として
2004	【原著】看護学実習における学生経験を解明した面接方法の現状－質問項目に焦点を当てて
2004	【原著】大学院博士課程において看護学を専攻する学生に関する研究の現状－1982年から2002年に発表された研究の内容に焦点を当てて
2004	【学会発表】エキスパート看護師の特徴に関する研究－1997年から2001年のわが国の研究論文を分析して
2004	【学会発表】母性看護学教育研究の動向
2004	【学会発表】看護基礎教育課程における講義・演習の評価を目的とした研究の動向－1999年から2003年に発表された研究の分析
2004	【学会発表】過去5年間の日本の看護継続教育研究の動向
2005	【原著】我が国の看護学教育研究における倫理的問題－1999年から2003年の抄録分析を通して
2005	【原著】新人看護師の指導体制としてのプリセプターシップに関する研究の動向
2005	【学会発表】Ethical Program of Nursing Education Research in Japan: A Trends Over 15Years
2005	【学会発表】小児看護学教育研究の動向－1999年から2003年の研究に焦点を当てて
2006	【学会発表】日本における看護継続教育研究の現状と課題－患者の安全保証に関する教育に焦点を当てて
2006	【学会発表】老人看護学実習に関する研究内容の分析－1999年から2003年に発表された研究に焦点を当てて
2006	【学会発表】基礎看護学実習に関する看護教育学研究の動向－1999年から2003年に発表された研究に焦点を当てて
2007	【学会発表】看護学教員対象の継続教育に関する研究の動向－国内文献の分析を通したFDのための課題検討

（つづく）

表9-1　つづき

発表年	発表内容
2007	【学会発表】看護学教員対象の継続教育に関する海外の研究内容の分析—FDのための課題検討に向けて
2015	【学会発表】Application of King's Conceptual Framework and the Theory of Goal Attainment in Japan between 1985 and 2014
2016	【紀要掲載論文】新人看護師研修に関する研究の現状—研修の努力義務化以降に発表された研究に焦点を当てて
2016	【学会発表】Trends in Japanese studies on research utilization in nursing practice

I　看護教育学における先行研究分析の意義と特徴

1　看護教育学における先行研究分析の必要性

長年，看護教育学において先行研究分析は，これが研究であるか否かという原初的な疑問を付帯しつつ継続されてきた。看護教育学という学問の次のような特徴が，このような状況を乗り越え，方法論として体系化させた。

看護教育学は，看護学教育と密接な関連を持つ。その教育を実施するにあたり，どのような問題があるのか，それは基礎看護学，成人看護学，母性看護学といった看護学各領域に特有な問題なのか，それとも共通する問題，すなわち，看護基礎教育，卒後教育，継続教育という視点により包括できる問題なのか。このように現状をみていくことは，看護教育学研究を実施するにあたり，非常に重要である。それは，看護教育学が看護学各領域の教育に共通する普遍的な要素を研究対象とする学問であることに起因する。看護学教育に関わるすべての問題が看護教育学研究の課題になるわけではない。看護教育学研究は看護学各領域の教育に共通する普遍的な問題のみを対象とし，各領域の教育に特有な問題は，看護学各領域が研究すべき課題となる。

看護教育学が次のような理念を持つ学問であることは，先述したとおり(4頁参照)である。

①あるべき状態を看護実践や看護学教育の中心に据えるのではなく，ありのままの看護の状態から本質を取り出し，それを主軸に据える教育のあり方，看護実践のあり方を追求する。

②先人の知見に最大限学び，教育と研究を行う。

③活用可能な研究成果を産出する。

ありのままの状態から本質を取り出すためにも，先人の知見に最大限学ぶためにも，また，活用可能な研究成果を産出するためにも，先行研究分析は必要不可欠である。

2　先行研究分析の意義と特徴

看護教育学における先行研究分析とは，設定した目的を達成するために系統だった一連の方法に基づき，看護基礎教育，卒後教育，継続教育に資する既存の研究をデータとして網羅的に収集・分析することを意味する。このような先行研究分析は，次のような意義を持つ。

先行研究分析は，研究者が関心を抱いた領域の研究がどのくらい存在し，それらは何をどのようなデザイン，方法を用いて明らかにしているのか，すなわち，分析対象とした領域の研究のありのままの状態を明らかにするという目的を達成する。これは，分析対象として選択した領域の研究の質を評価したり，評価に基づき取捨選択することなく，その研究を行った研究者の立場に立って網羅的に収集したその領域の研究の偽りのない姿を明らかにすることを意味する。これが第1の意義である。

また，先行研究分析に取り組む研究者は，その目的を達成するために，網羅的に収集した先行研究を精読し，データ化し，分析するという過程を歩む。この過程を通して，研究者はさまざまなことに気づく。その気づきを知識として作り上げたり，確認するために，既存の研究のさまざまな側面をデータとする必要がある場合，先行研究分析はさらに発展的な目的を設定され実施される。これが第2の意義である。

例えば，看護学実習における学生経験を解明した面接方法の現状[1)]がそれに該当する。これは，看護基礎教育に関する先行研究を分析対象とした研究であり，看護教育学における先行研究分析に該当する。しかし，この研究は，研究テーマが表すように，面接法を用いて看護学実習中の学生がどのような経験をするのかを解明した研究の質問項目に共通する様式を明らかにする目的を達成するために行われた。その前提には，次のような目的があった。この目的とは，看護学実習中の学生の経験に関心を持った研究者が，類似する複数の研究が存在することに気づき，それらの研究の数，デザイン，方法，すなわち，看護学実習中の学生の経験に関する研究のありのままの状態を明らかにすることであった。これは，先行研究分析第1の意義に該当する。この過程を通して，研究者は，特にデータ収集に面接法を用いた研究に着眼した。それは，面接に用いた質問項目にいくつかの法則があることを発見したことを契機とする。そこで，看護学実習中の学生の経験を解明した研究の中から，データ収集法として面接法を採用しており，しかも，質問を具体的に明示している研究を選択し，その質問を分析した。結果は，看護学実習中の学生の経験を聴取するための質問が3つの様式に分類されることを示した。

また，看護教育学における先行研究分析は次のような特徴を持つ。第1の特徴は，先行研究分析が，原著論文をはじめとして学会誌に掲載された抄録を含むすべての看護基礎教育，卒後教育，継続教育に資する研究をデータとすることである。第2の特徴は，研究者が関心を持った領域すべての研究を網羅的に収集，分析することである。この2つの特徴は，文献研究や文献学的方法と先行研究分析の相違点でもある。

文献研究[2)]とは，文献に書かれた文章のみを頼りに思索を練り，1つのまとまった結論を出す研究であり，文献とは出版物，印刷物，記録などをはじめとするあらゆる文字の集合体を意味する。これに対し，先行研究分析の対象は，研究として公表されたもののみである。また，文献学的方法[3)]とは，言語に密着した方法であり，その根幹をなすものは，文法的解釈，個別的解釈，歴史的解釈，種別的解釈という4種類の解釈と本文批判である。この方法は，言語的所産を対象とする文芸学と文学史，文献を主要資料とする歴史学一般にとって，それが学問として成り立つための不可欠な根本条件である。一方，看護教育学における先行研究分析は，研究の質を評価したり，批判したりすることなく，その研究を行った研究者の立場に立って網羅的に収集したその領域の研究の偽りのないありのままの姿を明らかにする。

第１部第３章に論述したように看護教育学研究は，基盤研究，基盤研究発展型応用研究，研究課題確定型応用研究，社会要請対応型応用研究，統合研究により体系化されている。先行研究分析は，その目的により研究課題確定型応用研究もしくは，基盤研究のいずれかに該当する。

3　文献検討と先行研究分析の類似点・相違点

すべての看護学研究は，その実施に先立ち入念な文献の検索とその検討を必要とする。研究過程における文献の検索・検討と看護教育学における先行研究分析とはどのように異なるのであろうか。

研究における文献検討は，研究問題，方法，結果，限界，将来の研究への示唆などの要約を構成要素として，関心を持つトピックに関する知識の今日的水準を示す[4)]。これは，その研究者が関心を持つ問題について，これまで研究的に何がわかっていて，何がわかっていないのか，その問題を明らかにする意義は何か，また，その問題はどのような方法を使用し研究されてきたのか[5)]，それを知ることと言い換えられる。また，この過程を通して，研究者は，何をどのように明らかにするのかを規定する研究のための理論的枠組み，もしくは概念枠組みを構築する。この目的を達成するためには，文献を選択的，批判的に読む必要がある[6)]。

「選択的，批判的に読む」とはどのようなことか。次のような論述が，これに関する理解を容易にする。研究における文献検討は，どれだけの文献を調べたかというよりも，適切な研究を網羅し，一貫性のある方法を用いて組織的に行っている小規模の検索の方が，関連性の疑わしい情報を散漫に当たった検索より価値が大きい[7)]，文献検討の結果を論文の中に記述する際，検索した文献をその輪郭に合わせ構成することが重要である。この輪郭とは，例えば，主な概念や概念間の関係性ごとに文献を分類したり，探求のレベルごとに文献を分類することを意味する。このとき，設定した輪郭に合わない文献があった場合，それを無理に含める必要はない[5)]。

一方，看護教育学における先行研究分析は研究者が関心を抱いた領域の研究がどのくらい存在し，それらは何をどのようなデザイン，方法を用いて明らかにしているのか，すなわち，分析対象とした領域の研究のありのままの状態を明らかにするという目的を持つ。この点に関しては研究の文献検討と類似する。

しかし，先行研究分析はこの目的を達成するために，分析対象となる研究を網羅的に収集し，それらはすべてその研究を行った研究者の立場に立って精読される必要がある。文献検討は，研究の概念枠組みや理論的枠組みの構築を目的とし，これに資するレベルに達した研究を選択的，批判的に収集し，閲読していく必要がある。これに対し，先行研究分析は，明らかにした事実を研究成果とする。そのため，研究の質を判断するための事実も重要な研究成果の１つである。具体的に，次のようなことを示す。

例えば，数年前まで看護基礎教育課程に在籍する学生を対象とした看護学教育研究の中には，明らかに倫理的配慮を欠いている研究が多数あった[8)]。網羅的に収集した研究を閲読する過程を通して，このような事実を発見したとき，先行研究分析は，これも重要な事実の1つとしてデータ化していく。分析開始当初，設定した枠組みに合わない事実を発見したときも，ありのままの状態の一部としてそれらをとらえていく。その研究を分析対象から除外したり，その事実を度外視することはない。

選択的，批判的な検索と閲読の過程を必要とする研究のための文献検討に対し，看護教育学における先行研究分析は，網羅的な先行研究の検索と閲読の過程を必要とする。また，その過程を通し発見した事実は，すべて研究成果となる。

それでは，文献研究と先行研究分析には，どのような類似点と相違点があるのだろうか。このような観点から調べてみたが，用語「文献研究」の明確な定義を確認することはできなかった。また，文献研究の方法に関する論述も確認できなかった。しかし，文献研究を通して書かれる「総説」については次のような論述の存在を確認した。

①総説として書かれる文献研究は，研究論文としては評価されず，その分野において権威のあると認められた人が書き，英語ではReview Articleという[9]。

②研究論文として書かれる文献研究は，それ自体が1つの独立した論文になっているものを指す[10]。

③総説とは，ある主題について書かれた多くの原著論文を集めてまとめたものであり，総説にはそれを書いた人の解釈や価値観が入る[11]。

本書『看護教育学研究』は，研究を**疑問に答え，問題を解決するための順序だった科学的方法を用いる組織的な探求である**[12]と定義する。文献研究の方法論の論述を確認できないという事実は，文献研究の方法論が確立されていないと解釈しても誤りではないであろう。看護教育学研究としての先行研究分析は，あくまでも研究者が関心を抱いた領域の研究がどのくらい存在し，それらは何をどのようなデザイン，方法を用いて明らかにしているのか，すなわち，分析対象とした領域の研究のありのままの状態が一体どのようになっているのかという疑問に答える目的を持ち，分析の成果は分析に携わる研究者の価値観等に影響されることのない事実でなくてはならない。この事実を組織的に探求するためには，順序だった科学的方法を確立する必要がある。

看護教育学における先行研究分析の歴史は，日米の看護学教育研究の動向の解明に端を発し，すでに25年以上が経過した。この間，系統的，科学的方法を用いて先行研究分析を実施するために，アイディアを出し合い，研究者間の検討を重ねてきた。このような検討の成果として確立された方法に基づき遂行される研究が先行研究分析である。

II 先行研究分析の展開

先行研究分析も当然のことながら，他の研究と同様，研究課題を焦点化し，必要なデータを収集し，それらを分析するという過程を必要とする。しかし，この過程は，先行研究分析として必要な 3 条件を包含する。3 条件とは，①データが先行研究に限定される，②収集したデータを分析可能な形態へと加工する必要があり，先行研究分析のために開発された分析フォームを使用しそれを行う，③データ化された「研究内容」など，質的データの分析に Berelson, B. の内容分析を使用することである。

これらを前提として，実際に先行研究分析の展開について以下，詳述する。

1 研究課題の焦点化

先述したように先行研究分析は，研究者が関心を抱いた領域の研究がどのくらい存在し，それらは何をどのようなデザイン，方法を用いて明らかにしているのか，すなわち，分析対象とした領域の研究のありのままの状態を明らかにするという目的を達成する。そのため，先行研究分析を開始するに当たり，どの領域の何に関する研究のありのままの状態を明らかにしようとするのかを決定する必要がある。

例えば，研究者 A は，看護学実習に強い関心を抱いていた。その研究者は，看護系大学の教員であり，看護学実習に携わっていたが，教授活動上の問題に直面することが多かった。そこで，参考になる先行研究を検索し，閲読してみたが，検索できる研究数は膨大であるにもかかわらず，看護学実習の教授活動をどのように展開すべきかに答える研究成果を検索できずにいた。そこで，研究者 A は，膨大に検索される看護学実習について先行研究が何をどこまで明らかにしているのかを知るために，先行研究分析に取り組んだ。分析結果は，膨大な看護学実習に関する先行研究の多くが学生を研究対象者としており，教員の教授活動を明らかにした研究が十分行われていないことを明らかにし，研究者 A は，修士論文として看護学実習の教授活動に関する研究に取り組んだ。この研究は，看護教育学研究の体系のうち研究課題確定型応用研究，看護教育学研究の領域のうち看護基礎教育に該当し，看護学の専門誌に原著論文として掲載された。

また，研究者 B は，新人看護師の教育体制としてのプリセプターシップに関心を抱いていた。それは，新人看護師の離職が社会問題となっていることに加え，その教育体制として多くの病院がプリセプターシップを導入しているという事実の把握を契機として喚起された関心であった。研究者 B は，新人看護師教育に関心を持っており，博士論文のテーマ決定の途上，この事実に遭遇した。そこで，博士論文としての研究に先立ち，先行研究が新人看護師の教育体制としてのプリセプターシップについて何をどこまで明らかにしているのかを知るために，先行研究分析に取り組んだ。この研究は，看護教育学研究の体系のうち研究課題確定型応用研究，看護教育学研究の領域のうち看護継続教育に該当し，看護の学術誌に原著論文として掲載されると共に，博士論文の副論文として承認された。

研究課題を焦点化するに当たり，次の点に留意する必要がある。

繰り返しになるが，先行研究分析は，研究者が関心を抱いた領域の研究がどのくらい存在し，それらは何をどのようなデザイン，方法を用いて明らかにしているのか，すなわち，分析対象とした領域の研究のありのままの状態を明らかにするという目的を達成する。その際，ありのままの状態を何故，知りたいと思ったのか，先行研究分析に至った動機を明瞭にしておく必要がある。それは，先行研究分析がそれのみに止まることはなく，分析の成果を基盤として継続的に行われる研究の方向性に羅針盤としての機能を果たすためである。

次のような具体例を提示できる。先述した研究者Ｂは，新人看護師の離職が社会問題となっていることに加え，その教育体制として多くの病院がプリセプターシップを導入しているという事実の把握を契機としてプリセプターシップに関する研究を行った。研究者Ｂの把握したこの事実は，プリセプターシップが真にその効果を発揮しているのならば，何故，新人看護師が離職するのかという疑問に結びついた。研究者Ｂは，これを前提にプリセプターシップに関する先行研究分析に着手した。その結果，プリセプターシップの研究について，どのような種類の研究がどれくらい，どのような方法を用いて実施されているのかと多くのことを解明した。その中でも，特にプリセプターシップの効果が多様な側面から解明されている一方，プリセプターの役割を担う看護師が新人看護師の指導に活用できる知識が産出されていないという成果に着眼した。そこで，研究者Ｂは，新人看護師の離職防止に向け，プリセプターがその指導に活用できる知識を産出する研究へと移行していった。

以上は，先行研究分析に至った理由を明瞭にしていたことが，継続的に行われる研究の方向性を適切に導いた事例である。看護教育学研究としてすでに多数の先行研究分析の成果が産出されたが，先行研究分析のみに止まった研究も少なからず存在する。もちろん継続的な研究へと発展しなかった先行研究分析の成果も貴重な価値を持つ。しかし，その成果を基に実施された継続的な研究の多くは，活用可能性の高い貴重な成果の産出に結びついている。また，このような先行研究分析は，いずれもその領域の研究のありのままの状態を何故，知りたいと思ったのか，先行研究分析に至った動機が明瞭である。

2　分析対象とする研究の検索と収集

研究課題の焦点化，そして先行研究分析に至った経緯を整理したら，いよいよ，データ収集を開始する。先行研究分析は，文献検討や文献研究と異なり，研究者が関心を持つ領域の研究を網羅的に収集する。言い換えれば，その研究を行った研究者が研究として公表している文献をすべて収集する。論文の種類により収集したり，先行研究分析を行う研究者が評価した論文の質により収集したりすることはない。前者は，「原著」となっている文献のみを収集するといったことを意味し，後者は先行研究分析を行う研究者がその文献の研究としての質の「良否」を判定し，「良」と判定できた文献のみを収集するといったことを意味する。

分析対象とする研究の検索

分析対象とする研究の検索，その第1段階は，コンピュータによる検索から開始する。コンピュータによる文献検索に活用可能なデータベースは，多様な種類(表9-2)がある。

表 9-2　データベースとその特徴

データベース	検索できる年代	収録対象	特徴
医中誌 Web（医学中央雑誌刊行会）	1970 年～2021 年 収録件数：約 1,400 万件（2021 年 1 月現在）	日本国内発行文献 医学，薬学，歯科学，看護学，生物科学，獣医学等に関する文献	・収録内容は，大学，学協会，研究所，病院などから発行されている雑誌，営業誌，学会等の会議録，講演集，公共資料などの定期刊行物など。 ・入力された語をシソーラス語に導き自動的に統制語に変換して検索する。 ・データの更新頻度月 2 回。 ・有料のデータサービス。
JDream Ⅲ（Fujitsu 株式会社ジー・サーチ）	1946 年～2021 年 収録件数：約 7,000 万件（2021 年 1 月現在）	国内外発行文献 科学技術の全分野にわたる文献	・有料のデータサービス。複数のデータベースからなり，契約内容により活用できるデータベースが異なる。
CINAHL（CINAHL Information Systems）	1981 年～2021 年 収録件数：約 740 万件（2021 年 1 月現在）	主に英語圏内発行文献 看護および保健関連分野に関する文献 英文抄録のある一部の日本語の雑誌も収録	・多様な資料と検索結果の多量な情報量が特徴。 ・収録内容は，雑誌，図書，パンフレット，図書の章，視聴覚資料，ソフトウェア，修士・博士論文，尺度，クリティカルパス，政府刊行物，米国保健政策研究局ガイドライン，業務基準，看護師業務法など。
MEDLINE（米国国立医学図書館）	1946 年～2021 年 収録件数：約 3,100 万件（2021 年 1 月現在）	世界約 80 ヶ所発行文献 医学，薬学，歯科学，看護学，生物科衛生学，獣医学，生化学，分子生物学，植物生理学に関する文献 多くが英語文献	・有料のデータサービス ・PubMed（米国国立医学図書館が立ち上げたインターネット上の MEDLINE 検索サービス）にて無料にて利用可能。
ERIC（Educational Resource Information Center）	1966 年～2021 年 収録件数：約 180 万件（2021 年 1 月現在）	教育学，社会学，心理学，文学，言語学に関する文献	・収録内容は，雑誌論文のほかに図書資料，会議録，教育課程と授業指針，政府レポート，プロジェクトの情報など。 ・データの更新頻度毎月。 ・無料のデータサービス。

それぞれの特徴を把握し，検索したい文献と関連するデータベースを活用する必要がある。

例えば，医中誌 Web は，医学，歯学，薬学，およびその関連領域の文献を対象としたデータベースであり，日本国内で発行された文献を収録しており，看護関係の和文献を検索するときは必要不可欠である。キーワードとして入力した用語をシソーラス語に導き，自動的に統制語へと変換して検索する。しかし，1970 年以前のデータを含んでおらず，それ以前の文献の検索には使用できない。

また，CINAHL は，主に英語圏の文献を収録したデータベースである。看護を中心とした保健医療従事者を対象としており，看護関係の海外文献を検索するとき，有用である。英文抄録のある和雑誌も一部収録の対象となっている。収録範囲は，1981 年以降である。CINAHL は，①雑誌論文以外にも関連図書や博士論文，会議録なども収録されている，②データ項目数が豊富である，③看護学の領域が頻繁に活用する用語をシソーラスに多く含むなどの特徴を持つ[13)]。さらに，MEDLINEは，医学，薬学，歯科学，看護学およびその関連領域を対象としたデータベースであり，1946年以降の文献を収録している。

各データベースは，それぞれ絞り込み検索が可能である。先行研究分析の対象は，「研究」であるため，「研究」を効率よく検索できるように絞り込み検索を行う。医中誌Webを使用する場合，論文の種類を「原著」と「会議録」に特定し，検索することを通して，この目的を達成できる。CINAHLとMEDLINEを使用する場合，「Publication Type」を「research article」「volume article」に特定し，検索することを通して，この目的を達成できる。

また，関心領域の研究を検索するためには，適切なキーワードを設定しなければならず，キーワードを適切に設定するために，シソーラスの活用が必要不可欠である。実際にこれらのデータベースをどのように使用するのかについては，文献検索に関する専門書に譲る。

分析対象とする研究の検索，その実際

先述した新人看護師の教育体制としてのプリセプターシップに関する研究に関心を持つ研究者は，次のように先行研究を検索した(図9-1)。

まず，日本において発表された研究を検索するために，データベースとして医中誌Webを選択した。そして，キーワードを「プリセプターシップ」，「プリセプター」に設定し，1983年から2003年までに発表された原著，会議録を検索した。そのタイトルと要旨を概観した結果，検索できた文献のうち，51件が新人看護師の教育体制としてのプリセプターシップに関する研究であることを確認した。

また，海外において発表された研究を検索するために，データベースとしてCINAHLを選択した。そして，キーワードを「preceptorship」，「preceptor」に設定し，1982年から2003年までに発表された研究を検索した。その結果，286件の研究を検索できた。しかし，その多くは，看護基礎教育課程に在籍する学生や大学院生が取り組む実習の教育体制としてのプリセプターシップに焦点を当てていた。そこで，新人看護師を教育の対象とするプリセプターシップの研究を検索するために，「new graduate nurse」，「novice nurse」，「beginner nurse」をキーワードに加えた。検索できた文献のタイトルと要旨を概観した結果，海外の研究16件が新人看護師の教育体制としてのプリセプターシップに関する研究であることを確認した。

新人看護師の教育体制としてのプリセプターシップに関する研究に関心を持つ研究者は，国内の研究51件，海外の研究16件，総数67件を分析対象とした。

新人看護師を対象としたプリセプターシップは，1970年代後半に米国の看護界が導入した教育体制である。米国の看護界は，この概念を看護基礎教育課程に在籍する学生や大学院生の実習指導体制としても用いる。一方，この教育体制を米国にならい導入したわが国は，看護基礎教育課程に在籍する学生や大学院生の実習指導体制としてこの用語を用いることはなく，新人看護師の教育体制としてのみ用いる。例示した先行研究分析に取り組んだ研究者は，対象文献を特定する過程を通してこれらを理解しており，その理解に即し

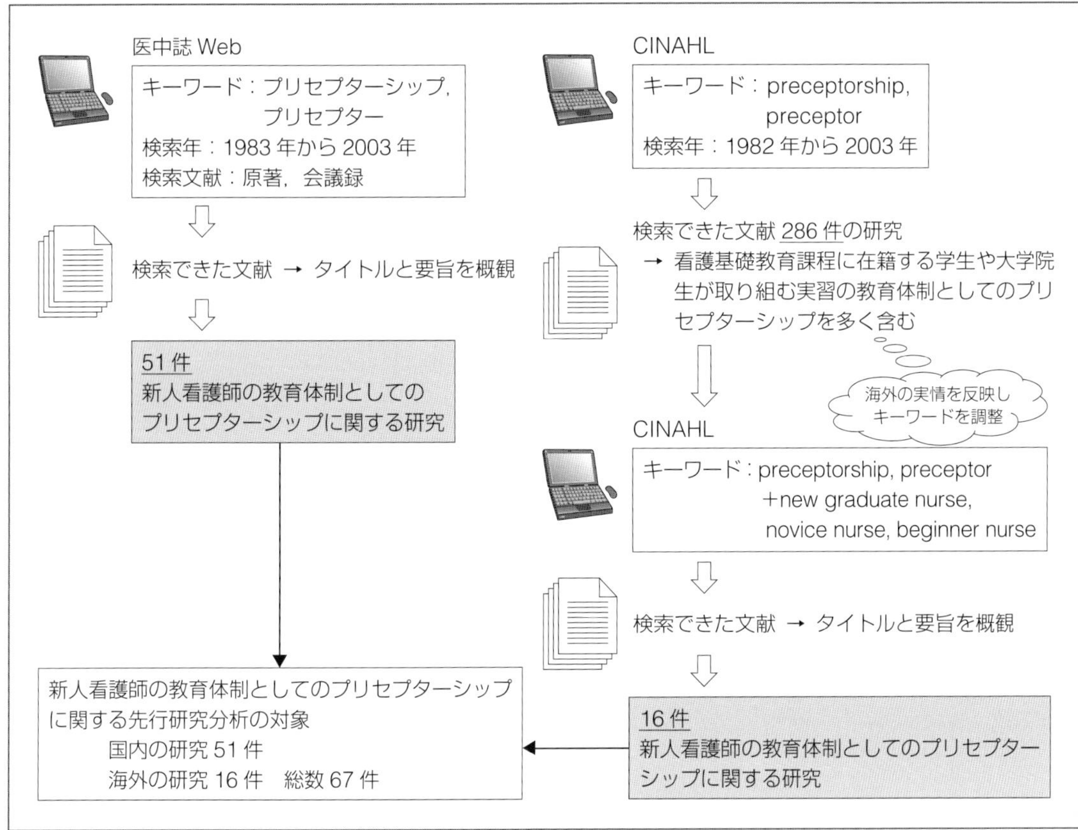

図 9-1　先行研究の検索例

て，キーワードを調整している。

この事例は，特に海外文献を含む研究を先行研究分析の対象とする際，海外の実情を反映したキーワードの設定が必要であることを示す。また，そのためには海外のそれに関する実情をあらかじめ確認すると共に，検索できた文献を読むことを通して理解し，それを反映したキーワードの設定と検索が必要であることを示す。

3　収集した研究のデータ化

分析対象となる研究を検索し，入手できたら，次はそれらをすべて分析可能な形態へと加工する必要がある。また，分析可能な形態へと加工するために，先行研究分析のために開発された分析フォーム(図 9-2)を使用する。先行研究分析は，研究者が関心を抱いた領域の研究がどのくらい存在し，それらは何をどのようなデザイン，方法を用いて明らかにしているのか，すなわち，分析対象とした領域の研究のありのままの状態を明らかにするという目的を達成する。分析フォームは，過去の先行研究分析の経験を通し，修正を重ねてきており，上述した先行研究分析の目的達成に向け十分機能することを確認している。

しかし，この分析フォームはあくまでも基本形であり，先行研究分析を通して何を明らかにしたいかという観点から必要に応じ，データ化の項目を加えたり，削除したりする必

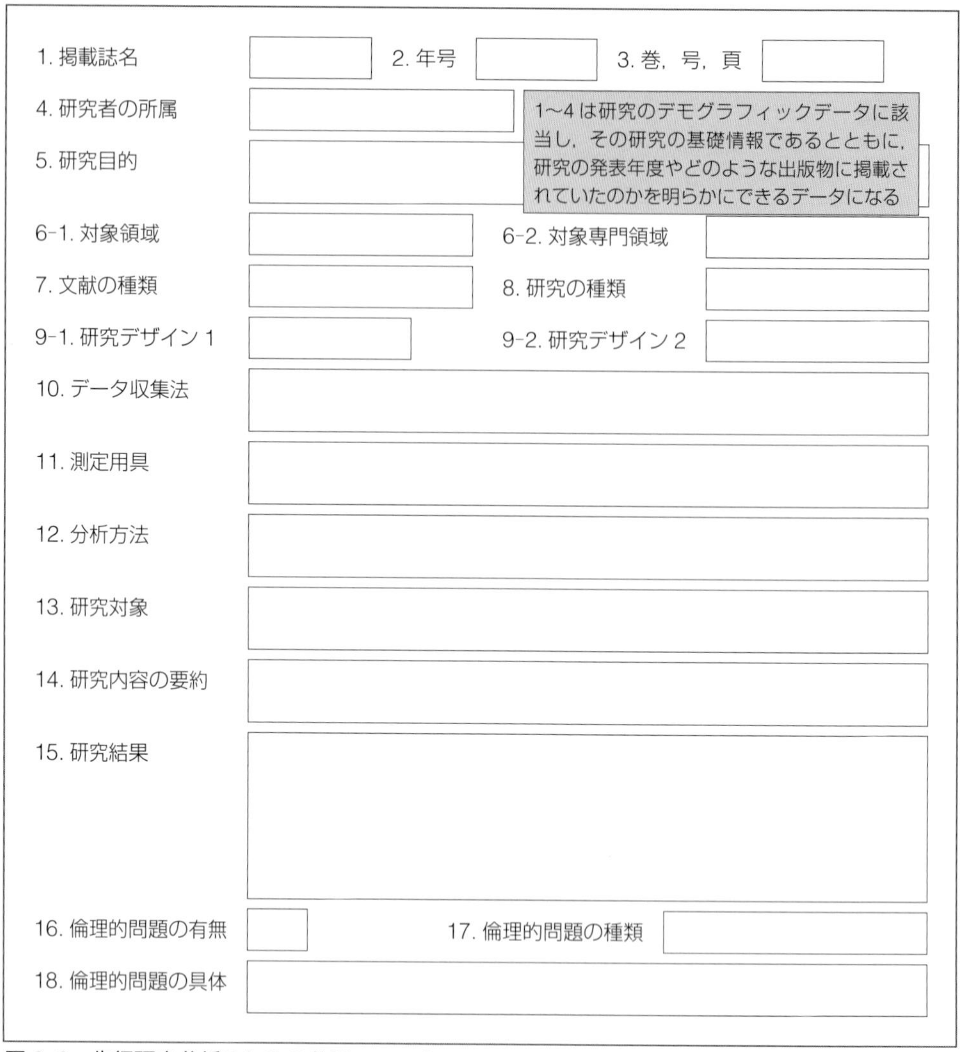

1. 掲載誌名		2. 年号		3. 巻，号，頁	
4. 研究者の所属					
5. 研究目的					
6-1. 対象領域		6-2. 対象専門領域			
7. 文献の種類		8. 研究の種類			
9-1. 研究デザイン1		9-2. 研究デザイン2			
10. データ収集法					
11. 測定用具					
12. 分析方法					
13. 研究対象					
14. 研究内容の要約					
15. 研究結果					
16. 倫理的問題の有無		17. 倫理的問題の種類			
18. 倫理的問題の具体					

1〜4は研究のデモグラフィックデータに該当し，その研究の基礎情報であるとともに，研究の発表年度やどのような出版物に掲載されていたのかを明らかにできるデータになる

図9-2　先行研究分析のための分析フォーム

要が生じる。先行研究分析は，分析フォームの基本形として確立している15項目を基礎的事項，研究目的に応じて15項目以外に追加していく項目を付加的事項と称し，本項はそれらを分類して詳述する。

また，先行研究分析のデータ化は，収集したデータとしての研究を1件，1件，丁寧に閲読し，分析フォームの各項目を記述していく作業を意味する。根気と忍耐を必要とする作業である。

● データ化に向けた分析フォームへの記述

① 基礎的事項

a．掲載誌名，年号，巻，号，頁

分析フォーム「1. 掲載誌名」，「2. 年号」，「3. 巻，号，頁」は，人間を対象とした研究のデモグラフィックデータに該当し，その研究の基礎情報となる。また，これらは基礎情報で

はあるものの，その研究が発表された年度やどのような出版物に掲載されていたのかを明らかにできるデータになる（図 9-2）。しかし，「1. 掲載誌名」は，研究者が研究を再確認する場合に必要となるためデータとするが，匿名性の確保の厳格化という観点から研究結果としては公表を避ける。

基礎情報の中でも，分析対象となった研究がいつ頃からどのような背景を受け，産出されたのかは，先行研究分析の重要な視点であり，「2. 年号」を基に研究数の年次推移のグラフなどを作りこれを見ると，その変化を明瞭に知ることができる。新人看護師の教育体制としてのプリセプターシップに関する研究の場合，日本の文献は過去数年間の間に急速に増加しており（図 9-3），これが医療体制の変化や新人看護師の離職の問題と関連することが明瞭に読み取れる。また，看護継続教育の動向に関する先行研究分析は，その数が近年，急激に増加しており（図 9-4），この変化が医療の高度化や複雑化，看護基礎教育へのさまざまな制約などの背景と関連が深いことを読み取れる。

b．研究者の所属

分析フォーム「4. 研究者の所属」は，その研究を行った研究者がどのような組織に所属しているのかを記述する項目である。これも，「1. 掲載誌名」，「2. 年号」，「3. 巻，号，頁」と同様に，人間を対象とした研究のデモグラフィックデータに該当し，その研究の基礎情報となる。

看護教育学は，看護基礎教育，看護卒後教育，看護継続教育を対象とする。このうち，看護基礎教育に関する研究の多くは，看護系大学，短期大学，専門学校の教員によって行われている。日本の看護基礎教育制度は複雑であり，その研究をどこに所属する研究者が

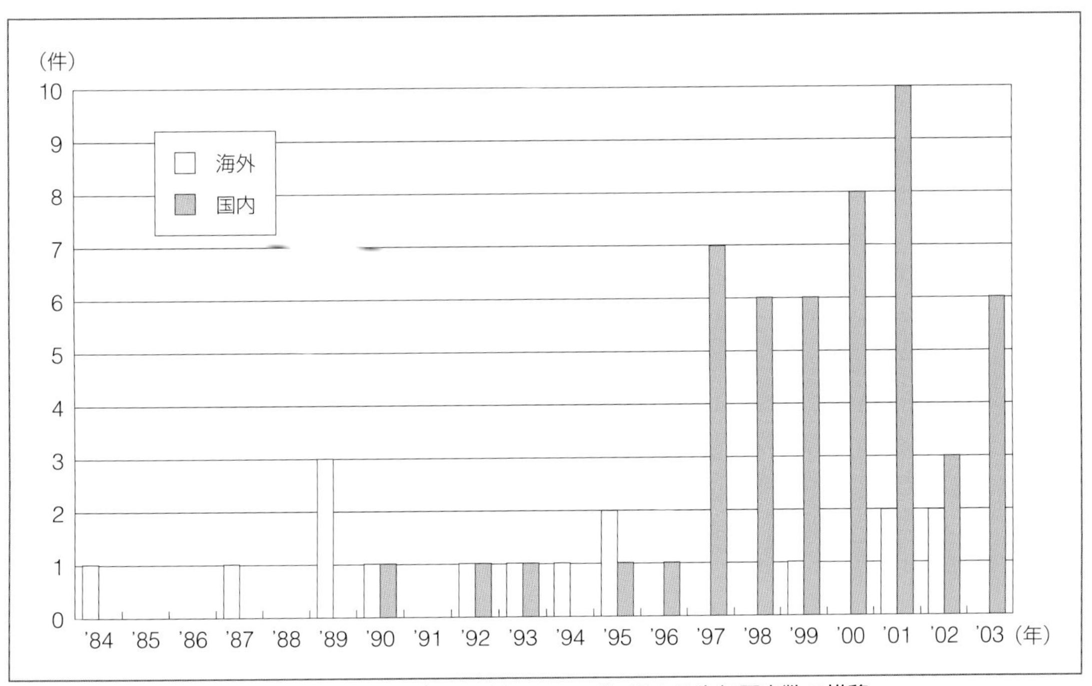

図 9-3　新人看護師の教育体制としてのプリセプターシップに関する先行研究数の推移

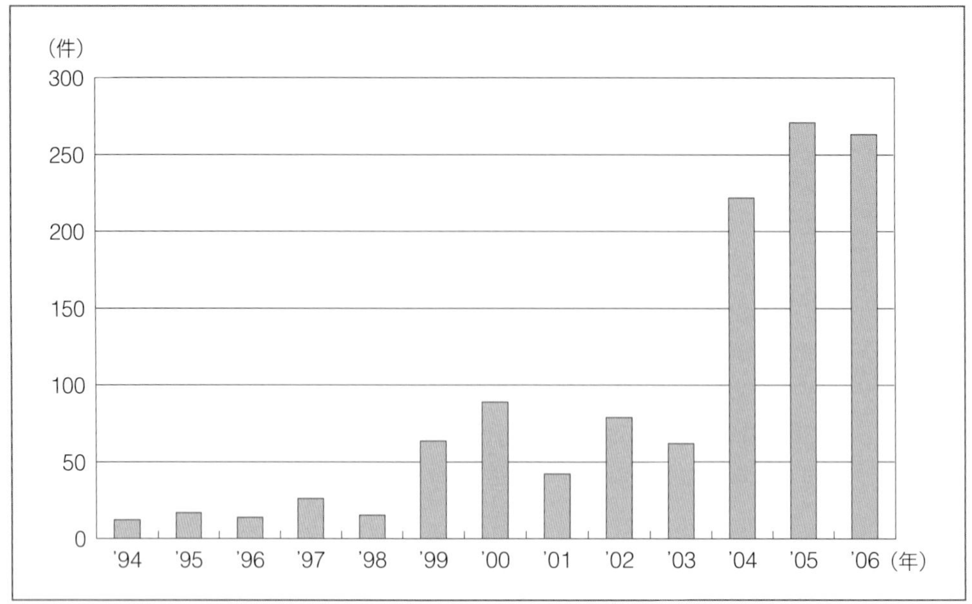

図9-4　わが国の看護継続教育に関する先行研究数の推移

行っているのかを知ることを通し，教育課程により生じやすい問題は何かを推察できる。看護継続教育に関する研究の多くは，医療機関に就業する看護職者によって行われている。看護学の研究者は，その多くが看護系大学に所属し，多くの看護継続教育研究が医療機関に就業する看護職者によって行われているという事実は，看護継続教育を専門とする研究者が数少ないことを示唆する。

「4. 研究者の所属」は，人間を対象とした研究のデモグラフィックデータに該当し，その研究の基礎情報であるが，その研究の背景を知る上での重要なデータの1つである。

c．研究目的

分析フォーム「5. 研究目的」は，その研究の目指すところを記述する項目である。研究はすべて明瞭な目的の下に行われる。この項目は，ほとんどの場合，分析対象となる先行研究の記述の中から研究目的に該当する記述を選択し，転記すればよい。ほとんどの場合と記述した理由は，まれには単純に選択，転記できない場合もあるためである。

次のような事例がそれに該当する。その研究はテーマを「成人看護学実習における効果的な教授方法」とし，研究目的を「成人看護学実習において効果的な教授方法を明らかにする」と記述していた。しかし，内容を読み進めるとその研究は学生を対象にした質問紙調査を通して，学生が実習目標を効率よく達成できたと感じたとき，受けていた指導を明らかにして，それを基に現状の教授活動の改善について考察していた。

このような場合，分析フォーム「5. 研究目的」に「成人看護学実習において効果的な教授方法を明らかにする」という記述をそのまま転記しても，この研究が目指すところを記述したことにならない。研究方法，研究結果，考察を含め，全体を精読し，何のために何を明らかにしているのかを記述する必要がある。前述の事例は，研究目的として「看護学実習における教授活動の改善を目指し，学生が実習目標を効率よく達成できたと感じたと

分析フォーム「5. 研究目的」 その研究の目ざすところを記述する項目

◎**ほとんどの場合**　分析対象となる先行研究の記述の中から，研究目的に該当する記述を選択し，転記する。

◎**研究目的をそのまま転記できない研究の例**

研究テーマ：成人看護学実習における効果的な教授方法
研究目的：成人看護学実習において効果的な教授方法を明らかにする
研究方法，研究結果，考察も含め全体を通して，理解できた研究内容：学生を対象にした質問紙調査を通して，学生が実習目標を効率よく達成できたと感じたとき，受けていた指導を明らかにして，それを基に現状の教授活動の改善について考察。

研究方法，研究結果，考察を含め，分析対象となる研究全体を精読し，何のために何を明らかにしているのかを理解して，研究目的を記述する。

5. 研究目的　看護学実習における教授活動の改善を目ざし，学生が実習目標を効率よく達成できたと感じたとき，受けていた指導を明らかにする

図 9-5　分析フォーム「5. 研究目的」の記述の注意点

き，受けていた指導を明らかにする」と目的の表現を修正し，分析フォーム「5. 研究目的」に記載する必要がある（図 9-5）。

このように「5. 研究目的」は，前述の 4 項目「1. 掲載誌名」，「2. 年号」，「3. 巻，号，頁」，「4. 研究者の所属」とは異なり，分析対象とする先行研究全体を精読した後，何のために何を明らかにした研究であるのかを正確に理解し，記述する必要がある。

d．対象領域

分析フォーム「6-1. 対象領域」は，分析対象とする先行研究が看護基礎教育，看護卒後教育，看護継続教育 3 領域のうち，どの領域の教育に資する研究であるのかを記述する項目である。また，「6-2. 専門対象領域」は，分析対象とする先行研究が基礎看護学，小児看護学，成人看護学，老年看護学，母性看護学，地域看護学，精神看護学に加え，専門領域横断など，どの専門領域に資する研究であるのかを記述する項目である。

看護教育学は，看護基礎教育，看護卒後教育，看護継続教育，3 領域を対象とした研究を行う。看護基礎教育は，看護系大学，短期大学，専門学校等が提供する教育，看護卒後教育は，看護系の大学院が提供する教育，看護継続教育は，看護協会等看護継続教育機関や医療機関，教育機関がそこに就業する看護職者に提供する教育を意味する。分析フォーム「6-1. 対象領域」の記述に際しては，まずこの 3 領域に関し，正確な知識を持たなくてはならない。

病院が新人看護師の教育体制として導入しているプリセプターシップに関する研究は，医療機関がそこに就業する看護職者に提供する教育であり，3 領域のうち，看護継続教育に該当する。看護専門学校の看護学実習を対象とした研究は看護基礎教育に該当する。また，専門看護師の教育を対象とした研究は，看護系の大学院がこの教育を提供するため，看護卒後教育に該当する。さらに認定看護師の教育を対象とした研究は，看護継続教育に該当する。

分析フォーム「6-2. 対象専門領域」は，分析対象とする先行研究が次に示すどの専門領域に資する研究であるのかを記述する項目である。これらは，基礎看護学，小児看護学，成人看護学，老年看護学，母性看護学，地域看護学，精神看護学に加え，専門領域横断である。小児看護学実習に取り組む学生のストレスを解明した研究の場合，「6-1. 対象領域」は看護基礎教育，「6-2. 対象専門領域」は小児看護学と記述する。

先述したように，この分析フォームはあくまでも基本形であり，先行研究分析を通して何を明らかにしたいかという観点から必要に応じ，データ化の項目を加えたり，削除したりする必要が生じる。例えば，助産師教育に関する先行研究分析を行う場合，大学と専門学校，大学院が助産師養成教育を行っている。このような場合，対象領域の項目を修正し，これらを分類して記述できるように項目を修正する必要がある。

e．文献の種類

研究者は多様な手段により研究を公表する。先行研究分析は，研究者が関心を抱いた領域の研究がどのくらい存在し，それらは何をどのようなデザイン，方法を用いて明らかにしているのか，すなわち，分析対象とした領域の研究のありのままの状態を明らかにするという目的を達成する。これは，分析対象として選択した領域の研究の質を評価したり，評価に基づき取捨選択することなく，その研究を行った研究者の立場に立って網羅的に収集したその領域の研究の偽りのない姿を明らかにすることを意味する。これは，研究者が研究として公表した文献をできる限り網羅的に分析対象としなければならないことを示す。そのため，収集する文献の中には原著論文もあれば，研究報告や実践報告，抄録等もある。

分析フォーム「7. 文献の種類」は，分析対象とする先行研究がこれらのうち，どれに該当するのかを記述する項目である。

f．研究の種類

研究は，分析するデータの種類，分析に用いる方法により「質的研究」，「量的研究」，「量質併用研究」の3種類に大別できる。

質的研究とは，研究者が関心を持つ現象をありのままに記述することを目的としており，過去や現在の出来事並びに現象の本質と意味を正確に把握し，理解し，解釈することに重点を置く。歴史的研究，事例研究，現象学的研究，解釈学的研究，民族誌学的研究，グラウンデッド・セオリー・アプローチやKJ法，内容分析，看護概念創出法を用いた研究などがこれに該当する。文章として記述された資料，インタビューにより収集した記録，行動の観察記録，質問紙の自由回答式質問への回答などが質的研究のデータとなる。

量的研究とは，変数間の関係の予測や説明，仮説や理論の検証を目的としており，実験・準実験研究，相関的研究，調査研究が含まれる。機器や信頼性と妥当性を確保した尺度を使用し，数値としてのデータや数値に変換されたデータを収集し，分析する。

量質併用研究とは，質的データと量的データ両者を同一の研究が扱っており，質的方法，量的方法を使用し，それらを分析し，研究目的を達成する。

分析フォーム「8. 研究の種類」は，分析対象とする先行研究が「質的研究」，「量的研究」，

「量質併用研究」，3種類のうち，どれに該当するのかを記述する項目である。この項目の記述に際しては，当然，3種類の研究に関し，正確な知識を必要とする。

量的研究は，ある程度，研究者が関心を持つ現象に関する変数が予測できる段階から開始され，全くその現象に関する研究が行われていない場合，質的研究から開始する必要がある。看護学は，後発学問に位置し，長い間，医学や心理学などの理論や知識に依拠し，研究を推進してきた。看護教育学の研究者が，先行研究分析に着手した当初，量的研究がその圧倒的多数を占め，質的研究はごくわずかであった[14]。また，量的研究の中には，異なる研究者が同一の測定用具を使用し，類似した現象を測定した研究が多数存在するという状況もあった。看護学生が知覚する実習中のストレスに関する研究などはその代表例である。これらは，この結果を活用しても，ストレスの低減に結びつかない状況を推察させる。

質的研究は，探求のレベルとして因子探索に位置し，因子探索レベルの研究は，その領域の研究が全く行われていないか，もしくは行われているが新たに見直す必要がある場合，行われる。研究が行われているが新たに見直す必要のある場合とは，上述したように類似した研究が多数存在するという状況があり，そこに問題が存在するもののその視点からは解決できないと推察できた状況などがそれに該当する。

g．研究デザイン

研究デザインとは，データ収集と分析に関する研究全体の計画であり，その分類は多様である。代表的な分類として，実験的な操作を加える研究か否かにより実験研究デザイン，準実験研究デザイン，非実験研究デザインという分類がある。

このうち，実験研究デザインは，操作，対照群の設定，実験群と対照群への対象の無作為な振り分けを条件とする。これに対し，準実験研究デザインは，3条件のうち，操作をのぞく2条件のいずれか，もしくは両者を充足できない研究がこれに該当する。看護学教育研究のほとんどは，人間を対象とするため，対照群を設定できても無作為に研究対象者を両群に振り分けることは困難であり，何らかの操作を検証する研究のほとんどは準実験研究デザインとなる。非実験研究デザインは，操作を加えることのない研究である（表9-3）。

分析フォーム「9-1. 研究デザイン1」は，実験的な操作を加える研究か否かという観点から分析対象とする先行研究を整理する目的を持ち，各々が「実験研究デザイン」，「準実験研究デザイン」，「非実験研究デザイン」，3種類のうち，どれに該当するのかを記述する項目である。

また，上記3種類のデザインのうち，「非実験研究デザイン」に該当する研究には多様なタイプがある。このタイプの分類も多様であるが，看護学教育研究の分類として，調査研究，フィールド研究，評価研究，ニードアセスメント，歴史研究，事例研究，二次分析，メタ分析，方法論的研究，その他という分類[15]（表9-4）を用いている。

看護学教育研究の圧倒的多数は，「非実験研究デザイン」を採用している。分析フォーム「9-2. 研究デザイン2」は，非実験研究デザインを採用した先行研究のさらに詳細なデザインを知る目的を持ち，各々が「調査研究」，「フィールド研究」，「評価研究」，「ニードアセスメント」，「歴史的研究」，「事例研究」，「二次分析」，「メタ分析」，「方法論的研究」，「そ

表9-3　研究デザイン

デザイン	特性
実験研究デザイン	次の3つの特性を持つ。 ①操作(manipulation) 実験者が，研究対象者の少なくとも一群に対してなんらかの処理を施すこと。実験者は，この「なんらかの処理」をある対照群に適用し，他の対照群には適用しないことによって，その独立変数を操作する。 ②対照群設定(control) 実験者が，実験状況に1つないしそれ以上のコントロールを施すこと。これは，1つまたは複数の比較群の使用などによって達成される。 ③無作為化(randomization) 実験者が，研究対象者を対照群と実験群に無作為に振り分けること。これは，グループを均等にするための比較的好ましい科学的方法である。
準実験研究デザイン	次の2つの特性を持つ。 ①実験研究デザインと同様に，独立変数の操作(manipulation)を施す。 ②無作為化を欠く。
非実験研究デザイン	操作や対照群設定をすることなくデータを収集する。

〔Polit, D. F., et al.；近藤潤子監訳：看護研究―原理と方法第2版．165-204，医学書院，2010を参照して作成〕

表9-4　研究デザインの分類

研究デザイン	解　説
調査研究	非実験研究の1つ。回答者である標本への直接的な調査により，母集団の活動性，信念，嗜好，態度などに関する情報を収集することに焦点をあてている研究。
フィールド研究	個人や集団の普段の生活のなかでの習慣，行動，信条，態度などを理解するために「フィールド(現地)」で個人からデータ収集を行う研究。
評価研究	プログラム，実践，政策などがどの程度うまく働いているかを調べる研究。
ニードアセスメント	集団，コミュニティ，組織などのニードを説明するためにデザインされる研究。通常，政策策定と資源配分のための指針とされる。
歴史的研究	過去の出来事に関係する事実を見つけ出すためにデザインされた体系的な研究。
事例研究 (ケース・スタディ)	個人，グループ，施設，または他の社会的単位の詳細な分析を行う研究。
二次分析	ある研究者が収集したデータを別の研究者が新しい研究仮説を検証するために再分析する方法。
メタ分析	特定の主題に関する多数の研究結果を量的に結合し，統合する方法。
方法論的研究	データの入手，組織化，および解析のための方法を開発または洗練するために計画された研究。
その他	上記に該当しない研究

〔Polit, D. F., et al.；近藤潤子監訳：看護研究―原理と方法第2版．227-249，729-751，医学書院，2010を参照して作成〕

の他」，10種類のうち，どれに該当するのかを記述する項目である。

先行研究の多くは，研究デザインを明示しておらず，この項目の記述に際しては，分析対象とする先行研究を精読し，どのデザインに該当するのかを判断する必要がある。そのため，研究デザインに関する正確な知識を持たない限り，記述できない項目である。

研究デザインに関する分析は，研究者が関心を持つ領域の先行研究がどのように積み重ねられてきたのかを示し，ここから先，何をなすべきかを知る重要な手がかりになる。新人看護師の教育体制としてのプリセプターシップに関する研究の場合，すべてが非実験研究であり，非実験研究の中でも調査研究が圧倒的に多く，フィールド研究や方法論的研究は極少数のみであった。これらは，プリセプターシップに多くの関心が集まっているにもかかわらず，そこに一体何が起こっているのかを明らかにするフィールド研究や方法論的研究が十分行われないまま，さまざまな調査が行われていることを意味する。また，極少数ではあるが，その存在を確認できたフィールド研究や方法論的研究の詳細を知る必要性を示唆する。

h．データ収集法

分析フォーム「10. データ収集法」は，分析対象とする先行研究がどのような方法を用いてデータを収集したのかを記述する項目である。データ収集法には，質問紙法，面接法，観察法，生理学的測定法等があり，この項目の記述に向けては，分析対象とする研究がこのうち，どのデータ収集法をどのように用いてデータを収集したのかを判断する必要がある。

例えば，既存のストレス尺度を使用し，看護学生を対象としてデータを収集した研究が存在したとする。測定用具や対象については，他の項目によりデータ化できる。しかし，無作為に抽出した対象に質問紙を配布したのか，便宜的に抽出した対象に質問紙を配布したのか，配布した質問紙を回収する方法として留め置き法を用いたのか，それとも郵送法を用いたのかなどは結果に多大なる影響をもたらし，この項目に記述する必要がある。

また，面接法をデータ収集法として用いた研究の場合，構造化面接なのか，半構造化面接なのか，深層面接なのかといった面接法の種類(表 9-5)，対象者をどのように募り，面接所要時間や回数はどの程度であったのかなどは結果に多大なる影響をもたらす。分析対象とする研究の記載に従い，これらも「10. データ収集法」の項目に記述する必要がある。観察法(表 9-6)，生理学的測定法に関しても同様に記述する。

表 9-5　面接法

分類	構造化面接	あらかじめ設定された質問項目にしたがって行う面接法
	半構造化面接	あらかじめ質問項目を準備しておくが，会話の流れに応じて質問を変更・追加して行う面接法
	非構造化面接	あらかじめ質問内容や順序を想定せずに，対象者の状況や反応に応じて臨機応変に行う面接法
方法	個人面接	面接者と対象者が一対一で行う
	集団面接	複数の対象者に対して座談会形式で行う
	深層面接	対象者の心理の深層を探るために行う
	焦点面接	研究範囲や問題を絞った質問項目に基づいて対象者が自由に回答する
	焦点集団面接	研究範囲や問題を絞った質問項目に基づいて10名から20名の対象者集団が討議する

〔安田三郎他：社会調査ハンドブック第３版．14-15，有斐閣，1982．見田宗介他編：社会学事典，「面接法」の項．868-867，弘文堂，1988．Polit, D. F., et al.: Nursing Research; Generating and Assessing Evidence for Nursing Practice. 11th ed, 510-533, Wolters Kluwer, 2021 を参照して作成〕

表 9-6　観察法

組織的・統制的観察法	あらかじめ観察対象になる行動や事象を限定し，記録方式を準備して観察する方法
非組織的・非統制的観察法	観察対象になる人々と環境をそのまま理解するために観察する方法
参加型観察法	研究者が観察対象になる集団の生活に参加しながら観察する方法
非参加型観察法	研究者が観察対象になる集団生活に部外者として参加しながら観察する方法

〔安田三郎他：社会調査ハンドブック第3版．15，有斐閣，1982．見田宗介他編：社会学事典，「観察」の項．167，弘文堂，1988を参照して作成〕

i．測定用具

分析フォーム「11. 測定用具」は，質問紙法，生理学的測定法をデータ収集法として用いた研究のみが必要とする項目である。質問紙法をデータ収集法とした研究の場合，その研究が使用した質問紙は既存の尺度であるのか，もしそうであるならば尺度名，測定対象，開発者，尺度の信頼性と妥当性の検証の有無などを分析対象とする先行研究の記述を読み，記述する。また，その研究がその目的を達成するために独自に作成した質問紙や尺度であるならば，作成過程の概要や質問項目，信頼性と妥当性の検証の有無などを分析対象とする先行研究を読み，記述する。

生理学的測定法をデータ収集法とした研究の場合，測定に用いた機器等の名称を記述する。観察法や面接法をデータ収集法とした研究の場合，この項目は空欄となる。

j．分析方法

分析フォーム「12. 分析方法」は，分析対象とした研究が用いた分析の方法を記述する項目である。

質的分析を採用した研究の中には，現象学的方法，グラウンデッド・セオリー，看護概念創出法など既存の研究方法論を用いた場合と独自に考案した方法を用いた場合がある。既存の研究方法論を用いた場合は，その名称を記述し，独自の方法を用いた場合は，具体的な手続きを分析対象とした研究の記載に従い記述する。詳細を理解できない場合も少なからず存在するが，そのような場合は，その旨を記述する。

統計学的分析の場合，用いられた統計学的方法を具体的に記述する。分析方法を記載していなくても，研究結果を通して判断できる場合は，それを記述する。

この項も，研究方法論や統計学的知識なくしては記述不可能である。

k．研究対象

分析フォーム「13. 研究対象」は，分析対象とする研究にデータを提供した対象を記述する項目である。看護基礎教育，看護卒後教育，看護継続教育に資する研究に，多様な人々（表 9-7）がデータを提供する。

例えば，看護基礎教育の特徴的な授業である看護学実習に関する研究は，学習者である学生，教授者である教員と共に，学生から看護の提供を受けるクライエントや家族，臨床の場に所属し，学生を指導する看護職者や実習を引き受ける責任者である看護管理者など多様な人々がデータ提供者となる可能性がある。また，新人看護師の教育体制としてのプリセプターシップに関する研究の場合，学習者である新人看護師や教授者であるプリセプ

表9-7　研究対象

1. 看護学生	12. 新人看護学教員
2. 卒業生，修了生	13. 2～3年目看護学教員
3. 他領域学生	14. 4～5年目看護学教員
4. 患者	15. 6年目以上看護学教員
5. 新人看護師，保健師，助産師(1年未満)	16. 看護学教員(年数問わない)
6. 2～3年目看護師，保健師，助産師	17. 看護教育管理者
7. 4～5年目看護師，保健師，助産師	18. 講習会の受講者
8. 6年目以上看護師，保健師，助産師	19. 講習会の修了者
9. 看護師，保健師，助産師(年数問わない)	20. 看護学教員志望者
10. 実習指導者	21. レポート
11. 看護管理者	22. 文献　など

ターを任じられた看護師と共にプリセプター以外の看護師やプリセプターを教育する役割を持つ看護師などが研究対象者となる可能性がある。さらに，これらの人々すべてを研究対象者としてデータを収集し，その分析結果に基づき，目的を達成しようとする研究もある。このような場合，研究対象者となった人々をすべて「13. 研究対象」の項に記述する。

また，看護学教育研究の中には，学生が学習目的を達成するために記述したレポートをデータとする場合が少なからず存在する。学生のレポートをデータとする場合，学生がそれに同意することが必須条件であることはいうまでもない。そして，このような場合，データ提供者は学生であり，研究対象者は学生である。研究者は，もし授業の成果を明らかにするために学生の記述したレポートをデータとするならば，分析フォーム「10. データ収集法」の項に，それを記述する必要がある。

これらに加え，研究者が所属する教育機関の学生からデータを収集し，それらを分析している看護学教育研究も存在する。そのため，研究成果の一般化，普遍化の可能性を判断できる情報が必要である。分析フォーム「13. 研究対象」は，データを提供した研究対象者と共に，無作為に抽出された研究対象者か，便宜的に抽出された研究対象者か，すなわち無作為抽出法もしくは便宜的抽出法を記述する必要がある。また，研究対象者数もこの項に記述する。

l．研究内容の要約

先行研究分析は，研究者が関心を抱いた領域の研究がどのくらい存在し，それらは何をどのようなデザイン，方法を用いて明らかにしているのか，すなわち，分析対象とした領域の研究のありのままの状態を明らかにするという目的を達成する。分析フォーム「14. 研究内容の要約」は，何がどのように明らかになったのかを記述する項目である。これに関連する内容は，すでに「5. 研究目的」，「8. 研究の種類」，「10. データ収集法」，「12. 分析方法」に記述されている。「14. 研究内容の要約」とは，研究の目的，方法，成果を正確に理解し，それらに関する情報を短縮表示し，研究内容コードとしたものである。

看護教育学における先行研究分析は，単純な作業ではなく，看護学教育と研究に関する専門的な知識を必要とする。また，看護学は学際的な学問であり，看護学の研究者は多様な研究的アプローチを用いる。そのため，先行研究分析に取り組む研究者は，研究に関する広範な知識なくして目標を達成できない。さらに，「14. 研究内容の要約」は，それらの正確な理解の上に，その内容を確実に反映した短縮表示を求めており，試行錯誤の過程を必要とする。先行研究分析に取り組む研究者の多くは，何がどのように明らかになっているのかを知ることを目的として先行研究分析に着手するため，「14. 研究内容の要約」の記述内容は，結果の中核となる。

● 適切な研究内容コード

すでに原著となった先行研究分析「新人看護師の指導体制としてのプリセプターシップに関する研究の動向」[16]を例にとり具体的に説明する(図9-6)。この先行研究分析は，国内外の研究67件を対象とし，研究者は研究個々を精読し，67の研究内容コードを作成した。その中に，例えば，「コードA：新人看護師のストレス変動からみたプリセプターシッププログラム導入による教育効果」，「コードB：プリセプター・新人看護師・管理者の評価結果からみたプリセプターシッププログラム導入による教育効果」，「コードC：振り返りノートを活用したプリセプターシップによる教育効果」というコードがある。このうち，コードAは，新人看護師のストレスを数回測定し，その変化を解明することを通してプリセプターシップという新人看護師を対象とした教育体制の効果を明らかにしようとした研究であることが明白である。また，コードBは，コードAと同様に教育効果を明らかにしているが，プリセプターシップという新人看護師を対象とした教育体制の効果をプリセプター・新人看護師・管理者3者からデータを収集し，立場の異なる3者の視点から明らかにした研究であることがわかる。この2研究内容コードは，研究の目的，方法，成果を正確に理解し，それらに関する情報をコードとして適切に短縮表示できていると判断できる。

これに対し，コードCは，「振り返りノート」という教材を使用し，プリセプターシップを展開したときどのような教育効果があったのかを明らかにしている。言い換えると，

※適切な研究内容コード

研究の目的，方法，成果を正確に理解し，それらに関する情報を適切に短縮表示できているコード

例

コードA：新人看護師のストレス変動からみたプリセプターシッププログラム導入による教育効果

コードB：プリセプター・新人看護師・管理者の評価結果からみたプリセプターシッププログラム導入による教育効果

※適切でない研究内容コード

例

コードC：振り返りノートを活用したプリセプターシップによる教育効果

適切でない理由

このコードCから「振り返りノート」という教材の効果を解明した研究であることはわかる。しかし，振り返りノートを新人看護師が記述するのか，プリセプターが記述するのかこのコードから理解することができない。

図9-6　適切な研究内容コード

「振り返りノート」という教材の効果を解明した研究である。しかし，「振り返りノート」は，新人看護師が記述するのか，それともプリセプターが記述するのかをこのコードから理解することはできない。これらは，コードＣが適切な短縮表示になっていないことを示す。

研究内容コードが適切さを欠くと，先行研究分析の中核となる結果も妥当性を欠く。試行錯誤しながら適切なコードを作る必要がある。

m．研究結果

分析フォーム「15. 研究結果」は，研究目的に対応させ，その研究が明らかにした結果を記述する項目である。

例えば，前述の研究内容の要約の項に「コードＡ：新人看護師のストレス変動からみたプリセプターシッププログラム導入による教育効果」とコード化した研究の場合，これが新人看護師のストレスを数回測定し，その変化を解明することを通してプリセプターシップという新人看護師を対象とした教育体制の効果を明らかにしようとした研究であることは明白である。しかし，この研究内容の要約のみでは，ストレス値がどのように変化し，それと教育効果がどのようであったのかを知ることはできない。また，前述の研究内容の要約の項に「コードＢ：プリセプター・新人看護師・管理者の評価結果からみたプリセプターシッププログラム導入による教育効果」とコード化した研究の場合，これがプリセプターシップという新人看護師を対象とした教育体制の効果に関してプリセプター・新人看護師・管理者の３者からデータを収集し，立場の異なる３者の視点から明らかにしようとした研究であることは明白である。しかし，この研究内容の要約のみでは，３者の評価結果がどのようであり，それと教育効果がどのようであったのかを知ることはできない。分析フォーム「15. 研究結果」は，それらを簡潔に記述し，その記述は研究内容の要約に対応している必要がある（表 9-8）。

抄録として発表されている研究を分析対象とする場合，研究の結果として明らかになったことであるのか，考察を通して示唆されたことなのかが判別不可能なこともある。このような場合，研究目的や収集したデータとの関係から判断し，記述していく必要がある。

② 付加的事項

先行研究分析が，研究者が関心を抱いた領域の研究がどのくらい存在し，それらは何をどのようなデザイン，方法を用いて明らかにしているのか，すなわち，分析対象とした領域の研究のありのままの状態を明らかにするという目的を達成することは先述したとおりである。また，その意義は，次の２点に集約される。第１は，分析対象として選択した領域の研究の質を評価したり，評価に基づき取捨選択することなく，その研究を行った研究者の立場に立って網羅的に収集したその領域の研究の偽りのない姿を明らかにすることである。「データ化に向けた分析フォームへの記述」の項に示した 15 項目は，先行研究分析の第１の意義と主目的を達成するために必要不可欠な基礎的事項である。

しかし，上述の目的を達成するために，網羅的に収集した先行研究を精読し，データ化し，分析するという過程を通して，研究者はさまざまなことに気づく。第２は，その気づきを知識として作り上げたり，確認するために，既存の研究のさまざまな側面をデータと

表 9-8　分析フォーム 15. 研究結果

研究内容コード	研究結果	文献
コードＡ： 新人看護師のストレス変動からみたプリセプターシッププログラム導入による教育効果	プリセプター方式導入直後から４ヶ月後のプリセプティのストレス変動は，次のとおりであった。 ストレス負荷を示す 17-水酸基コルチコステロイド(OH)は，約 7% 増加した。ストレス耐性を示す尿中の 17-ケトステロイド硫酸抱合体(KS)は，約 6% 増加した。ストレス対応力を示すそれらの比(KS/OH)は，約 2% 増加した。 これらの結果は，プリセプティがプリセプター方式導入直後よりも４ヶ月後に，ややストレス負荷が高まっていることを示す一方，ストレス耐性も高まっていることを示す。また，ストレスへの対応力もやや高まっていることを示す。	盛田麻己子他：プリセプター方式導入後のプリセプティとプリセプターのストレス変動の関連. 日本看護研究学会雑誌, 23(3), 294, 2000.
コードＢ： プリセプター・新人看護師・管理者の評価結果からみたプリセプターシッププログラム導入による教育効果	８週間のプリセプターシッププログラム期間に対する３者の評価は，次のとおりであった。プリセプターの約５割が適当，約１割が長い，約２割が短いと回答した。新人看護師の約７割が適当，約３割が短いと回答した。管理者の約６割が適当，約３割が長いと回答した。 新人看護師の専門的知識と技術の向上，改善に対する３者の評価は，次のとおりであった。プリセプターの約９割が，いくらかまたはかなり向上，改善したと回答した。新人看護師の約９割が，いくらかまたはかなり向上，改善したと回答した。ほとんどの管理者が，かなり，またはいくらか向上，改善したと回答した。	永野京子他：プリセプターシッププログラムの検討―導入後３年を経過して. 第 21 回日本看護学会集録(看護管理), 178-180, 1990

することが必然的な場合，先行研究分析はさらに発展的な目的を設定し実施される。これが第２の意義である。このような現実に直面した場合，基礎的事項のデータ化のみでは，不十分であり，発展的な目的を達成するために必要な事項を加えていく必要がある。

例えば，25 年前，看護教育学の研究領域を解明する目的を達成するために，複数の看護教育学の研究者が，過去 10 年間に発表された看護学教育に関するすべての研究を対象として先行研究分析を実施した。その際，入手した先行研究を精読していく過程を通して，看護学教育に関する研究の多くに倫理的な問題があることに気づいた。具体的には，回収率が 100% の質問紙調査が多数発表されていたり，学生が学習成果として教員に提出したレポートが許諾の記述がないまま，分析対象となっていたり，短期間の実習中に度重なるデータ収集を実施するといった問題である。また，看護学教育に関する研究に携わる研究者の多くが，看護基礎教育機関に就業する教員であり，教員が就業する教育機関に在籍する学生を研究対象者としていた。

このような状況に気づいた研究者は，看護学教育に関する研究のありのままの状態として倫理的配慮の実態も明らかにするという発展的な目的を設定する必要性を確認した。そこで，研究倫理に関する学習を重ね，その結果として基礎的事項 15 に加え，次の３事項を追加しデータ化した。この３事項とは，分析フォーム「16. 倫理的問題の有無」，分析フォーム「17. 倫理的問題の種類」，分析フォーム「18. 倫理的問題の具体」である。

このうち，分析フォーム「16. 倫理的問題の有無」は，その研究に倫理的な問題があったのか，なかったのかを記述する項目である。また，分析フォーム「17. 倫理的問題の種類」は，同意の記述なし，匿名性の侵害，回収率の記載なし，質問紙等の強制的回収，極端な負担，その他を記述する項目である。さらに，分析フォーム「18. 倫理的問題の具体」は，分析フォーム「16. 倫理的問題の有無」の項にありと記述した根拠となる記載内容を記述する項である。この研究は，25年間に2回，実施しており，いずれも原著論文[8, 17]になった。その結果として，倫理的問題皆無には到達していないが，看護学教育に携わる研究者の倫理観の向上により，看護学教育に関する研究における倫理的配慮の質は確実に向上していることを確認できている。

また，看護学実習において学生がどのような経験をするかについて関心を持ち，それに関する先行研究分析に着手した。その過程を通して，研究者は，多くがデータ収集方法として半構造化面接法を用いており，その質問項目にはいくつかの様式があることに気づいた。そこで，研究者は，分析フォーム「16. 質問掲載の有無」，分析フォーム「17. 質問内容」を加えた。そして，「17. 質問内容」を分析した結果，看護学実習中の学生の経験を聴取する質問として3つの様式があることを確認した。この様式とは，「経験の意味探求型」「経験の事実聴取型」「経験に伴う思考・知覚・感情探求型」の3種類である。これも原著論文[1]となり，原著論文として公表された質問の様式3種類は，すでに複数の研究者により活用されている。

上述した15項目は，先行研究分析に必要な基礎的事項であり，この先行研究2事例が示すように研究を精読したり，データとして入力していく過程の気づきを生かしていくことを通して，さらなる発見や知識創出の機会が生まれる。

データの信用性の確保

先行研究分析は，上述したように研究目的に応じて，基礎的事項を中心に，事項を加除しながらデータを作成していく。先行研究分析は，このデータを使用して，研究者が関心を抱いた領域の研究がどのくらい存在し，それらは何をどのようなデザイン，方法を用いて明らかにしているのか，すなわち，分析対象とした領域の研究のありのままの状態を明らかにするという目的を達成する。そのため，データの信用性を確保することが，極めて重要であり，データの信用性が確保できていなければ，その先行研究分析の結果は，信用できない。

データの信用性を確保するために，先行研究分析は次の2つの手続きを必要とする。第1は，データ化に着手する以前に，看護学研究の基本的知識を復習することである。第2は，分析対象とする先行研究と記述を終了した分析フォームの第三者による照合である。

① 看護学研究の基本的知識の復習

データの作成にあたっては，研究に関する専門的知識を必要とする。例えば，その研究がどのようなデザインにより実施されているのかを判断できる知識なくして，研究デザインの項をデータ化できない。それは，研究デザインを記述している研究もあるが，記述していない研究も多々あり，その研究のデータ化を担当する研究者が自身の知識を活用し判断する必要があることに起因する。そのため，データ化に際しては，先行研究分析に取り組む研究者が，研究の基本的知識を復習する必要がある。これがデータの信用性確保に向けた第一歩である。

また，その先行研究分析が大量の研究を対象とするとき，複数の研究者がデータ化を行うことがある。このような場合，データ化に関わる研究者個々は研究の基本的知識がデータ化可能な水準に到達しているか否かを査定し，不足知識の存在を確認した場合，それを補塡する必要がある。また，研究組織のリーダーは，メンバー個々の状況を把握し，全メンバーがデータ化に耐えうる水準まで到達するように合同学習会等の開催も検討する必要がある。

②「分析対象とする先行研究」と「記述を終了した分析フォーム」の第三者による照合

データの信用性確保に向けた第2の手続きは，分析対象とする先行研究と記述を終了した分析フォームの照合をデータ化を行った研究者とは異なる研究者に依頼し，適切な記述となっているか否か，すなわち，信用性の高いデータとなっているか否かの確認を受けることである。照合を受ける先行研究と分析フォームは，データ化したものの中から無作為に複数件，抽出する。

そして，もし，問題の存在を指摘されたならば，先行研究分析のデータ化に携わる研究者は，他の研究も含め，その部分を見直し，修正し，データの洗練をはかる。データ化の問題は，データ化に携わる研究者の理解不足により生じることが多い。そのため，指摘を受けた問題に関し，再度，学習をすると共に，その研究のみならず，分析対象とするすべての研究に関し，その部分を見直す必要がある。

4　分析方法

分析対象となる研究を検索，入手し，信用性を確保できたデータを作り上げると，いよいよ分析を開始できる。分析対象とする先行研究数によっては，分析に先立ち，分析フォームの記載事項を可能な範囲で記号化し，統計用ソフトに入力することも必要であろう。

何をどのように分析していくかは，その先行研究分析の目的により異なる。分析フォームに記載した全事項を分析することも，その一部を分析して研究結果とすることも可能である。また，分析に用いる方法も目的に応じ多様であるが，分析フォームの基本形として確立している基礎的事項の中には，量的方法による分析が適している項目，質的方法による分析が適している項目がある。

● 量的方法による分析

基礎的事項15項目のうち，「2. 年号」，「4. 研究者の所属」，「6-1. 対象領域」，「7. 文献の種類」，「8. 研究の種類」，「9-1. 研究デザイン1」，「9-2. 研究デザイン2」，「10. データ収集法」，「11. 測定用具」，「12. 分析方法」，「13. 研究対象」などは，定性的データである。分析対象とする先行研究のありのままの状態を知るために，単純に数値を算出したり，百分率を算出したりするといった量的方法による分析が適している。また，どのような組織に所属している研究者がどのような種類の研究を行っているのかは，「4. 研究者の所属」と「7. 文献の種類」に着眼し，2変数間の関係，例えば，クロス集計によるカイ二乗検定を通して明らかにできる。

前述したように「1. 掲載誌名」は，研究者が研究の再確認等が必要となった場合に必要となるため，データとするが，匿名性の確保の厳格化という観点から研究結果としては公表を避ける。

質的方法による分析

「5. 研究目的」，「14. 研究内容の要約」，「15. 研究結果」などは，質的方法による分析が必要なデータである。このうち，「14. 研究内容の要約」は，先行研究分析に取り組む研究者のほとんどが質的方法を用い分析するデータである。それは，「14. 研究内容の要約」が，研究の目的，方法，成果に関する情報の短縮表示(研究内容コード)であり，この項目にデータ化された内容が，「5. 研究目的」，「15. 研究結果」をある程度含むことに起因する。そのため，質的方法を用いて「14. 研究内容の要約」を分析することを通して，研究者が関心を抱いた領域の研究が何を明らかにしているのかという疑問に答えられる。

質的な分析方法も多様な方法があるが，これらの分析に向けその有用性を確認できている方法として，Berelson, B. の「内容分析」を推奨する。

① Berelson, B. の内容分析

1952年のBerelson, B. の内容分析に関する図書は，1957年に邦訳が『内容分析』[18]という書名により出版された。この本はすでに絶版になったが，一部の図書館に残っており，相互貸借システムの活用により入手可能である。そのため，詳細についてはこの図書の精読による理解を勧めるが，方法の概要は以下のとおりである。

Berelson, B. は，内容分析を「表明されたコミュニケーション内容を客観的，体系的，かつ数量的に記述するための調査技法である」と定義している。この定義が示す「表明されたコミュニケーション」とは，内容分析が分析の対象を記述の外面的意味に限定し，それらから推測可能なコミュニケーションを発した人の意図や効果を考慮に入れないことを意味している。また，「客観的」とは分析者の主観や偏見を除去することであり，異なる人が分析を行っても同一の内容は同一のカテゴリに属すると判断できるようカテゴリを十分精密に規定することを意味する。さらに，「体系的」とは，自分の見解や仮説に都合のよい記述だけを拾い，それ以外のものは捨てるというようなことはなく，与えられた資料に含まれるすべての記述を首尾一貫して分類，整理できるような包括的分類カテゴリを設けることである。加えて，「数量的」とは，特定のカテゴリに属する内容が何回現れたかを問題にすることを意味するが，これは分析の目的と資料によって決定され，必ずしも内容分析の結果として必要不可欠なものではない[19]。

内容分析は，新聞記事の内容の量的分析として始まり，さまざまな用途に用いられ，それらは次の5つの型[20]に分類できる。5つの型とは，①特定の対象を指示する記号を拾い出す指示物分析，②与えられた記号集合がそこで言及される対象の属性をどのように規定しているかという点に着目する属性分析，③ある対象に関連してどのような事柄が述べられているかという言及事項分析，④その言及の修辞的な特徴に着目する表現分析，⑤分析対象とする資料の中に登場する人物のみを取り出し，その人物が持つ各種の特質を記述する人物分析である。

先行研究分析は，分析対象とした領域の研究のありのままの状態を明らかにするという目的を達成する。この目的は，上記5つの型の内容分析のうち，③ある対象に関連してど

のような事柄が述べられているかという言及事項分析に該当する。そのため，先行研究分析の「5. 研究目的」，「14. 研究内容の要約」，「15. 研究結果」を分析するために用いる内容分析を言及事項分析型に限定して，その手続きの概略を以下に記述する。

② Berelson, B. の内容分析を用いたデータ「14. 研究内容の要約」の分析

通常，Berelson, B. の内容分析は，表 9-9 の 6 段階の手続きを必要とする。

このうち，データ「14. 研究内容の要約」の分析は，通常の Berelson, B. の内容分析の第 1 段階，第 2 段階，第 3 段階を必要としない。それは，「14. 研究内容の要約」が，研究の目的，方法，成果に関する情報の短縮表示であり，「14. 研究内容の要約」を記述し，データ化した際に，内容分析の用途にかなった研究内容を表すコード，すなわち研究内容コードとなっているためである。また，研究内容コードがそのまま，記録単位，文脈単位となるため，第 2 段階，第 3 段階を必要としない。

しかし，先行研究分析におけるデータ化は，分析対象とする研究毎に分析フォームを構成する全項目を記述していく。項目毎に記述していくわけではない。また，データの信用性確保に向けた手続き「第三者による分析対象とする先行研究と記述を終了した分析フォームの照合」も研究毎に実施していく。「14. 研究内容の要約」のように研究者の理解や判断を必要とする項目は，項目間の抽象度が一定でなかったり，目的，方法，成果に関する情報の短縮表示を必要とするにもかかわらず，いずれかの情報が不足していたりといった事態が生じる可能性もある。

そこで，データ「14. 研究内容の要約」の分析の第 1 段階として「研究内容コード一覧表を作成し，必要な情報の有無と抽象度を確認する」という手続きが必要となる。表 9-9 に示した Berelson, B. の内容分析の第 1 段階，第 2 段階，第 3 段階が，この手続きに代わる。

研究内容コード一覧表を作成し，必要な情報の有無と抽象度を確認した後は，Berelson, B. の内容分析の第 4 段階，第 5 段階，第 6 段階へと続く。以下，この 4 つのステップを示す。

●ステップ 1：研究内容コード一覧表を作成し，必要な情報の有無と抽象度を確認する

データ化を終了した分析フォームから「14. 研究内容の要約」に記述された研究内容コードを抜粋し，研究内容コード一覧表を作成する。そして，研究内容コード個々を①研究の目的，方法，成果を含んでいるか，②各々の抽象度は一定かという視点から見直す。問題を発見した場合には，先行研究を再度，閲読し，修正する。

表 9-9　Berelson, B. の内容分析に必要な手続き

第 1 段階	分析しようとする質的データが内容分析の用途にかなったものであるかを再確認する
第 2 段階	分析対象とする記述に関し，記録単位を決定する
第 3 段階	分析対象とする記述に関し，文脈単位を決定する
第 4 段階	分析対象とする記述を意味内容の類似性に従い分類し，その分類を忠実に反映したカテゴリネームをつける
第 5 段階	カテゴリに分類された記録単位数を算出する
第 6 段階	結果の信頼性を確認する

●ステップ 2：研究内容コードを意味内容の類似性に従い分類し，その分類を忠実に反映したカテゴリネームをつける

研究内容コードを特定な観点から解釈し，その解釈した結果を分類するのではなく，あくまでも記述された言語とその意味に忠実に分類し，その分類に命名する。

●ステップ 3：カテゴリに分類された記録単位数を算出する

Berelson, B. の著書は，「内容分析を精密にしようとしてはいけない」[21)]としているが，次の場合[22)]には質的研究に数量化が付け加えられるとしている。

①高度の正確度と精密さが結果に要求される。

②結果に高度の客観性が要求される。

③分析材料が努力しがいのあるほどの代表性を持つ。

④分析材料が極度に多量である。

⑤カテゴリの高度の明細化が可能かつ望ましい。

⑥カテゴリがかなり高い頻度で出現する。

その分析が上記に該当する場合，あらかじめ記録単位数が算出しやすいよう工夫して，分析を始めることが必要である。

●ステップ 4：結果の信頼性を確認する

内容分析においては，分析者が異なったり，同一の分析者であっても時間が異なっても，同じカテゴリ一覧を同じ内容に適用した場合には，同一の結果が表れなければならない[23)]。そのためには，分析者の主観を最小限にしなければならず[23)]，カテゴリの信頼性を確保するための客観的な記述とそのカテゴリ分類に関する判断の一致が問題となる。これは，「14. 研究内容の要約」を分析する場合，研究内容コードとその意味内容の類似性に従い形成したカテゴリが異なる研究者による分類であっても同様の判断がなされるか否かを信頼性とすることを意味する。

Scott, W. A. の計算式[24)]は，研究内容カテゴリの判断が一致している程度を計算する方法として有用である。次頁に示すこの式を用いると，カテゴリの一致率を算出するにあたり，偶然から生じる一致を加味し，その頻度を補正した一致率を算出できる。Scott, W. A. の計算式を用いた一致率算出の具体例は 224 頁に記した。

一致率の判定について基準は示されていないが，過去の研究経験と先行研究の結果に基づき，70% 以上の一致率を示した場合には，カテゴリが信頼性を確保していると判断している。これは，一致率が 70% 未満の場合は，カテゴリの命名，および各々のカテゴリが包含する記述内容に関して再度検討を行う必要性を示している。

Scott, W. A. の計算式

獲得された一致率と偶然の一致率の間の現実の差(Po－Pe)を，獲得された一致率と偶然による一致率の間の最大の差(1－Pe)で割った値であり，次の式により表される。

$$\text{スコットの一致率}(\pi)=\frac{Po-Pe}{1-Pe}$$

「Pe」は偶然による一致率　　　「Po」は獲得された一致率

「Pe」偶然による一致率は，次の式により算出される。

$$Pe=\sum_{i=1}^{k}Pi^2 = \text{K 個のカテゴリ各々の記録単位数の占める割合の 2 乗の総和}$$

※一致率の計算例

分析の結果，全60記録単位から形成されたカテゴリが6個であり，

カテゴリ1を形成した記録単位数が18記録単位
カテゴリ2を形成した記録単位数が15記録単位
カテゴリ3を形成した記録単位数が12記録単位
カテゴリ4を形成した記録単位数が9記録単位
カテゴリ5を形成した記録単位数が3記録単位
カテゴリ6を形成した記録単位数が3記録単位であった場合

「Pe」偶然による一致率は，6個のカテゴリ各々の記録単位数の占める割合の2乗の総和

$$Pe=\underbrace{(18/60=0.30)\times(0.30)}_{\text{カテゴリ1}}+\underbrace{(15/60=0.25)\times(0.25)}_{\text{カテゴリ2}}+\underbrace{(12/60=0.20)\times(0.20)}_{\text{カテゴリ3}}$$

$$+\underbrace{(9/60=0.15)\times(0.15)}_{\text{カテゴリ4}}+\underbrace{(3/60=0.05)\times(0.05)}_{\text{カテゴリ5}}+\underbrace{(3/60=0.05)\times(0.05)}_{\text{カテゴリ6}}$$

$$=0.09+0.0625+0.04+0.0225+0.0025+0.0025=\underline{0.22}$$

「Po」(獲得された一致率)

カテゴリの形成に携わっていない他の研究者に20記録単位を用いて，各記録単位に当てはまるカテゴリ番号の記入を依頼した結果，分析の結果と他の研究者が記入したカテゴリ番号が一致したのが，20記録単位中18記録単位であった場合

獲得された一致率「Po」

$$Po=18\div 20=\underline{0.9}$$

スコットの一致率(π)

一致率は，Pe＝0.22　Po＝0.9を下記の式に当てはめ，計算する。

$$\pi=\frac{Po-Pe}{1-Pe}=\frac{0.9-0.22}{1-0.22}=0.8717=87.17\%$$

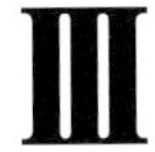

Ⅲ 先行研究分析の実際

すでに多くの先行研究分析が実施されており，その中から，先行研究分析の実際例として，２件の研究を例示し，解説を加える。

１件は，原著論文「新人看護師の指導体制としてのプリセプターシップに関する研究の動向」[16]として公表された研究であり，先行研究分析の典型例である。研究者は，新人看護師の教育体制としてのプリセプターシップに関心を抱き，その領域の研究がどのくらい存在し，それらは何をどのようなデザイン，方法を用いて明らかにしているのか，すなわち，新人看護師の教育体制としてのプリセプターシップに関する先行研究のありのままの状態を明らかにするという目的を達成した。

他の１件は，原著論文「看護学実習における学生経験を解明した面接方法の現状」[1]として公表された研究である。これは，看護学実習中の学生の経験に関心を抱いた研究者が，それに関する先行研究のありのままの状態を明らかにする典型的な先行研究分析を通して，次の事実を発見したことを契機に実施された。その事実とは，看護学実習における学生経験を解明した研究の多くがデータ収集方法として半構造化面接法を用いており，その質問項目にはいくつかの様式があるということである。そこで，研究者は，分析フォームに付加的事項２項目を加え，それらを分析し，看護学実習中の学生の経験を聴取する質問として３つの様式があることを確認した。

1 新人看護師の教育体制としてのプリセプターシップに関する先行研究分析

研究の背景

近年，新人看護師の早期離職は，看護師数の不足とも相まって，大きな社会問題ともなっている。一方，新人看護師が，職業活動の開始と同時に，リアリティショックなどの多様な問題に直面し[25,26]，これが解決できないとき，就業意欲の低下を来し，離職に至る[27]こともあることをすでに多くの研究者が明らかにしている。

リアリティショックとは，新卒の専門職者が描いていた理想と現実の相違を感じて起こす社会的・身体的・精神的反応である[28]。このリアリティショックの緩和を目指し，1970年代後半，米国の看護界は，新人看護師の教育体制としてプリセプターシップを導入し始めた[29]。プリセプターシップとは，病院に就業する看護師がプリセプターとして新人看護師または看護学生を指導する体制[30,31]である。1985年に翻訳された『マグネットホスピタル』[29]は，プリセプターシップとその効果をわが国に紹介した。これを契機とし，わが国にもプリセプターシップが導入され始めた。2000年，日本看護協会が実施した調査結果[32]は，対象となった3,286病院のうち50％以上の病院がプリセプターシップを導入していることを明らかにした。

また，1990年代以降，専門誌の特集[33]や看護系学会の学術集会[34]は，プリセプターシップを頻繁にテーマとして取り上げていた。これは，プリセプターシップを用いた新人看護師教育が看護界の関心事であることを示す。さらに，プリセプターシップに関する研究も数多く発表されていた。これらの研究は，この教育体制が新人看護師のリアリティショックの緩和に有効である[35, 36]一方，プリセプターへの過剰な役割期待，それに伴うストレスなどの問題の存在も明らかにした[37, 38]。このことは，プリセプターシップを用いた新人看護師教育に対する試行錯誤が続いており，効果的な新人看護師教育に向け，活用できる研究成果を蓄積する必要があることを示す。そのためには，まず，新人看護師の教育体制としてのプリセプターシップに関してどのような研究がどの程度行われているのか，すなわち，プリセプターシップに関する研究のありのままの状態を明らかにし，その結果を受け，今後，取り組むべき研究課題を確定する必要がある。

新人看護師の教育体制としてのプリセプターシップに関する先行研究分析は，以上のような背景を受け実施された。

研究の過程

① 研究の目的を設定し，用語を規定する

研究の初期段階に文献を検索した結果，プリセプターシップに関する文献を対象としてその動向等を明らかにした研究3件[39〜41]の存在を確認した。しかし，これらは，新人看護師に加え，学士課程・修士課程に在籍する学生が取り組む実習の教育体制としてのプリセプターシップに関する文献を対象としていた。先述したように，プリセプターシップは米国において発展してきた教育体制であり，米国はこの教育体制を学生の実習にも適用していることに起因する。また，動向を明らかにするために対象とした文献は，研究に加え，報告や総説などを含んでいた。このような事実を根拠として，新人看護師の教育体制としてのプリセプターシップに関する研究を対象とし，その動向や取り組むべき研究課題を解明した研究が存在しないと判断した。

そこで，この先行研究分析は，「新人看護師の教育体制としてのプリセプターシップに関する研究の動向を解明し，その結果を基に，効果的な新人看護師教育の実現に向け，取り組むべき研究課題を検討する」という目的を設定した。目的に「新人看護師の教育体制」と「研究」という用語を明示することを通して，看護学生や大学院生を対象としたプリセプターシップと混同してしまうことを回避し，この先行研究分析があくまで，研究成果として何がどこまで明らかになっているのかを知る目的を持つことを明瞭にした。

次に，この先行研究分析を進めていくために必要な用語として「プリセプターシップ」，「プリセプター」，「新人看護師」を選択し，各々次のように規定した。

プリセプターシップとは，新人看護師のリアリティショックの緩和，職場適応，役割移行の促進を目指し，プリセプターとして指導を担当する先輩看護師1名が，一定の期間，1名の新人看護師を担当し，その新人看護師への指導を個別に展開する体制である[30, 31, 42]。また，**プリセプター**とは，病棟に所属しており，プリセプターシップの実施期間，1名の新人看護師を担当し，その新人看護師への指導を個別に展開する看護師である[30, 31, 43]。そして，**新人看護師**とは，プリセプターシップの実施期間，プリセプターから指導を受ける看護師である。この看護師は，看護基礎教育課程を修了直後，国家試験に合格して免許を取得し，病院に就職した後1年未満の看護師である[44]。

②　分析対象とする研究を検索する

第1に，日本において発表された研究を検索するために，データベースとして医中誌Webを選択した。そして，キーワードを「プリセプターシップ」，「プリセプター」に設定し，1983年から2003年までに発表された原著，会議録を検索した。そのタイトル・要旨を概観した結果，検索できた文献のうち，51件が新人看護師の教育体制としてのプリセプターシップに関する研究であることを確認した。

第2に，海外において発表された研究を検索するために，データベースとしてCINAHLを選択した。そして，キーワードを「preceptorship」，「preceptor」に設定し，1982年から2003年までに発表された研究を検索した。その結果，286件の研究を検索できた。しかし，その多くは，看護基礎教育課程に在籍する学生や大学院生が取り組む実習指導の体制としてのプリセプターシップに焦点を当てていた。

そこで，新人看護師を教育の対象とするプリセプターシップの研究を検索するために，「new graduate nurse」，「novice nurse」，「beginner nurse」をキーワードに加えた。検索できた文献のタイトルと要旨を概観した結果，海外の研究16件が新人看護師の教育体制としてのプリセプターシップに関する研究であることを確認した。

以上のような過程を経て，この研究者は，国内の研究51件，海外の研究16件，総数67件を新人看護師の教育体制としてのプリセプターシップに関する研究の動向を解明するために分析の対象とした。そして，総数67件の研究すべてをコンピュータからのダウンロード，文献相互貸借システムの活用等の手段を用いて入手した。

③　入手した研究をデータ化する

a．データ化に向け，分析フォームを確定する

入手した研究のデータ化に向けては，分析フォームの項目を確定する必要がある。先述したように，15項目からなる分析フォームはあくまでも基本形であり，先行研究分析を通して何を明らかにしたいかという観点から必要に応じ，データ化の項目を加えたり，削除したりする必要が生じる。この先行研究分析は，基本形15項目から次に示す項目を選択し，分析フォームを確定した。これらは，「1. 掲載誌名」，「2. 年号」，「3. 巻，号，頁」，「4. 研究者の所属」，「6-2. 対象専門領域」，「7. 文献の種類」，「8. 研究の種類」，「10. データ収集法」，「11. 測定用具」，「12. 分析方法」，「13. 研究対象」，「14. 研究内容の要約」，「15. 研究結果」の13項目である。

このうち，次のような理由により，特に「2. 年号」，「8. 研究の種類」，「13. 研究対象」，「14. 研究内容の要約」に着目し，分析を行い結果を公表した。

この研究は，新人看護師の高い離職率が社会的問題になった時期に着手された。1980年代からのプリセプターシップに関する研究67件と社会背景の関係を知るために，研究者は「2. 年号」に着目する必要があった。

先述したように，この先行研究分析は，「新人看護師の教育体制としてのプリセプターシップに関する研究の動向を解明し，その結果を基に，効果的な新人看護師教育の実現に向け，取り組むべき研究課題を検討する」という目的を設定した。この目的は，新人看護師の教育体制としてのプリセプターシップに関する先行研究分析が今後の研究課題を検討することを目指し，研究課題確定型応用研究に位置づくことを明瞭にしている。研究課題

を確定する際，当然，その探求のレベルをも決定する必要がある。そのためには，67件の研究を，因子探索レベルの研究，関係探索レベルの研究，関連検証レベルの研究等，探求のレベル別に分類し，何がどの程度，存在するのかを把握しなくてはならない。これらを明らかにするために，研究者は，その前提として67件を「質的研究」，「量的研究」，「量質併用研究」の種類に分類しておく必要があると考えた。そこで，研究者は，「8. 研究の種類」に着目した。

また，研究者は，自身の関心が新人看護師の教育体制としてのプリセプターシップの中でも教育の提供者側にあり，新人看護師とプリセプターの両者を対象とした研究の必要性を感じていた。同時に，この研究を開始した時期，新人看護師の高い離職率が社会的問題になっており，プリセプターシップに関する研究も新人看護師を対象とした研究が圧倒的多数を占め，プリセプターを対象とした研究が少ないのではないかと考えていた。このような仮説に基づき，「13. 研究対象」に着目した。

さらに，新人看護師の教育体制としてのプリセプターシップの何が研究されているのかを明らかにすることは，この先行研究分析の必要不可欠な要素であり，「14. 研究内容の要約」を内容分析の対象とした。

b．確定した分析フォームに従い，入手した研究をデータ化する

67件の研究すべてを精読し，分析フォームに記述した。

④ データの信用性を確保する

先行研究分析は，データの信用性を確保するために，**①看護学研究の基本的知識の復習**，**②「分析対象とする先行研究」と「記述を終了した分析フォーム」の第三者による照合**（303，304頁参照）という2つの手続きを必要とする。

新人看護師の教育体制としてのプリセプターシップに関する先行研究分析に着手した研究者は，過去にも先行研究分析の経験を持ち，看護学研究の基本的知識に関して日常的に学習していた。そのため，データの信用性を確保するために，**「分析対象とする先行研究」と「記述を終了した分析フォーム」の第三者による照合**を行った。この先行研究分析は，3名の研究者による共同研究であり，そのうち，1名が67件の研究すべてをデータ化した。そのため，**「分析対象とする先行研究」と「記述を終了した分析フォーム」の照合**に必要な第三者として，データ化に携わらなかった共同研究者2名が担当した。

共同研究者2名は，複数の「分析対象とする先行研究」と「記述を終了した分析フォーム」を照合した結果，「14. 研究内容の要約」の記述に問題があることを明らかにした。

先述したように「14. 研究内容の要約」とは，研究の目的，方法，成果を正確に理解し，それらに関する情報を短縮表示し，研究内容コードとしたものである。データ化を担当した研究者は，個々の研究を正確に理解していたが，目的，方法，成果のいずれかが短縮表示されていないコードが複数，存在した。そこで，再度「14. 研究内容の要約」に記述された研究内容コードをすべて見直し，必要に応じて修正した。

⑤ 分析する

この先行研究分析は，分析フォームの基本形15項目から13項目を選択し，分析フォームを確定した。これらは，「1. 掲載誌名」，「2. 年号」，「3. 巻，号，頁」，「4. 研究者の所属」，「6-2. 対象専門領域」，「7. 文献の種類」，「8. 研究の種類」，「10. データ収集法」，「11. 測定用具」，「12. 分析方法」，「13. 研究対象」，「14. 研究内容の要約」，「15. 研究結果」の 13 項目である。このうち，特に「2. 年号」，「8. 研究の種類」，「13. 研究対象」，「14. 研究内容の要約」に着目し，分析を行うことは先述したとおりであり，具体的には次のように分析した。

a．「2. 年号」

分析対象とした研究 67 件のうち，国内の研究 51 件(76.1%)，海外の研究 16 件(23.9%)であった。第 1 に，これらすべてを 1984 年から 2003 年まで，各年毎に単純集計し，グラフを用い，集計結果を図式化した。

第 2 に，医中誌 Web により検索された日本において発表された文献 51 件を各年毎に単純集計し，グラフを用い，集計結果を図式化した。

第 3 に，海外の研究 16 件を各年毎に単純集計し，グラフを用い，集計結果を図式化した。

b．「8. 研究の種類」

研究者は，研究の種類の分析に先立ち，第 1 に量的研究と質的研究を次のように定義した。量的研究とは，ときにコントロール可能な状況下に数量的データを収集し，統計学的手法を用いて分析した研究である[45]。質的研究とは，研究者の印象を最小限にした手法を用いて，主観的・記述的データを収集し，分析した研究である[46]。この定義に基づき，分析対象とした研究を分類した。その際，データ収集や分析方法に量的・質的双方の手法を用いている研究を量的研究と質的研究を併用した研究(以後，量質併用研究とする)とした。そして，これらの分類結果を円グラフとして表示した。

c．「13. 研究対象」

プリセプターシップに関わる役割や立場に基づき，研究対象者となった人々を分類した。具体的には，プリセプター，新人看護師，プリセプターシップを導入している部署の管理者，その部署に所属するプリセプター以外の看護職者などである。多くの研究が，複数の種類の人々，すなわち，新人看護師とプリセプター，プリセプターと看護管理者などを研究対象者にしていた。

d．「14. 研究内容の要約」

第 1 に，分析フォームから「14. 研究内容の要約」に記述された研究内容 67 コードを抜粋し一覧表を作成し，必要な情報の有無と抽象度を確認した。その結果，抽象度に問題があるコードを複数，発見したため，それらを修正した。第 2 に研究内容コードを意味内容の類似性に従い分類し，その分類を忠実に反映したカテゴリネームをつけた。第 3 に，カテゴリに分類された記録単位数を算出し，それらの一覧表を作成した。

⑥ 結果の信頼性を確認する

カテゴリの信頼性を確保するために，次のような手続きを経た。

A. 分析対象67件の中から無作為に13件の研究を選択した。

B. 13件の研究の研究内容コード一覧表を作成した。

C. 先行研究分析の経験を持つ看護学研究者3名に次のことを依頼した。

a. 13件の研究を精読し，Bで作成した一覧表からその研究を表すと判断した研究内容コードを選択する。

b. 選択した研究内容コードを分析結果であるカテゴリに分類する。

D. C.のbの結果に関し，Scott, W. A.の計算式を使用し，カテゴリへの分類の一致率を算出した。先行研究を参考としてカテゴリへの分類の一致率70%[47]を信頼性確保の基準とした。

分析の結果とその解釈

① 国内と海外の研究数の比率，年次別研究数

新人看護師の教育体制としてのプリセプターシップに関する研究は，総数67件であることは先述したとおりである。研究者は，その内訳と比率を算出した。その結果，国内の研究51件(76.1%)，海外の研究16件(23.9%)であり，これを円グラフ(図9-7)に表現した。プリセプターシップに関する海外の文献の多くは，看護基礎教育や卒後教育の学生の教育を対象としている。単純に考えると国内の研究51件(76.1%)，海外の研究16件(23.9%)という結果は，新人看護師の教育体制としてのプリセプターシップに関して，日本が海外の約3倍の研究成果を産出していることを示している。

次に研究数の年次推移を算出し，国内と海外の研究を区別できるように工夫しながら棒グラフ(図9-8)へと整理した。その結果，海外の研究は，1984年から2003年まで1件から3件，発表されていない年があるものの，概ね毎年，発表されている。それに対して，日本の研究は1990年に初出し，その後，6年間は各年1件程度であったにもかかわらず，1997年以降，急激に増加していた。これは，新人看護師の教育体制としてのプリセプ

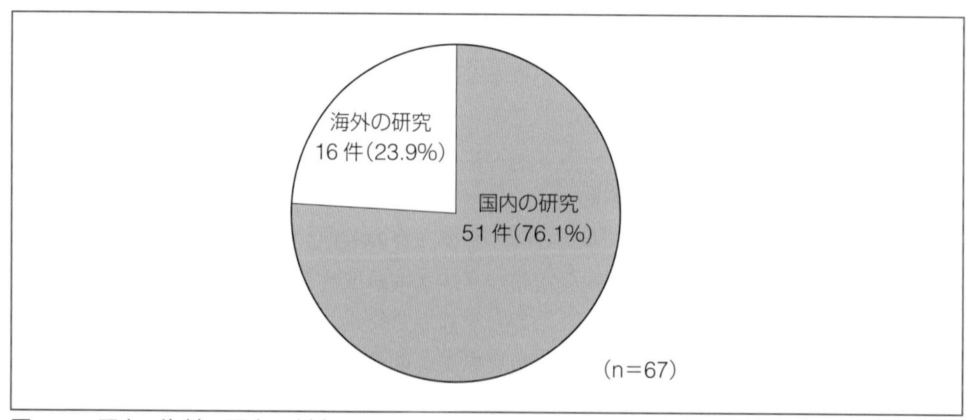

図9-7　国内・海外の研究の割合

〔吉富美佐江，舟島なをみ他：新人看護師の指導体制としてのプリセプターシップに関する研究の動向. 看護教育学研究, 14(1), 67, 2005〕

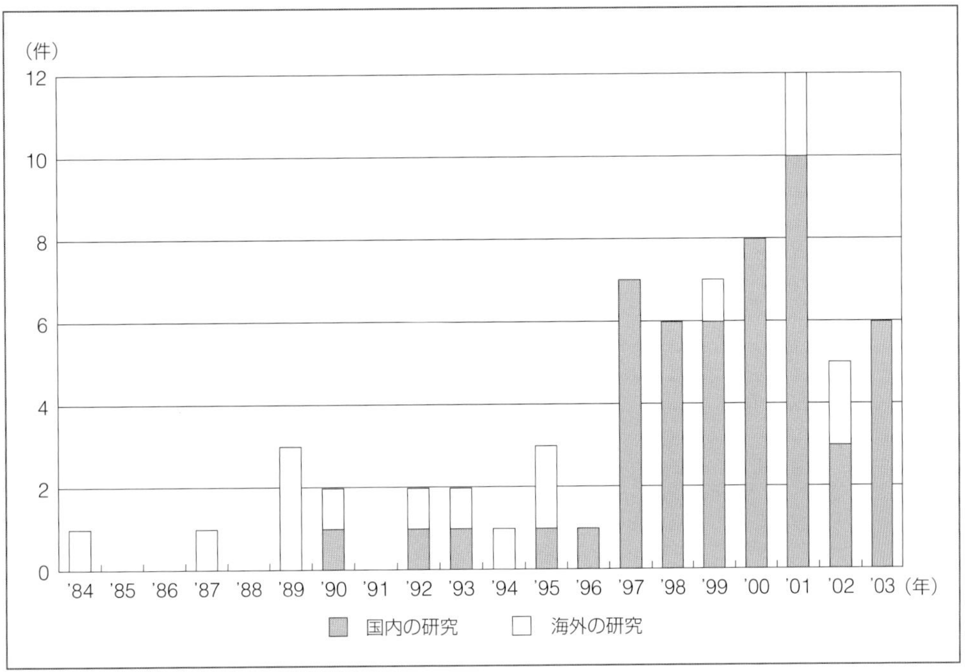

図9-8　国内と海外の年次別研究数
〔吉富美佐江，舟島なをみ他：新人看護師の指導体制としてのプリセプターシップに関する研究の動向．看護教育学研究，14(1)，67，2005〕

ターシップが1997年以降，多くの研究者の関心を集めたことを示している。

日本の医療機関の数多くが1992年頃よりプリセプターシップの導入を開始した[41]ことを先行研究は，明らかにしている。また，看護系大学の増加も1992年以降のことであり，プリセプターシップを新人看護師の教育体制として導入する医療機関の増加は，看護系大学の卒業生の増加とも関連している可能性もある。いずれにしても，1992年以降，新人看護師の教育体制としてプリセプターシップを導入する医療機関の増加に伴い，その効果の検証や問題の解決の必要性が生じ，1997年以降，研究数が増加したと解釈できる。

⑵ 研究の種類

「8. 研究の種類」(313頁)に述べたように量的研究と質的研究を定義した。この定義に基づき，分析対象とした研究67件を分類した。その結果，量的研究が55件(82.1%)，質的研究が10件(14.9%)，量質併用研究が2件(3.0%)であり，新人看護師の教育体制としてのプリセプターシップに関しては，量的研究が圧倒的に多いことが明らかになった。研究者は，この結果を円グラフ(図9-9)へと整理した。研究者は，この状況を次のように解釈した。

量的研究は，研究のために取り上げられる変数または因子が，すでに十分に命名されていることが前提になる[48]。これらを前提にすると，新人看護師の教育体制としてのプリセプターシップに焦点をあてた研究67件のうち82.1%が量的研究であるという結果は，この教育体制に関する変数または因子が，すでに十分に命名されている可能性を示す。一方，質的研究は，未着手の領域や問題に関する研究を行う場合，第1の探求レベルである

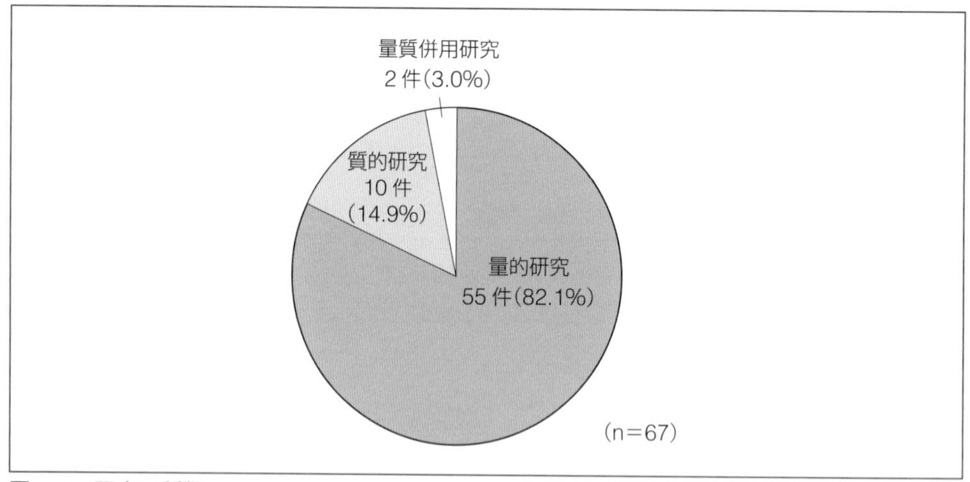

図9-9　研究の種類
〔吉富美佐江，舟島なをみ他：新人看護師の指導体制としてのプリセプターシップに関する研究の動向．看護教育学研究，14(1)，68，2005〕

因子探索研究[49]として必要となる。分析対象となった質的研究は，プリセプター役割を担った看護師が獲得した成果やストレッサーなど，特定の側面のみの解明にとどまっていた。これらは，わが国のプリセプターシップに焦点をあてた量的研究は，その前提となる変数や因子が質的研究により十分に解明されないまま行われている可能性を示唆する。

以上は，新人看護師の教育体制としてのプリセプターシップに関する変数や因子の命名，および質的研究の現状を解明する必要性を示唆する。また，これらを前提とし，プリセプターシップに関わる質的帰納的研究を行うことは，現象への理解を促進し，効果的な新人看護師教育の実現に貢献する。今後は，これらの研究の現状を明らかにし，プリセプターシップに関わる現象の質的帰納的な解明が必要である。

③ 研究対象

新人看護師のみを研究対象者にした研究が10件(14.9%)，プリセプターのみを研究対象者とした研究が22件(32.8%)，プリセプターに加え新人看護師，管理者，スタッフ看護師を研究対象者とした研究が22件(32.8%)，スタッフ看護師，看護管理者のみを研究対象者にした研究もあった。研究者は，この結果を円グラフ(図9-10)へと整理した。

看護基礎教育に関する先行研究分析の結果[14]は，多くの研究が教育の受け手である学生を研究対象者としており，教育の提供者である教員を研究対象者とした研究が極少数であったことを明らかにしている。これは，看護基礎教育が，将来，看護職に就くであろう学生のために提供され，このような観点から研究対象者の圧倒的多数が学生であるという状況は極自然の結果として受け取れる。この論理を適用すると，新人看護師の教育体制としてのプリセプターシップに関する研究対象者の圧倒的多数が新人看護師であると推察できる。しかし，この推察は見事に外れ，研究対象者の約70%が教育の提供者であるプリセプターであった。

研究者は，これが何に起因するものなのか，研究内容に関する結果と関連させ考察している。

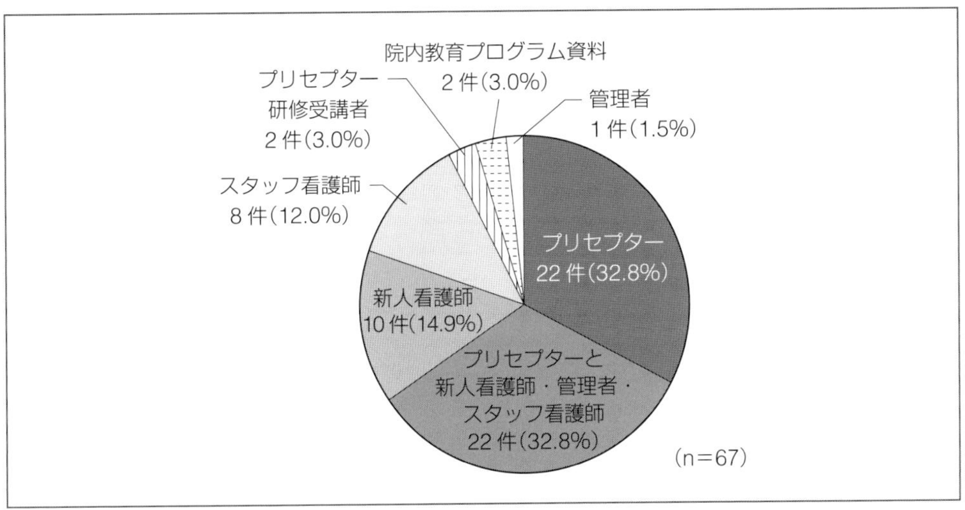

図9-10　研究対象
〔吉富美佐江，舟島なをみ他：新人看護師の指導体制としてのプリセプターシップに関する研究の動向．看護教育学研究，14(1)，68，2005〕

④ 研究の内容

研究67件から得られた研究内容コード数は67コードであった。これらのコードを意味内容の類似性に基づき分類した結果，13カテゴリが形成された。

研究者は，研究内容コードと研究内容コードが形成した13カテゴリを表9-10へと整理した。さらに，カテゴリそれぞれを，次のように説明した。

【1．プリセプターシッププログラム導入による教育効果】

これは，プリセプターシップ導入の意義を検討するために，プリセプターシッププログラムの導入による教育効果を解明した研究が形成したカテゴリである。このカテゴリは，日本と海外，両者の研究を包含し，次に示す6種類の内容から構成された。その内容とは，「プリセプター・新人看護師・スタッフ看護師・管理者の評価結果からみたプリセプターシッププログラム導入による教育効果」「プリセプター・新人看護師・スタッフ看護師・管理者の満足度とその影響要因からみたプリセプターシッププログラム導入による教育効果」「新人看護師の満足度と期待からみたプリセプターシッププログラム導入による教育効果」「新人看護師のアセスメント能力の習得度からみたプリセプターシッププログラム導入による教育効果」「新人看護師のストレス変動からみたプリセプターシッププログラム導入による教育効果」「新人看護師の役割移行，看護師の募集・定着状況からみたプリセプターシッププログラム導入による教育効果」であった。

【2．プリセプターシップが新人看護師にもたらす教育効果】

これは，新人看護師への教育効果を確認するために，プリセプターシップが新人看護師にもたらす教育効果を解明した研究が形成したカテゴリである。このカテゴリは，日本と海外，両者の研究を包含し，次に示す4種類の内容から構成された。その内容とは，「プリセプターシップが新人看護師の職場適応にもたらす効果」「プリセプターシップが新人看護師の役割移行にもたらす効果」「プリセプターによる指導が新人看護師の看護実践にもたらす効果」「プリセプターシップが新人看護師の看護観にもたらす影響」であった。

表9-10　新人看護師の教育体制としてのプリセプターシップに関する研究内容(n＝67)

研究内容コード	カテゴリ(コード数，%)	
プリセプター・新人看護師の評価結果からみたプリセプターシッププログラム導入による教育効果の経時的変化	1-1)プリセプター・新人看護師・スタッフ看護師・管理者の評価結果からみたプリセプターシッププログラム導入による教育効果(5コード)	【1. プリセプターシッププログラム導入による教育効果】(13コード，19.4%)
プリセプター・スタッフ看護師の評価結果からみたプリセプターシッププログラム導入による教育効果		
プリセプター・新人看護師・管理者の評価結果からみたプリセプターシッププログラム導入による教育効果		
プリセプターと新人看護師の役割に対する知覚の相違からみたプリセプターシッププログラム導入による教育効果		
新人看護師が知覚するプリセプターシップによる指導の利点・問題点		
プリセプター・新人看護師・スタッフ看護師・管理者の満足度からみたプリセプターシッププログラム導入による教育効果	1-2)プリセプター・新人看護師・スタッフ看護師・管理者の満足度とその影響要因からみたプリセプターシッププログラム導入による教育効果(2コード)	
プリセプターと新人看護師の満足度とその影響要因からみたプリセプターシッププログラム導入による教育効果		
指導の内容・期間に対する新人看護師の満足度と期待	1-3)新人看護師の満足度と期待からみたプリセプターシッププログラム導入による教育効果(2コード)	
指導の内容・期間に対する新人看護師が抱く期待		
新人看護師のアセスメント能力への評価結果からみたプリセプターシッププログラム導入による教育効果	1-4)新人看護師のアセスメント能力の習得度からみたプリセプターシッププログラム導入による教育効果(2コード)	
新人看護師のアセスメント能力への看護管理者による集合教育プログラムとプリセプターによるプリセプターシッププログラムの教育効果の比較		
新人看護師のストレス変動からみたプリセプターシッププログラム導入による教育効果	1-5)新人看護師のストレス変動からみたプリセプターシッププログラム導入による教育効果(1コード)	
新人看護師の役割移行，看護師の補充・定着状況からみたプリセプターシッププログラム導入による教育効果	1-6)新人看護師の役割移行，看護師の募集・定着状況からみたプリセプターシッププログラム導入による教育効果(1コード)	
プリセプターとの関係が新人看護師の職場適応にもたらす効果	2-1)プリセプターシップが新人看護師の職場適応にもたらす効果(3コード)	【2. プリセプターシップが新人看護師にもたらす教育効果】(6コード，9.0%)
プリセプターシップによる指導期間における新人看護師のバーンアウト得点の経時的変化		
プリセプターシップ実施期間における新人看護師の職務満足度と指導内容・方法に対する評価結果の経時的変化		
プリセプターシップが新人看護師の役割移行にもたらす効果	2-2)プリセプターシップが新人看護師の役割移行にもたらす効果(1コード)	
プリセプターによる指導が新人看護師の看護実践にもたらす効果	2-3)プリセプターによる指導が新人看護師の看護実践にもたらす効果(1コード)	
プリセプターシップが新人看護師の看護観にもたらす影響	2-4)プリセプターシップが新人看護師の看護観にもたらす影響(1コード)	
プリセプターシッププログラムへの教員によるオリエンテーション導入の教育効果	3-1)プリセプターシップを展開する形態の工夫による教育効果(3コード)	【3. プリセプターシップ展開方法の工夫による教育効果】(6コード，9.0%)
プリセプター・新人看護師への面接を取り入れたプリセプターシップによる教育効果		
新人看護師の能力に基づいたオリエンテーション導入に対するプリセプターによる評価		
プリセプターシップにおけるプリセプター数の単複の相違による教育効果の比較	3-2)プリセプターシップにおける人的資源活用方法の工夫による教育効果(2コード)	
新人看護師・プリセプターに対するチームリーダーの評価結果に基づく目標の共有化を活用したプリセプターシップによる教育効果		
振り返りノートを活用したプリセプターシップによる教育効果	3-3)指導に用いる教材の工夫による教育効果(1コード)	
指導に対するプリセプターと新人看護師の評価結果の比較とその関連要因	4-1)指導へのプリセプター・新人看護師の評価結果の比較とその関連要因(6コード)	【4. 指導への評価とその関連要因】(10コード，14.9%)
指導に対するプリセプターと新人看護師の評価結果の比較とその関連要因		
指導に対するプリセプター・新人看護師の評価結果の比較とその関連要因		
指導に対するプリセプターと新人看護師の評価結果とその関連要因		
指導に対するプリセプター・新人看護師の評価		
指導内容・方法に対するプリセプターと新人看護師の評価結果とその関連要因		
指導に対するプリセプター・新人看護師・管理者の評価結果の比較	4-2)指導へのプリセプター・新人看護師・管理者の評価結果の比較とその関連(1コード)	
役割遂行に対するプリセプターの自己評価結果とその関連要因	4-3)役割遂行に対するプリセプターの自己評価結果とその関連要因(3コード)	
役割遂行に対するプリセプターの自己評価傾向と個人特性との関連		
プリセプターの自己評価に影響を及ぼす要因		

(つづく)

表 9-10　つづき

研究内容コード	カテゴリ(コード数，%)	
プリセプターが知覚するストレッサーとその原因・対処方法	5-1)プリセプターが知覚するストレッサーとストレスへの対処方法(4 コード)	【5. プリセプターのストレッサー・ストレスへの対処方法と影響要因】(8 コード，11.9%)
プリセプターが知覚するストレッサーとその対処方法		
プリセプターが知覚するストレッサーとその対処方法		
プリセプターが知覚するストレッサーとその原因・対処方法の経時的変化		
プリセプターが知覚するストレッサーとその影響要因	5-2)プリセプターが知覚するストレッサーとストレスへの影響要因(4 コード)	
プリセプターが知覚するストレッサーとその影響要因		
プリセプターが知覚するストレッサーの経時的変化		
プリセプターのストレッサーに影響する職場環境要因		
プリセプターシップを通してプリセプターが知覚する利益と不利益	6-1)プリセプターシップを通してプリセプターが得た利益と不利益(2 コード)	【6. プリセプターシップがプリセプターにもたらす影響とその関連要因】(8 コード，11.9%)
プリセプターシップを通してプリセプターが得た学び		
プリセプターシップ経験に伴うプリセプターの達成感	6-2)プリセプターシップ経験に伴うプリセプターの達成感と専門職としての成長過程(2 コード)	
プリセプターシップ経験に伴うプリセプターの成長過程		
プリセプターの自己評価と心理的側面の経時的変化	6-3)プリセプターの心理的側面の変化と関連要因(2 コード)	
プリセプターが知覚する悩み・不安の内容，精神健康状態の経時的変化		
プリセプターが知覚する利益・報酬・支援と役割へのコミットメントとの関連	6-4)プリセプターシップを通してプリセプターが得た利益とその関連要因(1 コード)	
プリセプターの満足度に影響する肯定的・否定的要因	6-5)プリセプターの満足度に影響する肯定的・否定的要因(1 コード)	
プリセプターが直面する問題とプリセプターシップへの支援体制との関連	7-1)プリセプターが直面する問題とスタッフ看護師による支援の関連(1 コード)	【7. プリセプターが直面する問題と個人・環境要因の関連】(3 コード，4.5%)
プリセプターが直面する問題と個人特性との関連	7-2)プリセプターが直面する問題と個人特性の関連(1 コード)	
プリセプターが直面する問題に対するプリセプターと他の看護師との知覚の相違	7-3)プリセプターが直面する問題に対するプリセプターと他看護師の知覚の相違(1 コード)	
プリセプター役割遂行状況の評価尺度の開発	【8. プリセプター役割遂行状況の評価尺度の開発】(1 コード，1.5%)	
看護師が知覚するプリセプターに必要な能力・態度	【9. 看護師が知覚するプリセプターに必要な能力・態度】(1 コード，1.5%)	
プリセプターが他の看護師に期待する支援の内容と実際に受けた支援の内容との比較	10-1)プリセプターが期待する支援と現状の比較(2 コード)	【10. プリセプターシップ支援へのプリセプターが抱く期待とその現状】(3 コード，4.5%)
プリセプターが負担と知覚する内容の経時的変化と周囲への期待		
プリセプターに対する社会的支援の内容とその支援者	10-2)プリセプターに対する社会的支援の内容とその支援者(1 コード)	
研修後のプリセプターシップによる指導に対する受講者の自己評価結果からみたプリセプターの育成を目的とした研修の効果	11-1)受講者の自己評価結果からみたプリセプターの育成を目的とした研修の効果(2 コード)	【11. プリセプターの育成を目的とした研修の効果】(3 コード，4.5%)
研修前後の知識・技術・態度に対する受講者の自己評価結果の比較からみたプリセプターの育成を目的とした研修の効果		
研修前後のニードに対する受講者の知覚の比較からみたプリセプターの育成を目的とした研修の効果	11-2)受講者のニードからみたプリセプターの育成を目的とした研修の効果(1 コード)	
プリセプターシップ支援への看護師の知覚と個人特性との関連	【12. プリセプターシップ支援へのスタッフ看護師の知覚と個人特性の関連】(3 コード，4.5%)	
プリセプターに対するスタッフ看護師の支援状況と個人特性との関連		
プリセプターシップ支援へのスタッフ看護師の知覚と個人特性との関連		
日本の医療機関におけるプリセプターシップ導入と支援体制の現状	【13. 医療機関におけるプリセプターシップ導入と支援体制の現状】(2 コード，2.9%)	
フィラデルフィア地域の医療機関におけるプリセプターシップ導入の現状		

注：網かけは，海外の研究を示す。

〔吉富美佐江，舟島なをみ他：新人看護師の指導体制としてのプリセプターシップに関する研究の動向．看護教育学研究，14(1)，69-70，2005〕

【3. プリセプターシップ展開方法の工夫による教育効果】

これは，プリセプターシップにおける教育の質向上に向けて，この教育の展開方法を工夫し，その教育効果を解明した研究が形成したカテゴリである。このカテゴリは，日本と海外，両者の研究を包含し，次に示す3種類の内容から構成された。その内容とは，「プリセプターシップを展開する形態の工夫による教育効果」「プリセプターシップにおける人的資源活用方法の工夫による教育効果」「指導に用いる教材の工夫による教育効果」であった。

【4. 指導への評価とその関連要因】

これは，プリセプターにより効果的な指導を展開できるように，指導に対する評価とその評価に関連する要因を解明した研究が形成したカテゴリである。このカテゴリは，日本の研究のみを包含し，次に示す3種類の内容から構成された。その内容とは，「指導へのプリセプター・新人看護師の評価結果の比較とその関連要因」「指導へのプリセプター・新人看護師・管理者の評価結果の比較とその関連要因」「役割遂行に対するプリセプターの自己評価結果とその関連要因」であった。

【5. プリセプターのストレッサー・ストレスへの対処方法と影響要因】

これは，役割遂行に伴うプリセプターの心理的側面を理解するために，プリセプターのストレッサー・ストレスへの対処方法とその影響要因を解明した研究が形成したカテゴリである。このカテゴリは，日本の研究のみを包含し，次に示す2種類の内容から構成された。その内容とは，「プリセプターが知覚するストレッサーとストレスへの対処方法」「プリセプターが知覚するストレッサーとストレスへの影響要因」であった。

【6. プリセプターシップがプリセプターにもたらす影響とその関連要因】

これは，新人看護師教育の経験がプリセプターに及ぼす効果を確認するために，プリセプターシップによるプリセプターへの影響とその関連要因を解明した研究が形成したカテゴリである。このカテゴリは，日本と海外，両者の研究を包含し，次に示す5種類の内容から構成された。その内容とは，「プリセプターシップを通してプリセプターが得た利益と不利益」「プリセプターシップ経験に伴うプリセプターの達成感と専門職としての成長過程」「プリセプターの心理的側面の変化と関連要因」「プリセプターシップを通してプリセプターが得た利益とその関連要因」「プリセプターの満足度に影響する肯定的・否定的要因」であった。

【7. プリセプターが直面する問題と個人・環境要因の関連】

これは，プリセプターへの支援のあり方を検討するために，プリセプターが直面する問題と個人的または環境的な要因の関連を解明した研究が形成したカテゴリである。このカテゴリは，日本の研究のみを包含し，次に示す3種類の内容から構成された。その内容とは，「プリセプターが直面する問題とスタッフ看護師による支援の関連」「プリセプターが直面する問題と個人特性の関連」「プリセプターが直面する問題に対するプリセプターと他看護師の知覚の相違」であった。

【8. プリセプター役割遂行状況の評価尺度の開発】

これは，プリセプターが展開する指導の効果を検討するために，プリセプターの役割遂行状況を評価する尺度を開発した研究が形成したカテゴリである。このカテゴリは，日本の研究のみを包含し，海外の研究にこれに類する研究は存在しなかった。

【9. 看護師が知覚するプリセプターに必要な能力・態度】

これは，プリセプターの準備教育に必要な内容を検討するために，準備教育を担当する看護師の知覚を通して，プリセプターに必要な能力・態度を解明した研究が形成したカテゴリである。このカテゴリは，海外の研究のみを包含し，日本の研究にこれに類する研究は存在しなかった。

【10. プリセプターシップ支援へのプリセプターが抱く期待とその現状】

これは，プリセプターの要望を反映した支援のあり方を検討するために，プリセプターが期待する支援と実際の支援状況を解明した研究が形成したカテゴリである。このカテゴリは，日本の研究のみを包含し，次に示す2種類の内容から構成された。その内容とは，「プリセプターが期待する支援と現状の比較」「プリセプターに対する社会的支援の内容とその支援者」であった。

【11. プリセプターの育成を目的とした研修の効果】

これは，プリセプターに対する準備教育プログラムのあり方を検討するために，プリセプター研修の効果を解明した研究が形成したカテゴリである。このカテゴリは，日本と海外，両者の研究を包含し，次に示す2種類の内容から構成された。その内容とは，「受講者の自己評価結果からみたプリセプターの育成を目的とした研修の効果」「受講者のニードからみたプリセプターの育成を目的とした研修の効果」であった。

【12. プリセプターシップ支援へのスタッフ看護師の知覚と個人特性の関連】

これは，プリセプターを支援するスタッフ看護師のあり方を検討するために，プリセプターに対するスタッフ看護師からの支援状況と支援する看護師の個人特性の関連を解明した研究が形成したカテゴリである。このカテゴリは，日本の研究のみを包含し，海外の研究にこれに類する研究は存在しなかった。

【13. 医療機関におけるプリセプターシップ導入と支援体制の現状】

これは，プリセプターシップへの組織的な支援のあり方を検討するために，この教育体制を導入している医療機関とその支援体制の状況を解明した研究が形成したカテゴリである。このカテゴリは，日本と海外，両者の研究を包含した。

この結果を研究者は，研究対象に関する結果と合わせ，次のように解釈した。

13カテゴリのうち【1】【2】【3】を形成した研究は，全体の約4割を占め，いずれも，新人看護師に焦点を当て，プリセプターシップ導入による教育効果を解明し，この教育体制が新人看護師にとって効果的であることを実証していた。

一方，【4】【5】【6】【7】【8】【9】を形成した研究は，教育の提供者であるプリセプターの多様な側面を解明しており，全体の約5割を占めていた。この結果と新人看護師に焦点を当てた研究が全体の約4割を占めるという結果と照合すると，プリセプターシップに関しては，研究者の多くが，教育の受け手である新人看護師よりも教育の提供者であるプリセプターに着眼し研究を進めていることを示す。

さらに，これら6カテゴリを形成した研究は，プリセプターが提供する指導状況の評価，プリセプターとしての役割遂行に伴う成長や学びなどの肯定的影響と共に，ストレスや直面する問題などの否定的影響などを解明していた。これらは，プリセプターシップが，新人看護師にとって効果的な教育体制である一方，プリセプターにとっては多様な問題への直面を余儀なくされる教育体制であることを示す。同時に，新人看護師の教育体制として質の高いプリセプターシップを展開するためには，プリセプターの準備教育が必要であることを示す。また，準備教育の実施に向けては，プリセプターがどのような知識，技術，態度を必要とするのかを明らかにする必要がある。しかし，これに該当する研究は，【9】を形成した研究1件のみであり，この1件も準備教育を担当する看護師の知覚を通してデータを収集していた。知覚は，主観的，個人的，かつ選択的なもの[50]であり，研究対象者となった看護師個々の主観に影響を受ける。このことは，解明された能力と態度が，研究対象者の主観の影響を受けている可能性を示唆する。客観性の高い成果を得るためには，プリセプターが新人看護師指導を実際に展開している場面を第三者が観察し，その現象をデータとして収集する必要がある。

以上は，多様な問題に直面しているプリセプターの準備教育の充実に向け，わが国のプリセプターに必要な能力と態度を解明する必要があることを示唆する。また，その解明には，プリセプターが新人看護師を実際に指導している場面を第三者が観察し，収集したデータを質的帰納的に分析する研究が必要である。

残る【10】【11】【12】【13】を形成した研究は，プリセプターが直面する問題の解決を目指し，スタッフやその医療機関が提供するプリセプターシップ支援の現状，プリセプターを対象とした研修の効果を解明した。これらは，プリセプターが直面する問題の解決に向け，その準備教育の提供のみでは不十分であり，プリセプターと関連を持つスタッフ看護師やその教育体制を導入した医療機関の支援が必要であることを示す。

⑤ カテゴリの信頼性

Scott, W. A. の計算式を使用し，カテゴリへの分類の一致率を算出した結果，一致率は，83.3%，83.2%，74.9% であった。研究者が先行研究を参考としてカテゴリへの分類の一致率 70%[47] を信頼性確保の基準としたことは先述したとおりであり，この基準と照合したとき，13 カテゴリが信頼性を確保していると判断した。

結論

この先行研究分析は，前述したように「新人看護師の教育体制としてのプリセプターシップに関する研究の動向を解明し，その結果を基に，効果的な新人看護師教育の実現に向け，取り組むべき研究課題を検討する」という目的を設定した。この目的に対し，研究者は次のような結論を導いた。

- プリセプターシップに関わる質的帰納的研究を行うことは，現象への理解を促進し，効果的な新人看護師教育の実現に貢献する。今後は，これらの研究の現状を明らかにし，プリセプターシップに関わる現象の質的帰納的な解明が必要である。
- 多様な問題に直面しているプリセプターの準備教育の充実に向け，わが国のプリセプターに必要な能力と態度を解明する必要がある。また，その解明には，プリセプターが新人看護師を実際に指導している場面を第三者が観察し，収集したデータを質的帰納的に分析する研究が必要である。
- プリセプターの問題を克服する能力の獲得を導く教育プログラムの開発とそれに資する研究成果が求められる。

2 看護学実習における学生経験を解明するために用いられた面接方法に関する先行研究分析

研究の背景

この研究を実施した研究者は，看護学実習中の学生を理解するための知識の産出を目指し，学生の行動や経験の解明を目的とした研究を行っていた。その過程を通して，看護学実習中の学生の経験を多様な側面から明らかにした先行研究複数の存在を確認した。そこで，それに関する先行研究のありのままの状態を明らかにする研究[51]を実施した。これは，先行研究分析の典型例である。その結果，看護学実習中の学生の経験を多様な側面から解明した研究は存在するものの，それらはすべて特定状況下にある限定された側面を対象としていることを確認した。また，このような先行研究の現状は，看護学実習中の学生がどのような経験をするのか，その経験の総体を明らかにした研究が存在しないことを意味する。

看護学実習に携わる教員にとって，その教授活動の質向上に向け，教育の対象である学生を理解することは極めて重要である。教員が学生を理解するためには，学生が実習をどのような経験ととらえているのかを知るための知識が必要である。それは，経験が主体としての人間が関わった過去の事実を主体の側から見た内容[52]であり，人間と環境の関連の仕方やその成果の総体[53]を意味するためである。経験の総体は明らかにされていないという第１の先行研究分析の結果に加え，それらを明らかにする意義を確認でき，研究者は看護学実習における学生の経験の総体を解明する研究に着手することになった。

このような過程を通し，上述の示唆を得た研究者は，次の事実も発見していた。それは，看護学実習における学生の経験を解明した研究の多くがデータ収集方法として半構造化面接法を用いており，その質問項目にはいくつかの様式があるという事実である。

面接法の質問項目は，その研究において欲しい情報が何であるかにより決定され[54]，面接法をデータ収集方法として用いる際，目的に応じたデータを引き出せる質問項目の設定が必要である。これは，看護学実習における学生の経験を解明する研究において適切な質問項目を設定するために，どのような質問項目がどのような結果を導くのか，その特徴を理解する必要があることを示す。そして，もし，先行研究が用いた質問の様式を解明できれば，看護学実習における学生の経験の総体を明らかにするための研究方法への示唆が得られると判断した。そこで，研究者は，分析フォームに付加的事項２項目を加え，再度，文献を検索し，それらを分析することを通して，看護学実習中の学生の経験を聴取する質問の様式の解明を目指した。

研究の過程

① 研究の目的を設定し，用語を規定する

研究者は，看護学実習における学生経験を解明するために用いられた面接方法に関する先行研究分析の目的を次のように設定した。すなわち，「面接法を用いて，看護学実習における学生の経験を解明した研究を対象とし，それらに設定された質問項目に共通する様

式を明らかにして，今後の研究の基礎資料とする」。

また，この先行研究分析を進めていくために必要な用語として「看護学実習」「学生」「経験」「面接」を選択し，各々次のように規定した。

看護学実習とは，学生が既習の知識・技術を基に，クライエントと相互行為を展開し，看護目標達成に向かいつつ，そこに生じた看護現象を教材として，看護実践に必要な基礎的能力を修得するという実習目標達成を目指す授業[55]である。また，**学生**とは，看護基礎教育課程に在籍し，看護実践に必要な能力修得に向け[56]，目標達成を目指して学習活動を展開する学習主体である。さらに，**経験**とは，主体としての人間が関わった過去の事実を主体の側から見た内容[52]であり，人間と環境の関連の仕方やその成果の総体[53]を意味する。これに対し，体験は，個々の主観の中に直接的に見出される意識内容や意識過程であり，知性による加工や普遍化を経ていない[57]。このような意味において，経験と体験は区別される。また，経験は，知覚によりその意味を与えられる[58]。加えて，**面接**とは，面接者が回答者に質問することによってデータを収集する方法[59]である。

② 分析対象とする研究を検索する

第1に，日本において発表された研究を検索するために，データベースとして医中誌Webを選択した。そして，キーワードを「看護学実習」「学生」「経験」「学習」および「行動」に設定し，1986年から2002年までに発表された原著，会議録を検索した。

第2に，海外において発表された研究を検索するために，データベースとしてCINAHLを選択した。そして，キーワードを「nursing students」「education/clinical」「student experiences」「learning」「behavior」に設定し，1982年から2002年までに発表された研究を検索した。

第3に，検索できた研究のタイトルと要旨を概観し，面接法を用いて看護学実習における学生の経験を解明した研究を選定した。その結果，面接法を用いた看護学実習における学生の経験に関する研究，総数25件を選定できた。

第4に，選定した文献から質問項目が明記された研究を分析対象として抽出した。その結果，25件のうち，15件が質問項目を明記していることを確認し，これらを分析対象とした。

③ 入手した研究をデータ化する

a．データ化に向け，分析フォームを確定する

入手した研究のデータ化に向けては，分析フォームの項目を確定する必要がある。先述したように，15項目からなる分析フォームはあくまでも基本形であり，先行研究分析を通して何を明らかにしたいかという観点から必要に応じ，データ化の項目を加えたり，削除したりする必要が生じる。この先行研究分析は，第1に，基本形15項目から次に示す項目を選択した。これらは，「1.掲載誌名」，「2.年号」，「3.巻，号，頁」，「4.研究者の所属」，「5.研究目的」，「7.文献の種類」，「8.研究の種類」，「13.研究対象」，「14.研究内容の要約」，「15.研究結果」の10項目である。第2に，この先行研究分析独自に必要となると判断した4項目を加えた。これらは，「①研究者が所属する機関の所在国」，「②研究方法論」，「③面接方法」，「④質問項目」である。以上，14項目から構成される分析フォームを確定した。

b．確定した分析フォームに従い，入手した研究をデータ化する

15件の研究をすべてを精読し，分析フォームに記述した。

④ データの信用性を確保する

先行研究分析は，データの信用性を確保するために，**①看護学研究の基本的知識の復習**，**②「分析対象とする先行研究」と「記述を終了した分析フォーム」の第三者による照合**（303，304頁参照）という2つの手続きを必要とする。

看護学実習における学生経験を解明するために用いられた面接方法に関する先行研究分析に着手した研究者は，過去にも先行研究分析の経験を持ち，看護学研究の基本的知識に関して日常的に学習していた。そのため，データの信用性を確保するために，**「分析対象とする先行研究」と「記述を終了した分析フォーム」の第三者による照合**を行った。この先行研究分析は，2名の研究者による共同研究であり，そのうち，1名が15件の研究すべてをデータ化した。そのため，**「分析対象とする先行研究」と「記述を終了した分析フォーム」の照合**をデータ化に携わらなかった共同研究者1名が第三者として担当した。照合の結果，問題は発見されず，データが信用性を確保していることを確認した。

⑤ 分析する

この先行研究分析は，分析フォームの基本形15項目から10項目を選択し，それにあらたな4項目を加え分析フォームを確定した。これらは，「1.掲載誌名」，「2.年号」，「3.巻，号，頁」，「4.研究者の所属」，「5.研究目的」，「7.文献の種類」，「8.研究の種類」，「13.研究対象」，「14.研究内容の要約」，「15.研究結果」，「①研究者が所属する機関の所在国」，「②研究方法論」，「③面接方法」，「④質問項目」である。このうち，「①研究者が所属する機関の所在国」，「②研究方法論」，「③面接方法」，「④質問項目」に着目し，次のように分析した。

・「①研究者が所属する機関の所在国」

分析フォームの項目「研究者が所属する機関の所在国」の記述を抜粋し，単純集計した。

・「②研究方法論」

分析フォームの項目「研究方法論」の記述を抜粋し，単純集計した。

・「③面接方法」

分析フォームの項目「面接方法」の記述を抜粋し，単純集計した。

・「④質問項目」

第1に，分析の準備として，分析フォーム「5.研究目的」，「④質問項目」の記述をすべて抜粋し，研究番号，研究目的，質問項目の一覧表を作成した（図9-11）。

次に，各研究が各々の目的を達成するために設定した質問を通して何を明らかにしようとしているのかという観点から，その類似性に基づき質問項目を分類した。1件の研究が複数の質問項目を設定している場合には，研究目的と研究結果の内容に基づき，主要な質問項目および付加的な質問項目を判断し，主要な質問項目のみを分析した。そして，分類された質問項目の集合体に共通する様式を見出し，命名した。

研究番号	研究目的	質問項目
1	3年次学生の実習における…を明らかにする	あなたにとって，実習とは…
2		
3		
4		

図9-11　一覧表

⑥ 結果の信頼性を確認する

この研究は，「①研究者が所属する機関の所在国」，「②研究方法論」，「③面接方法」，「④質問項目」の分類，様式の命名の信用性を研究者間の検討により確保した。

しかし，このうち，「④質問項目」の分析方法は，内容分析のそれと近似しており，研究者間の検討が結果の信頼性を確認するために最も妥当な方法とはいえない。このような場合，研究に関わっていない看護学研究者数名に命名された様式を提示し，それに各質問を分類することを依頼し，一致率を算出すべきであろう。

分析の結果

① 研究者が所属する機関の所在国

研究者が所属する機関の所在国は，米国，日本，オーストラリア，南アフリカ，ニュージーランド，イギリスであった。

この結果は，看護学実習に取り組む学生の経験がある特定の国や研究者に限定された関心事ではなく，多くの国の研究者が関心を抱き，文化や国情を超えた看護基礎教育の重要な課題であることを示す。

② 研究方法(論)と面接方法

分析対象となった文献が用いた研究方法(論)は，現象学，内容分析，批判的現象学，エスノナーシング，KJ法などであった。また，面接方法は，半構造化面接，焦点集団面接，非構造化面接などであった。

これらは，世界各国の研究者が，看護学実習に取り組む学生の経験を多様な方法論，そして多様な面接方法を用いて明らかにしていることを示す。

③ 質問項目の様式

分析対象となった研究が設定していた質問項目は，次の3様式に分類された。3様式とは，【Ⅰ.経験の意味探求型】【Ⅱ.経験の事実聴取型】【Ⅲ.経験に伴う思考・知覚・感情探求型】である。

【Ⅰ. 経験の意味探求型】

【Ⅰ. 経験の意味探求型】は，学生が，看護学実習をするということ，苦痛を持つ対象に対してケアリングをするということなどを，どのようなものととらえたのか，その意味を問う様式である。5件の研究がこの様式の質問項目を用いていた。

【Ⅰ. 経験の意味探求型】5件は，〈①経験の意味の探求〉型の質問項目のみを使用する研究2件に加え，これを主要な質問項目とし，付加的な質問項目を用いる〈②経験の意味の探求＋付加的質問〉型の研究3件を含んだ。付加的な質問項目は，より多くの情報を集める補完的追求(completion probes)[60]や，探求しようとする現象を学生が想起できるよう促すことを目的としていた。

【Ⅱ. 経験の事実聴取型】

【Ⅱ. 経験の事実聴取型】は，学生が，看護学実習の全過程を通してどのような経験をしたのか，また，実習の過程に生じるケアリング，患者との相互行為などを通してどのような経験をしたのか，その事実を聞き出す様式である。5件の研究がこの様式の質問項目を用いていた。
【Ⅱ. 経験の事実聴取型】5件は，〈③経験の事実の聴取〉型の質問項目のみを使用する研究2件に加え，これを主要な質問項目とし，付加的な質問項目を用いる〈④経験の事実の聴取＋付加的質問〉型の研究3件を含んだ。付加的な質問項目は，補完的追求，問題解決に向けて学生が自分自身の回答内容を活用するよう促すことを目的としていた。

【Ⅲ. 経験に伴う思考・知覚・感情探求型】

【Ⅲ. 経験に伴う思考・知覚・感情探求型】は，集中治療室など特定の場における実習，看護師からの実習指導，実習記録の記載など特定の教授活動・学習活動に伴い，学生にどのような思考・知覚・感情が生じたのか，その内容を問う様式である。5件の研究がこの様式の質問項目を用いていた。

また，【Ⅲ. 経験に伴う思考・知覚・感情探求型】には，〈⑤経験に伴う思考・知覚・感情の探求〉型の質問項目のみを使用する研究3件に加え，これを主要な質問項目とし，付加的な質問項目を用いる〈⑥経験に伴う思考・知覚・感情の探求＋付加的質問〉型の研究2件を含んだ。付加的な質問項目は，補完的追求，その思考・知覚・感情の原因となる現象を学生が想起するよう促すことを目的としていた。

結果の解釈

研究者は，以上の結果を次のように解釈し，考察とした。

米国，日本，オーストラリア，南アフリカなど多様な国の研究がこの先行研究分析の対象となったという事実は，看護学実習に取り組む学生の経験がある特定の国や研究者に限定された関心事ではなく，多くの国の研究者が関心を抱き，文化や国情を超えた看護学基礎教育の重要な課題であることを示す。また，多様な研究方法論，多様な面接方法を分析の対象となった先行研究が用いていたという事実は，看護学実習に取り組む学生の経験が多様な方法論，そして多様な面接方法を用いて明らかにする必要性のある研究課題であることを示す。

さらに，看護学実習における学生の経験を解明した研究15件が設定していた質問項目は，次の3様式に分類された。3様式とは，【Ⅰ. 経験の意味探求型】【Ⅱ. 経験の事実聴取型】【Ⅲ. 経験に伴う思考・知覚・感情探求型】である。

質問様式【Ⅰ．経験の意味探求型】を構成する用語「意味」とは，世界観，人の出会う諸事象・諸事物が「何か」として立ち現れてくることを可能にするような文節の枠組みを示す。また，ものの観方・理解と言い換えることができる[61]。これは，【Ⅰ．経験の意味探求型】が，看護学実習，もしくは看護学実習に包摂される種々の出来事に対する学生の理解を問う質問様式であることを示す。すなわち，【Ⅰ．経験の意味探求型】が，遭遇した出来事を，学生がどのように理解しているのかを解明することを目指して設定されていることを示す。

また，【Ⅰ．経験の意味探求型】の質問を設定した研究5件のうち3件は，研究方法論として現象学を適用していた。このことは，【Ⅰ．経験の意味探求型】が，現象学を研究方法論として用いる研究者に活用されることの多い様式である可能性を示す。

人間の行動には，2つの見方がある。第1は外部者の観点からみる客観的な見方であり，第2は行動している人の観点，すなわちその人自身の知覚を通してみる見方である[62]。後者は，その人にとって経験となり，現象学的アプローチは，特に対象者の視点から状況を表現することを大切にする[63]という特徴を持ち，ここでいうその人自身の知覚を通して現象の意味を探求する。このことも，【Ⅰ．経験の意味探求型】が，過去に遭遇した出来事に対する学生自身の理解を解明することを目指して設定されている可能性を示す。

【Ⅱ．経験の事実聴取型】を構成する用語「事実」とは，あるとき，ある場所におこる事柄[64]である。また，幻想・虚構や可能なこととは異なる客観的性格[65]を持ち，時間・空間内に見出される実在的な出来事である。これは，【Ⅱ．経験の事実聴取型】が，学生が遭遇した実際の出来事の詳細を問う質問様式であることを示す。すなわち，【Ⅱ．経験の事実聴取型】が，看護学実習の過程を通して，学生がどのような出来事に遭遇しているのか，その実際を詳細に記述することを目指して設定されていることを示す。

以上は，【Ⅰ．経験の意味探求型】と【Ⅱ．経験の事実聴取型】が，両者ともに学生が遭遇した出来事に着目するという点において同様であることを示す。しかし，【Ⅰ．経験の意味探求型】は遭遇した出来事に対する学生の理解を解明しようとするのに対し，【Ⅱ．経験の事実聴取型】が遭遇した出来事の実際を，詳細に記述しようとする点において異なることを示す。

【Ⅲ．経験に伴う思考・知覚・感情探求型】を構成する用語「思考」とは，何らかの形で課題解決を要求されるような状況に直面し，習慣的手段によって解決し得ない場合に，課題状況に対処する精神機能[66]である。また，「知覚」とは，感覚器官を通して現前の外界の事物や出来事を知ること[67]である。さらに，「感情」とは，外界の刺激によって引き起こされ，体験された心の状態[68]であり，突然の変化や出来事を見聞きして心持ちが動くことである[69]。これらは，思考，知覚，感情が，特定の状況や外界刺激により生じる心理的な状態であることを示す。また，【Ⅲ．経験に伴う思考・知覚・感情探求型】が，看護学実習における特定の出来事に焦点を当て，その刺激によって生じる学生の心理的な状態を問う質問様式であることを示す。

【Ⅲ．経験に伴う思考・知覚・感情探求型】の質問を設定した研究5件のうち4件は，集中治療室など特定の場における実習や，看護師からの実習指導や実習記録の記載など特定の教授活動，学習活動に着目していた。また，それに伴い生じる学生の思考，知覚，感情などの特徴を明らかにしていた。さらに，2件は，学生が遭遇する同一の出来事に対する学生と指導者両者の知覚を明らかにしていた。これは，【Ⅲ. 経験に伴う思考・知覚・感情探求型】が，特定の教授活動や学習活動に伴い学生に生じる心理的な影響や学生と指導者の知覚の齟齬の探求に向かっていることを示す。すなわち，【Ⅲ. 経験に伴う思考・知覚・感情探求型】が，特定の教授活動や学習活動に焦点を当て，それに反応して学生に生じる心理的な状態を解明することを目指して設定されていることを示す。

以上は，【Ⅲ. 経験に伴う思考・知覚・感情探求型】が，教授活動や学習活動に焦点をあて，それに反応して学生に生じる心理的な状態の探求を目指すという点において，学生が過去に遭遇した出来事に着目する【Ⅰ】および【Ⅱ】とは異なることを示す。

結論

この先行研究分析は，「面接法を用いて，看護学実習における学生の経験を解明した研究を対象とし，それらに設定された質問項目に共通する様式を明らかにして，今後の研究の基礎資料とする」という目的を設定した。この目的に対し，研究者は次のような結論を導いた。

・看護学実習における学生の経験を解明した研究に設定された質問項目として次に示す３様式が存在した。３様式とは，【Ⅰ. 経験の意味探求型】【Ⅱ. 経験の事実聴取型】【Ⅲ. 経験に伴う思考・知覚・感情探求型】である。

・【Ⅰ. 経験の意味探求型】は，遭遇した出来事を，学生がどのように理解しているのかを解明することを目指して設定されている。

・【Ⅱ. 経験の事実聴取型】は，看護学実習の過程において，学生がどのような出来事に遭遇しているのか，その実際を詳細に記述することを目指して設定されている。

・【Ⅲ. 経験に伴う思考・知覚・感情探求型】は，特定の教授活動や学習活動に焦点を当て，それに反応して学生に生じる心理的な状態を解明することを目指して設定されている。

この研究を実施した研究者は，看護学実習中の学生を理解するための知識の産出を目指し，学生の行動や経験の解明を目的とした研究を行っていた。その過程で第１に，看護学実習中の学生の経験に関する先行研究のありのままの状態を明らかにする典型的な先行研究分析[51]を実施した。その結果，看護学実習中の学生の多様な側面の研究は存在するものの，それらはすべて特定状況下にある限定された側面を対象としていることを確認した。また，このような先行研究の現状は，看護学実習中の学生がどのような経験をするのか，その経験の総体を明らかにした研究が存在しないことを意味する。そして，第２に，第１の先行研究分析の過程を通し発見した事実に基づき，看護学実習における学生経験を解明するために用いられた面接方法に関する先行研究分析に取り組んだことは，先述したとおりである。

研究者は，第２の先行研究分析を通し，上述のような結果を得て，看護学実習における学生の経験を明らかにするためには，面接法によりデータ収集を行い，質問項目の様式として【Ⅱ. 経験の事実聴取型】を採用する必要があると結論づけた。

引用文献(第9章)

1) 山下暢子他：看護学実習における学生経験を解明した面接方法の現状—質問項目に焦点を当てて．看護教育学研究，13(1)，79-84，2004.
2) 内海滉：文献研究としての「綜説」(7)．看護研究，21(5)，85-91，1988.
3) 国松孝二：文献学，下中邦彦(編)：世界大百科事典．27巻，333，平凡社，1981.
4) Schreiber, R., et al.: Qualitative Meta-Analysis. In Morse, J. M.(Ed.): Completing a Qualitative project. 311-326, SAGE Publications Inc., 1997.
5) 南裕子他編：看護における研究第2版．44-47，59-60，日本看護協会出版会，2017.
6) Diers, D.; 小島通代他訳：看護研究—ケアの場で行なうための方法論．114，日本看護協会出版会，1984.
7) Polit, D. F., Hungler, B. P.; 近藤潤子監訳：看護研究—原理と方法．49，医学書院，1994.
8) 塚本友栄，舟島なをみ：看護学教育研究における倫理的問題．看護教育，35(7)，550-556，1994.
9) 岡知史：文献研究の基礎知識(http://pweb.sophia.ac.jp/oka/edu/literaturereview/whatis.html, accessed 2010/3/17)
10) 岡知史：文献研究の基礎知識(http://pweb.sophia.ac.jp/oka/edu/literaturereview/poor.html, accessed 2010/3/17)
11) 井上幸子他編：看護における研究．30，日本看護協会出版会，1991.
12) Polit, D. F., et al.: Nursing Research: Generating and Assessing Evidence for Nursing Practice. 11th ed., 2, Wolters Kluwer, 2021.
13) 森田敏子他著：ナースのためのすぐわかるインターネット文献検索．160，金芳堂，2001.
14) 舟島なをみ他：過去5年間の看護学教育研究の動向と今後の課題．看護教育，35(5)，392-397，1994.
15) Polit, D. F., et al.; 近藤潤子監訳：看護研究—原理と方法第2版．227-249，729-751，医学書院，2010.
16) 吉富美佐江他：新人看護師の指導体制としてのプリセプターシップに関する研究の動向．看護教育学研究，14(1)，65-75，2005.
17) 塚本友栄他：我が国の看護学教育研究における倫理的問題—1999年から2003年の抄録分析を通して．千葉看護学会会誌，11(2)，1-7，2005.
18) Berelson, B.; 稲葉三千男他訳：内容分析．みすず書房，1957.
19) 南博編：調査方法，応用社会心理学講座，第2巻．168，光文社，1959.
20) 前掲書19)，178.
21) 前掲書18)，62.
22) 前掲書18)，60-62.
23) 前掲書18)，63.
24) Scott, W. A.: Reliability of Content Analysis; The Case of Nominal Scale Coding. Public Opinion Quarterly, 19(3), 321-325, 1955.
25) 水田真由美：新卒看護師の職場適応に関する研究—リアリティショックからの回復過程と回復を妨げる要因．日本看護科学会誌，23(4)，41-50，2004.
26) Kramer, M.: Reality Shock; Why Nurses Leave Nursing. C. V. Mosby Company, 1974.
27) 日本看護協会編：1997年看護職員実態調査，日本看護協会調査研究報告〈No. 54〉．111，日本看護協会出版会，1999.
28) 前掲書26)，3-4.
29) American Academy of Nursing 編；前田マスヨ監訳：マグネットホスピタル《魅力的な病院づくりと看護管理》〈資料編〉．メヂカルフレンド社，1985.
30) Webster's Third New International Dictionary, 1784, Merrian-Webster Inc, 1986.
31) Mosby's Medical, Nursing & Allied Health Dictionary 6th ed., 1387, Mosby Inc, 2002.
32) 日本看護協会調査・情報管理部調査研究課編：2000年病院看護職員の需給状況調査，日本看護協会調査研究報告〈No. 61〉．36，日本看護協会出版会，2001.
33) 例えば次のような文献がある。
　①吉井良子：「特集　新人教育とプリセプターシップ」プリセプターシップとは何か．看護展望，17(5)，17-21，1992.
　②鈴木まつ他：「特集　プリセプターへの支援」新人・プリセプターの両者が求める支援体制．看護，53(2)，46-49，2001.
34) 例えば次のような学会において取り上げられている。
　①上泉和子：「シンポジウム」教育方法の新たな試み—プリセプターシップ．日本看護学教育学会誌，7(3)，87-92，1997.
　②村上美好他：「交流セッション」プリセプター制度の現状と課題．日本看護学教育学会第11回学術集会講演集，213，2001.
　③佐藤紀子他：「交流セッション」プリセプターシップの光と影．日本看護学教育学会誌第14回学術

集会講演集，284，2004.
35）滝口和代他：プリセプターシップの効果－過去5年間ガイドラインを活用して．日本看護管理学会誌，3(1)，75-77，1999.
36）永野京子他：プリセプターシッププログラムの検討－導入後3年を経過して．第21回日本看護学会集録(看護管理)，178-180，1990.
37）寺田慎子他：プリセプターの役割遂行に対するストレス・コーピングの経時的変化．第31回日本看護学会論文集(看護教育)，110-112，2000.
38）里田佳代子他：プリセプターのストレス認知とコーピング．第32回日本看護学会論文集(看護管理)，132-134，2001.
39）Shamian, J., et al.: The Concept and Practice of Preceptorship in Contemporary Nursing; A Review of Pertinent Literature. International Journal of Nursing Studies, 22(2), 79-88, 1985.
40）Bain, L.: Preceptorship; A Review of the Literature. Journal of Advanced Nursing, 24(1), 104-107, 1996.
41）木内妙子他：我が国におけるプリセプター制度の普及動向と今後の課題－1986年から1996年の報告研究論文を対象に．東京都立医療技術短期大学紀要，10，205-212，1997.
42）見藤隆子他編：看護学事典，「プリセプター・システム」の項．597，日本看護協会出版会，2003.
43）内薗耕二他監：看護学大辞典第5版，「プリセプター」の項．1902，メヂカルフレンド社，2002.
44）日本看護協会看護婦職能委員会編：看護婦業務指針．第1版第4刷，152-156，日本看護協会出版会，2000.
45）前掲書12)，11-12.
46）前掲書12)，12.
47）カテゴリの一致率70%を信頼性確保の基準とすることを明記した文献は次のとおりである。
①福田友栄：大学における授業評価に関する研究－レポートの内容分析を通して．昭和63年度千葉大学大学院看護学研究科修士論文，1-153，1988.
②中谷啓子他：授業過程を評価する学生の視点に関する研究－講義．看護教育学研究，7(1)，16-30，1998.
③舟島なをみ他：新聞記事にみる看護への論評と看護学教育の課題．千葉看護学会会誌，4(1)，1-7，1998.
④松田安弘他：看護学教員のロールモデル行動に関する研究．千葉看護学会会誌，6(2)，1-8，2000.
⑤三浦弘恵他：看護職者の学習ニードに関する研究－病院に就業する看護職者に焦点を当てて．看護教育学研究，11(1)，40-53，2002.
⑥村上みち子他：看護学教員のロールモデル行動に関する研究－ファカルティ・ディベロップメントの指標の探求．看護研究，35(6)，35-46，2002.
48）Diers, D.: Research in Nursing Practice. 124-161, J.B. Lippincott Company, 1979.
49）前掲書48)，100-123.
50）King, I.M.: A Theory for Nursing; Systems, Concepts, Process. 22, Delmar Publishers Inc, 1981.
51）山下暢子他：看護学実習における学生の経験に関する研究の現状－1982年から2002年の研究を対象として．第23回日本看護科学学会学術集会講演集，335，2003.
52）見田宗介他編：社会学事典，「経験」の項．245，弘文堂，1988.
53）下中弘編：哲学事典，「経験」の項．391，平凡社，1971.
54）前掲書6)，418.
55）舟島なをみ：看護教育学研究の成果に見る看護学実習の現状と課題．Quality Nursing，7(3)，6，2001.
56）杉森みど里他：看護教育学第6版．254，医学書院，2016.
57）前掲書53)，「体験」の項．888.
58）Combs, A. W., et al.; 友田不二男編，手塚郁恵訳：人間の行動－行動への知覚的アプローチ〈上巻〉．96-97，岩崎学術出版，1970.
59）前掲書12)，790.
60）続有恒他編：心理学研究法11－面接．151，東京大学出版会，1975.
61）Benner, P., et al.; 難波卓志訳：現象学的人間論と看護．455，医学書院，1999.
62）前掲書58)，23-56.
63）高橋照子：看護における現象学的アプローチの活用．看護研究，23(5)，21，1990.
64）前掲書53)，「事実」の項．578.
65）森宏一編：哲学辞典[新装版]，「事実」の項．172，青木書店，1995.
66）前掲書53)，「思考」の項．572.
67）細谷俊夫他編：新教育学大事典第5巻，「知覚」の項．135，第一法規出版，1990.
68）辰野千寿他編：教育心理学辞典，「感情」の項．68，教育出版，1986.
69）下中邦彦編：心理学事典，「感情」の項．104，平凡社，1957.

看護における理論検証とその実際

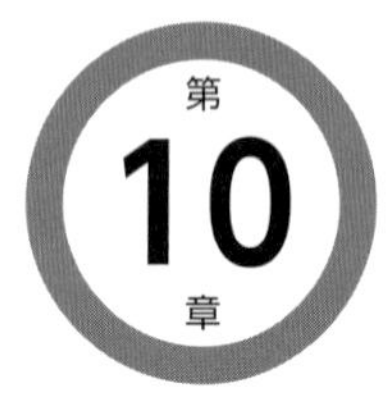

看護における理論検証 ―方法論と研究の実際

I　看護教育学と理論検証

看護教育学研究の一環として，キング目標達成理論[1)]の検証に本格的に取り組むようになったのは，1996年のことである。「本格的に」としたのは，1996年以前から理論検証に深い関心を寄せている事実が残っているためである。それは，1991年7月に開催された第1回日本看護学教育学会講演集に千葉大学大学院に在籍していた看護教育学専攻の大学院生が「キングの目標達成理論のわが国における有用性に関する一考察」[2)]というテーマの研究を発表したという事実である。1991年の研究によって灯された理論検証への火は，文献上では消えてしまったかのように見えるが，看護教育学の研究者の内部では細々と燃え続けた。そして，その火は看護教育学研究独自の方法論が開発され，記述理論から説明理論へ，説明理論から予測理論の開発へと研究的にステップアップする道筋が現実に見えてきたとき，大きく再燃した。この再燃に大きな役割を果たしたのは，1991年に「キングの目標達成理論のわが国における有用性に関する一考察」を発表した研究者である。この研究者の言によれば，1991年の時点では理論検証という観点から行った研究ではないが，発表を終えても何か不全感が残り，どのように発展すべきであったのかが時々脳裏をよぎっていたという。

このような経緯を経て，理論検証に着手するに当たり，まず第1に「理論検証とは何か」，「理論はどのような方法によって検証できるのか」という問いへの答えを探すことが必要となった。しかし，わが国の文献の中に十分な答えを見つけることはできず，看護理論について記述した海外文献の系統的な検討が必要であった。このように書くとそれはいとも簡単な作業のように思えるが，困難を極め，根気と忍耐の過程を要した。結局，それらの問いに対する答えの整理に約5年の歳月を要し，その成果はキング目標達成理論の検証をテーマとする1つの博士論文[3)]として完結した。

この過程は研究者らに，膨大な理論検証に関する知識を与えた。これらを系統的に整理し直すことにより，近い将来開発されるであろう看護教育学理論の検証のみならず，他の看護学領域において開発される，もしくはすでに開発された理論の検証に向け有用な知識となるという確信のもとに本章を書き進める。

Ⅱ 看護における理論検証概論

1 理論検証の意義

理論は，発見と創造，そして証明という過程を通し，螺旋的かつ継続的に洗練され，その機能を高めていく。このうち，発見と創造の過程とは理論開発，証明の過程とは理論検証を意味し，これは，高い機能を有する洗練された理論が，開発と検証という過程を経て初めて誕生することを示す。

理論は，現象の記述，説明，予測[4]という機能を持つ。また，このような機能を持つ理論は，現象に対する体系的な見方を提示する抽象度の高い概念やその定義，概念間の関係を示す命題を構成要素とする。この観点から理論の機能を説明すると，記述とはその現象が何であるかを概念によって表すこと，説明とは現象を複数の概念間の関係として表すこと，予測とは複数の概念間の関係を基に現象に関する予測を立てることを意味する。

今日，多くの看護学研究者が，活発に質的研究を行い，看護現象の概念化に取り組んでいる。また，研究成果として産出された概念は，記述理論に該当する。しかし，質的研究によって誕生した記述理論が，説明，予測とその機能を高めていくためには，概念が相互にどのように関係するかを見出し，それを仮説として検証する必要がある。その結果，見出された概念間の関係は，検証によって初めてその確かさの確認を受け，説明理論，予測理論としての機能を持つことになる。

記述，説明，予測という機能を合わせ持つ理論は，看護職者が，実践の場で何が起こっているのか，何故起こっているのかを理解し，ある現象の次に何が起こるのか，その予測を可能にする。また，教育活動の中で起こるさまざまな現象を理解するための枠組み，あるいは学生に提供する知識としても役立つ。さらに，研究の概念枠組みや理論的枠組みを構築したり，仮説を設定したりする基盤となる。しかし，このような看護実践・教育・研究における理論の活用は，いずれも理論の内容が正しいこと，妥当であることを前提に成立する。内容が正しく，妥当であることの確認を受けていない理論は，看護職者が実践や教育の中で生じる現象を適切に理解することを妨げる可能性がある。また，研究者は，研究の基盤が確かであることへの保証を欠いたまま成果を産出することになる。

看護実践・教育・研究は，いずれも，看護の対象や看護学生など，多様な人々との関係の中で行われ，それらの人々の健康や発達に重大な影響を及ぼす。活用しようとする理論の適切性は，看護実践・教育・研究の質，すなわち個々の活動がそれに関わる人々にとって最善のものとなることを保証する根拠になる。

以上は，理論検証が次のような意義を持つことを示している。すなわち，理論検証は，①理論の洗練と機能の向上に寄与する，②看護実践・教育・研究における確かな根拠に基づく理論の活用を可能にする。

2 定義とその変遷

看護学における理論開発への関心は，1950年代頃より高まり，この変化に伴い，理論検証という用語も普及していった。しかし，理論検証の定義は，長年，明確にされることなく経過した。このような状況の中，1986年，Silva, M. C.が，論文「Research Testing Nursing Theory: State of the Art（看護理論検証研究：現在の水準）」[5]を発表し，理論検証の定義を明確にする必要性を提起した。Silva, M. C.は，この論文に理論検証研究を評価するための7つの基準を示した。

①研究は，看護理論に示された前提や命題の妥当性を決定することを目的としている。
②看護理論は，研究の理論的枠組みとして，あるいは理論的枠組みの一部として，明快に述べられている。
③看護理論は，研究仮説や目的との関係が明白となるように，十分な広さと深さを持って述べられている。
④研究仮説や目的は，看護理論の前提や命題から明白かつ演繹的に導き出されている。
⑤研究仮説や目的は適切な方法で経験的に検証されている。
⑥経験的検証の結果として，看護理論に示された提言や命題の妥当性（あるいはその欠如）を示す数量化された根拠（間接的証拠）が存在する。
⑦考察は，その根拠が看護理論の重要な側面をいかに支持，反証，説明するかという観点から行われている。

7つの評価基準は，経験的検証（empirical testing）すなわち実際のデータによって量的演繹的に理論の妥当性を確かめる方法を用いた研究のみを，理論検証研究と規定した。これは，他の研究者から一定の評価を得る[6~8]と同時に，看護学における理論検証への関心を高め，理論検証の定義に関する検討[9~11]を促進した。また，Silva, M. C.自身も理論検証の定義を探究し続け，1992年，理論検証に対する新たな考え方を展開した論文「Testing of Nursing Theory: Critique and Philosophical Expansion（看護理論の検証：批評と哲学的発展）」[12]を発表した。

Silva, M. C.は，この論文において，1986年の論文が看護学における理論検証の定義の明確化に貢献し，「研究として」ではなく「理論検証として」の評価基準を示した点を価値づけた。一方，「真理とは何か」（真理論）に対する見解の多様性に基づき，経験的検証を唯一の理論検証の方法としたことを限界として指摘した。そして，理論検証とは，「理論の主張が実際の体験（experience）と合致するかどうか，あるいは，学術や実践における重要な問題を解決するかどうかを証明する，ひとつ，あるいはそれ以上の過程である」という新たな定義を示した。また，①経験的検証，②個人的体験の記述に基づく検証，③実践への活用に基づく検証，④批評的推論に基づく検証という4種類の理論検証の方法を示した。

この1992年のSilva, M. C.の理論検証の定義と方法に対する見解は，他の研究者によっても受け入れられ，理論検証に対する関心をいっそう高める契機となった。

3 方法

前項に示したように理論検証には①経験的検証，②個人的体験の記述に基づく検証，③実践への活用に基づく検証，④批評的推論に基づく検証という4種類の方法[12, 13]があり，これらは次のような特徴を持つ(表10-1)。

① 経験的検証

経験的検証は，現実と正しく対応しているときに理論を真理とみなすという考え方(真理の対応説)を前提にしている。また経験的検証は，理論における主張を，現実世界における経験的データを用いて，量的演繹的に確認する方法であり，中範囲理論を直接検証する方法でもある。具体的には，現実世界の中で測定用具を用いて理論が内包する概念を測定し，記述，相関，あるいは実験的デザインを用い，理論が主張している内容と測定結果が一致するか否かを検討する。理論が内包する概念の測定用具は，経験的指標と呼ばれる。概念は，抽象度が高く，現実世界の中で直接扱うことができないが，経験的指標を用いた測定により，現実世界の中で具体的かつ取り扱い可能なものとなる。

② 個人的体験の記述に基づく検証

個人的体験の記述に基づく検証は，理論の各部分が他の部分および理論全体と一貫し，整合性を備えているときに，その理論を真理とみなすという考え方(真理の整合説)を前提にしている。それは，理論が包含する現象に関する個人的体験を記述してデータとし，理論の哲学的基盤に立脚した質的帰納的方法論に基づき分析することを通して，データと理論の概念，命題の一致を検討する方法である。すなわち，この方法は，経験的検証と同様に，現実世界における経験的データを必要とする。しかし，経験的検証が量的演繹的方法を用いるのに対し，質的帰納的方法を用いる。また，経験的検証が中範囲理論の直接的検

表10-1 看護理論の検証方法と特徴

理論検証方法	特徴
経験的検証	・経験的データを用いる ・量的演繹的方法を用いる ・中範囲理論を直接検証する方法である ・概念は経験的指標(測定用具)によって現象と結びつけられる
個人的体験の記述に基づく検証	・経験的データを用いる ・質的帰納的方法を用いる ・大理論を直接検証する方法である
実践への活用に基づく検証	・理論が実践における問題の解決，実践の向上に役立つかどうかの確認を目的に行われる ・実践に理論を意図的に活用し，それを評価する方法を用いる ・あらゆる種類の理論に適用可能であるが，特に，予測機能を持つ中範囲理論の検証に効果的である
批評的推論に基づく検証	・経験的データを用いない ・知的活動を通して理論を分析，批評し，理論の長所や限界を解説する ・特に大理論に対し有効であるが，あらゆる種類の理論に適用可能である

証に有効であるのに対し，大理論の直接的検証に有効である。

③ 実践への活用に基づく検証

実践への活用に基づく検証は，実践に役立つものであるときにその理論を真理とみなすという考え方(真理の実用説)を前提にしている。それは，理論が実践における問題の解決，あるいは実践の向上に役立つかどうかを確認することを目的に，実践における理論の意図的な活用とその結果の評価を行う方法である。実践への活用に基づく検証は，すべての種類の理論に使用できるが，特に，予測機能を持った中範囲理論の検証に効果的である。

④ 批評的推論に基づく検証

批評的推論に基づく検証は，真理の対応説，整合説，実用説のすべてに関連する。経験的検証や個人的体験の記述に基づく検証が，現実世界における経験的なデータを使用するのに対し，この方法は，経験的データを用いることなく理論を検証する。また，特に大理論に対して有効であるが，中範囲理論にも使用可能である。具体的には，知的活動を通して理論を記述，分析，批評し，理論の長所や限界を解説する。先に述べた3種類の方法を用いた理論検証研究の結果は，批評的推論に基づく検証のための基礎資料となる。

理論には，現象を包含する範囲により，中範囲理論，大理論などの種類がある。上述した4種類の理論検証方法とその特徴は，ある理論を検証しようとする場合，その理論の範囲からみた種類を考慮した上で効果的な理論検証の方法を選択する必要があることを示す。

以上は，看護における理論検証の概論である。この概論に沿って，看護における理論検証各論として，特に，活用可能性が高い中範囲理論の検証に効果的な方法である経験的検証，実践への活用に基づく検証，批評的推論に基づく検証の3種類を，キングの目標達成理論に関する研究例をもとに概説する。大理論の検証に有効である個人的体験の記述に基づく検証を用いた研究には，Patterson, E. T., Hale, E. S. の論文[14)]があり，Silva, M. C. は，この論文を個人的体験の記述に基づく検証の実例として紹介している。大理論の検証に関心を持つ読者にはこの論文の精読を推奨する。

III 看護における理論検証各論

1 経験的検証

特徴

経験的検証(empirical testing)とは，理論が述べていることが実際にそうであること，すなわち理論が事実に合致することを量的演繹的に明らかにする方法[15]であり，その手続きには測定用具を用いたデータ収集を含む。経験的検証に用いる測定用具を経験的指標[16]と呼び，この経験的指標は抽象的な理論の概念を具体的事実に関連づけるという機能を果たす。例えば，ある看護理論が概念Ａと概念Ｂの関係を「Ａが高い看護師はＢも高い」と述べているとする。この看護理論に対する経験的検証とは，看護師を対象に，概念Ａと概念Ｂに該当する事実を，測定用具Ａと測定用具Ｂを用いてデータとして収集し，得点間に正の相関関係があるかどうかを検討することを意味する。

また，経験的検証は，真理論との関係，理論の種類と適用可能性，研究デザインに関し次のような特徴を持つ。

a．真理論との関係

概論に示したように理論検証の方法は「真理とは何か」を扱う真理論に関係し，真理論には，真理の対応説，整合説，実用説がある。このうち真理の対応説とは，「人間の思考」である理論と「実在するもの」である事実という一対の存在を前提とし，両者が合致したときにその理論を真理とみなす立場である[12]。理論と事実の合致を明らかにしようとする経験的検証は，まさにこの真理の対応説の立場に立った方法である。

b．理論の種類と適用可能性

経験的検証は，前述したとおり，測定用具を用い，理論を構成する概念を具体的事実に関連づけ，データとして収集するという手続きを必要とする。これは，概念を具体的事実に関連づけて測定できる理論にのみ経験的検証を適用できることを示す。

理論には，現象を包含する範囲により大理論，中範囲理論といった種類があり，経験的検証は，大理論よりも中範囲理論の検証に適している[15]。これは，次のことに起因する。すなわち，大理論は，抽象度が高く，広い範囲の現象を包含するため，特定の測定用具を用い，概念を具体的事実に適切に関連づけて測定することが難しい。これに対し，中範囲理論は，大理論よりも抽象度が低く，ある程度特定された範囲の現象を包含するために，特定の測定用具を用い，概念を具体的事実に適切に関連づけて測定することが，大理論に比べ容易である。

c．経験的検証に用いる研究デザイン

経験的検証を適用する理論検証研究には，主に，記述的デザイン，相関的デザイン，実験的デザインの３種類を用いる[16]。また，ある看護理論検証研究にこれらの中からどの研

表 10-2　理論の機能とその特徴および経験的検証に用いる研究デザイン

理論		経験的検証に用いる研究デザイン	
機能	特徴	研究デザイン名	概要
記述	現象に対する命名や分類を示す	記述的デザイン	現象の特徴や過程を明らかにするために，自然な状況の中でデータを収集し，度数，平均値，中央値，最頻値，範囲など，記述統計学の手法を用いて分析する
説明	現象と現象の間にある特定の関連を示す	相関的デザイン	現象と現象の間の関連を明らかにするために，自然な状況の中でデータを収集し，パラメトリック，ノンパラメトリックな統計学的手法を用いて分析する
予測	ある現象が起こるとどのような変化が生じるかの予測を示す	実験的デザイン	ある現象が起こることにより変化が生じることを明らかにするために，現象に何らかの操作を加え，それがどのような影響や変化をもたらすかを調査する。データ分析には，パラメトリック，ノンパラメトリックな統計学的手法を用いる

〔Fawcett, J.: The Relationship of Theory and Research, 3rd ed., 15-20, F. A. Davis, 1999 に基づき作成〕

究デザインを採用するかは，理論の機能に関連する[17)]（表 10-2）。

理論には，現象の記述，説明，予測という機能があり，各理論はその機能により記述理論，説明理論，予測理論に分類できる。このうち記述理論は，現象に対する命名や分類を示すという特徴を持ち，その経験的検証には記述的デザインを用いる[18)]。これは，自然な状況の中でデータを収集し，度数，平均値，中央値，最頻値，範囲など記述統計学の手法を用いて分析し，現象の特徴や過程が理論に合致するかどうかを探究するデザインである[18)]。

また，説明理論は，現象と現象の間にある特定の関連を示すという特徴を持ち，その経験的検証には相関的デザインを用いる[19)]。これは，記述的デザインと同様に自然な状況の中でデータを収集し，パラメトリック，ノンパラメトリックな推測統計学の手法を用いて分析し，理論が示すとおりに現象と現象が関連しているかを探究するデザインである[19)]。

さらに，予測理論は，ある現象が起こるとどのような変化が生じるかを示すという特徴を持ち，その経験的検証には実験的デザインを用いる[20)]。これは，記述的デザイン，相関的デザインのように自然な状況の中でデータを収集するのではなく，現象に操作を加え，それがもたらす影響や変化を調べることにより，ある現象が理論から予測できる変化を生じさせるかどうかを探究するデザインである[20)]。分析には，相関的デザインと同様にパラメトリック，ノンパラメトリックな推測統計学の手法を用いる。

● 評価基準

経験的検証を適用した理論検証研究は，どのデザインを選択した場合にも「研究として」適切であることを必要とし，これは他のあらゆる研究と同様である。看護学研究の概説書[21)]の多くは，研究を評価する際の基準を提示しており，これらは理論検証研究を「研究として」評価する際の指針となる。しかし，経験的検証を適用した理論検証研究は，この「研究として」の基準と同時に，「経験的検証として」の基準に基づき評価する必要がある。本章「Ⅱ. 看護における理論検証概論」の「2. 定義とその変遷」に，1986 年，Silva, M. C. が提起した経験的検証の評価基準を紹介した（336 頁）。この評価基準は，その後 Fawcett, J.[22)]

表 10-3　経験的検証を適用した看護理論検証研究の評価基準

1. 理論の検証を研究目的とすることを明示している
2. 研究の指針として中範囲理論を用いていることが明瞭である
3. 中範囲理論の広く，深い検討を通し，理論と研究問題の関係を明瞭に示している
4. 研究方法論に中範囲理論を反映している
   1）理論が焦点を当てる適切な母集団から対象者を抽出している
   2）中範囲理論を構成する概念に対し，経験的指標となる適切な測定用具を選択している
   3）研究デザインに中範囲理論の焦点を反映していることが明瞭である
   4）中範囲理論の焦点に適したデータ分析方法を用いている
5. 中範囲理論の概念や命題に関する証拠という観点からデータを解釈している
6. 考察において中範囲理論の経験的妥当性(empirical adequacy)に関する結論を明瞭に提示している

〔Fawcett, J.: Analysis and Evaluation of Nursing Theories. 252-253, F. A. Davis, 1993〕

をはじめ，他の研究者が経験的検証の評価基準を発展させる基盤となった(表 10-3)。

経験的検証を用いて看護理論の検証を試みた研究者は，「研究として」の評価基準と共に，表 10-3 に示す「経験的検証として」の評価基準を使用し，その取り組みの理論検証としての適切性を評価できる。また，この評価基準は，研究者が経験的検証を適用して看護理論の検証に取り組む際の指針にもなる。

経験的検証の実際―キングの目標達成理論検証研究の過程を通して―

2000 年，看護教育学研究「キング目標達成理論の検証」[23, 24]が以上の知識に基づき展開された。これは，米国において開発された看護理論に対する経験的検証を直接的な目的とした日本初の研究であり，次の 4 段階の過程を経た(図 10-1)。

第 1 段階：検証する命題と検証方法の決定

理論は，概念，定義，命題から成り，これらのうち概念間の関係を示す命題が経験的検証の対象となる。キングの目標達成理論には，看護師-患者相互行為に焦点を当てた 8 つの命題があり，先行研究を検討した結果は，8 命題中 5 命題が未検証であることを示した。

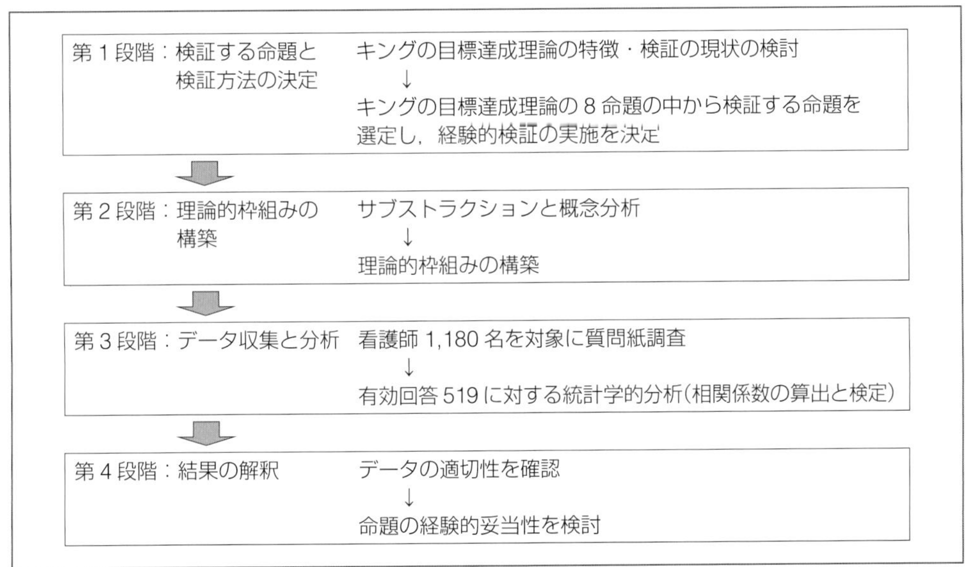

図 10-1　経験的検証を適用した研究の過程―キングの目標達成理論検証研究を例に

そこで，この5未検証命題の中から優先的に検証すべき命題を検討し，「看護師-患者相互行為において目標が達成されるならば，両者の間に満足感が得られる」の検証を決定した。

また，次の2点を根拠に4種類の看護理論検証方法の中から経験的検証の適用を決定した。第1は，キングの目標達成理論の開発過程の特徴である。キングは，教育学，社会学，心理学，生物学など多様な学問分野の膨大な知識をていねいに洗い直し，看護の基本となる概念として抽出，統合し，目標達成理論を開発した[25)]。これは，キングの目標達成理論が，多様な学問分野の知識の論理演繹的な統合により開発されており，論理的整合性が高い一方，活用可能性向上のために現実との照合による妥当性の検討，すなわち経験的検証を重要な課題とすることを示す。第2は，キングの目標達成理論の検証の状況である。目標達成理論の発表年である1981年から1998年までの18年間に発表された122件の関連文献を分析した結果，3件が経験的検証，43件が批評的推論に基づく検証，24件が実践への活用に基づく検証に該当し，残る52件はキングの目標達成理論を研究の基盤として活用していた。これは，開発過程の特徴からみて経験的検証が重要であるにもかかわらず，キングの目標達成理論にそれを適用した研究がごく少数であることを示した。

● 第2段階：理論的枠組みの構築

経験的検証を適用した研究の適切な実施に向け，理論的枠組みを構築した。また，精度の高い理論的枠組みを構築するために，サブストラクションと概念分析を適用した。

サブストラクション[26,27)]は，主要概念の認識・分離，概念間の関係の陳述，抽象度による概念の階層的系列化と関係の図式化という手続きを通し，研究の理論的要素（理論を構成する概念）と操作的要素（経験的指標となる測定用具）が論理的かつ整合性を持って関連しているかどうかを検討するための効果的な方法である。また，概念分析は，文献から概念の使用例を収集，分析することにより，定義や経験的指標となる測定用具の要件を明らかにするための手法である[28)]。図10-2は，このようにして構築された理論的枠組みであり，図中の網掛けはサブストラクションの過程，点線の囲みはサブストラクションの過程とこの研究の実際の対応を示す。この理論的枠組みの概要は次のとおりであり，①から⑥は，図中の①から⑥に該当する。

①命題から「看護師-患者相互行為における目標達成」と「看護師-患者相互行為における満足感」の2概念を認識・分離する。

②2つの概念間の関係から，看護師に焦点を当て，「患者との相互行為において目標達成度が高い看護師は，それが低い看護師よりも満足度が高い」という陳述を導き出し，これを，命題の経験的妥当性検証のための仮説とする。

③この仮説を検証するためには，「患者との相互行為における看護師の目標達成度」と「患者との相互行為における看護師の満足度」2変数を測定する必要がある。

④③の2変数の測定に用いる測定用具は，キングの目標達成理論の概念「看護師-患者相互行為における目標達成」と「看護師-患者相互行為における満足感」の経験的指標として適切であり，しかも看護師を対象とする自己評定尺度でなければならない。概念分析[29)]の結果は，両概念の経験的指標となる測定用具の要件を明らかにしており，測定用具検討の指針となる。

⑤看護師目標達成行動尺度（NPGA）[30)]は「看護師-患者相互行為における目標達成」，Nursing Job Satisfaction Scale[31)]日本語版（NJSS-J）は「看護師-患者相互行為における

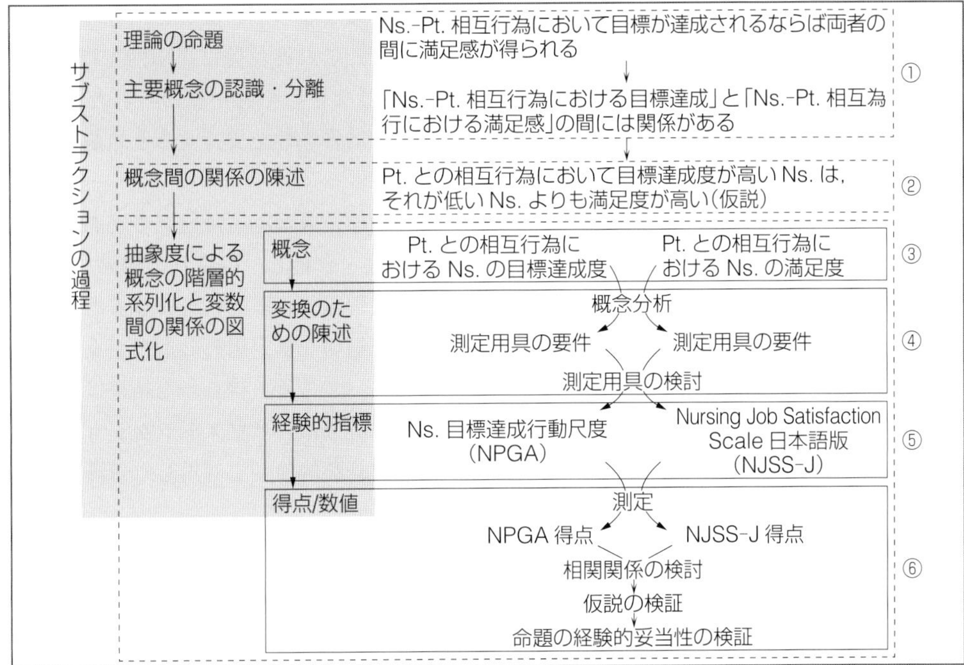

図 10-2　サブストラクションと概念分析に基づく研究の理論的枠組み
Ns.：看護師，Pt.：患者。①から⑥は本文中の理論的枠組みの記述に対応

満足感」の経験的指標としての要件を満たす自己評定尺度である。そのため，「患者との相互行為における看護師の目標達成度」，「患者との相互行為における看護師の満足度」の測定用具として採用できる。

⑥両測定用具を用いて看護師から NPGA 得点，NJSS-J 得点に関するデータを収集する。両得点の相関関係を検討することは仮説の検証を通して，命題の経験的妥当性検討を可能にする。

● 第 3 段階：データ収集と分析

理論的枠組みに基づき NPGA，NJSS-J を含む質問紙を用い，郵送法によりデータを収集した。全国の一般病院から無作為に抽出し，研究協力に同意した 47 施設に所属する看護師 1,180 名に質問紙を配布した結果，655 名（回収率 55.5%）から回答を得，有効回答であった 519 名分を分析対象とした。分析には，記述統計量の算出，相関係数の算出と検定を用いた。その結果，NPGA 得点と NJSS-J 得点には統計学的に有意な正の相関を認めた（$r=0.395$，$p<0.001$）。

● 第 4 段階：結果の解釈

経験的検証の評価基準が示すとおり，研究結果から理論の経験的妥当性に関する結論を導き出すためには，まず，その研究が，検証しようとする命題の証拠としてふさわしいデータを用いていることを確認する必要がある。そこで，データを検討した結果，次の 2 点を確認した。①519 名からなる対象者は，わが国の看護師全体の状況に合致する特性を持ち，標本として母集団に対する代表性を備えている。②概念分析に基づき選定した測定用具である NPGA と NJSS-J によって得られた得点は，いずれも正規分布となっている。これらは，データが母集団に対する代表性を備えた標本から適切な測定用具を用いて収集されており，変数の自然な変動を反映した分布となっていること，そのため命題検証のための証拠として使用できることを表す。また，これを前提に，NPGA得点とNJSS-J得点の関係を検討し，両得点間に統計学的に有意な正の相関が認められたことは仮説を支持し，さらにその仮説を導き出した命題の経験的妥当性を支持すると結論づけた。

以上が，経験的検証を適用したキングの目標達成理論検証研究の実際である。文献検討を経て理論的枠組みを構築し，データを収集・分析し，得られた結果を解釈する過程は，他の研究と変わらない。しかし，研究が看護理論の経験的検証になるためには，精度の高い理論的枠組みの構築が必須であり，特に，適切な測定用具の選択が重要である。測定用具が理論と現実を適切に結びつけるものであってこそ，得られた結果は理論の経験的妥当性を示す証拠として機能する。上述の研究の特徴は，サブストラクションと概念分析を用いた理論的枠組みの構築にあり，そのことが経験的検証を適用した看護理論検証研究としての成功につながっている。

● 看護理論の経験的検証の成立要件

キングの目標達成理論検証研究が用いたサブストラクションは社会学領域で開発された理論検証のモデル[26)]，概念分析は哲学的研究方法論の1つであり[32)]，量的データの収集・分析には統計学的手法が関わっている。これは，経験的検証を適用したこのキングの目標達成理論検証研究が，キングの目標達成理論を含む看護学の知識および社会学，哲学，統計学といった多様な知識の統合により成立していることを示す。

しかし，看護理論の経験的検証が，社会学，哲学，統計学に精通していなければ不可能であること，あるいは社会学，哲学，統計学の専門的知識を持っていさえすれば可能であることを意味するわけではない。経験的検証に必要な社会学，哲学，統計学の知識は限定されており，これらの知識の修得に要する資料は，情報検索システムや図書館の活用を通し，世界中から容易に入手できる。また，キングの目標達成理論の検証に向けてサブストラクション，概念分析を適切に実施し，量的データの分析結果を適切に解釈するためには，何よりもキング看護理論を含む看護学への深い理解が必要不可欠である。

これらは，看護理論の経験的検証が，看護理論と看護学に対する研究者の深い理解を前提に成立することを示す。看護職者が自律的に看護理論の経験的検証に取り組む意義，看護理論の検証と発展が看護職者自身の活動によってこそ可能であることを再確認できる。

経験的検証を，どのように進めるかは，研究者個々人が，検証しようとする看護理論に対する理解に基づき具体的に決定していかなければならない。経験的検証の実際例として示したキングの目標達成理論の検証は，この理論に対する研究者らの理解を前提にして試行錯誤した成果でもある。

2　実践への活用に基づく検証

● 特徴

実践への活用に基づく検証（testing to verify nursing theory through application to nursing practice）は，理論を実践に意図的に活用し，その効果を検討することを通して，理論が実践における問題の解決，実践の向上に役立つことを確認する方法である[12, 33]。例えば，ある看護理論が「AはBを起こす」と述べており，Bが看護の質向上につながる重要な要素であるとする。看護師は，実践の中でAを生じさせるように意図的に行動し，Bを起こし，それが看護の質向上に結びつくことを確認する。これは，実践への活用に基づくこの看護理論の検証となる。

また，実践への活用に基づく検証は，真理論との関係，理論の種類と適用可能性，研究デザインに関し次のような特徴を持つ。

a．真理論との関係

先述したように理論検証の方法は，「真理とは何か」を扱う真理論に関係し，真理論には，真理の対応説，整合説，実用説がある。このうち，真理の実用説とは，実践に役立つときにその理論を真理と見なす立場である[12]。実践への活用に基づく検証は，看護理論が実践上の問題を解決したり，実践の向上に役立つことを確認するために実施され，真理の実用説の立場に立った方法である。

看護理論は，活用を通して実践の向上を図ることを究極的な目標とする。これは，真理の実用説に立つ実践への活用に基づく検証が，看護理論の存在価値に直接関わる成果を産出する方法として重要であることを示す。

b．理論の種類と適用可能性

前述したとおり，実践への活用に基づく検証は，手続きとして，理論を実践に意図的に活用し，その効果を検討することを必要とする。そのため，この方法は，検証しようとする理論が，対象とする現象や実践への活用がもたらす効果を特定可能な程度に限定していることを適用の前提条件とする。

この前提条件を満たす典型的な理論は，予測機能を持った中範囲理論である。予測機能を持った中範囲理論は，ある現象の次に起こる現象の予測を示し，しかもその現象の範囲がある程度限定されている。そのため，実践への活用に基づく検証は，すべての種類の看護理論に適用可能であるが，特に予測機能を持った中範囲理論に有効である[33]。

c．実践への活用に基づく検証に用いる研究デザイン

経験的検証に用いる研究デザインの項に論述したように，経験的検証には，記述的，相関的，実験的デザインの採用が一般的であり，研究者はどの研究デザインを採用するかを理論の機能と関連づけて決定する[22, 34]。これに対し，実践への活用に基づく検証に向けた研究デザインについては，理論検証に関する文献の中で十分に論じられてきていない。しかし，キング看護理論の実践への活用に基づく検証に該当する論文[35]を概観すると，それらは，同理論を基盤に患者指導プログラム，看護提供システム等を開発，実施し，その効果を評価していた。すなわち，実験的操作を含む評価研究デザインを用いていた。

実験的操作とは，研究対象者に意図的な働きかけを行うことである[36]。また，評価研究デザインは，あるプログラム，実践，手続き，方針などを適用し，それが，目標達成に向けていかにうまく機能するかを明らかにする際に用いられる[37]。実践における理論の意図

表 10-4　実践への活用に基づく検証を適用した看護理論検証研究の評価基準

1. 理論を現実の臨床実践に活用している
2. 理論を活用する目的が，看護実践上の問題解決に向けた理論の効果解明にあることを明瞭に述べている
3. 活用する枠組みに理論を反映していることを明瞭に示している
4. 同じ状況に理論を活用した場合と活用しなかった場合の成果を比較できる計画になっている
5. 扱っている問題や成果は，臨床看護師にとって重要である
6. 問題解決に対する理論の効果に関わる成果を測定している
7. 問題解決のための方略を規定し，実施する際に，理論がいかに役立つかという観点から明瞭な結論を導き出している

〔Fawcett, J.: Analysis and Evaluation of Nursing Theories. 256-258, F. A. Davis, 1993〕

的な活用はこの実験的操作に，その効果の確認は実験的操作の結果に対する評価ととらえられ，看護理論の実践への活用に基づく検証に位置づく文献が実験的操作を含む評価研究デザインを用いていたことは，当然のこととして納得できる。実験的操作を含む評価研究デザインは，実践への活用に基づく検証に採用する研究デザインを検討する際，有効な選択肢の1つとなる。

評価基準

実践への活用に基づく検証を適用した理論検証研究も，前述した経験的検証と同様に，「研究として」適切でなければならない。例えば，実験的操作を含む評価研究デザインを採用した場合，実験的操作の実施に倫理的問題は存在しないか，実験的操作の効果を表すデータの収集に信頼性と妥当性を備えた測定用具を使用しているかといった点を十分に吟味する必要がある。同時に，「実践への活用に基づく検証として」適切でなければならない。研究を，この「実践への活用に基づく検証として」という観点から評価するための基準としての7項目[33]（表 10-4）がすでに確立されており，この基準は，実践への活用に基づく検証の指針としても使用できる。

実践への活用に基づく検証の実際
―キングの目標達成理論検証研究の過程を通して―

次に，実践への活用に基づく検証の実際として，キングの目標達成理論検証研究を紹介する。これは，米国の研究者が行った研究[38]であり，実験的操作を含む評価研究デザインを用いている。実験的操作としてキングの目標達成理論を基盤とする青年期女性に対する経口避妊薬の内服指導を行っており，その過程は，次の4段階に整理できる（図 10-3）。

● 第 1 段階：文献検討に基づく研究の焦点の明確化

青年期女性の避妊に関する先行研究を検討し，次の3点を明らかにした。

①青年期女性の避妊に関する研究が多数行われている一方，経口避妊薬の確実な内服に焦点を当てた研究はほとんど行われていない。

②青年期女性の多くが避妊を確実に実施できていない。

③経口避妊薬の確実な内服には，クライエントの年齢，経口避妊薬使用の利点と欠点に対する知覚，保健指導実施者とクライエントとの相互行為が関係している。

これら①から③は，青年期女性の経口避妊薬の確実な内服を支援するために，クライエ

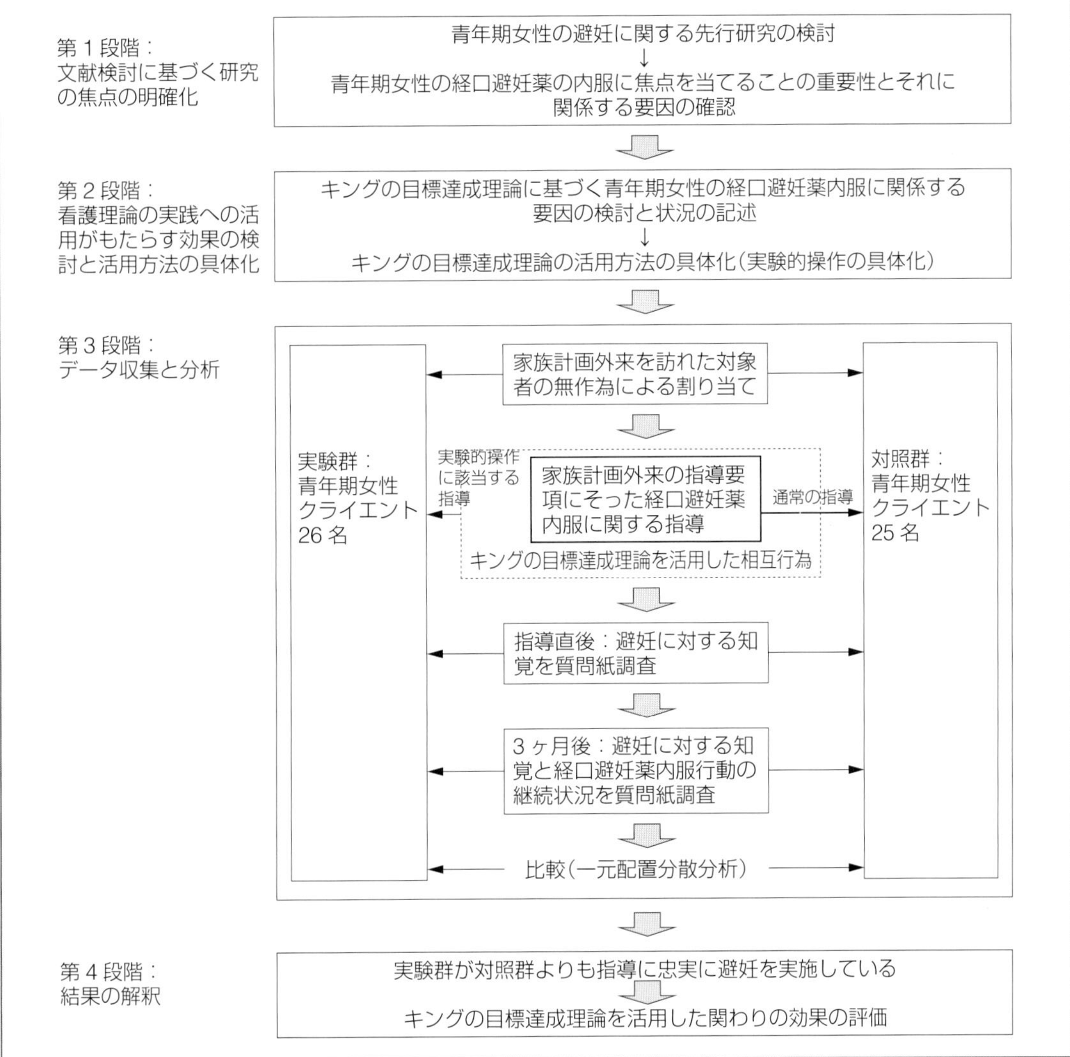

図 10-3　実践への活用に基づく検証を適用した研究の概要

ントの年齢，経口避妊薬使用の利点と欠点に対する知覚，保健指導実施者とクライエントの相互行為に着目して研究する必要性を示した。

● **第 2 段階：看護理論の実践への活用がもたらす効果の検討と活用方法の具体化**

第 1 段階における文献検討が明らかにした経口避妊薬の確実な内服に関係する 3 要因であるクライエントの年齢，経口避妊薬使用の利点と欠点に対する知覚，保健指導実施者とクライエントとの相互行為は，各々，キングの目標達成理論の成長と発達，知覚，相互行為の概念に関連する。そこで，これら 3 要因をキングの目標達成理論の概念に基づき検討し，青年期女性の状況に置き換え，記述した(表 10-5)。

次に，この記述に基づき，経口避妊薬内服指導にキングの目標達成理論を活用する方法を具体化した。すなわち，キングの目標達成理論は，「行為」，「対応」，「障害」，「共同目標の設定」，「手段の探求」，「手段への同意」について，目標達成を導く相互行為の要素であるとしている。そこで，経口避妊薬内服指導のための青年期女性との相互行為において，看護師がこれら6要素を生じさせるように意図的に行動するという計画を立てた(表10-6)。これは，研究における実験的操作に該当する「看護理論を活用した実践」の具体化でもある。

●第3段階：データ収集と分析

データ収集では，第1に，2つの家族計画外来を訪れ，研究協力に同意した51名の青年期女性クライエントを実験群(26名)と対照群(25名)に無作為に割り当てた。

第2に，両群の青年期女性クライエントに対し，ビデオとプリントを用いた経口避妊薬内服指導を実施した。これは，家族計画外来で通常行っている指導方法である。また，実験群にはこの指導を行う際に，表10-6に示した実験的操作に該当する行動，すなわちキングの目標達成理論を活用した意図的行動を含む相互行為を展開した。これを担当したのは，研究者および修士以上の学位を持ち事前にトレーニングを積んだ看護師5名であった。

第3に，両群のクライエントに対し，指導直後および指導3ヶ月後に，避妊に対する知覚についての質問紙調査を行った。指導3ヶ月後には，経口避妊薬内服行動の継続状況についても質問紙調査を行った。

表10-5　キングの目標達成理論に基づく経口避妊薬内服に関する青年期女性の状況の記述

キングの目標達成理論における記述	経口避妊薬内服に関する青年期女性の状況の記述
1. 知覚は物事に対する個々人の主観的見方であり，行動に影響を及ぼす	青年期女性は，経口避妊薬内服による健康への悪影響を強く知覚しており，確実に内服できないでいる
2. 知覚と行動は成長と発達の影響を受け，成長と発達は環境に関係する	青年期女性は，経口避妊薬を使用した経験が少なく，その利点と欠点について十分に理解できていない。また，個々人の経口避妊薬使用の利点と欠点に対する知覚は，環境の影響を受けている
3. 看護師とクライエントの相互行為の重要な要素は，コミュニケーションと相互浸透行為であり，これらはクライエントの保健行動に影響を及ぼす。また，相互浸透行為は目標達成を導く	看護師がキングの目標達成理論を活用した相互行為を展開することは，クライエントである青年期女性が経口避妊薬使用の利点と欠点に対する自己の知覚を明らかにすることを促進し，経口避妊薬を確実に内服するという目標達成につながる可能性が高い

表10-6　キングの目標達成理論に基づく青年期女性への経口避妊薬内服指導時の看護師の行動(実験的操作の方法の具体化)

キングの目標達成理論における相互行為の要素	キングの目標達成理論を活用した経口避妊薬内服指導時の相互行為
1. 行為 2. 対応行為	看護師と青年期女性クライエントは経口避妊薬使用の利点と障害について知覚していることを明らかにする
3. 障害	看護師と青年期女性クライエントは，経口避妊薬の確実な内服を妨げる可能性がある障害を明らかにする
4. 共同目標の設定	看護師と青年期女性クライエントは，経口避妊薬を使用して避妊することを共同目標として設定する
5. 手段の探求 6. 手段への同意	看護師と青年期女性クライエントは，障害を克服し，経口避妊薬を確実に内服するための方法を発展させる

表10-7　対象者への倫理的配慮

1. 研究者が所属する大学の研究倫理委員会および家族計画外来の代表者から検討を受け，研究遂行への承認を得た
2. 研究対象となる青年期女性クライエントに対し任意の研究協力を求めた
3. 両親に秘密で家族計画外来を訪れている青年期女性クライエントの権利を擁護するため，研究協力に際する両親の同意を求めなかった
4. 実験群，対照群ともに家族計画外来で通常行っている指導を保証し，実験群にはそれに加えてキングの目標達成理論が効果的であるとしている方法で相互行為を展開することを試みた

第4に，両群を比較するために分散分析を実施した。その結果は，年齢，避妊に対する知覚に関し，実験群と対照群の間に有意差がなく，両群が同質の集団であることを明らかにした。その一方，指導3ヶ月後の経口避妊薬内服行動の継続状況には有意差があり，実験群が対照群よりも経口避妊薬の内服を指導どおり忠実に実施していることを明らかにした。

なお，この第3段階では，研究対象となる青年期女性クライエントに対し，表10-7のような倫理的配慮を行っている。

● 第4段階：結果の解釈

第3段階の分析結果に基づき，キングの目標達成理論を適用した経口避妊薬内服指導は青年期女性クライエントの経口避妊薬の確実な内服促進に効果的であったと評価した。また，同時に，2つの家族計画外来において収集したデータを用いて得られた結果であり，その一般化には慎重を要することを指摘した。

以上が，実践への活用に基づく検証に該当するキングの目標達成理論検証研究の実際である。この研究も，経験的検証を適用した研究と同様に，文献検討を通して研究の方向性を定め，データを収集・分析し，得られた結果を解釈するという過程は，他の研究と変わらない。しかし，表10-5から表10-7が示すように，関心を持っている現象をキングの目標達成理論に基づき適切に解釈していること，キングの目標達成理論を実践に適切に活用していること，その際，研究対象への倫理的配慮を十分に行っていることが，研究の成功につながっている。

また，この研究結果は2つの家族計画外来で収集したデータから得られており，結果の一般化には慎重を要すると述べていた。これは，この研究の限界というよりも，むしろ実践への活用に基づく検証の性質を反映している。看護理論の実践への活用に基づく検証は，看護職者が，患者あるいはクライエント1人ひとりと向き合い，看護理論を活用した実践となる相互行為の展開を積み重ねることを必要とする。そのため，1度に多量のデータを収集，分析し，多様な看護状況に即一般化できる結果を得ることは不可能に近い。一般化できる成果を得るために，実践への活用に基づく検証を適用した看護理論検証研究を着実に積み重ねていくことは，看護職者の重要な責任である。

実践への活用に基づく看護理論検証の成立要件

前項に紹介した研究をはじめ，実践への活用に基づく検証に該当する研究の多くが実験的操作を含む評価研究デザインを用いている。すべての研究は，対象となる人々に十分な

倫理的配慮を行う必要があり，研究が実験的操作を含む場合には，特に，そのことに伴い生じやすい倫理的問題への配慮が求められる。

研究倫理には，自律性・善行・正義という3原則があり[39]，人を対象に実験的操作を行うことは，この3原則のうち善行の原則と密接に関連する。

善行の原則とは，研究がよい行いであること，すなわち研究が対象に利益をもたらし不利益を与えないことを意味する。例えば，前項に紹介した研究においては，実験群・対照群のクライエントはともに家族計画外来で通常行われている経口避妊薬内服に関する指導を受けられ，これは，研究に参加することがクライエントの不利益とならないための配慮である。また，実験群には通常の指導を保証することに加え，キングの目標達成理論を根拠とする相互行為を展開し，よりいっそうの効果を期待できる指導方法を試みている。これは，実験群の対象者が研究参加によって利益を得ることにつながっている。

実践への活用に基づく検証において研究者は，看護理論を根拠にこれまで以上の効果を期待して，実験的操作に該当する方法を実施するであろう。しかし，その効果を看護実践の中で確認するのはこれからであり，対象者に成功を確約できるわけではない。研究者は，根拠を持って実験的操作に該当する方法を実施すると共に，このことを認めた上で，研究に参加する対象者に少なくとも通常と同等の効果のある看護を保証する必要がある。また，研究参加が対象者にもたらす可能性のある利益と不利益について十分に説明し，任意の協力を求めなければならない。

これらは，看護理論に対する実践への活用に基づく検証が，次の3点をその成立要件とすることを示す。

①実験的操作に該当する看護理論を活用した実践を，確実な効果を期待できることに対する十分な根拠を持って実施する。

②実験的操作に該当する看護理論を活用した実践の有無にかかわらず，対象者に少なくとも通常と同等の効果のある看護を保証する。

③対象者に，実験的操作に該当する看護理論を活用した実践がもたらす可能性のある利益と不利益について十分に説明し，任意の協力を求める。

以上，実践への活用に基づく検証の特徴と評価基準，およびキングの目標達成理論検証研究を例に，その実際を紹介した。また，看護理論に対する実践への活用に基づく検証の成立要件について，対象者への倫理的配慮という観点から論じた。

すでに述べたとおり，看護理論は，実践に役立つものであってこそ存在意義がある。実践への活用に基づく検証は，その成果として理論の存在意義を裏づける根拠を提示し，その累積は，看護職者による看護理論の実践への活用を推進する力となる。しかし，実践への活用に基づく検証の累積には，看護職者が，患者あるいはクライエント1人ひとりと向き合い，十分に倫理的配慮を行いながら，相互行為の展開を積み重ねることが必要である。

3 批評的推論に基づく検証

特徴

批評的推論に基づく検証(testing to verify nursing theory through critical reasoning)とは，検証しようとする理論の長所や限界を明らかにすることを目指し，関係する文献を収集し，それを基に批評を行うという方法である[12, 40]。「検証しようとする理論に関係する文献」とは，理論そのものの記述はもとより，理論家や理論構築過程について述べた文献，その理論を実践・教育・研究に活用したことを報告した文献などを意味する。また「批評」とは，対象を全体的・多角的に検討し，判断・評価を下すという研究者の思考活動である[12, 41]。

例えば，「ある看護理論をていねいに読み，全体の論理的整合性を検討，評価すること」，「ある看護理論を実践に活用したことを報告した論文を読み，その有用性や意義，さらなる発展のための課題を明らかにすること」は，批評的推論に基づく検証となる。また，各看護理論に理論分析[42]の手法を適用してその成果を記述した論文もこの批評的推論に基づく検証に該当する[40]。Tomey, A. M. 編『看護理論家とその業績』[43]に収録された論文は，各看護理論に対する分析結果を示しており，批評的推論に基づく検証の典型例である[40]。

看護理論の長所を明らかにすることは，実践・教育・研究にその看護理論が活用されることを促進する。また，限界を明らかにすることは，その克服を通して看護理論が洗練されることにつながっていく。そのため，批評的推論に基づく検証は，看護理論の発展とその活用促進のために必要不可欠である[12]。

また，批評的推論に基づく検証は，真理論との関係，理論の種類と適用可能性，研究デザインに関し，次のような特徴を持つ。

a．真理論との関係

上述したように，批評的推論に基づく検証では，多様な文献を資料として用いる。この中には，理論が「事実に合致しているか」，「実践に役立つか」，「全体として一貫性・整合性があるか」，すなわち真理の対応説，整合説，実用説の立場に立ち，経験的検証・実践への活用に基づく検証・個人的体験の記述に基づく検証を試みた文献も含む。そのため，批評的推論に基づく検証は，特定の真理論の立場からのみでなく，総合的に理論の適切性を判断することにつながっていく。

また，「真理とは何か」に答える「これこそが絶対である」という真理論は存在しない[12]。真理の対応説，整合説，実用説は，それぞれ「真理とは何か」をとらえる際の強調点が異なるが，排他的ではない[12]。このことは，批評的推論に基づく検証が，多様な真理論に基づく多様な理論検証への試みの成果を整理，統合する方法として重要であることを表す。

b．理論の種類と適用可能性

理論は現象を包含する範囲により大理論，中範囲理論といった種類に分類される[44]。このうち大理論は，抽象度が非常に高く，測定用具を用いたデータ収集や実践への直接的適用が難しいという特徴を持つ[33, 40]。また，これは，大理論に対する経験的検証や実践への活用に基づく検証の適用が困難である原因にもなっている。しかし，批評的推論に基づく検証は，文献を資料として展開され，測定用具を用いたデータ収集や実践への直接的な適用を必要としない。そのため，この批評的推論に基づく検証は，大理論を含むすべての種類の理論に適用できる[22)]。

c．批評的推論に基づく検証に用いる研究デザイン

実践への活用に基づく検証と同様に，批評的推論に基づく検証に用いる研究デザインについて論じた文献も少ない。しかし，すでに述べたとおり，批評的推論に基づく検証は，批評という研究者の思考活動を通して行われる。研究デザインとは，「疑問や問題の解決に向けたデータ収集・分析に関する全体的な計画」[45, 46)]であり，このことは，批評的推論に基づく検証に対し，文献をデータとして系統的に収集し，その内容を質的に分析・統合するという研究デザインを採用できることを示す。実際，先に紹介した Tomey, A. M. 編『看護理論家とその業績』収録の論文をはじめとする批評的推論に基づく検証の典型例とされる論文[47)]，キング看護理論の批評的推論に基づく検証に該当する論文[48)]を概観した結果もこれを裏づける。各論文は，対象とする看護理論について批評しようとする点を明示し，根拠となる文献を示しながら研究者の見解を論理的に導き出しており，批評的推論に基づく検証が系統的な文献の収集とその内容の検討を通して実施されていることを表していた。

看護学研究の概説書の多くは，実験・準実験・非実験デザイン，横断的・縦断的デザインをはじめ，調査研究デザイン，評価研究デザインなど，多様な研究デザインを紹介している。また，各研究デザインについて，信頼性と妥当性，あるいは信用性を確保した結果を得るための留意点を含め詳述している。これに対し，文献をデータとして系統的に収集し，その内容を質的に分析・統合するという研究デザインについては，かつては詳述した文献が少なかった。しかし，今日，参考になる文献が少しずつ増えている。本書279頁から331頁の先行研究分析に関する論述もその1つである。また，文献レビューに焦点を当てて論述した書籍[49, 50)]も存在する。批評的推論に基づく検証は，理論の発展にとって必要不可欠であるにもかかわらず，思考活動を通して行われるため，研究者の価値観や批評能力に影響を受けるという限界もある[12)]。このことは批評的推論に基づく検証の結果に対する信頼性と妥当性，あるいは信用性に影響を及ぼし，批評的推論に基づく検証の精度の高い研究としての成立が重要であることを示す。これらの文献を参考にすることは，その有用な手段となる。

● 評価基準

経験的検証，実践への活用に基づく検証と同様に，批評的推論に基づく検証を評価するための基準も存在する。Fawcett, J. は評価基準としての8項目[40)]を提示している（表10-8）。これは，批評的推論に基づく検証の成果を評価する際に活用でき，研究者が批評的推論に基づく検証に新たに取り組む際の指針にもなる。

表 10-8　批評的推論に基づく検証に対する評価基準

1. 解説の目的が，批評的推論を通した理論の検証であることを明瞭に述べている
2. 解説の指針となっている基準を十分な広さと深さを持って検討しており，他の研究者による批評との照合が可能である
3. 理論を支えている哲学的主張を検討している
4. 理論の内容を哲学的主張との合致という観点から検討し，判断している
5. 理論の内的整合性，用語の明瞭さ，用語とその意味の一貫性，不要な用語の有無，一連の命題の論理的関連という観点から理論の内容を判断している
6. 理論のさらなる発展につながる取り組みの可能性について評価している
7. 教育や臨床実践などの活動に対する理論の有用性を示す根拠について検討している
8. 理論の曖昧さ，内的整合性の欠如，実用性について明瞭な結論を導き出している

〔Fawcett, J.: Analysis and Evaluation of Nursing Theories. 255-256, F. A. Davis, 1993〕

批評的推論に基づく検証の実際—キング看護理論の批評的推論に基づく検証を試みた一連の文献の概観を通して—

1998 年当時，キング看護理論の発表年である 1981 年以後の文献を検索した結果，この理論に関しては，122 件の文献があり，このうち 43 件が批評的推論に基づく検証を試みていた。また，この 43 件は，多様な観点からキング看護理論を批評しており，その中には，複数の研究者が繰り返し批評を試みているいくつかのテーマがあった。

その 1 つは，「キング看護理論を多様な文化的背景を持つ患者への看護に活用できるか」であり，さまざまな研究者が十数年にわたり次々とこのテーマに焦点を当てた批評を行っていた(表 10-9)。これらから，次の 2 点を確認できる。

第 1 は，「キング看護理論を多様な文化的背景を持つ患者の看護に活用できるか」というテーマへの見解が，Meleis, A. I. のように依然として不可とする研究者もいるが，全体としては不可から可へと変化してきたことである。しかも，キング看護理論を多様な文化圏での実践や研究に活用している事実，多様な文化的背景を持つ患者の看護に活用できることを示す研究成果の累積が，「活用できる」という見解への根拠を強化していった。Fawcett, J. は，1989 年の著書の中で「キング看護理論の活用に先立ち，患者の文化的背景を検討する必要がある」と述べ，不可という立場をとった。しかし，1995 年の著書改訂ではこの一文を削除し，「多様な文化的背景を持つ患者にキング看護理論を活用できる」という理論家キング自身の見解を，その裏づけとなる文献と共に提示した。このことは，事実や研究成果の累積が，看護理論に対する適切な理解を促進したことを如実に表している。

また，確認できる点の第 2 は，批評的推論に基づく検証を通し，看護理論を実践に活用することによる効果が明らかになり，活用する際の留意点などに関する理解も進んだことである。特に，Husting, P. M. は，多様な文化的背景を持つ患者の看護にキング看護理論を活用する上での問題が，看護理論自体ではなくその活用過程に起因していることを示した。同時に，効果的な活用に向けた看護師の知覚の重要性も指摘した。これは，「キング看護理論を多様な文化的背景を持つ患者の看護に活用できるか」というテーマが，「活用できる」という見解を前提とする「多様な文化的背景を持つ患者の看護にキング看護理論をどのように活用すればよいか」というテーマへと発展したことを示す。

上述した 2 点は，看護理論の実践・研究への活用とその累積，看護理論に対する深い解

表 10-9 「多様な文化的背景を持つ患者に対するキング看護理論の活用」に対する各研究者の見解

年	研究者〔文献〕	見解	見解に対する研究者の説明の概要
1983 (3rd ed., 1997)	Meleis, A. I.〔Theoretical Nursing: Development and Progress. J. B. Lippincott〕	不可	**〈キング看護理論の記述〉**看護は看護師と患者の相互行為の過程であり，両者が共同目標を設定し手段を探求し，同意することが看護の目標達成につながる。その前提は，患者が自立的存在であり，相互行為への積極的な参加者であること。 ⇩ **〈研究者の見解〉**共同目標設定の重視は西洋社会の価値観とは一致する。しかし，社会的役割や責任の放棄を病気役割ととらえる文化，個々人が意思決定と目標設定を保健専門職に委ねる傾向のある文化など，異なる文化を持つ人々への看護には適さない可能性がある。
1989	Fawcett, J.〔Analysis and Evaluation of Conceptual Models of Nursing. 2nd ed., F. A. Davis〕	不可	1983 年の Meleis, A. I. の見解を引用。 ⇩ **〈研究者の見解〉**活用に先立ち，患者の文化的背景を検討する必要がある。
1992	King, I. M.〔King's Theory of Goal Attainment. Nursing Science Quarterly, 5(1), 19-26〕	可	**〈諸外国における活用の事実〉**タイ，スウェーデン，カナダ，米国，日本で研究されている。 **〈キング看護理論の特徴〉**人間，その相互行為に焦点を当てている。 ⇩ **〈研究者の見解〉**文化的背景が異なる対象への看護に活用できる。
1993	Carter, K. F.〔King's Theory: A Critique of the Critiques. Nursing Science Quarterly, 7(3), 128-133〕	可	**〈キング看護理論の記述〉**病気の定義は，多様な文化圏の人々の病気に対する態度を包含している。 **〈諸外国における活用の事実〉**ヨーロッパ，アジア，カナダで活用されており，スペイン語にも翻訳されている。 **〈多様な文化的背景を持つ患者への活用の事実〉**他者への依存傾向が強い老人の看護への活用，アパラチア人の看護への活用が報告されている。 ⇩ **〈研究者の見解〉**多様な文化的背景を持つ患者の看護に活用できる。 また，多様な文化を持つ人々の看護に活用することは，次の効果をもたらす。 1）医療従事者が適切と考える方法に従わない患者に「指示に従わない」とレッテルをはるのでなく，相互行為が患者の文化的現実に対応しているかどうかという観点から検討できる。 2）医療従事者が単独で目標を設定することを好む文化圏でも，患者が意思決定にどの程度関与したいと思っているかという観点からの査定を促進できる。 3）患者は，自ら意思決定する権利と同時に，意思決定しないことへの選択権も持っており，相互行為を通して患者が「自ら意思決定しない」ことを選択してもよく，それは目標達成につながる。
1995	Fawcett, J.〔Analysis and Evaluation of Conceptual Models of Nursing, 3rd ed., F. A. Davis〕	可	**〈キング自身の見解〉**多様な文化的背景を持つ患者の看護に活用できる。キングの見解を裏づける他の研究者の文献の存在提示。 ⇩ **〈研究者の見解の修正〉**1989 年の文献に示した一文「Meleis, A. I. の指摘は，キングの概念的・理論的知識体系の活用に先立ち，患者の文化的背景を検討する必要性を示唆している」を削除。
1997	Husting, P. M.〔A Transcultural Critique of Imogene King's Theory of Goal Attainment. The Journal of Multicultural Nursing & Health, 3(3), 15-20.〕	可	**〈キング看護理論の普遍性を示す事実・文献〉**主要概念と枠組みは 1971 年から時代を超えて用いられてきた。 ⇩ **〈研究者の見解〉**多様な文化的背景を持つ患者に活用できる。また，多様な文化的状況に活用することにより次の5つの利点がある。 1）看護師とクライエントの相互行為と知覚に焦点を当てて看護を展開できる。 2）知覚に焦点を当てることは，看護師とクライエントが文化的に一致する目標に向かうことを促進する。 3）ステレオタイプな信念や行動の見方から個々人を解放する。 4）コミュニケーション，空間/環境の問題，社会組織，時間志向といった文化に関わりの深い変数を統合できる。 5）臨床状況に焦点を当てられる。さらに，多様な文化的状況に活用する際には，活用する過程に問題が生じやすく，活用における最重要事項は看護師の知覚である。その知覚が誤っていたりすれば，その判断は自ずと不適切になる。

釈が，適切な批評を推進する原動力となっていることを示唆する。しかも，看護理論に対する深い解釈には，研究者が看護実践に精通していることが不可欠である。

4 多様な方法を適用した看護理論検証の必要性とその促進に向けての課題

看護学における理論検証は，「理論の主張が実際の体験と合致するかどうか，あるいは，学術や実践における重要な問題を解決するかどうかを証明する 1 つ，あるいはそれ以上の過程」[7]である。また，その方法には，①経験的検証，②実践への活用に基づく検証，③批評的推論に基づく検証，④個人的体験の記述に基づく検証の 4 種類がある。

この 4 種類のうち①経験的検証と④個人的体験の記述に基づく検証は，理論検証の定義における「理論の主張が実際の体験と合致するかどうか」の部分に対応する。これに対し，②実践への活用に基づく検証は，「学術や実践における重要な問題を解決するかどうか」の部分，③批評的推論に基づく検証は理論検証の定義全体に対応する。このことは，理論検証がまさに「1 つ，あるいはそれ以上の過程」であることを表している。また，何を真理ととらえるかに関わる真理論には真理の対応説，整合説，実用説があり，「これこそが絶対である」といえる真理論は存在しない。看護理論が，実践の向上に向けさらに発展することを目指し，多様な側面から，しかも多様な方法を用い，その検証を試みることは看護職者個々人に課せられた重要な責務である。

昨今の文献を検索すると，看護理論の検証に取り組んだ研究論文数が少しずつ増加していることを確認できる。その一方，2001 年にメタ分析を用いた看護理論検証[51]，2006 年に混合研究法の活用による看護理論検証[52]，2011 年に経験的検証への確認的因子分析の活用[53]に焦点を当てた研究論文が発表されているものの，看護理論検証の方法に関する知識の体系化をめざした研究は，その絶対数が少ないことを確認できる。これまで述べてきたような実践への活用に基づく検証，批評的推論に基づく検証に用いる研究デザインについても，まだ十分に検討されていない。また，精度の高い研究として批評的推論に基づく検証を進めるために，実施すべき手続きや留意点に関する知識を整理することも重要な課題である。看護職者は，看護理論検証の実施と並行し，その方法に関する知識の体系化を進めていく必要がある。

「理論検証とは何か」，「理論はどのような方法によって検証できるのか」という疑問から出発し手探りで得てきた知識について，以上のように整理できた。この過程は，看護教育学の研究者にとって，理論検証はもとより，研究とは何か，看護学研究にはどのような可能性があるのかということについてもディスカッションする機会となった。特に，批評的推論に基づく検証に採用可能な研究デザインやそれを精度の高い研究として成立させるための課題を検討する中で，「研究者の思考活動を通して文献を統合し，新たな知識を創造していくための方法論」について頻繁にディスカッションを行った。

科学は，従来，研究者のバイアスを除き，客観的であることを重視してきた[54]。しかし，この考え方は，今日，次のように変化している。すなわち，「責められるべきは，バイアスではなく，チェックされないバイアスである。リベラルな科学の要点は，先入観がないことではない(原注：それは不可能である)。大事なのは，自分のバイアスが間違っているかもしれないことを認識して，それを別のことを信じる人々による公共的な検査にかけることである」[55]といわれている。さらに，研究者の直感力や想像力を基盤とした思考活動が，独創的で重要な理論を発見するために不可欠であることも認められている[56]。「研究者の思考活動を通して文献を統合し，新たな知識を創造していくための方法論」の確立は，精度の高い研究として批評的推論に基づく検証を成立させることに加え，看護学研究の幅を広げ，深さを増し，創造的で確かな看護哲学の体系的な構築をも可能にするのではないだろうか。

引用文献（第10章）

1）King, I. M.; 杉森みど里訳：キング看護理論．175-200，医学書院，1985.
2）日下智美：キングの目標達成理論のわが国における有用性に関する一考察．日本看護学教育学会誌，1(1)，30-31，1991.
3）亀岡智美：King, I. M. の目標達成理論の検証－患者との相互行為における看護婦・士の目標達成度と満足度の関連検証を通して．千葉大学大学院看護学研究科平成11年度博士論文，2000.
4）Fawcett, J.: The Relationship of Theory and Research. 3rd ed., 5, F. A. Davis, 1999.
5）Silva, M. C.: Research Testing Nursing Theory; State of the Art. Advances in Nursing Science, 9(1), 1-11, 1986.
6）Meleis, A. I.: Theoretical Nursing; Development and Progress. 6th ed., 191-193, Wolters Kluwer, 2018.
7）Fawcett, J.: Analysis and Evaluation of Nursing Theories. 251-252, F. A. Davis, 1993.
8）Walker, L. O., et al.: Strategies for Theory Construction in Nursing. 6th ed., 239-250, Pearson Education, 2019.
9）Moody, L. E., et al.: Analysis of a Decade of Nursing Practice Research; 1977-1986. Nursing Research, 37(6), 374-379, 1988.
10）Spearman, S. A., et al.: Research Testing Theory; a Selective Review of Orem's Self-care Theory, 1986-1991. Journal of Advanced Nursing, 18(10), 1626-1631, 1993.
11）Acton, G. J., et al.: Theory-testing Research; Building the Science. Advances in Nursing Science, 14(1), 52-61, 1991.
12）Silva, M. C., et al.: Testing of Nursing Theory; Critique and Philosophical Expansion. Advances in Nursing Science, 14(4), 12-23, 1992.
13）前掲書7)，251-261.
14）Patterson, E. T., et al.: Making Sure; Integrating Menstrual Care Practices into Activities of Daily Living. Advances in Nursing Science, 7(3), 18-31, 1985.
15）前掲書7)，253.
16）前掲書7)，252.
17）前掲書4)，15-20.
18）前掲書4)，15-18.
19）前掲書4)，18.
20）前掲書4)，19-20.
21）例えば，次のような文献がある。
①Polit, D. F., et al.: Nursing Research; Generating and Assessing Evidence for Nursing Practice, 11th ed., Wolters Kluwer, 2021.
②南裕子他編：看護における研究第2版．215-220，日本看護協会出版会，2017.
22）前掲書7)，252-253.
23）亀岡智美：キング目標達成理論の検証－患者との相互行為における看護婦・士の目標達成度と満足度の関連に焦点を当てて．看護教育学研究，9(2)，12-13，2000.
24）亀岡智美他：King, I. M. の目標達成理論検証に向けた理論的枠組みの構築－患者との相互行為における看護婦・士の目標達成度と満足度の関連に焦点を当てて．千葉看護学会会誌，6(1)，16-22，2000.
25）舟島なをみ：質的研究への挑戦第2版．12-13，医学書院，2007.
26）Gibbs, J. P.: Sociological Theory Construction. Dryden Press, 1972.
27）Dulock, H. L., et al.: Substruction; Improving the Linkage from Theory to Method. Nursing Science Quarterly, 4(2), 83-87, 1991.〔操華子他訳：サブストラクション－理論から方法をよりよく導くために．看護研究，26(5)，455-461，1993.〕
28）前掲書8)，167-193.

29) 亀岡智美他：「看護婦・士-患者相互行為における目標達成」と「看護婦・士-患者相互行為における満足感」に関する概念分析—キング目標達成理論の検証に向けて．看護教育学研究，9(1)，15-25，2000.
30) 亀岡智美他：「看護婦(士)-患者相互行為における目標達成」に関する測定用具の開発—キング目標達成理論の検証に向けて．千葉看護学会会誌，5(1)，1-7，1999.
31) Atwood, J. R., et al.: Anticipated Turnover among Nursing Staff. D. H. H. S. RO1NU00908, 1986.
32) Gray, J. R., et al.: Burns and Grove's the Practice of Nursing Research; Appraisal, Synthesis, and Generation of Evidence. 9th ed., 173, Elsevier, 2021.
33) 前掲書7)，256-258.
34) 前掲書4)，13-21.
35) 例えば，次の文献がある。
①Hanna, K. M.: Effect of Nurse-Client Transaction on Female Adolescents' Oral Contraceptive Adherence. IMAGE: Journal of Nursing Scholarship, 25(4), 285-290, 1993.
②Porteous, A., et al.: Yes, I Want to Walk to the OR. Canadian Operating Room Nursing Journal, 12(2), 15-25, 1994.
③Jones, S., et al.: Changing Behaviors; Nurse Educators and Clinical Nurse Specialists Design a Discharge Planning Program. Journal of Nursing Staff Development, 11(6), 291-295, 1995.
④Hobdell, E. F.: Using King's Interacting Systems Framework for Research on Parents of Children with Neural Tube Defect. In Frey, M. A. & Sieloff, C. L. (Eds.): Advancing King's Systems Framework and Theory of Nursing. 126-136, SAGE Publications, 1995.
36) 前掲書21)①，178.
37) 前掲書21)①，228-230.
38) 前掲書35)①
39) 前掲書21)①，133-136.
40) 前掲書7)，255-256.
41) 下中弘編：哲学事典，「批判」の項．1154，平凡社，1971.
42) 前掲書8)，208-209.
43) Tomey, A. M., et al. (Eds.)；都留伸子監訳：看護理論家とその業績第3版．医学書院，2004.
44) 前掲書7)，19-20.
45) Powers, B. A., et al.；内海滉監訳：看護研究用語事典，研究計画research designの項．43-44，医学書院，1994.
46) Fain, J. A.: Reading, Understanding, and Applying Nursing Research. 6th ed., 163-164, F. A. Davis, 2021.
47) Fawcett, J.は，批評的推論に基づく検証に該当する文献として次の文献をあげている。
①Fitzpatrick, J. J. & Whall, A. L.: Conceptual Models of Nursing; Analysis and Application (2nd ed.), Appleton & Lange, 1989.(最新4th ed., 2005)
②George, J. B.(Ed.): Nursing Theories; The Base for Professional Nursing Practice (3rd ed.), Appleton & Lange, 1990.(最新6th ed., 2011)
また，Silva, M. C. & Sorell, J. M. は「Annual Review of Nursing Research」，「Advancing Nursing Science」に掲載されている論文をあげている。
48) 例えば次のような論文がある。
①Husting, P. M.: A Transcultural Critique of Imogene King's Theory of Goal Attainment. Journal of Multicultural Nursing & Health, 3(3), 15-20, 1997.
②Carter, K. F., et al.: King's Theory; A Critique of the Critiques. Nursing Science Quarterly, 7(3), 128-133, 1994.
③Fawcett, J., et al. (Eds.): Contemporary Nursing Knowledge; Analysis and Evaluation of Nursing Models and Theories. 3rd ed., 80-110, F. A. Davis, 2013.
49) 若村智子他：はじめて学ぶ文献レビュー．総合医学社，2020.
50) 大木秀一：看護研究・看護実践の質を高める文献レビューのきほん．医歯薬出版株式会社，2013.
51) Marsh, K. L., et al.: Conducting Meta-Analyses of HIV Prevention Literatures from a Theory-Testing Perspective. Evaluation and the Health Professions, 24(3), 255-276, 2001.
52) Piper, S.: Qualitative theory testing as mixed-method research. Journal of Research in Nursing, 11(3), 183-193, 2006.
53) Kääriäinen, M, et al.: Testing and Verifying nursing theory by confirmatory factor analysis. Journal of Advanced Nursing, 67(5), 1163-1172, 2011.
54) Newton, R. G.；松浦俊輔訳：科学が正しい理由．298-305，青土社，1999.
55) 前掲書54)，303.
56) 前掲書54)，9-17.

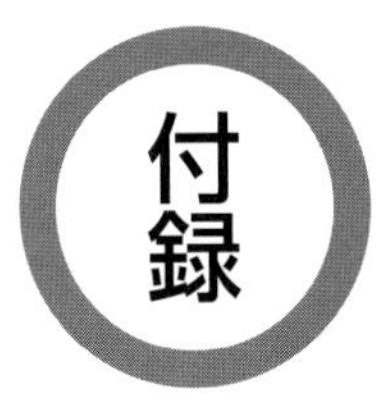

1 使用許諾手続きの流れ

本書に掲載された測定用具の使用を希望する方は，本書出版元(医学書院)の Web サイトにアクセスし，以下の流れに沿って使用許諾を得てください。

1) 『看護実践・教育のための測定用具ファイル―開発過程から活用の実際まで第3版』(舟島なをみ監修，医学書院)第2章Ⓑ測定用具活用上の留意点を読み，測定用具活用の留意点，使用許諾の必要性について理解する。

2) 本書出版元(医学書院)の Web サイトにて本書『看護教育学研究　発見・創造・証明の過程 第3版 実践・教育の質向上を目指す研究の方法論』のページ(http://www.igaku-shoin.co.jp/prd/03664/)中にある［使用許諾申請］をクリックする。

3) 「使用許諾申請にあたって」画面の注意点等を確認し，[次へ]をクリックする。

4) 「使用許諾申請」画面にて，[ID]欄に kenkyuu を，[パスワード]欄に 03664 を入力し，[ログイン]ボタンをクリックする。

5) 「使用許諾申請フォーム入力」画面にて，申請者情報を入力し，[測定用具]プルダウンメニューから使用する測定用具「47. 看護職者のための研究倫理行動自己評価尺度」を選択する。[使用目的]と[使用方法概要]をそれぞれ全角 500 文字までにて入力し，[内容を確認する]をクリックする。

6)「使用許諾申請フォーム入力確認」画面にて，申請内容を確認し，[送信] ボタンをクリックする。

※送信された申請者および申請内容は記録され，医学書院より著作者（開発者）に報告されます。

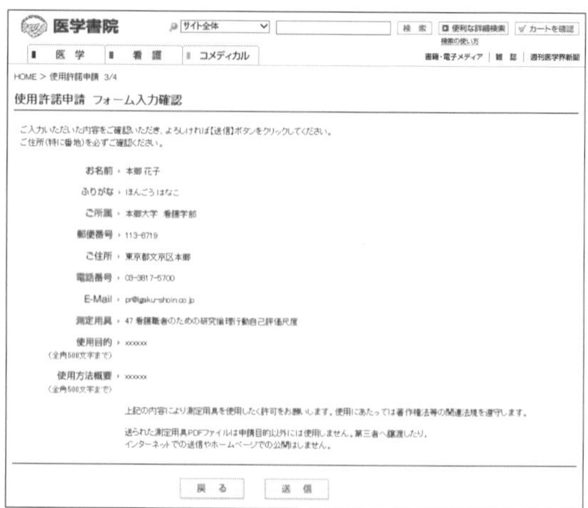

7)「使用許諾申請フォーム入力完了」画面が表示される。

[使用許諾書ダウンロード] ボタンより「使用許諾書」をダウンロードし，必ず各自で保管する（再発行はできません）。

[測定用具ダウンロード] ボタンより測定用具をダウンロードし，許諾を得た目的どおりに使用する。

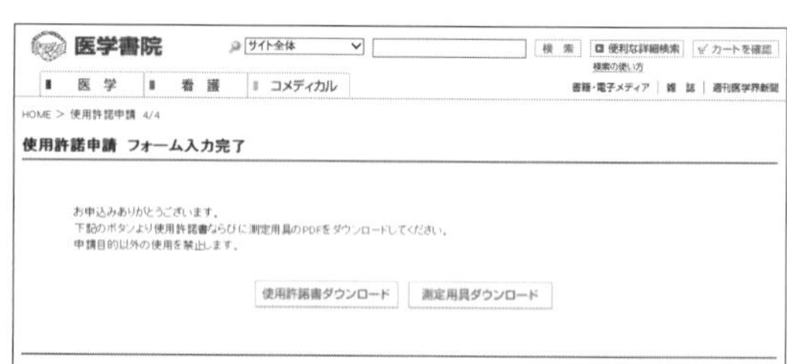

以上となります。

2 測定用具問い合わせ先

測定用具名	問い合わせ先
看護職者のための研究倫理行動自己評価尺度	〒371-0052 前橋市上沖町 323-1 群馬県立県民健康科学大学 金谷悦子

3 研究のための尺度翻訳に関する契約書例

申請者(連絡先・所属・氏名)
〒

許諾申込書提出日：　年　月　日
許諾申込書受取日：　年　月　日
本契約書作成日：　年　月　日
契約手続き完了日：　年　月　日

■以下の申請内容の範囲に限り，『（尺度名）』の翻訳を許諾いたします。

■以下の申請内容の範囲に限り，『（尺度名）』翻訳版の印刷および配布を許諾いたします。

■『（尺度名）』翻訳版を使用した調査は紙媒体に限り許諾いたします。

■『（尺度名）』翻訳版の掲載は許諾できません。

【申請内容】※下線部に必要事項をご記入ください。

1. 使用目的：____________________
2. 研究題目：____________________
3. 研究の種類：1. 学位論文（博士・修士）　2. その他（　　　　　　　）
4. 調査期間：20___年___月___日　から　20___年___月___日まで
5. 調査対象者：____________________
6. 配布数：__________枚

研究のための尺度翻訳に関する本契約は，次に示す条件を含みます。

1. 翻訳版尺度には次の内容を明記する。
   - ____年___月に________が翻訳を行った。
   - 翻訳と複写を許諾する権利は申請者にはない。
   - 使用許諾者（○○）の許可無くして，無断で複写をすることはできない。
2. 営利目的には使用できない。
3. 研究終了後，記録として必要な最小限の複写を除きすべて破棄する。
4. 上記の契約手続き完了日から3ヶ月以内に完成した翻訳版尺度3部を使用許諾者（○○）に郵送する。
5. 調査結果の公表などに際し，すべての質問項目の掲載が必要な場合には，これに関する許諾を別途，使用許諾者（○○）に申請する。
6. 教示文や質問項目を変更することなく，全項目を使用する。

【申請者】
上記要領により尺度を翻訳し，著作権法等の関連法規を遵守し，著作権を守るよう十分配慮して使用致します。

________________(自署)
____年___月___日

________________(自署)
____年___月___日

【許諾者】
上記要領により尺度の翻訳および使用を許可致します。

________________(自署)
____年___月___日

○索引

欧文

あ

い

お

か

き

く

け

ろ

人名